重症超声
CRITICAL CARE ULTRASONOGRAPHY

（第二版）

（SECOND EDITION）

主　编

［美］亚历山大・B.莱维托夫

［美］保罗・H. 梅奥

［美］安东尼・D. 斯洛宁

主　译

钱传云　吴海鹰

世界图书出版公司

上海・西安・北京・广州

主译简介

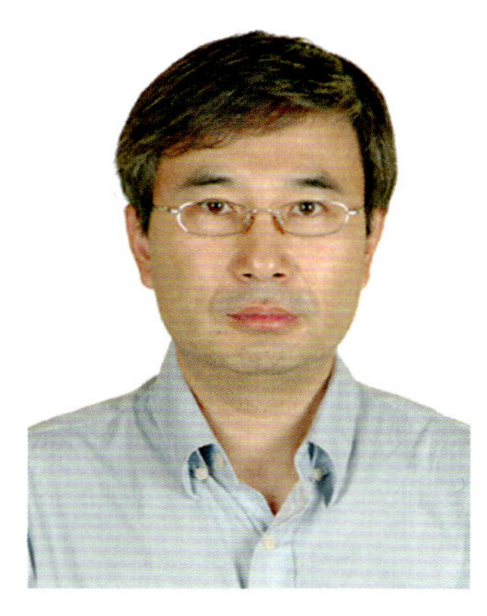

钱传云，现任昆明医科大学第一附属医院急诊科主任、昆明医科大学急诊与危重病教研室主任、云南省急诊医学研究中心主任。并任中国病理生理学会危重病医学专业委员会副主任委员、中华医学会重症医学分会全国委员、中国医师协会重症医学分会常委、中国医师协会急诊医学分会常委、国务院应急管理专家组专家成员、云南省应急管理专家组专家成员、中国人道救援医学学会全国委员、中国中西医结合学会灾害医学专业委员会委员、中国医院协会门(急)诊管理专业委员会委员、云南省医院管理协会急诊管理委员会主任委员、云南省医学会重症医学分会主任委员、云南省医学会急诊医学分会副主任委员、中国急诊 ICU 质量控制专家组成员。云南省中青年学术和技术带头人；国家级临床重点专科(急诊医学科)带头人。

长期以来主要从事危重病医学、急诊医学临床、科研、教学工作，在围手术期内环境紊乱、重症患者的镇痛与镇静、重症感染、高血压脑出血的综合救治、呼吸治疗学等领域有独特见解，并获多项研究成果。获省部级科技进步奖 5 项。发表文章 60 余篇，参编著作 9 部。目前有在研课题 3 项。2012 年被云南省人民政府遴选为云南省中青年学术和技术带头人。

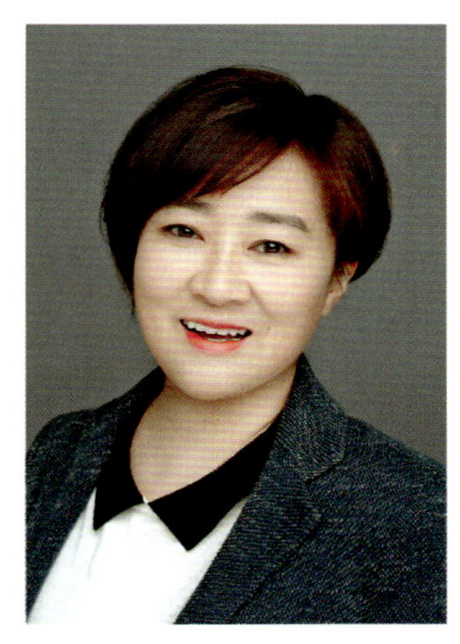

吴海鹰，博士，现任昆明医科大学第一附属医院急诊科副主任，副主任医师，硕士生导师，云南省急诊医学学科带头人，云南省中青年学术技术带头人及后备人才，第十四批昆明市中青年学术带头人，脑损伤创新团队负责人，昆明市创新创业基地负责人，美国 Johns Hopkins University 访问学者，曾出访英国、澳大利亚。中国急诊女医师协会常务理事，中国医疗保健国际交流促进会心脏重症专业委员会委员、中华医学会肠内肠外营养青年委员、中华医学会重症营养分会委员、云南省医学会重症医学分会秘书、云南省急诊医学质控中心委员、云南省血液净化指控委员，云南省医学会肠外肠内营养委员。国家卫计委脑死亡评判专家。

主持参与国家自然科学基金及部、省、厅、市、校项目共 12 项，卫生部科研经费达 1 200 万元。在国家级核心刊物上发表论文 20 余篇，5 篇 SCI，主编人民卫生出版社书一部、参编人民卫生出版社两部书。曾获卫生部科技成果奖；科技厅科技进步二等奖均是第一完成人，“三育人”优秀教师，服务明星。获双语教学比赛及多媒体课件二、三等奖。

译者名单

主　　译

钱传云（昆明医科大学第一附属医院）　吴海鹰（昆明医科大学第一附属医院）

副主译

王　锦（昆明医科大学第一附属医院）　王　钰（昆明医科大学第一附属医院）

其他译者

王　莉（昆明医科大学第一附属医院）　杨　凤（昆明医科大学第一附属医院）

李　坪（昆明医科大学）　刘佳宾（昆明医科大学第一附属医院）

喻　雯（昆明医科大学第一附属医院）　周　丽（昆明医科大学第一附属医院）

夏　婧（昆明医科大学第一附属医院）　周茜茜（昆明医科大学第一附属医院）

罗吉利（昆明医科大学第一附属医院）　薛裕川（昆明医科大学第一附属医院）

张　玮（昆明医科大学第一附属医院）　王郁竹（昆明医科大学第一附属医院）

刘　荣（昆明医科大学第一附属医院）　颜悦新（昆明医科大学第一附属医院）

王云徽（昆明医科大学第一附属医院）　徐　冕（昆明医科大学第一附属医院）

李　波（昆明医科大学第一附属医院）　刘椏名（昆明医科大学第一附属医院）

邓　俊（昆明医科大学第一附属医院）　周凤高（昆明医科大学第一附属医院）

张　杰（昆明医科大学第一附属医院）　张晓秀（昆明医科大学第一附属医院）

田　莹（昆明医科大学第一附属医院）　杨　莉（昆明医科大学第一附属医院）

杨　婷（昆明医科大学第一附属医院）　田　叶（昆明医科大学第一附属医院）

吴　文（昆明医科大学第一附属医院）　施　阳（昆明医科大学第一附属医院）

译　序

重症超声已成为重症医学(intensive care unit，ICU)领域必不可少的诊疗工具之一。作为重要的可视化技术日益得到重症医学同仁的重视，在ICU领域以令人瞩目的速度生根、发芽、开花、结果，逐渐成为ICU“多目标整合及精准治疗”的重要组成部分之一。

重症超声不同于传统的诊断超声，其具有目标导向性、床旁即时性的特点，而ICU医师即是检查实施者，又是结果判读者和治疗实施者。ICU医师首先发现问题，然后将重症医学诊疗思路借助超声这一影像学工具在床旁实现，而不是借助超声科专科医师影像学报告解决问题，也正是这个原因使得重症超声在重症领域得到迅猛发展，甚至从心、肺、血管逐步发展为全身超声(whole-body ultrasound)。有人把超声比喻为“现代化的听诊器”，但它的作用远远超越听诊器！它在ICU患者救治中的重要价值已经凸显，不仅可以帮助临床医师更精准地实施各种穿刺操作，还可以帮助临床医师更快速地洞察患者的病理生理状态，从而更及时地引导医师正确处置患者。既增加患者安全性，又减少医务人员操作治疗的盲目性。为ICU同道快速掌握病情提供了强有力的支持。因此，对于ICU医师而言，掌握床旁超声技术尤为重要！

相信在不远的将来，临床超声的应用能力将是ICU医师必备的基本技能，但同时应当注意，在超声理论联系临床实践中，需要进行大量实践操作练习才能架起ICU超声新技术这座坚实的桥梁。

我们在最初学习床旁超声技术和后续所开展的教学调查过程中，发现国内超声方面的参考书多为超声科医师所写，有许多内容不便于非超声科临床医师理解，缺少从临床医师角度结合超声方面来考虑；此外，多数临床医师也不可能像超声科医师一样掌握超声技术，相对而言更为重要的是将超声技术与临床实践紧密结合。这正是我们选择翻译《Critical Care Ultrasonography》(second edition)的原因，当然更重要的是希望该书为广大临床医师提供了解和学习床旁即时超声技术、为救治更多的重症患者服务。在此，本书中所有视频资料均可在www.ccuze.com上获取。在此，向作者及为此付出艰辛努力的译者团队、出版团队表示感谢！

由于学术水平有限，中美文化背景和医学教育存在一定差异，加之重症超声发展日新月异，我们难以将全部内容准确无误的以中文体现，在专业词汇的理解和跨重症医学专业等问题上可能存在一些不妥之处，恳请读者批评指正！

钱传云

2017年12月

主编简介

亚历山大 · B.莱维托夫
医学博士，美国胸内科学会会员，美国重症医学学会会员，注册超声心动诊断医师
弗吉尼亚州诺福克
东弗吉尼亚州立医学院
呼吸内科、重症医学科教授

保罗 · H.梅奥
医学博士，美国胸内科学会会员
纽约州新海德公园
长岛北绍尔犹太医学院
纽约州亨普斯特得
长岛北绍尔区霍福斯特拉区犹太医学中心
呼吸内科、重症医学及睡眠医学专业

安东尼 · D.斯洛宁
医学博士，公共卫生学博士
新泽西州西橙市巴拿巴健康中心
执行副总裁/首席医疗主席
新泽西州纽瓦克市新泽西医学学校
新泽西州立医学院及牙医学医学院
内科、儿科学及公共卫生专业教授

编写者

▶ 萨哈尔·艾哈迈德,医学博士
纽约州布朗克斯市蒙特菲奥雷医疗中心
艾伯特爱因斯坦医学院
呼吸内科

▶ 希尔帕·阿玛拉,药学博士
新泽西州南平原市巴拿巴健康中心
药物信息专家

▶ 罗伯特·安特菲尔德,医学博士,加拿大皇家内科医师学会会员,美国胸科学会会员,美国急救医师学会会员,注册超声心动诊断医师
加拿大安大略省伦敦市
西大学医学系
重症监护和急诊医学科
助理教授
重症超声科主任

▶ 萨迈赫·阿齐兹,医学博士,美国胸内科学会会员,美国急救医师学会会员
弗吉尼亚州罗阿诺克市
嘉利牙诊所
爱德华弗吉尼亚州奥托运动医学学院
弗吉尼亚理工学院
肺/重症和睡眠医学助理教授
内科副教授

▶ 纳伦德·P.巴拉,医学博士
阿拉巴马州蒙哥马利市
河区心脏病学副教授

▶ 迈克尔·布莱瓦斯,医学博士,美国急救医师学会会员,美国医用超声研究所成员
南卡罗来纳州哥伦比亚市
南卡罗来纳大学医学院
内科教授

▶ 小威廉·J.布鲁内利,医师助理硕士,执业医学超声诊断师,注册心脏超声诊断师,执业助理医师
弗吉尼亚州塞勒姆市
刘易斯盖尔医疗中心
罗阿诺克放射学协会介入放射学专业

▶ 克里斯蒂安·H.布彻,医学博士,美国胸内科学会会员
蒙大拿州海伦娜市
圣彼得医疗集团
呼吸和重症医学

▶ 詹姆斯·S.凯恩,医学博士,美国内科医师学会会员,美国肾病学会会员
弗吉尼亚州罗阿诺克市
山谷肾脏病协会
弗吉尼亚理工学院
内科临床医学助理教授

▶ 乔斯·卡德纳斯-加西亚,医学博士
纽约州新海德公园长岛和犹太医疗中心
重症/呼吸和睡眠医学科

▶ 娜娜·E.科尔曼,医学博士,教育硕士
纽约州纽约市
威尔康奈尔医学院
小儿病学助理教授

▶ 彼得·德尔肯,医学博士
纽约州奥尔巴尼
奥尔巴尼医学院
肺部和重症监护医学科副教授

▶ 刘易斯·艾森,医学博士
纽约州布朗克斯市
蒙特菲奥雷医疗中心
阿伯特·爱因斯坦医学院
临床医学系重症监护医学科
临床医学副教授
临床神经病学助理教授

▶ 戴维·埃文斯,医学博士,注册医学超声诊断师,注册心脏超声诊断师,美国急救医师学会会员
弗吉尼亚州里士满市
弗吉尼亚联邦大学医学院
急诊医学
急诊超声团队主任、助理教授
超声科主任

▶ 詹姆斯·E.福斯特,医学博士,美国外科医师学会会员,血管超声注册医师
弗吉尼亚理工学院
内科主任,创伤护理中心主任
非侵入性血管实验室主任
弗吉尼亚州罗阿诺克市嘉利牙诊所
外科系副教授

▶ 海蒂·L.弗兰克尔,医学博士,美国外科学学会会员,美国胸内科学会会员
外科教授
南加州大学凯克医学院
外科重症医学主任
凯克医院重症监护室
加利福尼亚州洛杉矶市

▶ 基思·格瓦拉,整骨术医师,美国胸内科学会会员
新泽西州纽瓦克市
纽瓦克贝斯以色列医疗中心
巴拿巴健康肺中心
呼吸重症监护和肺移植科
主治医师

▶ 约瑟夫·约翰,注册助理医师,注册血管超声技师
弗吉尼亚州诺福克市
弗吉尼亚医学院
重症监护医学讲师
内科学讲师

▶ 阿道夫·卡普兰,医学博士
德克萨斯州维斯拉克市
肺脏病和睡眠治疗中心

▶ 塞特·凯尼格,医学博士
纽约州普斯特德市霍夫斯特拉北岸 LIJ 医学院
纽约州新海德公园市北岸长岛犹太医疗中心
呼吸重症监护和睡眠医学专业

▶ 皮埃尔·科里,医学博士,公共管理硕士
纽约州布朗克斯市
阿伯特·爱因斯坦医学院
内科助教
纽约州纽约市贝丝以色列医疗中心
项目主任,呼吸重症监护和睡眠医学组成员

▶ 维拉·拉蒂科娃,医学博士
纽约普斯特德市霍夫斯特拉北岸 LIJ 医学院
纽约新海德公园长岛北岸犹太医疗中心
呼吸重症监护和睡眠医学专业

▶ 亚历山大·B.莱维托夫,医学博士,美国胸内科学会会员,美国重症医学学会会员,注册超声心动诊断医师
弗吉尼亚州诺福克市
东弗吉尼亚州州立医学院
呼吸内科、重症医学科教授

▶ 米哈伊尔·利廷斯基,医学博士
新泽西州巴约恩市
巴约恩医疗中心
重症监护室主任

▶ 保罗·E.马里克,医学博士
弗吉尼亚州诺福克市弗吉尼亚医学院
内科教授

▶ 保罗·H.梅奥,医学博士,美国胸内科学会会员
纽约州亨普斯特得市
长岛北绍尔区霍福斯特拉犹太医学院
长岛北绍尔区犹太医学中心
纽约州新海德公园
呼吸/重症医学及睡眠医学专业

▶ 曼加拉·纳拉辛汉,整骨术医师
纽约普斯特德市霍夫斯特拉北岸 LIJ 医学院
纽约州新海德公园长岛北岸犹太医疗中心
呼吸/重症监护和睡眠医学

▶ 罗德尼·W.萨维奇,医学博士,美国急救医师学会会员,美国心脏病学学会会员,美国心脏介入协会
弗吉尼亚州罗阿诺克嘉利牙诊所
VTC 介入心脏病学团队主任

▶ 莎拉·C.沙夫斯,医学博士
弗吉尼亚州诺福克市东弗吉尼亚医学院
住院部放射学副主席
放射科副主任

▶ 叶菲姆·R.希恩金,医学博士,美国心脏病学学会会员
纽约州石溪市 SUNY 石溪分校
临床泌尿外科副教授

▶ 安东尼·D.斯洛宁,医学博士,公共卫生学博士
新泽西州纽瓦克市
新泽西医学学校
新泽西州立医学及牙医学医学院
基础医学、儿科学及公共卫生专业教授
新泽西州西橙市

巴拿巴健康中心
执行副总裁/内科办公室主席

► 桑塔纳姆·苏雷什,医学博士
伊利诺伊州芝加哥市
西北大学费恩伯格医学院
麻醉与儿科教授
芝加哥安和罗伯特赫鲁里叶儿童医院
儿童医院麻醉科教授和主席

► 威廉·赛,医学博士
北卡罗来纳州夏洛特市
卡罗林纳斯医学中心莱维内儿童医院
重症监护医学科

► 玛格丽特·安德伍德,MSN,注册护士,注册心脏超声诊断师
弗吉尼亚州罗阿诺克市
嘉里诊所心脏病学服务中心

► 路易斯·维斯达迪斯,注册心脏超声诊断师
弗吉尼亚州诺福克市
内仙沙拉心脏医院
超声心动图科

► 凯文·维斯曼,英国肾静脉血栓形成标准协会
弗吉尼亚州罗阿诺克市
嘉利牙诊所实验室
非侵入性血管检查高级技术员

序

在本书第一版面世以来至本版出版之前，床旁超声检查，特别是危重患者的床旁超声，对 ICU 治疗发生了一些革命性的改变，为那些易受伤害的患者创立了新的管理标准。随着床旁超声的熟练使用，学术文献、草案和治疗指南的出现，越来越多的证据支持日常使用超声检查作为 ICU 诊治手段。此外，床旁超声的基础培训现已纳入住院医师、年轻医师、研究生晋升主治医师的培训计划。

鉴于在这个领域的一些改变，我们出版了第二版《重症超声》(Gritical Care Ultrasonography)，在维持第一版基础框架之上，根据读者反馈及更新的知识，我们深思熟虑的做了一些调整。超声是可视的图像领域，在原来基础之上增加了一些图表及视频。这本书无论对初学者还是对专家，只要他们对本书知识感兴趣及准备查阅本书，都能支持他们做出正确的临床治疗抉择。

我们感谢团队的众多成员，帮助我们完成编写和及时更新改进这本教学书。首先，我们感谢协助作者们的努力，确保了在这本书中包含了最先进的循证医学证据。其次，我们感谢麦格劳-希尔(McGraw - Hill)团队的不懈努力，特别是布赖恩・贝尔韦尔(Brian Belval)，金・戴维斯(Kim Davis)和詹姆斯・沙纳汉(James Shanahan)。最后，我们非常感谢那些每天支持我们的人，包括我们的同事和家人，而我们正在努力完成这套教材。

感谢伊琳娜和亚历山德拉为我所做的一切。

感谢夏洛特・马拉斯基医师的耐心和支持。

献给特里・迈克尔和萨曼莎，感谢你们的爱、支持和奉献。

亚历山大・B.莱维托夫
保罗・H.梅奥
安东尼・D.斯洛宁

目 录

第一部分 超声的基本原则及超声检查法运用于 ICU 中的影响

第二部分 ICU 的心脏超声

第三部分 颈部、躯干和四肢的超声评估

第四部分 超声引导下的操作

超声的基本原则及超声检查法运用于 ICU 中的影响

1

危重症护理医学中的超声检查法：改进对患者监护和降低医疗成本

娜娜·E.科尔曼　安东尼·D.斯洛宁

引　言

十几年前，医学研究院在《跨越质量鸿沟：21 世纪新健康系统》一书中提出了医疗护理提供者和系统改进医疗保健的 6 个基本方面：安全、有效、高效、及时、公平和以患者为中心（图 1－1）。在此目标建立前，《人非圣贤孰能无过：建立较健康的体系》这本书中就提到过建设一个更安全的医疗卫生系统，这样每年有多达 10 万的住院患者可以避免，而这些不必要的死亡通常是因为可避免的医疗事故导致的。尽管国家、当地政府、医疗卫生系统及某些个人都提供了丰富的资源，去提高患者的安全性和减少医疗事故的发生，但是，研究提示，我们还没有取得足够好的成绩。医疗事故继续以惊人的速度不断出现，而不易被接受的，由医院导致的不良事件的定义继续扩大到包括一些并发症，如医院获得性感染、褥疮以及护理工作的可避免的延误，这都导致美国医疗保健目标与现实之间的差距更加明显。

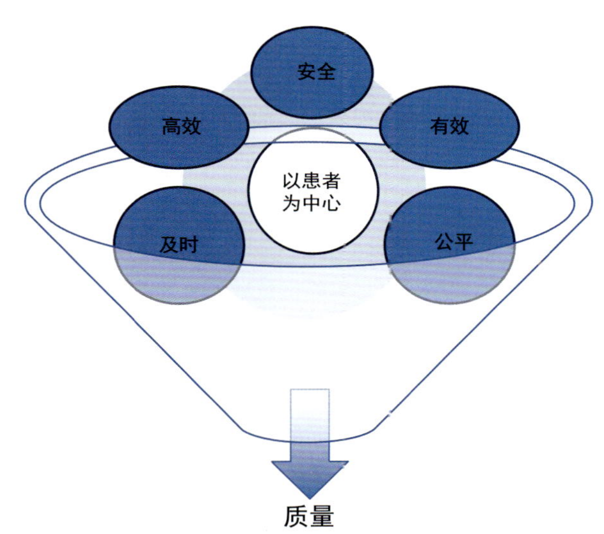

图 1－1　医学研究院 6 个质量改进领域

最近，改善医疗卫生保健的标准转变为既对患者医疗质量改善，又包含对广大民众医疗质量改善。重点是要减少医疗健康总成本，优化目标人群健康，提高患者的亲身体验。即改善医疗保健研究所（Institute for Healthcare Improvement，IHI）推出“三重目标计划”，旨在一定范围内，将患者安全和质量改进策略统一的合作医疗服务模式，这样的模式比以前更好。另外，IHI 制订了几个主要元素帮助指导实现这些目标，包括重组初级医疗服务，强调以人为基础的健康目标和降低成本的战略。“三重目标计划”在个人卫生健康亲身体验方面不仅优先考虑之前提到的《跨越质量鸿沟》一书中的 6 个目标，而且它进一步的整合了更好的医护服务、改善社区卫生及降低成本（表 1－1）。

随着医疗技术和临床实践的发展，当务之急是要在患者亲身感受、大众健康和降低成本组成的框架内考虑“三重目标计划”（图 1－2）。只有这样，才能让健康的消费者们确信我们的最大利益是要保持这种创新的最前沿性。而如果说有这样一种医学工具，能够对以上所提的任何一个因素都能够产生广泛的影响，那么就是床旁危重超声显像。作为一种快速、无创、高

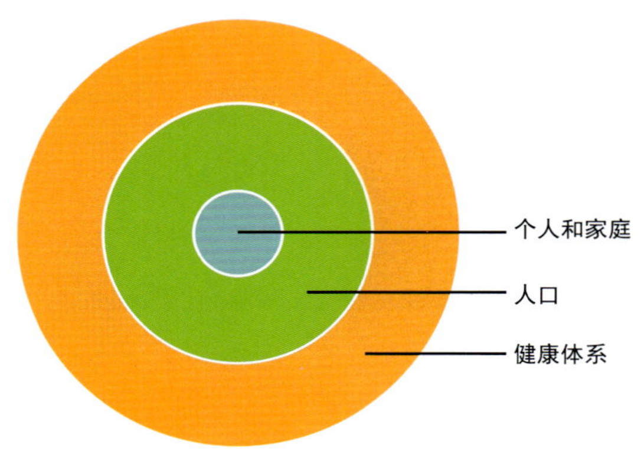

图 1-2 IHI 三重目标管理示意图

改善了个人和家庭的健康，整体人口的健康水平就会提示，因此健康体系的耗费也会大幅度减少。

表 1-1 医学研究院 6 个领域的定义

领 域	定 义
安 全	控制与医疗卫生转运有关的非故意性伤害
有 效	运用循证医学，临床经验和耐心，使患者获取最大的受益
高 效	尽可能提供完善的医疗卫生服务，避免不必要的浪费
公 平	提供免费的医疗，避免性别、种族、道德、经济地位或者收入歧视
及 时	提供医疗卫生服务，避免不必要的等待，保证患者尽可能得到需要的服务
以患者为中心	根据患者的需要提供医疗服务，包括体谅、同情和尊重

收益的影像学形态，超声检查几乎是普遍用于产科和妇科异常评估的金标准诊断工具。此外，在指导局部麻醉和导管置入方面它也已经得到了广泛的认可，并成为诊断新生儿颅内病变的一线方法。鉴于其独特的功能，便携式、无创性、无辐射和实时动态性——在用于优化患者卫生健康体验、降低医疗成本和提高人口的福利时，超声波是一种理想的工具。特别是对于危重患者群来说，他们需要及时的、最小风险和高收益的诊断，床旁超声可能是一个变革性的医疗手段。为了方便在这 3 个目标的模式内对重症监护超声价值有一定的认识，首先有必要了解目前超声检查在重症监护病房(ICU)的实际应用。

超声在 ICU 中的实际应用

目前的文献表明：重症监护超声提高了医技人员的技术熟练程度、改善了医疗行为结果。在一些情况下，相比传统射线照相的方法，能更及时地诊断医疗问题。而且，随着时间的推移，人们不断对床旁超声固有的优点和缺点进行经验总结，使得这项技术被更加理性和有效的应用。目前发布的指南明确床旁超声是各种诊断和治疗疾病加权法的理想使用方法。与侵入性或有辐射性的技术相比，超声的安全性使得它成为许多临床治疗的替代方案，包括肺部、心脏和创伤。

▶ 目前实践概述

床旁胸部超声检查现在几乎常规用来评估胸腔积液，至少是作为胸部 X 射线摄片的一种辅助检查，而且，在一些情况下，床旁胸部超声是作为主要评估方法。它对于评估气胸也很有价值，有足够的分辨率，用于评估和鉴别其他的肺泡或肺间质病变。目前有 3 种手提式超声设备用于重症监护的患者，甚至有人主张这 3 种设备可用作肺疾病常规床旁评估的一部分。鉴于胸超声兼具有诊断和治疗的优点，在适当的时候使用它可以降低医疗整体的支出。最近国际指南提出了使用肺部超声的循证共识。在所有循证共识中，第一点就是与胸部 X 射线摄片相比，胸部超声能更准确地帮助诊断气胸；第二点就是在儿科患者中，对于肺炎的诊断，超声与胸部 X 射线摄片具有同样的准确性。同时还认为：肺超声检查在监测整个肺实质性肺疾病谱的通气变化也很有价值。

患者体验：
护理应该高质量、可获得、可靠
人口健康：
健康的目标是以预防为基础，倡导医疗护理
降低成本：
医疗系统应该能承担得起，可持续性，高产性并减少浪费

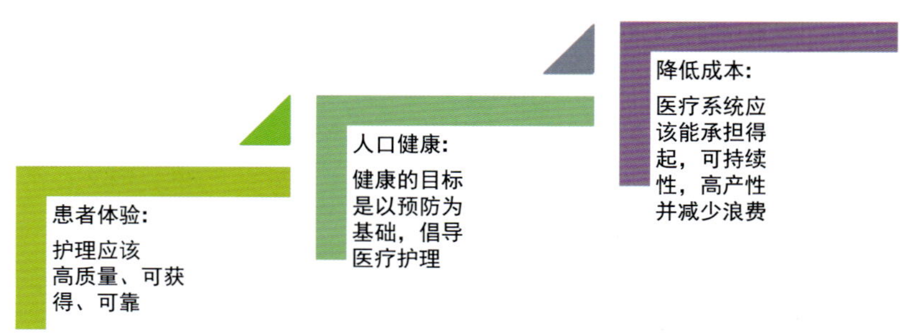

图 1-3 三重目标模型中质量的关键因素

尽管快速评估诊断超声心动图（Fast Assessment Diagnostic Echocardiography，FADE）没有肺部超声应用广泛，但是它也在危重病医学中逐步发展起来了。以前超声心动图只是心脏科医师的一项基本技能，现在重症监护医师和麻醉医师都已开始利用快速、有侧重性的超声心动图，来评估容量状态、心肌功能、心包和心脏瓣膜病变及血流动力学。尽管床旁诊断超声心动图不能取代正规的超声心动图，但是，在紧急情况下，尤其是缺少ICU以外的专科医师时，床旁诊断超声心动图是非常有价值的。训练非心脏病专家进行超声心动图是培养他们运用恒定的技术操作水平应对不同机型维持这种技能水平的能力。不像心脏病专科医师那样，他们经常做这项操作，有机会随时更新和强化技术专长。那些不经常操作的医师，如重症监护医师，如果他们的诊断能力不好，反而会使患者处于危险之中。而且，不像胸部超声那样，有较少的潜在解剖变异体，在心脏超声中，即使区别于正常心脏解剖结构很小的变异，尤其在儿童或心脏手术后患者中，都可能有变异的视图平面，从而影响诊断的准确性。

重点评估创伤部位超声检查（即“FAST”）的应用已经得到广泛的认可，而且，在很多情况下，特别是在患者临床情况不稳定，或者那些因为转诊到外院导致患者病情加重的情况下，超声评估已经成为急诊医学和创伤医学的实践标准。对于识别胸腹联合伤后遗症和指导快速干预和治疗，FAST是一个很有用的工具。鉴于其具有高度的特异性和中度的敏感性特点，可以帮助临床医师进行分层风险评估以及对随访患者进行评估，尤其是对那些诊断不是很明确的患者。一些教育研究声称，对外科和急诊医学人员进行专门超声培训，当学员水平达到一定程度后，FAST是可以施行的。

对于新生儿和儿童，这些相关方面的研究显得更有意义。儿科患者群体更易受到医疗程序错误影响，因为与成年人相比，他们体型更娇小。正常解剖标志频繁的变异往往发生于正常解剖结构的血管重叠，受他们的解剖大小的影响，在没有适当的镇静及有相关危险因素的情况下，儿科患者很难配合相关的检查体位。婴儿和儿童病重时，通常呼吸和血流动力学崩溃的阈值较低，这可能与他们的基础疾病所致疼痛的生理心理压力应激反应增加有关，也与镇静和镇痛引起的全身反应加重疾病的进程有关。此外，虽然大多数家长都会支持和协助那些对孩子有帮助的治疗措施，但即使是最有耐心的人，面对多种程序尝试的失败，他们都会心灰意冷。这就不难理解为什么大多数新生儿和儿科重症监护病房都对中心血管通路超声引导青睐有加了。

▶ 重症监护超声面临的挑战

尽管重症监护超声对患者的健康管理提供了优质优效的服务，但是这种新兴技术相关的固有风险也不能忽视。要培训高技术专业技能，统一培训这种新技术，还是有相关的潜在风险。虽然重症监护医师经过多年的训练，可以成为临床专科医师，并拥有丰富的专业知识，但是，一旦他们完成从新手到高手学习进阶的时候，众所周知，再培训学习对他们来说还是非常困难的。新技能预示着新的技术，概念和智力上的挑战，这并不是所有的医师都愿意花费时间来克服的。另外，保持实践技能在一定水平上也是有困难的：第一，当一个人并未接受正规培训，他对技能的掌握是有限的；第二，如果在本质上，当下存在的技能操作的规范性没有得到广泛的认可，那么最初发展就有可能受限制。由此可见，对于任何新技术及操作的应用都有一个学习曲线。不幸的是，鉴于危重医学诊断错误或临床所致严重的后果，这个误差范围比较窄。这也就是说，当从业人员想要提高他们的超声技术，在他们锤炼技能的过程中，有多少患者可能要不幸遭遇一些因延误时间、不准确及不完整的诊断和直接伤害带来不可控制的后果就不得而知了。

在传统超声检查的操作者，比如，放射科医师、心脏病医师、超声影像医师和重症监护医师之间还存在这样的内在关系，有些医师可能会尝试模仿专业超声专家做相同的诊断或治疗，但是，他们却没有足够的专业培训或专业知识。相比于以往只有专业的B超医师才能提供这项检查的时候，我们不能忽视这种成本更低，更微创的模式所带来的潜在的负面经济影响。辩证地说，让更多的医师能够执行此操作，对卫生系统具有临床上甚至是财政上收益，但可能会牺牲其他医疗系统部门的利益。

▶ 提供培训和教育

重症监护超声的培训模式有各种形式，从专有的补充课程到非正规的床旁“一对一”教学模式，再到高仿真教学。所有教学形式，参与者的范围可从高年资医师到高级从业人员到医学毕业生。在正规的教育经验中常见的是一种围绕超声和技术理论上的讨论，介绍在 ICU 中直接应用超声，并联合观察到的介质，通过总结某种形式的经验认证这一理论。这些课程在学术和临床严谨性上都具有多样性，在对教学与实践经验的分配上也不尽相同，在花费上更是不同。在现实中，更普遍的超声教育方法是通过直接观察有经验的重症监护运营商一系列的试验，及在学习中对反复出现的错误进行总结。虽然这种方法有提供真实和动态实时的优点，但是在一定范围内，无法真正量化实际操作者的能力。

▶ 总结

显然，在 ICU 引进床旁超声已经改变了重症监护管理方式。最佳做法的支持者大多会主张使用超声进行血管的定位指导。在一些危重情况下，包括肺部病变，心脏异常以及外伤时，如果没有能够进行明确诊断的金标准，可以将超声作为一个现成的辅助诊断工具。话虽如此，除了在使用工具中所预料到的那些变化，在超声培训和继续教育中出现的分歧也是存在的。当然，进一步研究重症监护超声对危重患者的获益，应考虑以下因素，如操作可靠性，超声培训的标准化，超声技术的其他用途，以帮助促进重症健康管理实践中更好地使用这个工具。

更好地护理、健康和成本：重症护理超声的新典范

IHI 最近提出努力实现质量和患者安全的目标，为更好地管理患者，做好卫生健康和减低医疗成本，我们在实践中设计了许多医疗干预路径，除了要深入了解这些路径，还需要更广泛的认识“三重目标”。考虑到重症监护超声在实际工作中的应用范围，现在关注在这些特定的框架下（三重目标），这一重要技术如何影响患者的亲身体验、公众整体健康及成本效率（图 1-4）。

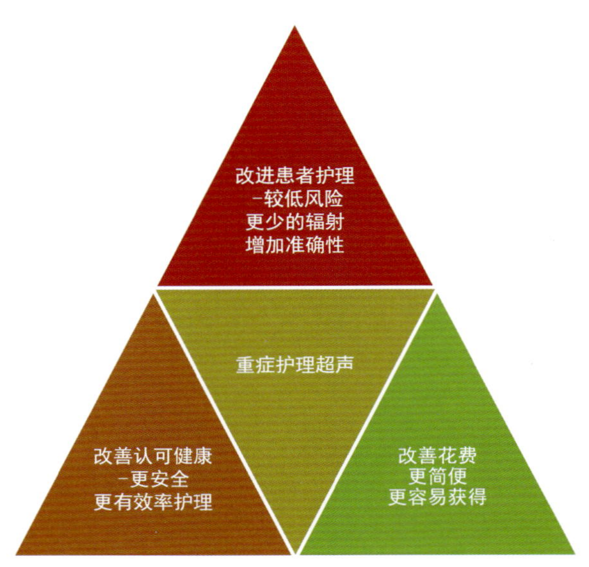

图 1-4 重症护理超声和三重目标

▶ 超声检查对患者体验的影响

显然，任何能及时准确地诊断病情而又具用最小的风险的临床工具，对患者都是有吸引力的，前提是它们不是乌托邦。尽管也存在挑战，但是重症医学超声至少满足最低标准的治疗目标。对于在 ICU 的危重患者行床旁超声影像学评估，可以显著减少转运不稳定患者和急转运相关性重症患者的发生。此外，由于这些设备的便携性，当诊断条件合适的时候，相比较传统的方式，如 CT 或 MRI，超声设备和技术人员可能更容易获取。虽然，超声检查的操作者在技术上有某种程度上的差异，但是超声检查的可靠性可以通过标准化的培训和后续的技能锻炼得到显著提高。精准应用时的超声波可以减少患者不适时间，和风险入侵患者的时间，从而有助于改善患者护理体验。

▶ 超声检查对公众卫生健康的影响

重症监护超声检查对患者个体的潜在好处是相当明显的，然而，这项技术对公众的其他利弊还有待权衡。综合考虑时，危重患者有更高的风险，尤其是病理生理的紊乱，他们是弱势群体，这些紊乱的病理生理主要表现为他们的病程变化、有效的治疗管理困难和狭窄的治疗窗，而这些都是健康保健的基础。对这些人来说，临床上选择无创性、准确的工具，如超声检查，可能会减少危重病的发病率。

儿科患者代表另一个重要的群体，最近的文献表明，超声医学有革新当前医疗实践标准的潜力，尤其是对那些长期暴露于电离辐射的儿童。最近的证据表明，即使短期暴露于电离辐射也可能增加一生中罹患癌症的风险，甚至有损儿童期神经心理的发展。儿科的一些设备及超声发展是放射影像学有用的另一个替代品，无论他们是什么疾病。当更多的疾病暴露于原始治疗诊断的电离辐射从而增加罹患癌症的风险时，重新评估当前的实践标准是肯定的，而且也是今后发展壮大的趋势。

即使对于普通人群，将常规床旁超声应用到急救

表 2-2 振幅比率和分贝

声音 1/2 的比率	分贝(dB)
1 000 : 1	30
100 : 1	20
10 : 1	10
4 : 1	6
2 : 1	3
1 : 2	−3
1 : 10	−10

表 2-3 不同组织中的声速(传播速率)

组织	声速(m/s)
肺	300～1 200
脂肪	1 450
软组织	1 540
骨骼	2 000～4 000

分贝是成对数比例关系的，是指两个相同的物理量之比取以 10 为底的对数并乘以 10(表 2-2)。因此，100 的对数是 2，1 000 的对数是 3，1/100 的对数是 −2。

$dB = 10 \times \log(A_1/A_2)$，$A_1$ 和 A_2 表示被比较的声音的振幅。

更重要的是，要记住的只有两个数字：3 dB 和 10 dB。3 意味着是被测量参数的 2 倍，而 10 意味着增加了 10 倍。因此 −3 dB 是比原来的值少 2 倍(1/2)，−10 dB 是少 10 倍(0.1)。所以，如果参数是压力，那么 3 dB 的声音将在你的耳膜产生两倍的压力(或比平常的声音大两倍)，20 dB 将比原来的声音强 100 倍，而 −3 dB 只是原来声音的一半(表 2-2)。

功率与由声波每秒产生的与振幅有关的能量有关，实际上是与振幅的平方有关(表 2-1)。当振幅增大 1 倍时，声功率会增大 4 倍。

$$功率 = k \times (振幅)^2，k 是一个系数$$

功率的单位是瓦特(W)，即焦耳/秒(J/s)，是以詹姆斯·瓦特命名的，他是一名苏格兰工程师。声强是指单位时间内，声波通过垂直于传播方向单位面积的声能量。强度(W/mm^2)因此与功率(振幅)成正比例，而与功率的倒数成反比例。在一个更小的表面积上，相同的声束有相同的功率，会在哪个区域提供更多的能量，据说也更强烈。典型的诊断超声设备强度是 0.001～100 W/cm^2(表 2-1)。在超声诊断的情况下，“介质”是人体组织，声强度将预测超声波的生物效应(表 2-1 和表 2-3)。这些生物效应可能相当重要。一个重要的例子是超声碎石术，超声波的强度是用来毁掉肾结石的。

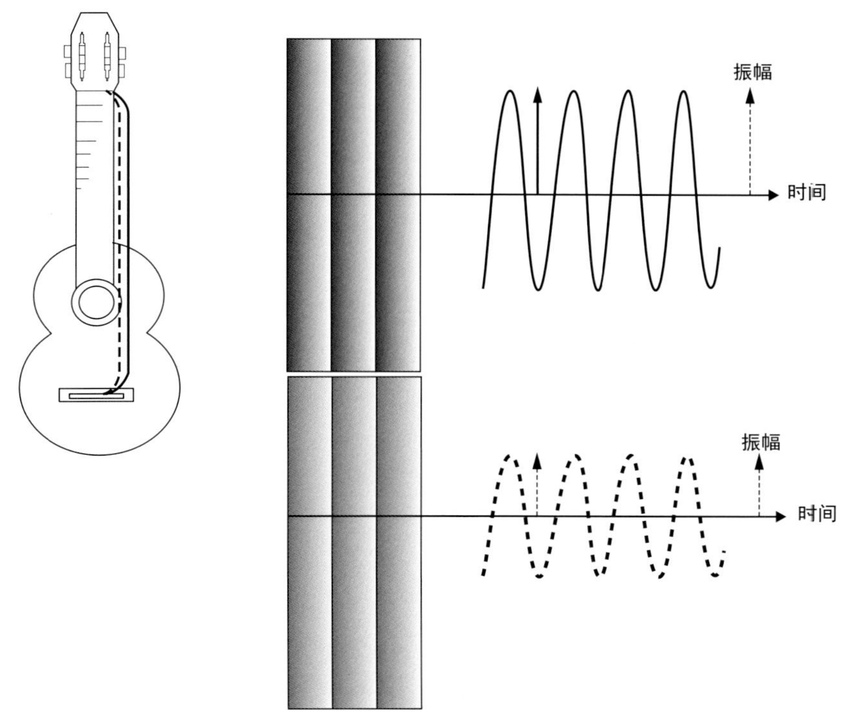

图 2-3 声音的不同振幅

介质移位越大，振幅越大；介质移位越小，振幅越小；功率 = $k \times (振幅)^2$

声速（传播速率）是一个固定的数值，只与介质有关（表2-1和表2-3）。这是一个有重要意义的指标，也是声波传播的独特的物理特性。移动物体的速度是移动物速度和观察者速度的代数和。以下几个例子可以证明这一点：

1. 如果一个人正以4 miles/h（约为6.44 km/h）的速度下自动扶梯，自动扶梯的相对于静止的观察者的速度是3 miles/h（约为4.82 km/h），那么此人的速度是每小时7 miles（约为11.27 km）。

2. 如果一个警察正在追一辆逃逸的车，他的车正以110 miles/h（约为177.03 km/h）的速度跑，逃逸的车正以相对于警察100 miles/h（约为160.93 km/h）的速度跑，那么逃逸车的速度是－100 miles/h（约为－16.94 km/h）的。

不论声源及观察者是否在动，声音传播的速率都是相同的（表2-1）。一架喷气式飞机能比声音更快，但如果它是固定在地面上的，它的引擎的轰鸣声将以同样的速度传播。但是，声波的频率将会改变。如果声音是朝着观察者运动，那么声波的周期减小，因此频率增高（声波被压缩）。如果声音与观察者逐渐远离，发生相反的情况（声波被拉伸）。这就是所谓的多普勒效应，这将会在下面进一步讨论，但是现在要记住：没有任何东西可以改变声音在特定的介质中的速度。这是一个固定的现象。

波长是一个单一周期的长度，并以单位长度来衡量（表2-1，图2-4A）。波长的图像很容易与频率的图像相混淆，事实上，它们看起来完全相同，但请记住，这里的横轴是空间轴，而不是时间轴。波长由声音的频率和声波在介质中传播的速率决定（表2-1）。

波长（mm）＝声波在介质中传播的速率（mm/μs）/频率（MHz）

因为声音在介质中的传播速度是由介质的内在特性决定的（表2-3），在某种介质中的声波的波长是与声源产生的声波频率成反比的（表2-1）。在同一介质，更高频率的超声波将生成一个更短的波长。波长越长，产生较长波的物体的面积就越大。高频超声波可以对更小的物体进行反射，这可以改善同一介质中图像的质量（轴向分辨率）（图2-4B）。在“软组织”中，1 MHz的频率会产生1个1.54 mm的波长，而500 kHz的频率会产生3.08 mm波长。

软组织中：波长（mm）＝1.54/频率（MHz）

所以在超声诊断中的规则就是：频率越高，波长越短，图像质量就越好。在超声诊断中有价值的波长为0.1～0.08 mm。

超声波和介质的相互作用

当超声波穿过介质时，会释放一些能量，再反射回声源，产生回声（图2-6）。这就导致声波被抑制或其振幅的减小，这个过程被称为衰减。衰减依靠超声波频率和超声波在介质中传播的距离。衰减仅影响振幅、波的频率和波长。超声波传播的距离越大，就越有可能发生衰减。为了说明频率和衰减之间的关系，我们可以这样做，就是一只手与另一只手相互摩擦。你摩擦的越快（更高的频率），你的手就会越热，因为你从摩擦中获得了更多的热能。衰减总是以负分贝测量的，在软组织中，1 MHz频率信号传播时，每厘米会减少－0.5 dB（图2-5）。

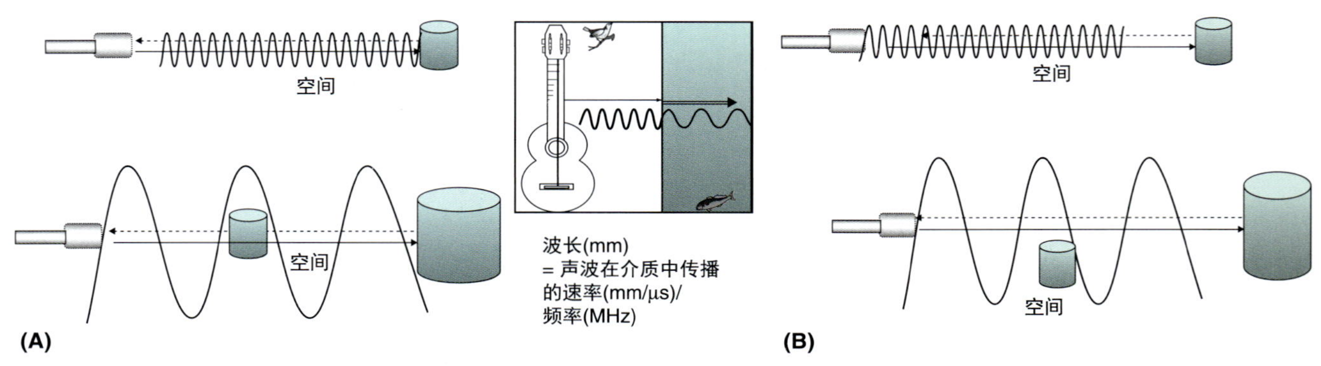

图2-4 波长为声波在介质中传播的速率/频率

（A）介质中声音的速率是介质的固有特性。在水中，随着声速的增加，波长也更长，而由声源决定的声波的频率是不改变的。同一介质中，高频率的超声波有较短的波长。较短波长的超声波会通过反射较小的物体而产生更好的图像。波长（mm）＝声波在介质中传播的速率（mm/μs）/频率（MHz）。（B）较短波长和较高频率的超声波通过反射较小的物体而产生更好的图像。因为介质中声音的速率是由介质本身决定的，介质中的波长反过来与声源产生的声音频率相关。

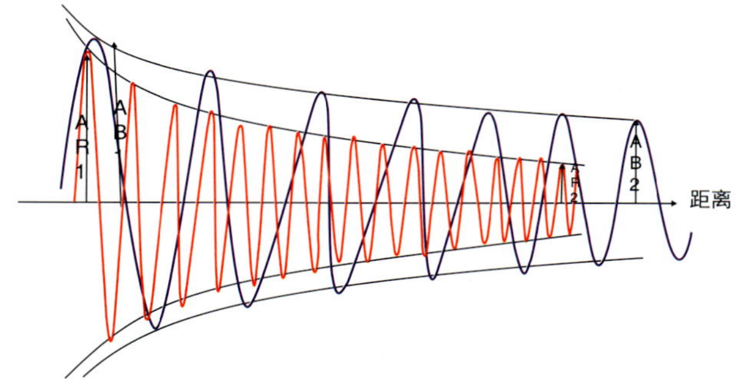

图 2-5 高频率的红波(R)和低频率的蓝波(B)都随着距离的增加而衰减

蓝波衰减的更少一些，初始振幅 A_1 和最终振幅 A_2 的比值表示衰减的程度，以负分贝值表示。$AB_1 : AB_2 > : AR_1 : AR_2$。

衰减 =（- 0.5 dB/cm/MHz）× 传播的距离（cm）

超声波的生物效应将讨论热发生，但反射对于成像来说也是很重要的。在后面我们还会详细地讨论反射这种现象，现在需要了解一些关于反射的基础知识。

当声波传播到两层不同组织之间的边界时，有一部分能量会继续传播，而其余的将以回声的形式返回到声源。回声的时间和能量与所遇到的边界组织的深度与相关的物理性质（声阻抗）有关，并为创建一个图像提供所有必要的信息（表 2-4 和图 2-6）。没有经过反射的能量会继续传播，直到遇到下一个组织边界。当信号因为衰减而丢失的时候，同样的现象也会再次发生。因为这个过程不会产生能量，所以无论有没有被反射（转化为热量和丢失）都将继续传播。反射的超声波能量的总量取决于边界的物理性质。这些属性可以用声阻抗率表示。声阻抗率的单位是 Pa·s/m。

声阻抗率 = 密度（kg/m^3）× 声速（m/s）

“软组织”的典型声阻抗是 1.25～1.75 MPa·s/m（1 250 000～1 750 000 瑞利）。

表 2-4 软组织反射边界经过时间和距离的关系

经过时间（μs）	反射边界的厚度（cm）	从声源到返回的总距离（cm）
13*	1	2
26	2	4
52	4	8
30	10	20

* 在软组织中，若经过时间是 13 μs，那么反射体的厚度是 1 cm。

当以 90°为入射角（垂直入射）时，如果两侧组织间的声阻抗有巨大的差异，这时反射能力也是最好的。如果在两层之间的声阻抗没有区别，那么就不会发生反射，也不会形成图像（图 2-6）。在两个不同的软组织，比如脂肪和肾，如果它们有相似的阻抗，那么只有 1%的声音会以回声的方式反射回来，而 99%的声波会继续传播；而在软组织和骨的界面上，大约一半的声音会反射回来；在软组织和空气边界时，声阻抗的差异是最大的，那么几乎所有的能量是反射回来的（99%），几乎没有声波会继续传播（表 2-3）。在后者情况下，边界以下的任何结构都是看不见的。边界细微的细节，只有当超声波的波长小于那些细节时，才会被适时的反射并显现。因此超声波频率的增高可以

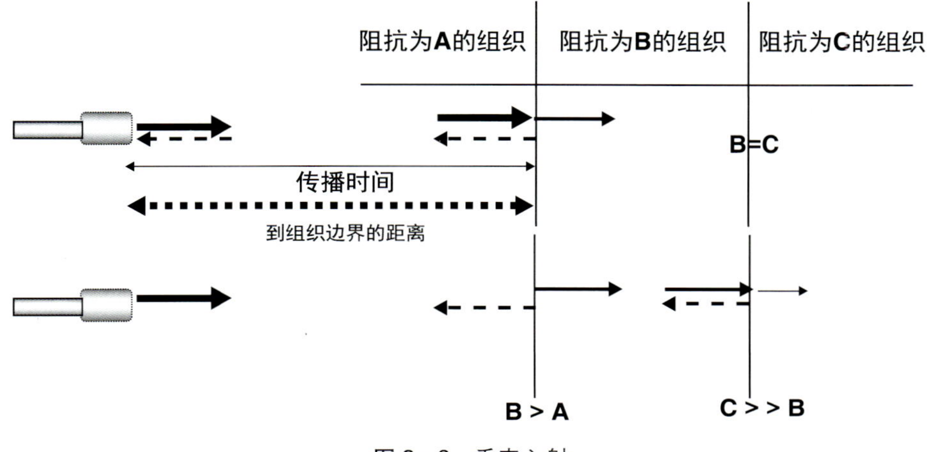

图 2-6 垂直入射

如果在两种介质之间阻抗没有差异，那么就不会发生反射；差异越大，超声波反射回声源的回声越多。到组织边界的距离可以通过它到达边界并返回声源的经过时间计算。在软组织中，到组织边界的距离（mm）= 经过时间（μs）× 0.77 mm/μs。

改善图像的质量(表2-5和表2-6)。遗憾的是,高频会有更高的衰减率,导致不能深入地渗透到组织中(表2-6)。通过分析回声的频率或许可以部分弥补这些不足,所谓的组织谐波。例如,如果发出声波的频率为5 MHz,那么就对10 MHz频率的回声进行分析。选择高频率波的组织谐波成像(THI)技术来成像,通常会使图像的质量得到改善。

表2-5 高频超声波与低频超声波的比较

频段	图像深度	衰减	图像质量	轴向分辨率	横向分辨率
低频(2~5 MHz)	深	低	较低	较低	较低
高频(5~10 MHz)	浅	高	较高	较高	较高

表2-6 影响超声图像质量的因素

图像质量	深度	波频	脉冲	聚焦
较好的图像	浅层样本	高频波	短SPL*	窄聚焦
较差的图像	深层样本	低频波	长SPL*	宽聚焦

*SPL:空间脉冲长度。

当两个边界相距的距离大于发射超声波的波长,会出现由各自的回声所形成的两个独立的图像。然而,随着两个边界彼此接近,两个边界产生的回声之间的时间间隔会变得越来越短,到最后它们会显现为一个对象(图2-7)被视为两个独立传播的超声波(轴面)物体之间的距离,被称为轴向或纵向分辨力。结果取决于毫米数:数值越小,图像越好。典型的现代超声设备的轴向分辨力值约为0.1 mm(0.05~0.5 mm)(图2-7)。

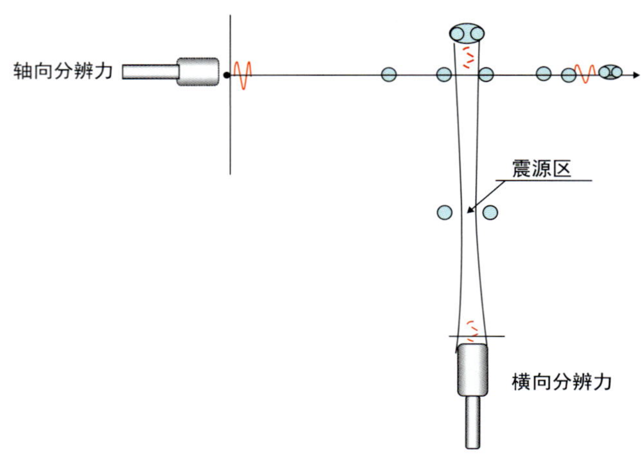

图2-7 轴向分辨力与轴向分辨力

在超声波传播中,当两个边界靠近时(轴面),它们就会重叠在一个平面上(轴向分辨力的极限)。垂直于这个轴面的就是横向分辨力的极限。轴向分辨力总是比横向分辨力更好(较小的数值)。

为了形成图像,超声波机(系统)总是假定超声波的反射边界角度为90°角。然而,在现实中这样的情况是很少的,这样就导致使图片变得难以解释。如果声波在边界的反射角度不是90°入射角(倾斜入射),那么反射回去的声波可能永远不会到达声源,图像也就不可能形成(图2-8)。此外,当超声波以倾斜性的方式传播和反射时,它是很难用数学来描述的,如果反射确实到达声源处,超声波设备将会按照它系统默认的以90°角发生的反射处理,就可能在错误的地方形成图片,产生人为造成的图像。当垂直入射时,声波总是按照声柱最开始的方向进行传播的。然而,倾斜入射时,如果两层边界之间声音的速度是不同的,那么传播方向就会改变,或发生折射。折射遵循斯涅耳定律:入射角的正弦/反射角的正弦=介质1中的声速/介质2中的声速(图2-8)。

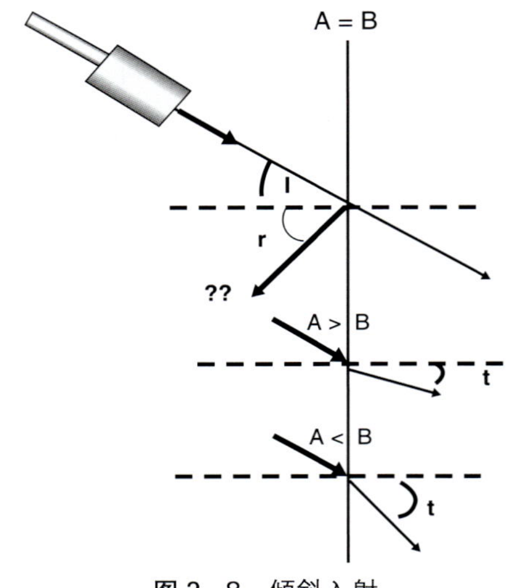

图2-8 倾斜入射

倾斜入射时,传播和反射都是不可预测的,尤其是当倾斜角度 I 等于反射角度 r。如果在两个介质中声速是相同的,那么会沿着入射波的方向传播;反之,就会发生折射。如果在介质A中的声速快于介质B,那么传播方向的角度会小于入射角度。如果介质A中的声速比介质B的慢,那么传播方向的角度会大于入射角度(斯涅耳定律)。

$$\sin t/\sin i = \text{传播速度 B/ 传播速度 A。}$$

超声波设备假设在所有组织中的声速都是相同的(1 540 m/s),因此不会弥补折射这部分的能量,因折射导致的人为的错误图像是常见的。如果再进一步思考,一旦偏离原来的传播方向,超声波可能会遇到未知的反射边界,再将图像传递给传感器。而当图像形成时,这些组织根本不会被考虑到。

但是如果声音是在一条直线上传播,以90°角为入射角进行反射,那么就很容易确定反射物体的深度。为此，只需要知道回声返回声源（传感器）所需的时间和声速（图2-6）。反射边界的位置（深度）可以使用以下公式计算：

到反射边界的距离（mm）= 经过时间（μs）×0.77 mm/μs

声波相互作用

除了与介质相互作用外，声波间也相互作用。作为纵波，声音以或密或疏的同心圆的形式从声源处传播出去。可以这样描述这一原理，即如坐在吉他手的后面仍然能听到音乐。然而，由于声波间相互作用，当你坐在吉他手的前面，因为声波与其他声波之间的相互作用方式，你可以听到更响亮的音乐。两个同相波会叠加产生一个较高振幅的波（相长干涉），而反相波相互作用后减弱，导致较低振幅的波（相消干涉）（图2-9）。

手提式电子扩音器用来产生更强的相长干涉，使声束朝某一方向传播到达某点。在声束中心的波有最高的振幅。超声波是由换能器发出的，它衍射更少，波束形成也更加精确。惠更斯原理描述声波间相互作用，即声束内的所有相长和相消干涉最后都像沙漏一样（图2-9）。声束最窄的区域（腰）称为焦点或集中点。具有最窄聚焦的声束能够区分两个独立的边靠边的对象，而有更宽焦点的声束会将它们融合成一个图像（图2-6）。这个概念被称为横向分辨率。高频声波有窄范围的焦点和更高的横向分辨率。因此，高频超声波可以改善轴向和横向分辨率，而且因为这个能力，它可以产生高品质的图像，但是它只能用于由于高衰减产生的能被看见的那些结构。

连续波和脉冲超声波

超声波可以像汽车的大灯那样的连续光或者像转向灯那样的脉冲光。所有成像超声波都是间断的“持续时间”很短的脉冲波，或者说是在“开”的时间产生“说”的声脉冲，在“关”的时间“听”到的回声信号。成像传感器既是发射器，又是接收器。

超声波脉冲“开”的时间的百分比，称为占空比（表2-7）。超声成像的占空比一般是0.1%～1%，大多数时候都是在“倾听”，而不是滔滔不绝地“讲”。100%的占空比表示连续波，多普勒就是使用这种波。这种装置中最熟悉的形式是一个“黑箱多普勒”，它被用于寻找跳动的动脉。零占空比意味着超声波设备是关闭的。关于超声成像的搏动性还有其他几个方面

表2-7 脉冲波参数概述

参数	影响因素	单位	典型值
脉冲持续时间	仅由声源决定	μs	0.5～3.0 μs
PRP*	声源/图像深度	ms	0.1～1.0 ms
SPL*	声源和介质	mm	0.1～1.0 mm
PRF*	声源/图像深度	kHz	1～10 kHz
占空比	声源/图像深度	%	0.1%～1%

* SPL：空间脉冲长度；PRP：脉冲重复周期；PRF：脉冲重复频率。

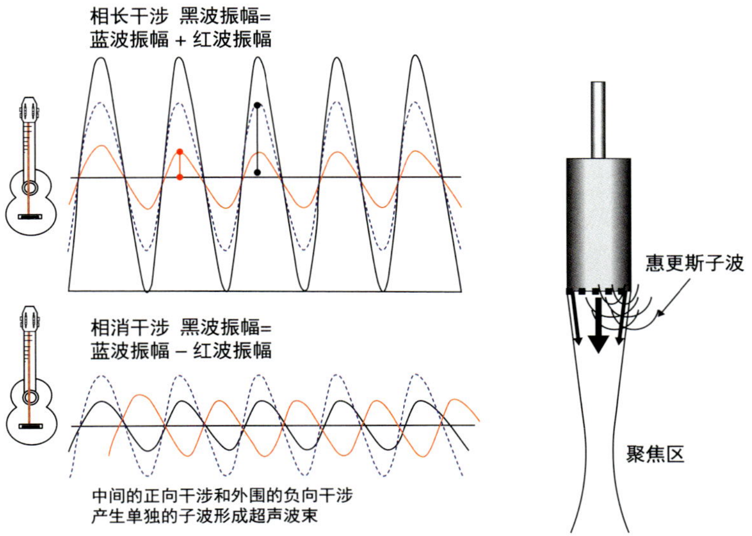

图2-9 干涉和超声波束的形成

中间的正向干涉和外围的负向干涉产生单独的子波形成超声波束。

需要加以介绍。

脉冲持续时间(PD)是在每一个开或关阶段发出声束的时间。PD 通常是 0.5～3 μs,每个脉冲都是由 2～4 个周期的短波组成的(表 2-7 和图 2-10)。脉冲重复周期(PRP)是开或关的总时间(表 2-7)。由于 PD 是固定的,仅跟传感器的种类有关系,唯一的变量就是“关”或听的时间。成像组织越深,产生回声脉冲再返回到声源的时间越长,因此脉冲重复周期越长(表 2-4 和表 2-7)。脉冲重复频率(PRF)是一秒内脉冲发射的数量(表 2-7)。PRF 用赫兹衡量,在超声成像中通常是 1～10 kHz,其大小取决于成像组织的深度。PRP 和 PRF 互为倒数:

$$PRP(s) = 1/PRF(Hz)$$

$$PRF(Hz) = 1/PRP(s)$$

需要注意的是,虽然它们具有相同的衡量单位,但是 PRF 与脉冲发生过程中产生的超声波频率没有关系,这个频率是以 MHz 表示的。

空间脉冲长度(SPL)是空间中脉冲的长度,其典型值是 0.1～1.0 mm(表 2-7)。脉冲越短,就像较短的脉冲波长,反射体越小。较短脉冲会产生更好的图像。

轴向分辨率可以用以下关系式描述:

$$轴向分辨率 = SPL(mm)/2$$

多普勒效应及其在超声诊断中的应用

多普勒效应首先被克里斯琴·多普勒描述,简单来说,多普勒效应的主要内容就是声波反射的频率因波源(传感器)和声波反射物的相对运动而产生变化。如果反射体朝着声源运动,声波将被压缩,会产生更高的频率(正多普勒频移)。如果是远离声源,声波将会被拉伸,产生较低的频率(负多普勒频移)(图 2-11)。

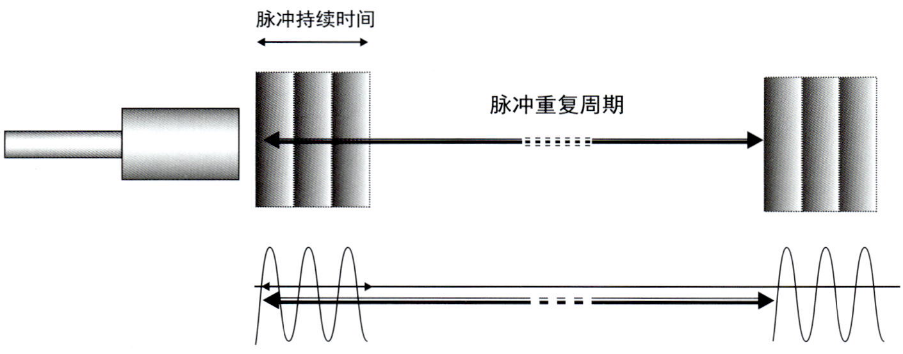

图 2-10 脉冲超声波

脉冲持续时间是声波从发出到结束的时间。通常是 0.5～3 μs,包含 2～4 个周期。脉冲重复周期是全部开始至结束时间,尽管很难用图标描述,PRP 通常比 PD 长 100～1 000 倍。占空比 = PD/PRP。PRF 是 1 秒的时间里发出的脉冲数。PRP(s) = 1/PRF(Hz)。图像越深,PRP 越长,PRF 越短。

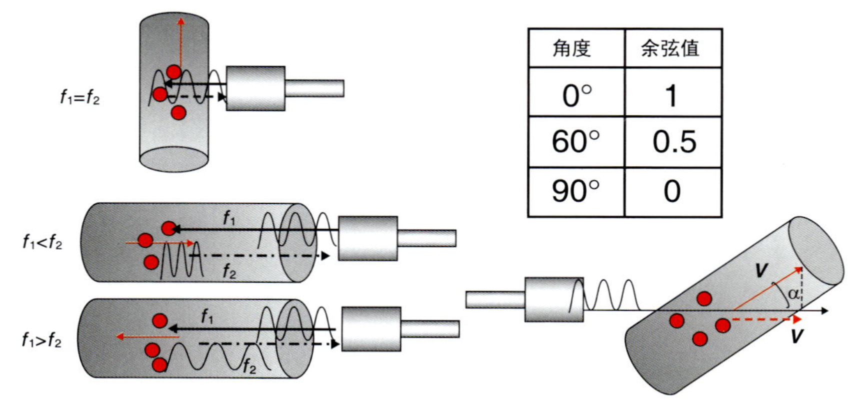

角度	余弦值
0°	1
60°	0.5
90°	0

图 2-11 多普勒效应

如果血细胞流向传感器方向,反射信号的频率高于开始时的入射频率(正向多普勒频移)。如果血细胞从背离传感器方向流出,返回信号的频率要低于入射频率(负向多普勒频移)。多普勒频移 = $f_1 - f_2$。反射体(红细胞)的方向和声波发射的方向影响多普勒频移。多普勒频移 = 2× 反射体速率 × 入射频率 × cos α/传播速率。90°角的时候,没有多普勒频移,也无法计算反射体的速率。0°时,计算出来的速率是最准确的。f_1 = 入射频率,f_2 = 反射频率,α = 入射角度。

多普勒效应造成的发射和接受的频率之差称为多普勒频移，因为它在 20 Hz 至 20 kHz 的声音范围内，所以能被操作员听到。重要的是要记住，这种频移本身就是落在不可听的超声波范围内，通常用兆赫表示。所以如果反射器（如血液或心脏结构）是运动的，其运动的速度和方向是可以计算的，由下面的多普勒频移公式可以转换为图像：

反射体的速度 =（多普勒频移×传播速率）/
2×（入射频率×入射角的余弦）

其中，入射角的余弦值是最重要的。90°角的余弦是"0"，这时测量不到反射速度。事实上，入射角越接近于 0°或 180°，测量速度越接近于实际值（图 2－11）。如果某个器官的图像，比如血管，它的图像是跟血流速度一起得到的。图像的入射角度正好为 90°，但此时无法获得多普勒信息。所以，在图像质量和多普勒数据中要首先考虑哪一个，对于这个问题一定要选择一个折中的方法。这个这种的做法就是：使入射角度为 60°，这个角度通常用于血管的研究。

最古老、最简单和使用最多的多普勒模式就是连续波多普勒（表 2－8 和表 2－9）。在这种情况下，传感器不断发出入射波，另一方面又不断接收返回的波。处理器将两者相减，得到的频移可以被操作者听到。这就是 ICU 经常用到的"黑盒多普勒"的基础，当医师和护士无法触及动脉搏动的时候，他们经常用这个方法（图 2－12）。连续波多普勒能够检测任何物体流速，但是无法辨别这个反射体在哪里（表 2－9）。这种"模棱两可"是因为大量的发射波和入射波的重叠造成的（表 2－9）。

表 2－8　连续波与脉冲波多普勒比较

多普勒形式	距离分辨力	混淆现象	高流速检测
连续波	无	无	不受限制
脉冲波	有	有	受尼奎斯特频率限制

表 2－9　多普勒形式的比较

多普勒形式	优　点	缺　点
连续多普勒	可以识别高流速，无混淆现象	距离模糊
脉冲多普勒	距离分辨力（描述流速的位置）	对高流速有混淆现象
彩色血流多普勒	直接 2D 流速信息，与解剖图像重叠	对高流速有混淆现象

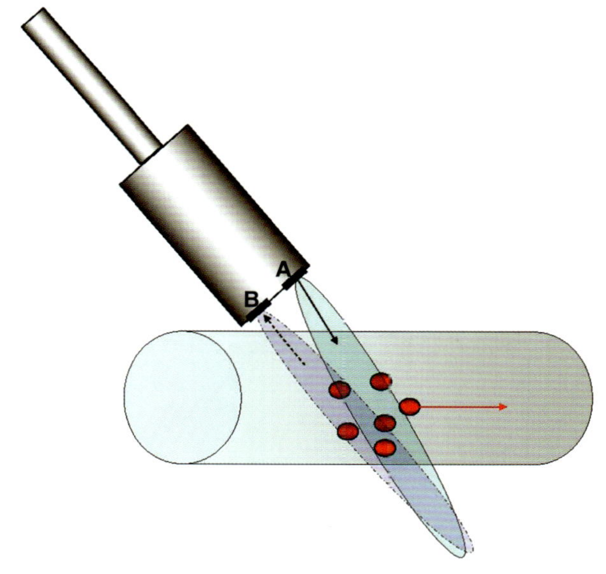

图 2－12　连续波多普勒

A：发射元件。B：接收元件。入射束和接收束之间重叠的大片区域导致不能够评估样本的位置这就是距离模糊。连续波可以计量高流速。

当知道组织的精确位置（比如狭窄的主动脉瓣）时，可以使用脉冲波多普勒（表 2－8 和表 2－9）。如同成像超声脉冲，脉冲多普勒传感器既是发射设备，又是接收设备。只有从取样容积来的回波信号被选择用来进行分析，其余的都被忽略掉（门控）。这个区域是由信号返回所需要的时间决定的。这就是所谓的距离分辨力（通过它可以确切知道取样容积）（表 2－9）。然而，脉冲波多普勒有一个基本问题。只有回声的信号被接收到，传感器才会发送下一个入射波（表 2－8）。每个脉冲相当于一次快照，而且这些快照的速度随着长时间传播的组织深度的增加而减少（图 2－13）。

因为组织的深度和 PRP 是直接相关的（见脉冲超声参数），也可以说，PRP 越长（PRF 越短），多普勒快照(s) 记录反射体位置速度越低。这就导致混淆现象（表 2－9 和图 2－14）。

因为混淆现象，用脉冲波多普勒测量时，较高反射体的速度就变得不太准确，反射体也可能会走到与实际方向相反的方向（表 2－8，图 2－14）。混淆现象是一种抽样误差，当组织的速率与反射器速度相比太慢的时候就会发生。下面这个例子可以更好地解释这个现象。

当你给在马戏团舞台中表演的向前骑行的独轮车手拍照时，可以在舞台上看到独轮车的位置，但是不知道独轮车的方向是向前还是向后。你没有时间

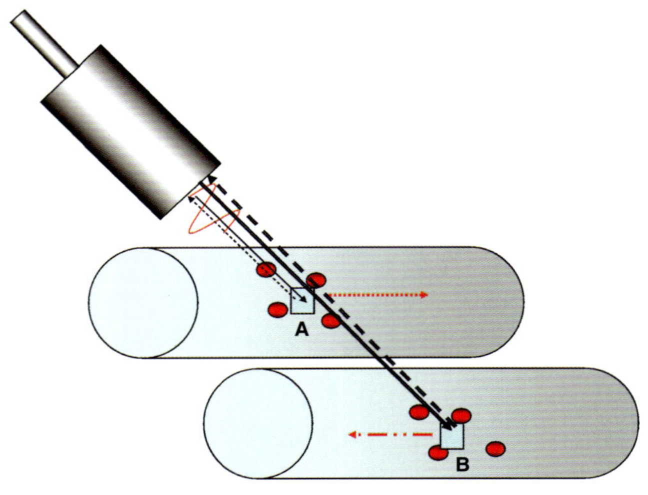

图 2 - 13 脉冲多普勒

取样容积 A 位置较浅，反射体(红细胞)的位置可以频繁记录。取样容积 B 位置较深，反射体的位置不能记录到。因此，尼奎斯特极限 = PRF/2，超出极限值，出现混淆现象。

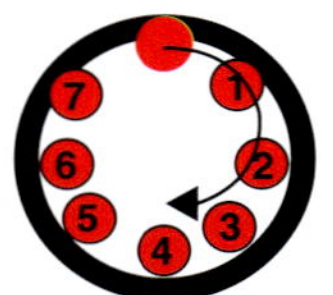

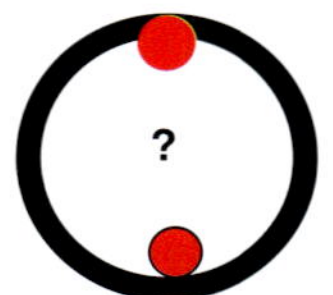

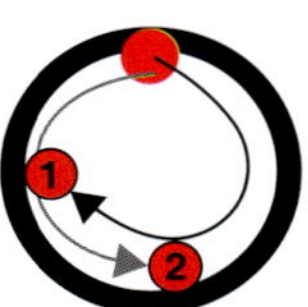

8:1 每圈取样顺时针方向

2:1 每圈取样方向模糊达到尼奎斯特极限

1:5 每圈取样红细胞逆时针移动(出现混淆现象)

图 2 - 14 尼奎斯特极限和混淆现象

按下快门记录，而他的表演在 5 分钟内就会完成。如果是每分钟按 1 次快门，你会清楚地看到他前进。如果快照是 2.5 分钟 1 次，想要推断他是向前或向后移动是不可能的，因为他只看得到舞台对面。如果快照每 4 分钟 1 次，你将得出结论：独轮车手在向后骑，因为每个快照会在他前一个位置之后记录他的位置。他仍在前进，但较低的采样频率使它看起来不是在前进。同样的现象解释了为什么飞机螺旋桨似乎朝着与它正确航程相反的方向前进。旋转的速度大于眼睛的采样能力，类似于旧的西部牛仔电影中，马车车轮旋转方向似乎与真实轨迹是相反的，这是因为播放电影的速度太缓慢。

发生混淆现象时的多普勒频率被称为尼奎斯特极限，等于脉冲波多普勒脉冲重复频率的一半(表 2 - 8)。

尼奎斯特极限(kHz) = PRF/2

所以取样容积越深，脉冲重复频率越低，尼奎斯特极限的频率越低，就会出现更多的混淆现象。

多普勒频移也直接与传感器频率有关。探头频率越高，就会产生更多的多普勒频移和混淆现象。2 ms 的血流速度，高频(7 MHz)探头将产生 3 kHz 多普勒频移，而低频(3.5 MHz)探头只会产生 1.5 kHz 多普勒频移。如果尼奎斯特频率极限是 2 kHz，那么第一个传感器将出现混淆现象，而第二个不会(图 2 - 15)。

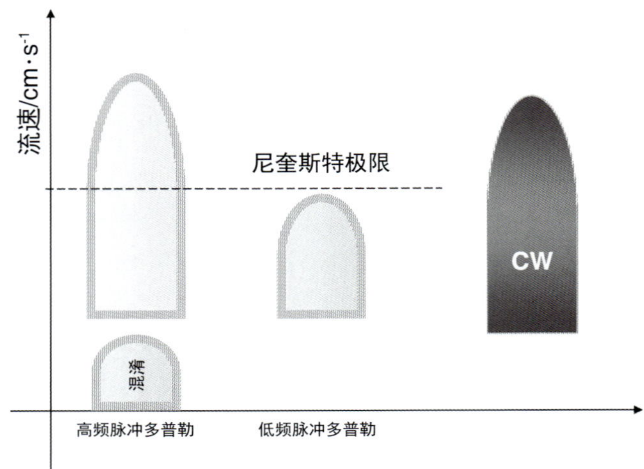

图 2 - 15 消除混淆现象

通过选择浅取样容积可以消除混淆现象(增加 PRF)，转为连续波多普勒，或者选择低频脉冲多普勒。

控制混淆现象的方法：

1. 使用浅取样容积等于提高了 PRF
2. 减少载体超声波频率
3. 将多普勒角改为 0°
4. 用连续波多普勒

与波频相比脉冲多普勒的多普勒频移很小(小 2 300 倍)。这使得计算单个脉冲变得困难。

通过产生相同方向且相同的取样容积的多超声波脉冲(脉冲群或集合长度)，在一定程度上可以解决这个问题。数据包中的每个脉冲的多普勒频移都是被独立测量的，但这个数据包被当做一个单脉冲。这种技术可以提高速度测量的精度和低流量状态下的敏感度。多普勒频移是用来评估如心搏量(SV)这样的血流动力学参数的，并且可以检测心脏(超声心动图)和血管超声中血流异常的方向和速度。有时候，它也被运用于其他形式，去检测解剖结构(如胸膜)的运动。

多普勒超声具有许多重要的实用价值。正常的血液流动是层流，也就是在中心处有最大的流速，然后因为摩擦向周围的血管壁以递减的流速流动。在主动脉的水平，这种子弹模式表示收缩期的射血期。通过多普勒的血流速度可以反映，血流速度可以描述多普勒的平面随时间的不同部分。流速随时间的积分[速度-

3

超声传感器、超声成像和超声伪影

亚历山大·B.莱维托夫　约瑟夫·约翰

扫描二维码
获取本章视频

传感器结构和功能

传感器被定义为将一种形式的能量转换为另一种形式的能量的设备。就超声而言，它是将电能转换为机械(声)能。我们最熟悉的传感器是电话，电压在听筒中转化为音波，而话筒又将声能转化为电能。显像传感器同时具备发射和接受超声脉冲两种功能，并能将超声脉冲转换为电压而后进一步加工利用。非显像传感器——连续波多普勒发射器，就像电话一样，由两个重要因素组成：连续发射声波和不断接受声波。图 3-1 展示了显像传感器的结构组成。

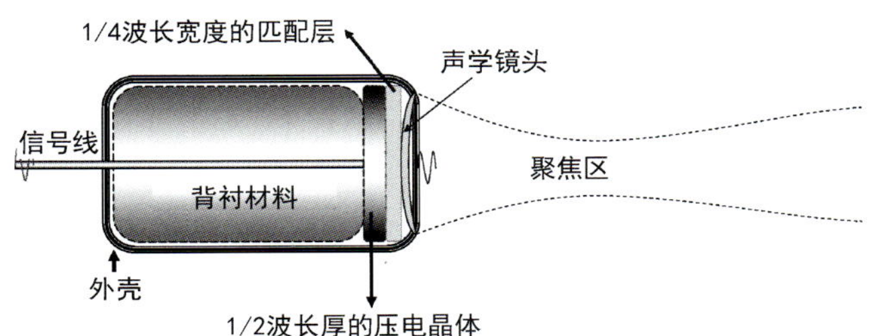

阻抗：压电材料>保护膜≫超声凝胶>皮肤

图 3-1　显像传感器的结构组成

既发射又接收信号成像换能器。压电晶体通过信号线将电脉冲转换为超声波，反之亦然。匹配层逐渐减小声阻抗降低了探头的内部反射。背衬材料通过防止后振铃(缓冲作用)减小了脉冲的长度提高了声学透镜的焦点。外壳阻止了患者和操作人员的电击暴露。

超声传感器(探头)的核心部分是压电式金属薄片，也就是我们通常所说的有源元件，简单来讲就是“晶体”。通常其主要部分由锆钛酸铅或压电陶瓷构成。当这种材料发生机械形变时会产生电流(正压电效应)，在其表面施加电压时，该材料自身也会发生机械形变(逆压电效应)。1880 年，皮埃尔、雅克兄弟发现某些自然、人造材料在发生物理形变时可产生电流；1917 年，一战期间的法国战场首次应用这种特性制造出超声声呐装置用来跟踪德国的 U 型潜艇。压电材料的压电效应在温度升至 360℃(居里点)时不可逆消失，这使得用高温消除超声传感器几乎不可能实现。压电晶体厚度为半个波长(就有源元件电阻丝自身产生的声速而言)。压电晶体与金属丝相连，在每一个脉冲发射相位，脉冲发射器会通过金属丝向压电晶体发送电脉冲；而当接收相位的反射信号回传至晶体使其产生电脉冲时，金属丝会转而连接到数据处理系统。接收相位为脉冲宽度的 10 倍，所以显像超声接收器的负载比在 0.1%～1%(详见第 2 章)。显像超声传感器也可发射通常说的“基频”，但其可接受并联的多频回波。这种组织谐波图像由 2 倍(一次谐波)甚至 4 倍(二次谐波)的折返频度所形成。因为谐波由组织自体发生，使图像更趋于形成更高质量谐波而不是其中某一伪像。在有源元件后是衬底材料或隔音材料。就像演奏者拨动吉他琴弦后声音会持续产生一样，一旦电脉冲离开压电元件，会以衰减的纵向分辨率形成持续时间更长、辐射范围更广的长脉冲。衬底材料的工作原理就好像演奏者将手压在吉他琴弦上，减少了电脉冲传至压电材料产生的震动次数(回声)从而提高图像质量。衬底材料一般为浸渍钨环氧树脂。连续波多普勒传感器发出连续声波，所以并不需要安装衬底材料(图 3-2)。

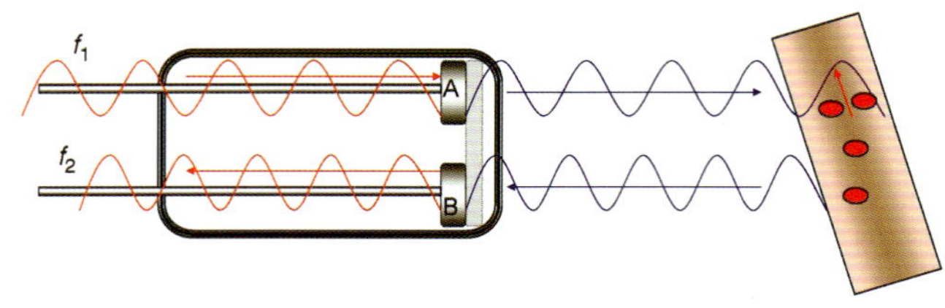

图 3-2 连续波的多普勒换能器有两个压电晶体

一个常态发射信号，另一个接收信号。元件 A 发射频率为 f_1 的连续超声波，元件 B 接收频率为 f_2 的超声波（f_1-f_2 = 多普勒频移）。背衬材料是没有必要的，因为连续波信号不需要衰减。

在压电晶体的前面是保护膜，该膜厚度为 1/4 个波长宽度。电阻的差异导致映像的产生。保护膜的电阻即压电晶体与组织间电阻。为了增强了由有源元件至组织的超声波，使用超声凝胶进一步减少皮肤与有源元件间的电阻。超声凝胶的电阻小于有源元件而大于皮肤，这使得超声传送更为流畅（图 3-1）。

金属丝、衬底材料、保护膜被放置在容器内防止其受损，同时保护操作者和受检者不受电击（图 3-3）。操作者不应在金属丝磨损或容器破损的情况下操作。

单晶体发射器目前仅在间位超声、2D 超声上（机械扫描时）使用，这种发射器可形成多种图像。A、B 形晶体仅在以往的相关资料中有所提及（图 3-4）。两种晶体都与脉冲信号所辐射的范围及距离有关。脉冲辐射不单由 A 晶体或 B 晶体产生（图 3-4），B 晶体发生线性量子，用多个晶体或者相控阵传感器，每一有源元件电阻丝所产生的线性量子都与其周边有源元件电阻丝所产生的量子并联而产生 2D 图像（见

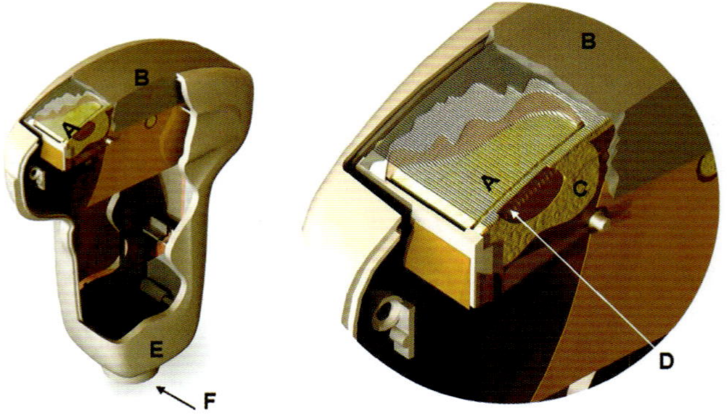

图 3-3 阵列式换能器的组成部分

A. 压电晶体，多晶（有源元件），可以单独激活；B. 匹配层；C. 背衬材料；D. 连接到每个压电元件的导线；E. 外壳；F. 电缆中的所有导线仍是独立的。

图 3-2）。因为这种联系，2D 图像有时也叫做 B-型超声图像，但是，从专业角度来看，这种叫法是不对的。M-型成像模式展现的图像即移动范围，与信号强度无关（图 3-4 和图 3-5）。M-型成像模式目前应用在心脏超声心动图，偶尔应用在非心脏胸部超声以诊断气胸，但是 2D 图像目前处于主要地位。2D 图像在便携式 2D 超声检测仪中的应用可见于 ICU 或医疗器械公司的超声诊断仪器中。

即使 2D 图像可以在单晶体传感器移动扫查切面中产生（就像在夜晚用聚光灯照向牧场中的鹿一样），但目前使用的大多数传感器是由多晶体传感器构成（图 3-3、图 3-6 和图 3-7）。这些传感阵列包括多个压电晶体，每一压电晶体由单独的金属丝相连（图 3-3、

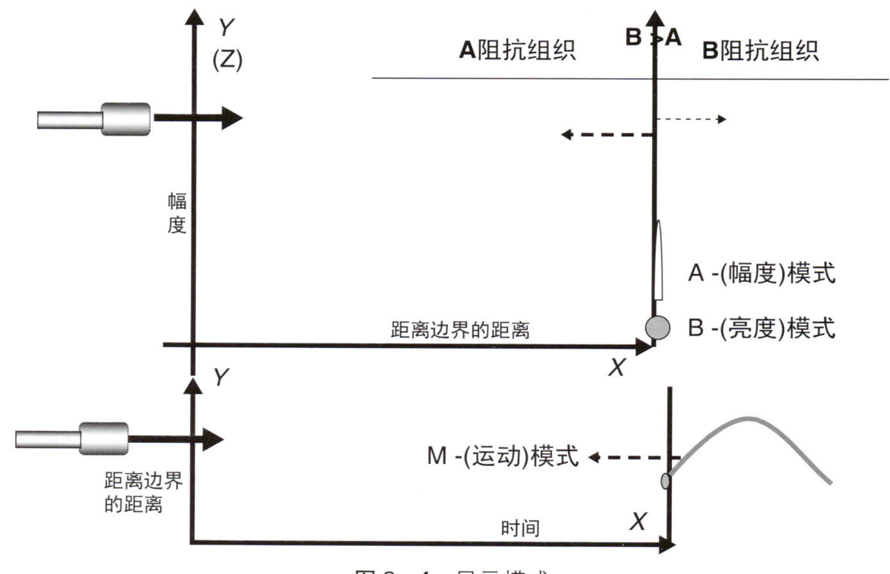

图 3-4 显示模式

A 模式显示信号幅度和反射深度；B 模式显示相同的参数，但回波信号由亮度表示而不是高度；M 模式显示随着时间推移的反射深度。

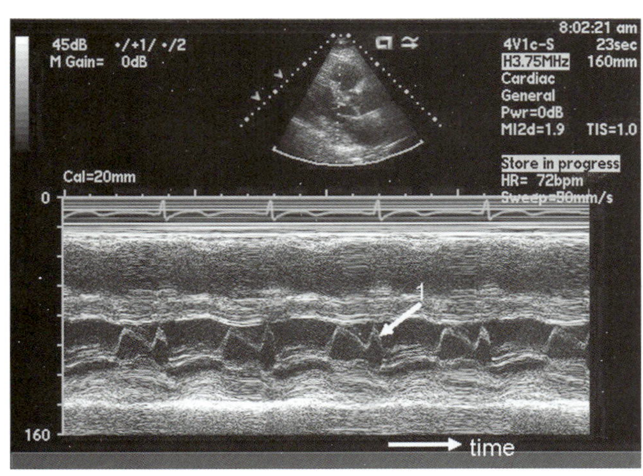

图 3-5 心脏的 M-型超声检查

显示心脏不同结构(室间隔,二尖瓣瓣叶,左心室后壁)随时间变化的情况。每 50 mm 水平轴是 1 s。1-位置表示当时的二尖瓣前叶。请注意,在 M 型超声中,信号的亮度是没有多大影响的。

图 3-6 和图 3-7)。这种电路分布使每个电阻丝可按序列被激活。电阻丝的阵列可排成线性阵列。在一电弧中(凸形或扇形),同心圆甚至棋盘型排列(3D 排列)(图 3-3、图 3-6 和图 3-7)。根据激活的顺序,传感器可以被排列为贯序序列或特定序列。

特定序列探头——成组压电晶体——通常呈线性或曲线排列,按特定顺序激活。5～10 个压电晶体为一组,每一组被激活后其相邻下一组即刻被激活。这和棒球场上的运动波是一样的,当激活序列到达换能器时,这个程序将重新开始。因为电子聚焦束有自己的聚焦区且不能被引导,所以线性的电子聚焦束只通过传感器对固定的焦点产生图像的大小。不同角度产生的图像特点不同(如图 3-7 和图 3-8):线阵换能器在血管检查中更常见。凸阵换能器与线阵换能器相似,但视野宽广且深度不一。凸阵换能器有视野宽广甚至探查部位深的优势,这对于需要宽广视野的腹部超声检查是普遍适用的(如图 3-7 和图 3-9)。

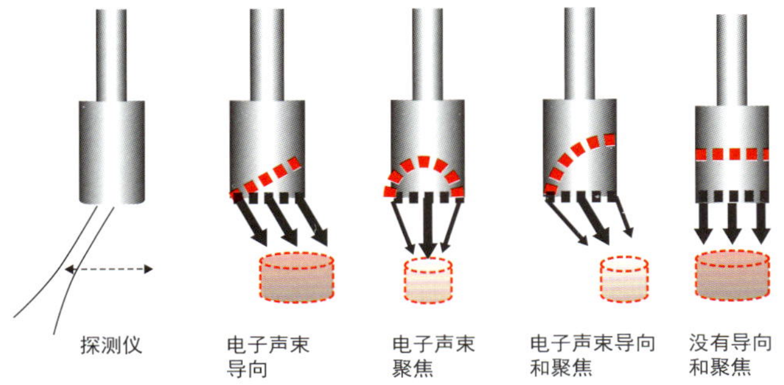

图 3-6 设备和相控阵列的 2D 探头

探测仪和相控阵换能器能够通过一个很窄的声窗而在远场产生小足印与大视野,这样的特点在被很窄的肋间隙限制声窗的心脏超声是适用的。另外,电子阵列换能器可以通过探针提供电子声束导向和聚焦功能。操作人员可以选择单个或多个聚焦的深度和宽度。减震材料部分也使得电子阵列换能器更可靠和耐用。

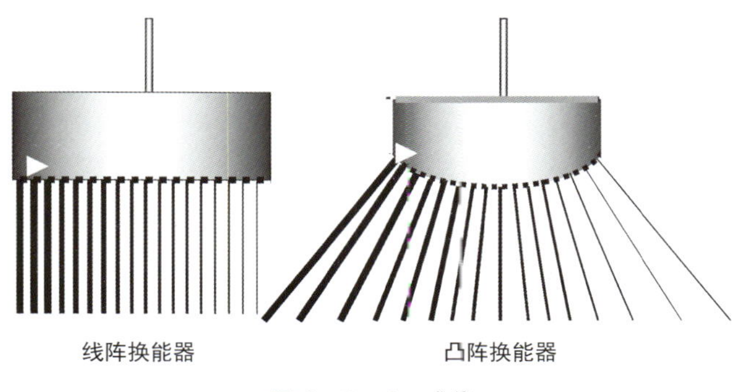

图 3-7 2D 成像

线阵换能器由复合钛锆酸铅材料组成,产生矩形图像,每一聚焦声束和一独立的线阵相联系,每一声束到达传感器的另一端时将会激活程序。凸阵换能器的组成和线阵换能器是一样的,但是由于凸阵换能器的表面是曲线的,所以使得这一类型的换能器在远场可以产生更宽广的视野。凸阵换能器的聚焦声束可以激活独立微小的组织。

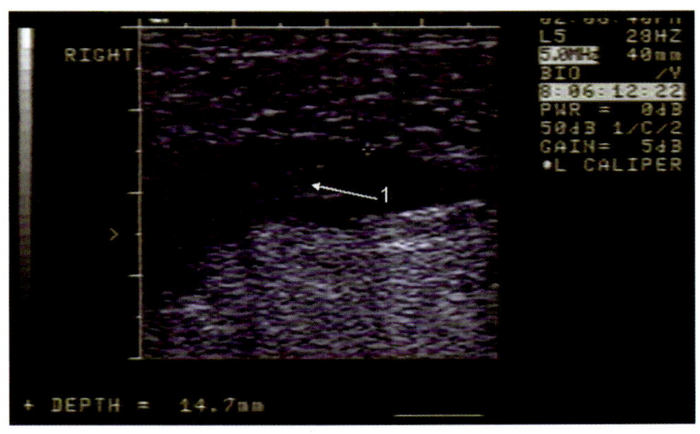

图 3-8 线阵换能器产生的血管图像(右侧股静脉)

请注意图像的角度和它的大小和实际血管的大小是一致的。血管管腔内的实质性回声结构是血栓。

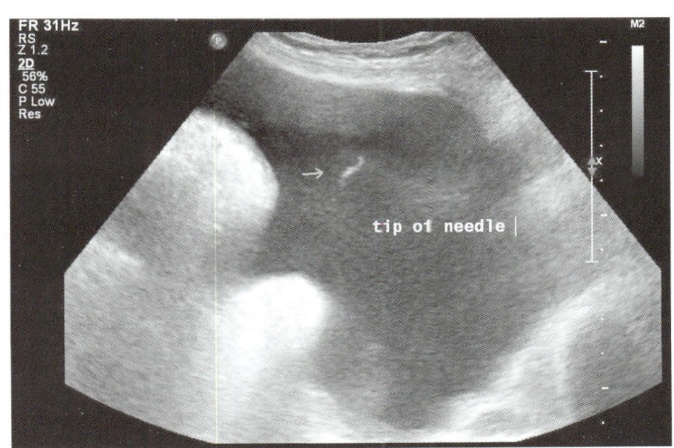

图 3-9 凸阵换能器产生的腹部图像

注意这在近场和远场都有一个很宽阔的视野。

然而，每个重症监护医师都会遇到需要使用线阵换能器或凸阵换能器的时候。电子阵相换能器所产生的电子导向和电子聚焦都依赖于复合钛锆酸铅晶体材料产生的压电效应。超声仪通过声束形成器对每一阵元实施 10 ns 的延时激发程序。每一钛锆酸铅晶体接收通过声束形成器所产生的信号。每一个钛锆酸铅晶体接收预先设定的信号模式。超声仪器的信号接收器也有相同的空间延迟模式。如果延迟模式是阵列从左到右，聚焦束将会被导向左侧；如果延迟模式是阵列从右到左，聚焦束将会被导向右侧。这使得在没有移动探头的情况下，曲面对 2D 成像是十分必要的（图 3－6 和图 3－10）。

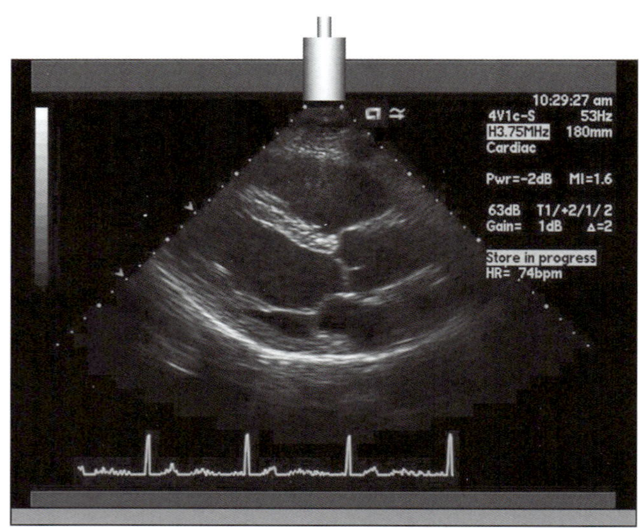

图 3－10 相控阵换能器产生的心脏左心室长轴图像

电子导向和聚焦功能能够通过一个很窄的声窗产生心脏的图像（肋间隙）。

当一个完整的扫查完成，从声波信号发出到接收信号将会产生一个图像或者一个大概的框架。如果探头能产生一个扇形视野，聚焦声束将会在某一特定深度和这一模式相结合而产生电子声束聚焦和导向。相控阵探头，无论是包含了多少种激活模式，现在主要应用于心脏超声，在血管和普通超声中的使用也越来越频繁。

相控阵探头所产生的 2D 图像质量（空间分辨力）主要取决于超声探头所发出的独立超声聚焦束密度，当然，声束的宽度对图像质量也是很关键的。然而，声束的密度主要取决于相控阵探头里钛锆酸铅压电材料的数量和扇形声窗的宽度。例如，在探查整个心脏结构的时候，比起只是需要扫查二尖瓣来说，扫查整个心脏需要一个更宽的声窗。主动脉的短轴扫查比颈动脉短轴的扫查需要更宽的声窗。每一切面中的声束密度越多，声束的密度越高，成像质量也就越好，图像的空间分辨力也就越高。浅表器官的成像需要更高的超声波频率和更好的轴向分辨力以来提高成像质量（空间分辨力）（图 3－11 和表 3－1）。一个完整仪器扫查或者一个电子导向将会产生一帧 2D 图像。操作者可以通过创造一个帧的序列来制造影像，以便观察和记录。检查中的时间分辨力是由每分钟帧的频率决定的。检查扫描被认为是连续运动的，为了提供一个可接受的最小时间分辨力，必须保证 15 帧/s 的帧率。每秒帧数频率越高，图像质量越高。在运动的结构中，如心脏，时间分辨力越高，实时图像质量越好。图像生成数量取决于帧率。在任何图像中，先发出的脉冲波必须在后一脉冲波产生前经过传感器的处理（图 3－11）。

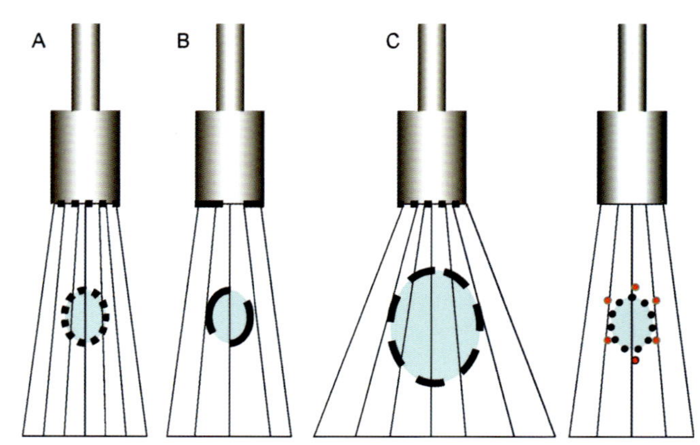

图 3－11 不同超声探头产生的超声波声束

探头 A 比探头 B 产生的超声波声束更多，所以能产生的图像质量更好（空间分辨力）。探头 C 和探头 A 产生的声速一样多，但是因为声窗更宽，所以导致声速密度减低和图像空间分辨力降低。多聚焦技术需要更多的脉冲波来提高空间分辨力。

时间分辨力取决于超声在媒介中的传播速度，而不是操作者。探查图像位置越深，超声传播距离越远，图像生成所需接收时间越长、声束密度越高、电压也就越高（即声窗和焦点）（表 3－1）。

表 3－1 决定 2D 成像技术空间和时间分辨力的因素

提高 2D 成像	深度	声窗宽度	声束密度	聚焦
空间分辨力	浅	如果声束密度增加的情况下调窄（放大）	高	多聚焦
时间分辨力	浅	如果在声束密度不变的情况下调窄	低	单束

除了通常使用的图像传感器，还要介绍几种特殊的图像传感器。多维复合传感器包括2D阵列可以产生3D图像（图3-12和图3-13），1D或者1.5D阵列技术通过减少声束宽度来提高垂直于扫查平面图像的质量。3D成像技术目前并不能应用于ICU的便携式超声扫查仪器中，但是毫无疑问，在不远的将来将会常规应用。环形序列相位可以由仪器自动聚焦于不同平面。这些多应用于妇产科超声。矢量序列传感器包括了线性、贯序、相控阵技术（图3-12）。

脉冲多普勒传感器结构与上文中提到的单晶体图像传感器结构较为相似。连续波多普勒传感器发出连续超声波，就如它们名字的寓意一样，因此不需要背衬材料（图3-2和图3-3）。不同的2D传感器型号已归纳于表3-2。多数当前的超声传感器探头都同时具有多普勒和图像生成技术。

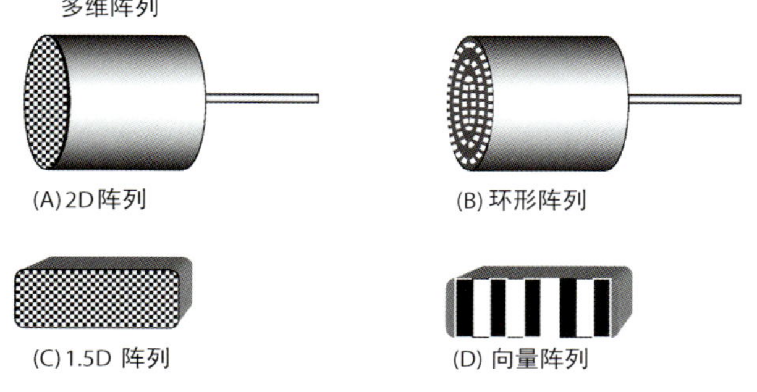

图3-12 特殊阵列

（A）2D成像技术的阵列用来产生3D图像。它在垂直面和水平面的声束相等。（B）1D或1.5D成像技术的阵列在水平面上的声束多于垂直面，薄片成像，所以轴向分辨率更高。（C）在环形探头中，钛锆酸铅压电晶体在同心圆的中心，被顺序由内到外激活，每一个环形电流由内到外聚焦到一个特定的深度，使得所有平面都被聚焦。（D）环形声波传感器是导向型仪器向量阵列包含了相控阵和连续阵列技术。

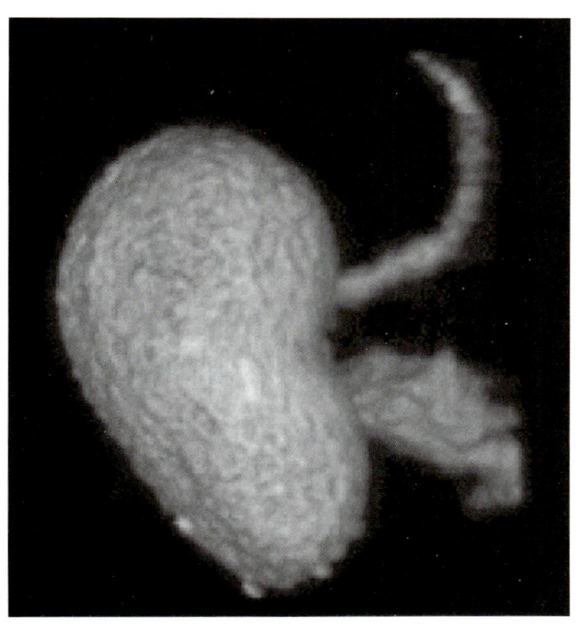

图3-13 2D技术阵列产生的肾脏的3D图像

表3-2 不同类型的2D传感器比较

传感器类型	图像形状	导向	聚焦
仪器	扇形	自动的	固定
线性序列数组	矩形	—	固定
线性相列阵控	扇形	电流束	电流束
环形相控	扇形	自动的	电流束
凸型相控	钝型扇形	—	固定
凸型相控	钝型扇形	电流束	电流束
向量	平面扇形	电流束	电流束

图像构成

超声图像形成要求传感器生成适当的电脉冲，具体来说包括回传的方向、能量、频率和时间。超声仪具有上述功能。一旦图像生成，会在屏幕上显示，通常是电子屏。在现代超声系统中，尤其是重症监护医师所使用的便携式超声仪中，芯片得到更加广泛的应用，使操作简化，图像更加优化（图3-14）。无论型号、大小和功能如何，目前使用的超声仪器由6种共同的结构组成如下。

1. 主同步器和调试系统电信号。

2. 脉冲波或声束发生器控制传感器的扫查平面、脉冲幅度、脉冲重复频率、脉冲重复周期。

3. 传感器接收从声束发生器发出的电信号转变成一系列的超声波，然后使返回的超声波转为电信号。

4. 接收器或处理器需要有源元件将返回的电信号转变为图像（表3-3）。

5. 显示器（屏幕、发声器、记录仪）解释测量数据并储存（通常在电子屏幕中）。

6. 储存装置也叫存档文件，选择性的永久储存一些信息以便回顾或满足某些法律要求。

因为超声声谱仪操作员不与同步器相连，仅在此提及，不做进一步讨论。脉冲或相控阵声束模式产生一系列电脉冲，激活传感器中的压电晶体。对于相控阵传感器来说，每压电晶体都按时序产生独立的电脉冲，脉冲波的电压可达500 V，因此这种高低压脉冲对患者和操作者来说有一定的危险性。在任何情况下操

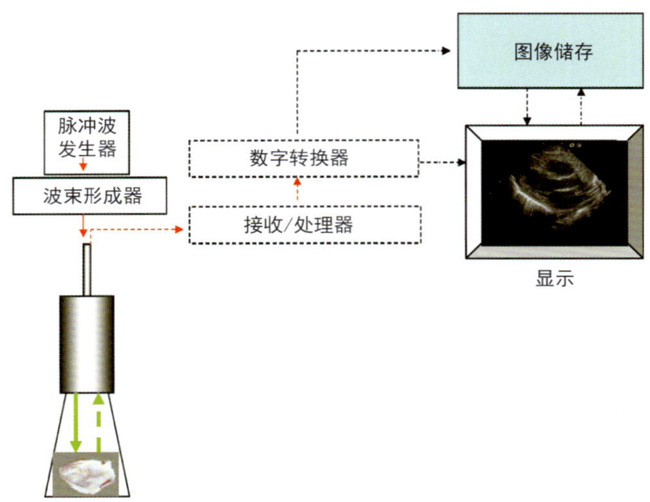

图 3-14 现代超声系统的基本组成

脉冲发生器产生的电子脉冲波来自换能器产生的经过电子聚焦和扫描的超声波束。换能器中的有源元件将电信号转化为机械(声学)能发送到组织。传回的超声波信号被接收器转换为电信号。处理器将电信号解释为图像。在现代系统中,图像被显示和储存在数据库中。往外的信号用实线箭头表示:红色代表电信号,绿色代表超声信号。往里的信号用虚线箭头表示。

表 3-3 处理器的功能

处理器功能	调节	处 理
总增益	是	当增加增益的时候图像将被放大且亮度提高
时间补偿增益	是	时间补偿增益使得深部信号被放大
压缩	是	当灰度改变时,动态范围随之降低
解调	否	预设的形式和方向将会改变
反射	是	低信号会被反射,强信号不会被反射

作者都不应使用金属丝磨损或容器破损的探头。传统上,输出脉冲(传感器输出)的振幅由操作者控制,他能增加电脉冲的幅度。在一些较大的超声心动图仪器上,这仍然是可能的。高传感器的输出提高了信号的信噪比和图像质量。目前,几乎所有的便携式超声,换能器的输出是由制造商确定,不能被声谱仪调整。电脉冲的幅度越高,传感器的输出就越高,电力越高,超声的生物电效应就越弱。因为制造商往往通过设置换能器输出的最高安全振幅,以提高图像质量,超声波医师不必要延长检查。

由换能器接收的脉冲经接收器/处理器处理后,使它们适合显示(表 3-3)。返回的超声波和电脉冲信号很弱,需要放大。放大也叫接收器增益,由操作者控制和增加换能器接收到的信号的振幅。几乎所有的成像方式中,信号的振幅(强度、体积)都以亮度呈现在屏幕上。增加了接收器增益将使整个图像亮度增加(图 3-15)。信号放大后进行信号补偿。补偿是根据图像的深度来不同来处理返回的信号。因为深度源于信号传输的时间,被称为时间补偿增益(TGC),或者深度补偿增益(DGC)。衰减使深处(到达较晚的)比浅处(较早到达)不成比例地减弱回声。如果收到了来自深处的部分图像,TGC 会以某种程度放大返回信号。高频传输器将产生更快的衰减信号,也会需要更多的 TGC。较大的超声系统通常有多个单独控制每个深度的回声扩增装置,但便携式 ICU 设备只有两个 TGC 控制:浅增益和深增益,传输光滑度是由计算机处理芯片决定的(图 3-16)(视频 3-1)。

补偿后,信号压缩发生(图 3-17)。压缩产生的

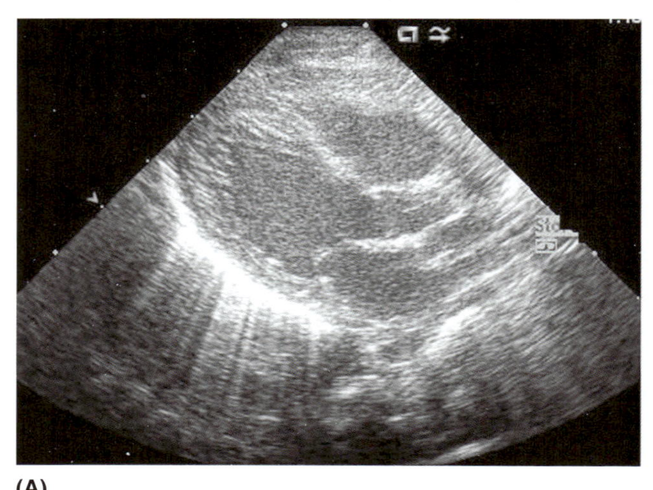
(A)

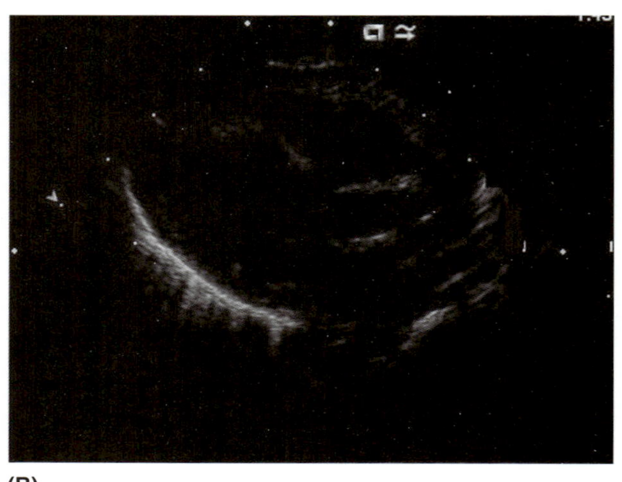
(B)

图 3-15 接收器增益控制整个屏幕的亮度

(A) 扩增设置过高。(B) 扩增设置过低。在这两种情况下,图像质量劣化。

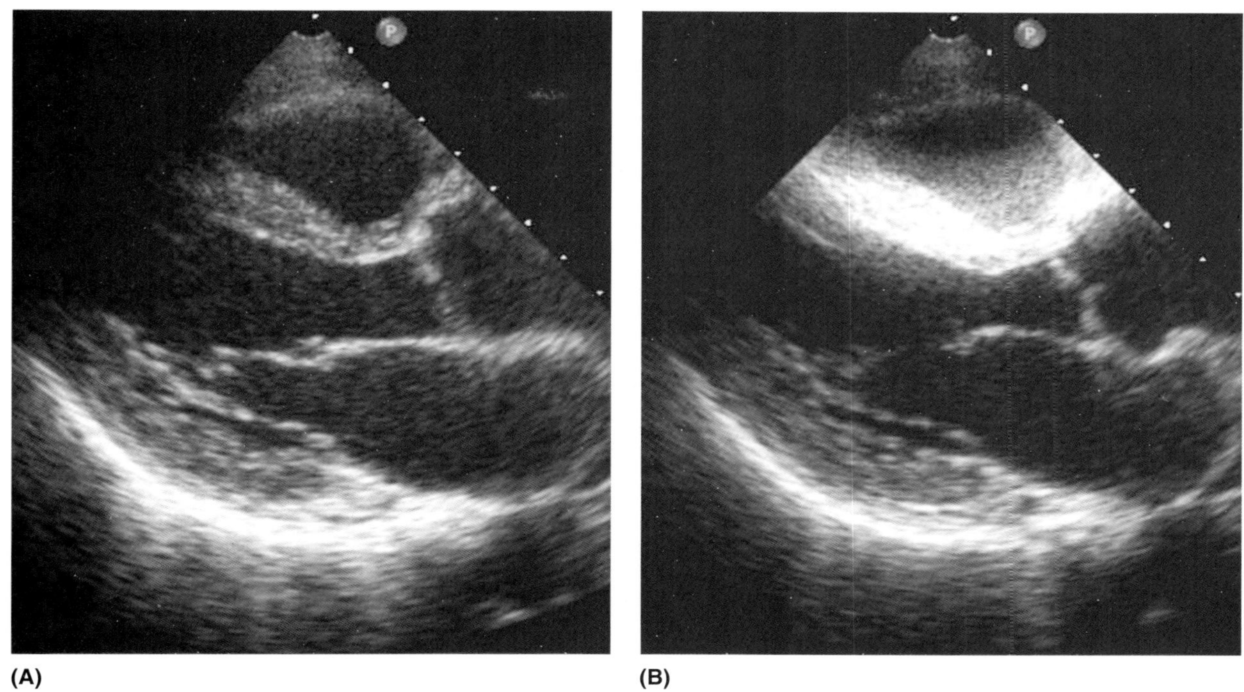

(A) (B)

图 3-16 处理器的时间补偿增益

(A) 正常时间增益补偿设置。(B) 临近区域的过度补偿(过高的增益)。图像质量恶化(临近区域看不到细节)。远视野看,这两个图像几乎相同。(图片来源于 D.亚当斯,RDCS)

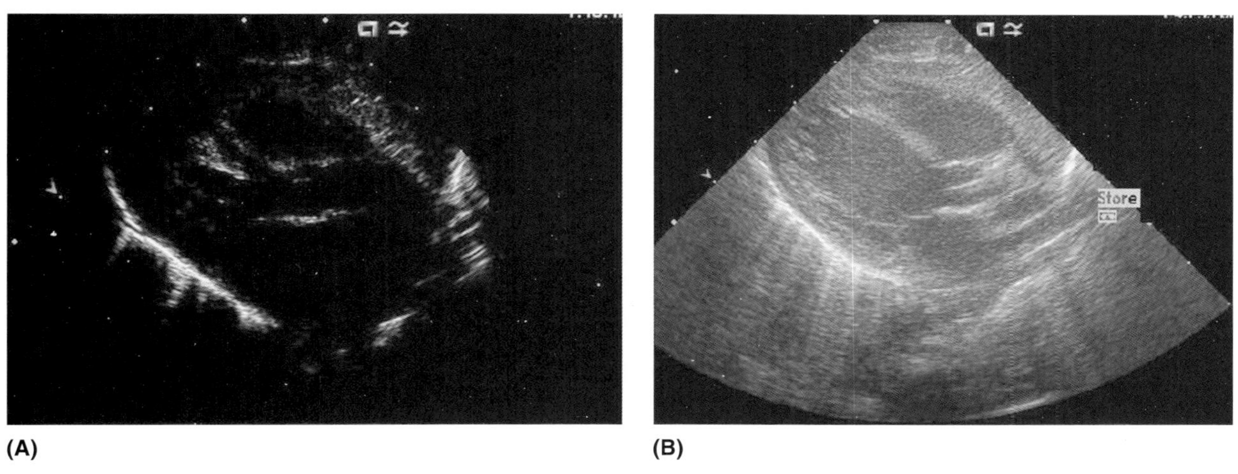

(A) (B)

图 3-17 大多数便携式超声波系统都设有自动压缩装置

有的是由操作者控制,不管怎样,它都调节图像的动态范围(灰色阴影代表最亮和最暗区域的不同)。很多方面类似于对比度。(A) 图像被过度压缩,它有窄的动态范围,外表双稳(黑白),但也是一个高对比度。(B) 图像压缩度不够,有比较宽的动态范围与多个灰色阴影,但对比度低。在这两种情况下,图像质量都会降低。

所有亮度均为人眼可见。相对信号幅度之间的关系仍然是相同的(最高的依然是最高的,最低的依然是最低的),但最高的振幅信号减少一个既定数量的分贝,而最低振幅的信号振幅增加,所以最高振幅和最低振幅之间的区别(动态范围)减弱。例如,如果原始信号的动态范围为 100 dB,压缩 30 dB,由此产生的动态范围为 70 dB。视觉上,大多数便携式系统,动态范围表现为灰度,由操作者或自动控制处理器决定。越宽的动态范围(少压缩),明暗之间的灰影越多,对比度越低。动态范围较小,对比度增加,图像双稳,细节减少。

压电换能器晶体的振动产生正负两相的交变电流,由于超声波不能识别负电脉冲,所有负电压都被转换为相同振幅的正电脉冲(整流)。然后信号调制在随振幅变化的包络上。检波和随包络变化称为解调。解调是

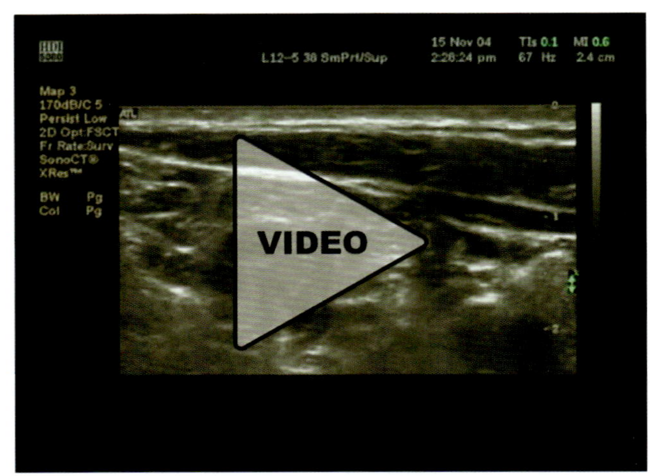

视频 3－1 通过调节总增益和时间补偿增益使颈部淋巴结成像。

注意屏幕右方的灰阶柱，反映了从特定深度折返回来的超声波振幅强度。超声波穿透时间长短决定了组织的边界位置。

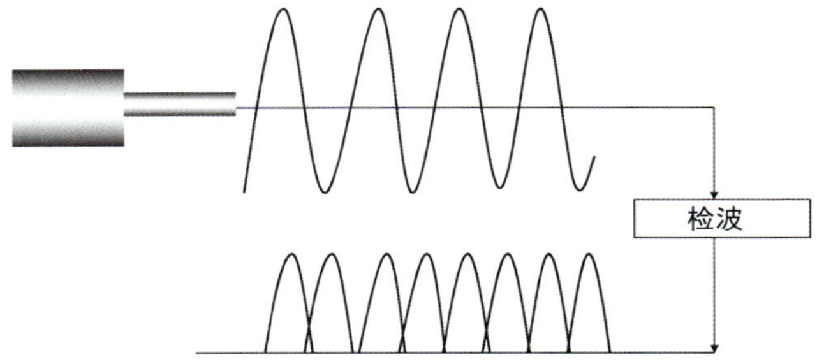

图 3－18 检波将所有的负脉冲转换成相同振幅的正脉冲

使成像成为可能，负脉冲不能进一步处理。

通过系统处理器处理的，操作者无法控制(图 3－18)。

检波后，一些低电平信号会被抑制，但并不影响高振幅(亮度)信号，因为它们对图像形成有意义。如果没有出现有意义的图像，或降低图像质量，低振幅信号会通过超声描记在完整的图像中被抑制。在便携超声描记系统中，抑制会完全或部分交给电脑芯片。正如压缩与抑制增加对比度和缩小动态范围会导致细节的缺失(图 3－17)。

在现代超声系统中，要处理的信号通常发送到数字转换器以数字格式显示在显示屏上。在这里，电脑芯片用于改善图像。数字图像有一个永恒的优点，即易于传播。在某种程度上，回到原始图像上进行更多的分析，这样的新问题也可以被提出。图像被保存之后，数字存档(图像存档和通信系统，PACS)可以在任何时间被记录。现阶段，数字格式不限制图像质量，整个超声系统的动态范围减少到从>100 dB 到 10～20 dB 的传感器记录的图像。

众所周知，超声成像是一个复杂处理的结果。这使得显像模式变得最直观除了核医学成像。超声波成像是基于一系列主观推断和要求多次折中的图像形成，这使超声成像进一步复杂化(表 3－4 和表 3－5)。当主观推测错误，折中方案实施，图像质量受损，伪影也就产生了。这本身无所谓好坏，事实上，一些伪影是超声诊断中必不可少的一部分。然后，对操作者而言，识别图像真伪是很重要的。目标不是实现一个“完美的图像”，反应解剖的真实性，而是“最可能的图像”，与现实的差别越小越好。

伪 影

▶ 术语

在讨论不同超声波伪影之前，要介绍一些重要和常见的描述超声图像术语，包括静态、动态。这些术语能帮助操作者描述图像，为其他工作人员提供医疗信息，更好地了解反射学和心脏相关超声图像报告(表 3－6 和图 3－19)。

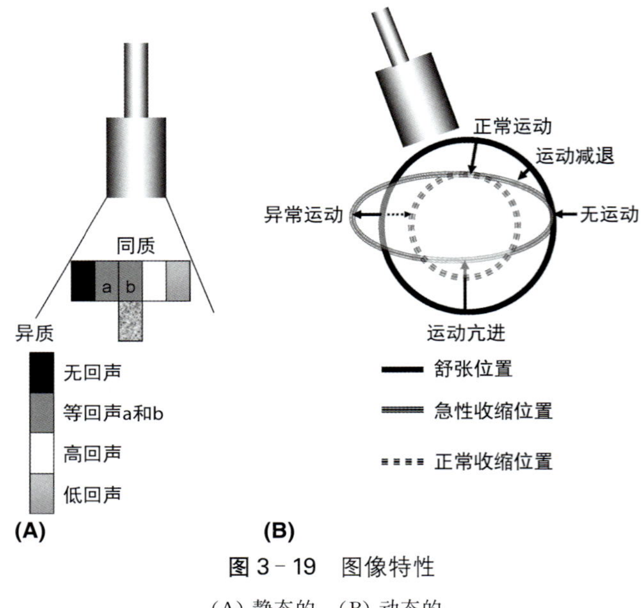

图 3－19 图像特性

(A) 静态的。(B) 动态的。

▶ 伪影和图像改变

复杂的处理，物理的局限性和部分有效的假设等结合都会产生伪影，伪影的产生多源于图像判读和真实之间的差异，包括图像错误、操作者错误、解释者错误，这些是可以通过超声波的物理学知识、图像形成、超声波系统和人体解剖学等一系列扎实的知识基础避免的。除了操作错误，最常见伪影是超声波的真实物理结构与图像形成的假想差异形成的。违反图像形成的主观推测被称为声学伪影。大多数声学伪影见于单一视图，不能在同一解剖结构的后续视图中被证实。在操作者纠正措施实施后一部分声学伪影会消失。多个视图持续存在的伪影意味着系统故障，需要打电话给制造商和维修工程师。最常见的超声波伪影及其临床意义列在表 3－7。

表 3－4 超声成像的假设列表

假 设	有 效 性
1. 超声直线从换能器到反射物并返回。	很遗憾，这种假设很少有效，尽管超声波脉冲可能以相对直线接近反射物，但不可能以 90°角到达反射物。因此，反射回声可能永远不会到达传感物或返回后从多个其他反射边界反射。
2. 超声波的传播部分继续以直线的方式进行，直到它遇到另一个反射物，反射回波将再次以直线返回到换能器。	脉冲的传输部分是折射的主要部分，可能沿着一个稍微不同的方向继续传递，也可能在返回传感器后遇到一个或多个二次反射边界。
3. 成像超声总是以 90°角到达反射物。	这可能是一个有效的假设，但通常不可能，如果单一传感器用于测量，断言多普勒测量值是明显矛盾的。
4. 多普勒超声总是以 0°角到达运动反射物。	这几乎是不正确的，显然反驳了之前的假设，如果相同的传感器用于成像和多普勒。
5. 所有的回声仅从反射产生的结构的位置沿超声波传播光速（脉冲）轴传播。	光束传播本身的轴被折射扭曲，非正交反射，难以预测的反射边界。
6. 平面 2D 扫描很薄（几乎没有厚度）。	这是不正确的，超声束就像一束光，有一个直径和可能同时遇到和反射多个结构。
7. 软组织中的声速是 1 540 m/s。	这是不正确的，事实上，人体没有基本一样的软组织，声速在不同组织是不一样的，基于这样的假设与反射器之间的距离计算是不正确的，因此反射器的位置是一种估算，而不是真正的解剖位置。
8. 反射的强度与组织的性质有关。	反射的强度取决于多个反射边界和超声波之间的相互作用，结构的边界下高阻抗的差异可能是不可视化（声学跟踪）。
9. 2D 超声提供实时信息。	根据超声系统的时间分辨力和反射物的深度，图像形成延迟和反射边界的运动是一个近似的真实运动。

表 3－5 常见获得“最佳影像”的折中方案

折中方案	原 因	操作者控制
调高（低）频率转换器	高频率改善图像质量，但限制渗透	选择合适的传感器图像深度和最小深度视图
调高（低）脉冲重复频率	高脉冲重复频率改善图像质量，但限制渗透	选择能将其充分可视化结构的最小深度
调高（低）传感输出	高传感输出提高信号噪声比，但可能有更多的生物效应	传感器输出可以由操作员控制系统
2D 图像的线频率	高线频率提高空间分辨力，但空间分辨力变差	选择能充分可视化结构的最窄视图
多聚焦技术	高线频率提高空间分辨力，但空间分辨力变差	操作者系统和传感器的选择偏好
图像质量和多普勒	最佳图像 90°角，最佳多普勒 0°角	选择能得到足够信息的视图
连续波、脉冲和彩色多普勒	连续波测量高流速，脉冲会导致混叠，但能提供样本位置	两者都选，必要时获取互补信息

表 3－6 常用的超声术语

项 目	定 义
静态特性	
无回声	也叫无回声，指图像部分没有产生返回信号，发生在边界声阻抗高（阴影）或在液体结构，比如囊肿
低回声	图像产生比周围组织较少的回声，并出现比其他区域明亮的图像，比如坏死区域
等回声	指与组织相同的亮度，可能产生与其类似的回声返回
强回声	出现比周围组织或比预期更强的回声，如：以二尖瓣为例，心血管动脉钙化与正常血管相比
均匀回声	任何结构都可以相似或不同，取决于是否有全部相似或不同的结构特性

表 3-6 常用的超声术语(续)

项 目	定 义
动态特性	
无运动	一个结构或一个器官本该运动却没有运动(比如左心室下壁心肌梗死)
运动减退	组织运动小于预期(实例同上)
异常运动	组织运动与期望相反,也称为矛盾运动(如大面积肺栓塞时室间隔的运动,左心室动脉瘤急性期)
运动亢进	组织运动过多(如早期低血容量性休克时左心室运动)
多普勒特性	
层流阶段	正常静脉流
层流脉动	正常动脉流
湍流	流速取决于心脏结构或血管直径,但通常不超过 2 m/s,表示不正常,也称为马赛克式彩色多普勒

表 3-7 常见伪影及其临床意义

伪 影	临 床 意 义
声影	当超声到达一个声阻抗很高的结构时,它无法穿透,就产生了声影,它是一个线性消声或呈区域覆盖深部结构,所以深部结构不能显示。声影用于诊断高衰减对象,如胆结石、钙化的血管壁。 产生声影的另外一个原因:在一个圆形边缘结构反射,比如是像太阳一样闪到你的眼睛,越接近它越看不清。这种现象称为阴影反射(边缘阴影),会在超声图像上产生低回声平行声束。在这种阴影下,无法看见任何解剖结构。会产生这种声影的类圆形解剖器官包括:心脏、肾脏、睾丸、宝宝的头(图 3-20)。
混响和环晕(彗尾)伪影	如果超声以等距多行超声束垂直传播到达两个反射界面,就像蜡烛在两面镜子面前一样产生多次镜像,此时产生的图像就像一个"百叶窗"一样。如果平行线之间距离减少,它们可能成为支流,这些合并混响的伪影称为"彗尾"(图 3-21)。这些固体高回声线似乎超过超声束本身。超声心动图中混响是很常见的,超声波束在 4 室间、心包或心包与心外膜这些高阻抗边界之间跳跃。胸部超声,混响伪影有重要的临床意义,超声束产生的信号局限在脏层胸膜和壁层胸膜之间。混响伪影存在意味着胸膜层接近,排除气胸。通常肺组织不能被现代的超声波系统可视化,因为声音在肺组织的传播速度低于预期的 1 540 m/s(传播速度误差),但随着肺组织变得密集,液体积累或炎性改变(肺炎、ARDS),声速会增加。这改善了超声波的转换功能,从混响伪影到彗尾伪影。一些人认为彗尾的行束与肺水肿的程度有一定相关性,这可能会成为危重患者诊断预后的有用工具
增强	如果声波穿过低衰减区域,处于下方的结构会出现高回声,这个高回声带平行于超声束,被称为回声增强,通常用于区分囊肿(低衰减结构)、囊性肿瘤、脓肿(图 3-22)。增强的其他类型,称为条带,常发生在单聚焦换能器的聚焦区。高回声条带与超声波束的方向垂直,这样的条带在现代便携式超声波机器中越来越罕见。
镜像	很高的声阻抗的面积可能作为声镜使超声束改变方向。超声波系统假定声音以直线方向传播,因此无法识别重定向光束,偏离声束创造的图像(镜面伪影)总是比准确的解剖位置要深一些。因为重新传入的声束到达要花更长的时间到达传感器(图 3-23)。高反射边界位于解剖反射物和伪影之间。
传播速度的错误	超声波系统假设软组织声速为 1 540 m/s,如果实际传播速度较高,反射器位置将变浅,如果实际速度较慢,则比实际位置深。如果传播速度实际值和估计值差别很大,那么实际解剖位置的差别也会很大(比如硅胶假体和肺组织)。
折射伪影	如果声波倾斜到达两个传播速度不同相邻介质的边界时,就会发生折射传播速度的差异将弥补增加的距离,折射的声束到达传感器的同时,脉冲回波垂直入射反射器。因此,折射伪影被置于与真实解剖结构同等的超声系统中,正因为如此,不能说看到的图像是反射物还是伪影。
旁瓣	旁瓣是由于超声波束除了主瓣外的其他传播方向产生的。因为现代 ICU 超声系统几乎不使用机械或单一 PZT 晶体换能器,这类传感器特有的旁瓣现象这里不会进一步讨论。常用的阵列换能器产生的所谓的栅瓣。与反射物相似,栅瓣是第二个反射器的复制。如果超声波长大于反射物就会产生栅瓣。组织谐波成像技术大大降低了这种伪影的发生率。
多普勒伪影	两个常见的多普勒伪影是重影和串扰。重影是运动的解剖结构频移产生的(血管搏动),而不是血液流动。重影是可以通过拒绝低级多普勒频移与过滤器消除的。另外,重影可以帮助识别在反射边界移动,比如胸膜层,排除气胸。串扰是一种应用于多普勒现象的镜像伪影。当接收器增益或多普勒入射角为 90°角时,它可以产生。它通常被视为出现在基线上下的流动模式,能通过降低接收器增益或改变入射角度修正。严格来说,混淆现象是多普勒伪影的另一说法,前面已经讨论过,此处不再赘述。

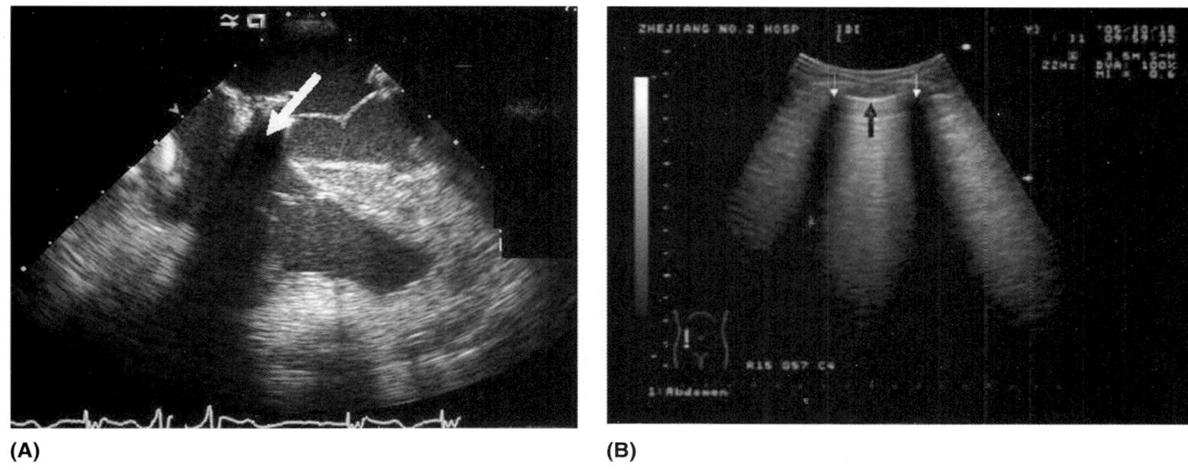

图 3 - 20　两个声影的例子

(A) 经食管超声心动图严重钙化阴影阻止了更深层次结构显像(白色箭头)。(B) 肋骨钙化用于确定由脏壁层胸膜形成的胸膜线。这个位置存在的运动(闪烁)有助于在肺的超声评估中排除气胸。

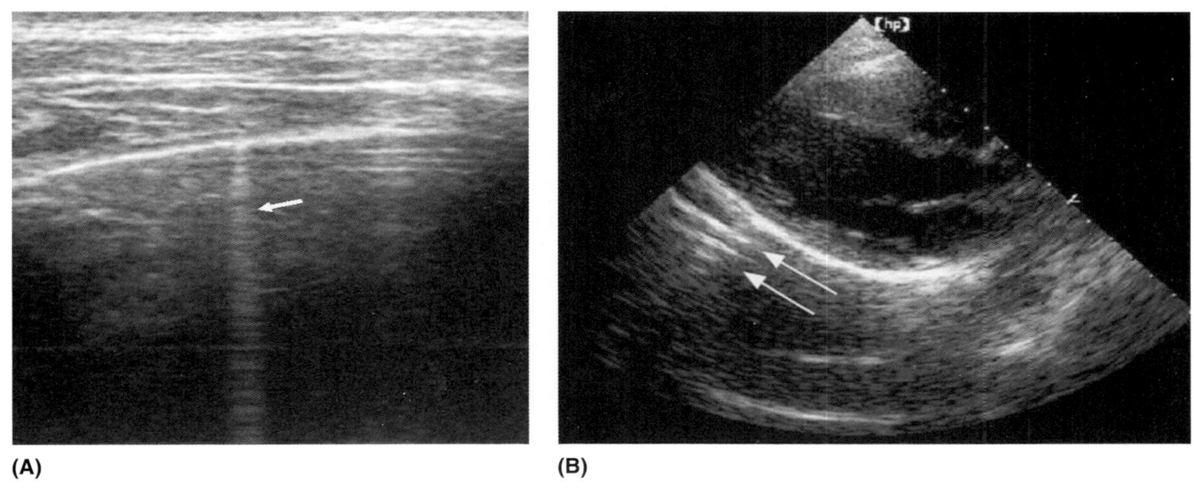

图 3 - 21　超声检查中的混响伪影

(A) 肺部超声气体混响伪影。彗星尾征象帮助排除气胸(白色箭头)。多重相似伪影提示由于充血炎症改变所致的肺硬度增加。(B) 经典的混响伪影(心回波图)被描述为“软百叶窗”模式，是因为心包膜和图像质量的损坏产生的。

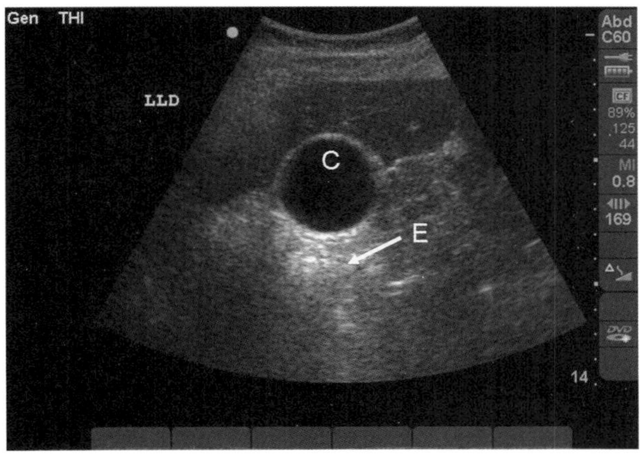

图 3 - 22　平行于高回声带的超声束

这幅图像的低密度病变(无回声囊肿 C)显示了一个平行于高回声带的超声束，称为回声增强 E，通常用来区分囊肿(低衰减结构)和不会产生这样伪影的肿瘤(高衰减结构)。

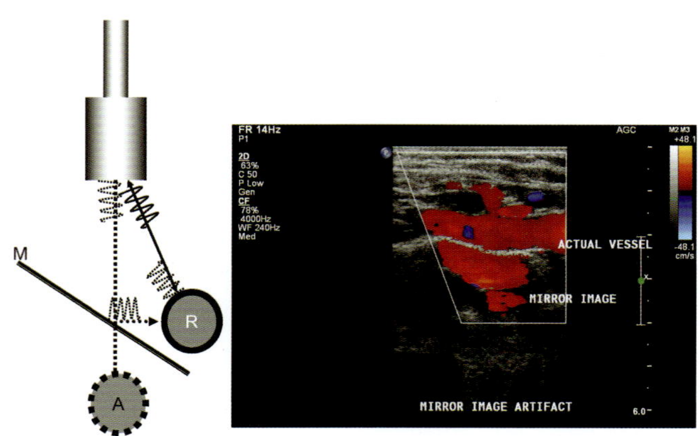

图 3-23 超声束通过两条通路到达解剖反射物 R，直接和通过高阻抗边界（镜面 M）后反射

因为反射的脉冲需要更长的时间到达换能器，镜像伪影像 A 较真实反射物深，彩色多普勒也是受到镜像伪影的情况下的颈动脉图像。

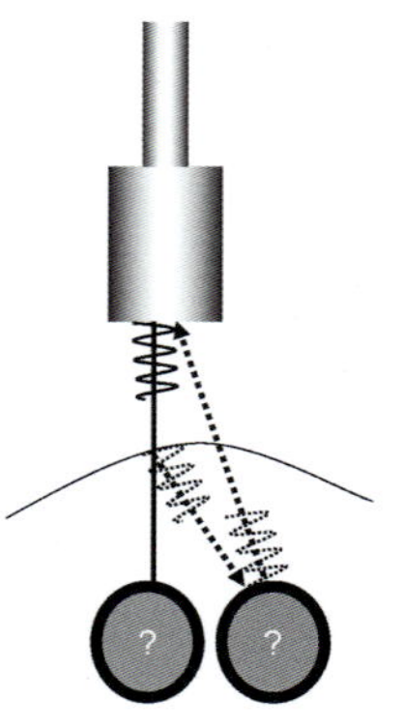

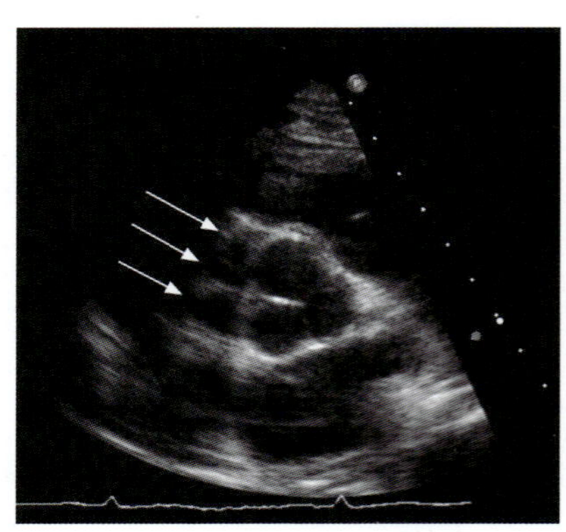

图 3-24 由于反射伪影所致的大动脉重叠（白色箭头）

由于不完全重叠伪影的位置和解剖结构真实反射的位置可以被识别。这并非总是如此（图片来源于 D.亚当斯，RDCS）。

建议阅读

Edelman SK. *Understanding Ultrasound Physics*. 3rd ed. Spring, TX: Esp Inc; 2004.

Hedrick WR, Hykes DL, Starchman DE. *Ultrasound Physics and Instrumentation*. 4th ed. St Louis, MO: Elsevier Mosby; 2005.

Kremkau FW. *Diagnostic Ultrasound: Principles and Instruments*. 7th ed. St Louis, MO: Saunders Elsevier; 2006.

Miele FR. *Ultrasound Physics and Instrumentation*. 4th ed. Forney, TX: Miele Enterpises; 2006.

Owen C, Zagzebski J. *Ultrasound Physics Review: A Q&A Review for the ARDMS Ultrasound Physics Exam*. Pasadena, CA: Davies Publishing Inc; 2008.

4

重症超声培训

保罗·H.梅奥　亚历山大·B.莱维托夫

为了胜任重症超声这个工作，重症医学的医师必须接受有效的以胜任工作为目的的培训。本章总结了重症超声培训的几个方面，这对以下两类人群是有用的，一类是决定以重症超声为发展方向的一线医师；另一类是负责培训重症超声医师的教师。

个人想要获得培训，由于所处环境及与医疗同事的关系不一样，面临的挑战就不一样。参加培训的医师，例如住院医师或者同伴，他们有时间和任务去获得一系列重症医学的技能培训，重症超声是其之一。假如没有能力强的有资质的老师培训他们，那么他们达到这个目标就有难度。不幸的是，不管在北美还是欧洲，许多同行参加培训的时候，这仍然是个问题，唯一的补救措施是，重症医学培训的下一个阶段，未来几年通过学院发展确立重症超声培训的需要。

主治医师参加重症超声培训面临的挑战是：平衡工作和家庭以及经济压力。一些主治医师来自一些不利的训练环境。他们可能工作在一个不和谐的环境里，如其他学科的同事不友好，他们对帮助一个同事发展一项新技能没有兴趣。而另一些主治医师可能更幸运些，如工作在一个友好的医院，那里有知识渊博的放射科医师和心脏科医师愿意为他们提供专业知识的培训。

培训的时候有几个方法是有效的，如果一个住院医师或者同伴在一个正式的重症超声培训的项目中，获得资质即是重症培训的一部分，如果这个项目不能提供这些，那么就根据后一年的需要继续参加培训。还有一部分人获得超声资质可通过在职这种渠道，医师工作在一个友好的训练环境里，这个环境被日常的同事支持。

重症超声的训练包括图像获得，图像解析的技能和掌握该领域的基础知识。掌握图像获取的技能是重症超声培训的关键。因为一线重症医师需要亲自进行超声检查。图像采集的训练需要与熟练的超声检查者合作，以及规律的刻意训练，并对患者进行扫描。对于在职训练，学习者会寻求高级别超声医师的帮助，在美国，大部分都是这样。且美国对于超声技术的应用很普遍。而在欧洲，对于内科医师来说，掌握图像采集和图像解析很普遍。为了训练图像解析，重症医师可能会跟当地放射学和心脏病学的专家合作。重症医学超声资质基础知识的认知广泛存在于课程资料、论文以及书本中。在当地水平的一个自我设计的培训项目下，做一个自由和有效的选择，但是如果医师工作在一个不友好的环境中，就不能获得这种培训。在职培训最大的障碍是，相比于专门为重症超声的掌握而设计有组织的培训计划，它的效率相对有些低。

怎样定义资质？

一个明确的资质的定义是培训的关键，因为它定义了训练的目的。如果训练目的被明确定义了，这有利于培训项目的开发设计。资质的定义确立了特定的训练课程，包括课程设计和床旁训练。这将导致实践的范围定义，并需要基于能力测试的发展。

在 2009 年，来自美国胸科协会（ACCP）和法国救生协会（SRLF）的工作组为重症超声资质的各种元素做了定义，关于重症超声资质的陈述，为教师提供了方向，这些教师的任务是为对重症超声感兴趣的医师发展培训项目。然而其他的工作组已经发表了这个领域的重要总结。ACCP/SRLF 的文件不是旨在解决制订培训标准的一个基本问题：什么构成了重症超声的资质。对于资质的陈述用一个简单和友好的方式设立了培训的目标，并且对无论是参加重症超声培训的个人还是负责培训系统设计的老师都是有用的。文件补充了资质的明确定义，因此，它被设计成训练目标的实用指南。

对资质的陈述描述的标准不是指超声中那些有用的应用程序，这些会在这本教科书中讨论。相反，它定义了能满足一线医师的基本需求的一个技能，是鼓励学习者掌握一种具有实用性的先进的超声技能。

如何进行培训？

在后续的 ACCP/SRLF 资质的声明中，欧洲重症医学会（ESICM）举办专家会议达成国际重症超声培训（CCUS）共识。来自亚太地区、南美、中东和欧洲联盟的大多数国家代表出席了会议。北美的代表是 ACCP，重症医学学会（SCCM）和加拿大危重病学会。会议最终达成这样的共识并形成文书：即以重症超声培训命名的，旨在为重症学会 CCUS 提供的指南。会议组意识到，除了重症超声心动图（CCE），其他的重症超声都缺乏相对权威的培训指南。因此，会议意见被制订成指导培训工作的指南。有几个问题达成一致意见：

1. ACCP/SRLF 对资质的声明是指导培训的基础文件，例如培训的目的在声明中被明确定义。

2. CCUS 应该是重症医学会培训的必要组成部分。

3. CCE 应分为基础的和高级的两种。基础的 CCE 是一般重症超声的必要组成部分；高级的 CCE 需要大量的学习课程，可作为培训的一个选择，不是必须的。

4. 一般 CCUS（包括基础的 CCE）不需要正式的资质认证过程。

5. 高级的 CCE 资质需要一个正式的认证流程。

该工作组的意见是，CCUS 应该是重症医学的执业范围例行程序的一部分，所以并不需要特殊的资质认定。认证过程的成本和复杂性令人望而却步。此外，建立一个复杂的国家级认证体系将意味着重症监护的其他标准（例如血管通路、呼吸机管理、胸腔穿刺、气道管理）在逻辑上也应该建立同样的国家级认证体系，但情况不是这样。因此，这种类型的认证在美国或其他地方是不可能发展的。

由于高级 CCE 的复杂性，这就需要开发一个正式的认证过程。高级 CCE 资格认证过程需要由独立的国际培训机构开发和管理。在美国，这样的认证将是属于国际超声心动图管理学会。法国和澳大利亚已经开设了高级 CCE 资格认证。下一个将可能在美国。该培训声明提供的在 CCUS 和高级 CCE 培训设计的建议被总结在表 4－1 和表 4－2，这对教师和学习者都有帮助。

CCUS 在缺乏一个证明程序之前（除了高级 CCE），资格认定是否需要成为一个讨论问题。一种方法是建立学习数量和学习时间以得到资质。法国人员在这个领域的研究很活跃。查卢缪・莱莫因（Chalumeau Lemoine）等人已经研究了取得有效成果的培训方案。维尼翁（Vignon）等人已经描述了一个类似的关于基础 CCE 的计划。查伦（Charron）等人在过去的 6 个月内进行了至少 31 项研究报告，以确保经食管超声心动图（TEE）的资质。这些报告都包括一场正式的资质考试来验证他们的结果。这些研究的数量以及研究的持续时间对于资质的认定可能存在不确定的关系，因此，技能总结性考试应当纳入培训计划中。

基于考试的资质认定的焦点是结果，而不是训练过程，这是确保培训有效的一种手段。基于考试的 CCUS 资质认定需要临床相关研究的发展，其中包括图像采集的床旁评估。

CCUS 的国际模式

回顾不同医疗系统的 CCUS 方法是有意义的，负责训练其他重症医师的教师应调整方法符合当地需求。

描述欧洲的训练模式是有困难的，因为没有一个能确定重症超声的标准，也没有一个相当于美国医学教育学院（ACGME）的组织——有权力强制性要求 CCUS。每一个国家都建立了自己的标准，例如：瑞典的标准跟保加利亚的就不一样。笔者对欧洲制订的 CCUS 有浓厚的兴趣。ESICM 已经参加了国际会议的课程。在美国，参加培训的各个州、城市和个人的培训计划各不相同，因此，难以用有组织的方式总结这种情形。

表 4-1 重症超声培训建议摘要

1. 理论方案

课程的设计应包括具体的在 ACCP/SRLF 资质声明中描述的学习目标。CCUS 和基础的 CCE 课时数最少是 10 个小时，被划分为讲座和与图像为基础的教学案例培训两个部分。

2. 理论培训形式

标准的讲座和基于互联网的学习方式都有优势。因此，最好是基于互联网的学习和讲座都提供给学员，潜在的混合方式，使两种形式的优势结合。讲座包括教学法和案例互动。

3. 学员必须通过一定数量的考试

这个问题没有达成共识。没有确切的文献数据规定，要达到 CCUS 的资质要求，需要多少数量的操作。有部分研究表明，30 个经胸超声心动图的研究是达到重症超声图像采集能力合理的培养目标。TTE 的教师考核应通过不稳定的患者，以增加异常发现的概率。学员学习 CCUS 应跟随本地合格的主管医师学习。这名主管医师决定何时学员已掌握床旁 CCUS 能力。有关培训的数量目标还没有达成共识和确立，需要例比其他许多重症技术：如支气管镜、气管插管技术。

4. 每个学员需要通过多少个临床综合征考试

这个问题没有达成共识。期望每个学员在其 CCUS 的时间里遇到所有重要临床情况是不合理的。因此，对重要的异常图像与其临床情况进行全面综合整理必须是教学案例和交互式图像的一部分。图像解析是不可或缺的培训课程设计。这暴露给受训者各种各样的为临床场景准备的异常图像。异常图像和它们的临床场景可能会以互动讲座的形式呈现，或通过以网络为基础的方法。

5. 是否有一个地方，有正常的志愿者可以参与操作训练？

初始技能培训时，在正常志愿者身上进行实际操作是培训图像采集的关键要素，如换能器操纵，标准视图，空间定位和正常的解剖结构，是一种方便和有效的方法。

6. 图像采集和解析的培训记录应该是怎样的格式呢？

每名学员必须保持其扫描活动的日志，包括超声检查报告的书写和（或）解释。学员应该写他们的图像解析报告，此报告应该由学员和带教老师进行联署签名，这样才能证明报告结果已经得到合格的 CCUS 医师验证。

7. 图像采集和解析应该在哪里培训，培训教师是谁呢？

最初，实践培训可以使用在实践培训教师的监督下进行的正常培训模式。此外，CCUS 需要在 ICU 中，在有重症超声资质的主管指导下进行床旁超声扫描这一组成部分。实践培训的主管应该是一个当地合格的经常在 ICU 中执行 CCUS 的医师。在每一个培训的 ICU 中，必须有专用的超声波机器。

表 4-2 高级重症监护超声心动图培训建议总结*

1. 理论方案

课程的设计应包括具体的在 ACCP/SRLF 资质声明中描述的学习目标。CCUS 和基础的 CCE 课时数最少是 40 个小时，被划分为讲座和与图像为基础的教学案例培训两个部分。

2. 理论培训形式

标准的讲座和基于互联网的学习方式都有优势。因此，最好是基于互联网的学习和讲座都提供给学员，潜在的混合方式，使两种形式的优势结合。讲座包括教学法和案例互动。

3. 学员必须通过多少考试呢？

学员必须获得 TTE 和 TEE 的能力。对于高级 CCE 培训，TEE 是强制性要求的，这已达成共识。文献建议，150 个充分监督的 TTE 研究加 50 充分监督的 TEE 研究是达到重症超声图像采集和图像解析能力的合理培养目标。学员要跟随本地合格的主管医师学习高级的 CCE。运用有效的评分系统来评估床旁图像采集能力。两年时间里建议去收集适当数目的超声心动图研究。

4. 每个学员需要通过多少个临床综合征考试？

这个问题没有达成共识。期望每个学员在其高级 CCE 培训时间里遇到所有重要的临床情况是不合理的。因此，对重要的异常图像与其临床情况进行全面综合整理必须是教学案例和交互式图像的一部分。图像解析是不可或缺的培训课程设计。这暴露给受训者各种各样的为临床场景准备的异常图像。异常图像和它们的临床场景可能会以互动讲座的形式呈现，或通过以网络为基础的方法。TTE 和 TEE 说明实例必须纳入培训计划。

5. 图像采集和解析的培训记录应该是怎样的格式呢？

每名学员必须保持其扫描活动的日志，包括超声检查报告的书写和（或）解释。学员应该写他们的图像解析报告，此报告应该由学员和带教老师进行联署签名，这样才能证明报告结果已经得到合格高级 CCE 医师验证。

6. 在图像采集和图像解析培训时，培训地点在哪里？谁负责管理培训呢？

根据定义，学员必须先获得基础 CCE 的资质。为此，实践培训可以开始使用正常教师监督下的实践培训模式。接下来的高级 CCE 培训需要在 ICU 中，在有高级 CCE 资质的主管指导下，进行床旁经胸和经食道超声扫描这一过程，实践培训的主管应该是一个当地合格的经常在 ICU 中执行高级 CCE 的医师。在每一个培训的 ICU 中，必须有专用的超声波机器，包括经胸和经食道的探头。

* 改编自国际专家发言的重症监护超声培训标准。

唯一例外就是法国，法国一直强调发展国家层面的培训计划，包括基础的和高级的 CCE。法国在提供高级和基础 CCE 训练的做法，可作为其他国家的表率。最初，SRLF 与他们的心脏病科的同事合作，专注于开发针对重症监护的国家级认证，特别针对在法国主要教学医院工作的教师。认证高级的 CCE 资质需要 2 年的学习，其中一年是与心脏病专科学员共同学习。除了完成正式课程作业，学生还必须完成 220 例经肠超声心动图（TTE）和 50 例 TEE 的研究，并通过一个具有一定难度的高水平的考试。这个初始培训项目产生了一批专家级教师，使大部分重症超声的教师达到培训的顶级能力，其他的则是达到了掌握高级 CCE 的能力。接着，又对高级 CCE 的培训计划进行了修改，以减少所需的超声心动研究的数量（100 例 TTE，25 例 TEE 执行或 25 TEE 观察）。培训时间缩短为 1 年。这使得住院医师和主治医师都能被初始的核心教师群体培训以达到高级水平。作为国家的最后一部分培训计划，在 CCE 方面，培训水平高的教师现在负责提供对所有危重病医学研究人员基础 CCE 的培训，法国的做法显示，只有部分重症医学医师需要接受高级 CCE 的培训，而所有的重症医学医师都应接受基础培训。很可能在未来几年内，法国 CCUS 将成为奖学金培训的必备元素。法国在 CCE 培训方面的成功反映了 ICU 的功能是如何被组织的，而这些有可能难以在那些对重症医学培训没有集中控制权的其他国家进行复制。

在美国，每年大约有 950 名重症监护研究员。他们中的大多数要参加 3 年的呼吸/重症监护培训项目，只有较小一部分是在外科、麻醉科、急诊医学科进行培训，或者直接进入重症监护培训。他们在一个相对较好的环境中分享超声培训。现在主要的问题是，许多培训项目缺乏在这个领域里有能力和资质的教师，这样会导致很多同道即使对重症超声有兴趣，也没有人来培训他们。有许多培训项目有培训教师，但还有很多没有。例如：在纽约市，大多数项目有超声方面的教师，但在附近其他的城市就没有。在克利夫兰、俄亥俄州、新墨西哥州、阿尔伯克基，就有比较发达的重症超声培训项目和教师。与此同时，许多其他项目不能够提供培训教师。这种规范的培训方式在未来几年可能会提高，ACGME 已经要求 CCUS 的某些方面必须包括在培训项目里，未来 CCUS 的所有方面都可能被要求包括在培训项目里。如果这种情况发生了，奖学金项目将提供培训或失去它们的认可，因为 ACGME 确立了国家培训标准。大多数同行都拥有基础 CCUS 技能而毕业。他们将成为下一届培训项目的教师。ACGME 要求增加超声教师的数量，以致未来几年，CCUS 成为研究生的常规培训。

纽约的经验就是很好的例子。在 2003 年，只有极少数重症监护奖学金项目提供给了重症超声培训。到了 2013 年，几乎所有的奖学金培训项目都有此计划。能发展这样快的原因是初始的项目已经培训了一批有资质的学员，许多初始的培训团队在最近的培训项目中都担任职务，并开始向新医院的同事介绍超声波培训。这个核心教师团开始对入门级学员进行每年为期 3 天的培训课程，包括图像采集，图像解析和超声的基础知识培训，参加培训的同行为了课程的持续教育，暂时脱离临床工作。当然，教师的任务是在医院环境中继续培训。每年能招收学员 84 名，这个合作培训项目的花费在这个城市的奖学金项目里是高的。目前许多课程的教师，当他们是住院医师时就参加课程了。这是一个可能适应当地低成本训练系统需求的例子。

在美国，大约有 6 000 名一线医师需要参加基础 CCUS 的培训。他们面临繁重的日常工作、经济压力和家庭责任的挑战，他们难以获得所需的培训时间。尽管如此，许多主治医师致力于获得资质，该资质是由 ACCP 和 SCCM 提供的高上座率的国家课程授予。超过 2 500 名重症监护主治医师参加了 ACCP 的 CCUS 入门课程，且入学时候参加人数并没有减少。笔者已经观察到的常见途径是，有兴趣的重症监护医师参加入门课程，然后在他们自己的执业环境做自我导向学习，且经常与其他重症医师和支持他们的放射科和心脏病科的同事合作。如果学习者好学，又有许多的学习资料及资料丰富的图片库，且有友好的同事帮助培养他们的扫描能力，那么这种自学的方法是有效的。

不幸的是，一些主治医师在“恶劣的”工作训练环境中，采用这样自主学习的方式获得资质就比较困难。ACCP 已开发出新的方案，满足来自不利的训练环境，寻求有效和高效的手段获得资质的主治医师的需求。完成证书包括共 7 天的课程，强调动手技能与图片解析能力，一个 20 个小时基于互联网的训练序列，教师严格审查图像收集组合能力和学员参加一门亲自图像采集的考试。

在澳大利亚，有着完善的关于高级 CCE 的国家级培训计划认证系统。目前，所需的培训数目比法国或美国的心脏学会要求的多，这反映了澳大利亚卓越的重症监护培训系统。

目前，中国（中国香港除外）或东南亚地区没有进行 CCUS 的培训，中国香港当地的卫生机构积极参与引进 CCUS 进入他们的 ICU 系统和重症护理培训项目中。2012 年，印度在新德里开展了第一次全国 CCUS 课程。未来几年，印度和亚太地区的培训活动很有可能增加。

结 论

CCUS 需要掌握图像获得，图像解析的技能和掌握该领域的基础知识。重症资质声明为 CCUS 确定了具体的学习目标，而“培训声明”提供了有助于设计学习课程的建议。回顾国际重症超声的各种培训方法，有助于找到新一代重症医师进行 CCUS 的本地解决方案。

参考文献

1. Mayo PH, Beaulieu Y, Doelken P, et al. American College of Chest Physicians/La Société de Réanimation de Langue Française Statement on Competence in Critical Care Ultrasonography. *Chest*. 2009; 135: 1050 - 1060.
2. Volpicelli G, Elbarbary M, Blaivas M, et al. International liaison committee on lung ultrasound (ILC - LUS) for international consensus conference on lung ultrasound (ICC - LUS). *Crit Care Med: Focus Appl Ultrasound Crit Care Med*. 2007; 35: S123 - S307.
3. Volpicelli G, Elbarbary M, Blaivas M, et al. International evidence-based recommendations for point-of-care lung ultrasound. *Intensive Care Med*. 2012; 38: 577 - 591.
4. Labovitz AJ, Noble VE, Bierig M, et al. Focused cardiac ultrasound in the emergent setting: a consensus statement of the American Society of Echocardiography and American College of Emergency Physicians. *J Am Soc Echocardiogr*. 2010; 23(12): 1225 - 1230.
5. Cholley BP. International expert statement on training standards for critical care ultrasonography. *Intensive Care Med*. 2011; 37: 1077 - 1083.
6. Chalumeau-Lemoine L, Baudel JL, Das V, et al. Results of short-term training of naïve physicians in focused general ultrasonography in an intensive-care unit. *Intensive Care Med*. 2009; 35: 1767 - 1771.
7. Vignon P, Mücke F, Bellec F, et al. Basic critical care echocardiography: validation of a curriculum dedicated to noncardiologist residents. *Crit Care Med*. 2011; 39: 636 - 642.
8. Charron C, Vignon P, Prat G, et al. Number of supervised studies required to reach competence in advanced critical care transesophageal echocardiography. *Intensive Care Med*. 2013; 39: 1019 - 1024.

5

儿科重症监护：床旁超声的使用

威廉·蔡　希尔帕·阿玛拉　安东尼·D.斯洛宁

扫描二维码
获取本章视频

引　言

儿科重症监护病房（PICU）和其他 ICU 一样，提供了多学科的照顾，整合内科和外科专科医师进行诊疗，为了一个共同的目标：对危重儿童患者的健康管理。可以预见的是，这些疾病的范围涵盖成人 ICU 中监护的范围，从急性疾病如脓毒性休克和脓毒症相关的心肌缺血，到创伤性内脏破裂出血性休克。而存在的问题也类似于成人 ICU。儿科重症监护有 3 个重要的问题是与成人不同的，即年龄、体重和发育状态，这些都是儿科重症监护超声检查的关键。第一，PICU 的许多鉴别诊断是与年龄相关的，这对于超声检查医师在执行超声检查时是非常重要的。第二，孩子的体重范围从小于 2 kg 到大于 20 kg，这对于超声检查程序具有技术方面的重要意义。最后，孩子们可能不能像成人一样，配合超声检查，使得这项无痛无创的超声检查扩展了人体检查的方法。床旁超声对于儿科重症医学医师是一个重要的、不断发展的工具，可用于评估许多疾病过程，协助疾病的干预措施，并评估相关疾病的并发症。超声技术已经被长期使用，最近的发展提高了图像品质，降低了设备成本，使超声在重症领域中更为方便。本章为在 PICU 中使用床旁超声检查提供实用的讨论。

设　备

PICU 的超声使用包括从血管通路建立到对急危重症患儿全面的床旁评估，及对治疗的反应，这样一个多功能的工具，PICU 床旁超声常见适应证见表 5－1。

表 5－1　超声在儿科重症监护病房使用的适应证

操作程序
血管通路
胸腔穿刺
腹腔穿刺
心包穿刺
聚焦超声心动图
心包填塞
心室功能
心脏体积
胸部超声
气胸
胸腔积液
腹部超声
腹水
腹腔积血
腹外伤
新颖用途
骨折
颅内压监测

同样，设备也从简单的线性探针的血管通路超声，到可以操纵和增强的多个探针的，包括提供最佳的可视化心脏、腹部、血管和胸部结构的超声（见第 3 章）。现在也有适用小儿的探头。体积小的曲棍球棒式的线性探针，能提供较为优质的图像，这样的探针能进入较为不常进入的身体区域，如颈部或腋下。小型相控阵探头也可用于超声心动图，但很少有必要这样做。

在一些PICU，便携式笔记本超声系统，曲线形腹探头，线性高频探头和一个低频心脏探头放置在移动车上。这些探头在频率、超声束深度、多普勒技术应用可被多方面操控。许多系统开机成像时间很短，并且操作简单，便能提供良好的图像。它们重量轻，易于操纵，并且体积小。这些系统也可以用于建立血管通路，胸部和腹部超声检查，重点是超声心动图。

血管通路

使用程序超声建立血管通路，也叫中心静脉置管，比使用触诊更安全和有效。

研究表明，对儿童常规使用超声引导下颈内静脉中心静脉置管(CVL)提高了穿刺速度，减少了多次穿刺的尝试及并发症。特别是维盖瑟(Verghese)等人的研究发现，对需心脏外科手术的患儿使用超声引导下颈内CVL，使用超声引导减少了置管的次数，置管的时间，穿刺到动脉的次数，提高了置管成功率。同样的，奥尔德森(Alderson)等人的研究发现，比较超声引导下对儿童颈内静脉置管和常规触诊颈内静脉置管，超声的辅助提高了成功率，减少了置管时间。另外，麦基恩(Maeckean)等人研究表明，颈内静脉和颈总动脉的位置关系及位置的不一致性使得超声引导成为一个有用的工具。

超声引导可以在几个方面受益。首先，在患儿血管解剖异常，或患儿静脉凝血系统出现障碍时，或已经经历了多次心导管检查的股血管时有用。第二，超声帮助确认静脉的位置，静脉与动脉的相对位置关系，及其他解剖结构(图5-1，图5-2和视频5-1)。第三，用体表标志或者触诊动脉方法放置导管是不准确的，因此，超声引导提高特异性。第四，孩子因为体型小，皮下脂肪较多，经常没有可靠的体表标志。第五，超声可用于确认导管的正确位置(图5-3)。最

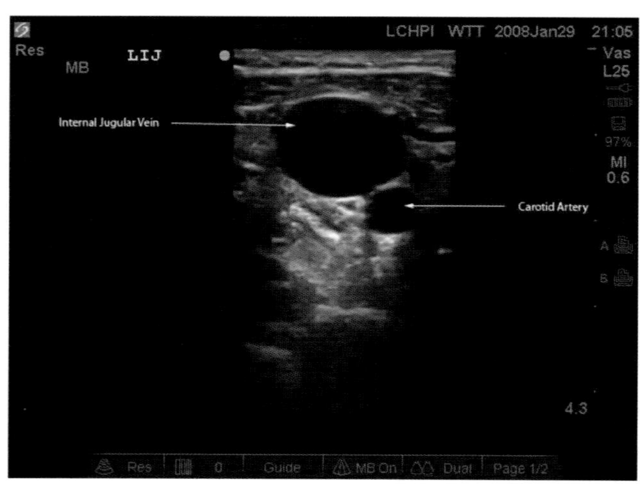

图5-1 左颈内静脉与并列颈动脉

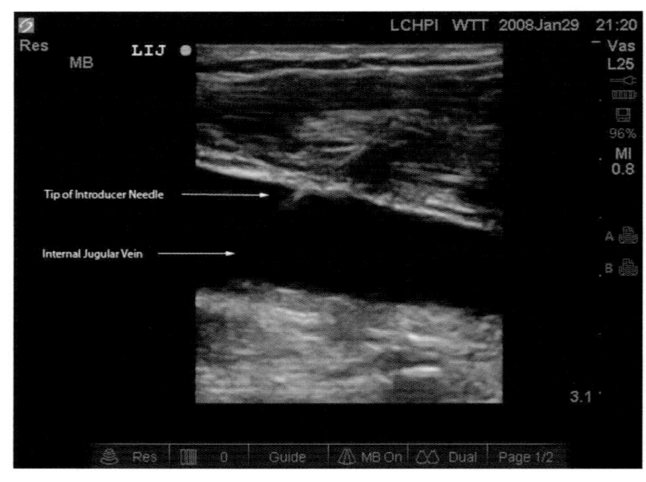

图5-2 针头正在穿刺颈内静脉

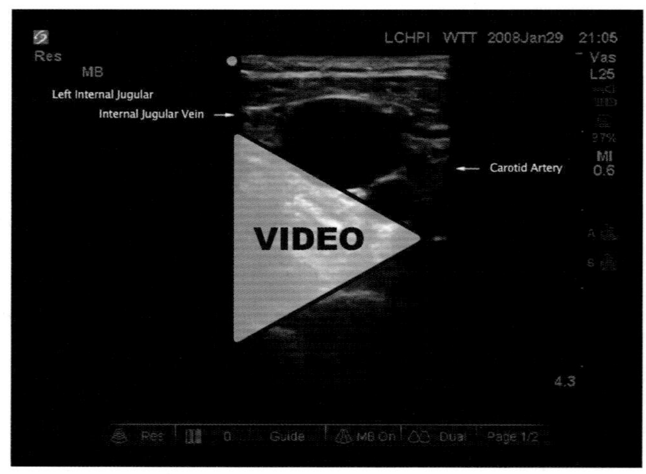

视频5-1 颈内静脉—颈总动脉关系

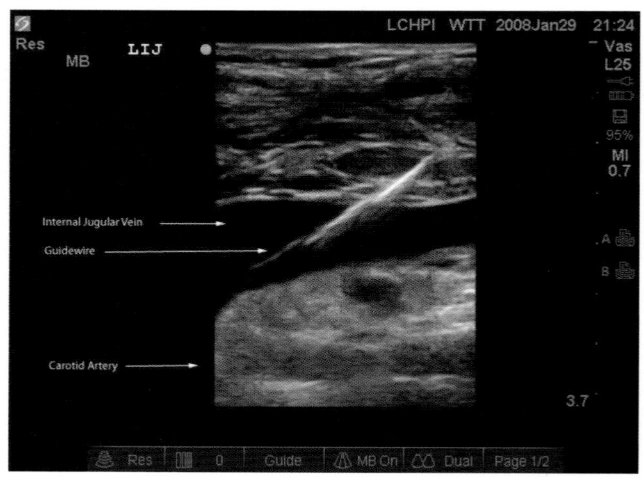

图5-3 颈内静脉与管腔内导丝

后，多次尝试血管插管后，可以使用超声确认是否血管周围血肿，可能要停止血管插管了（请见第 27 章，超声引导下一步一步地指导静脉置管。）

视频 5－2 显示了颈内静脉腔内具有导丝的纵向显像，在血管扩张之前已通过超声引导留置导管。

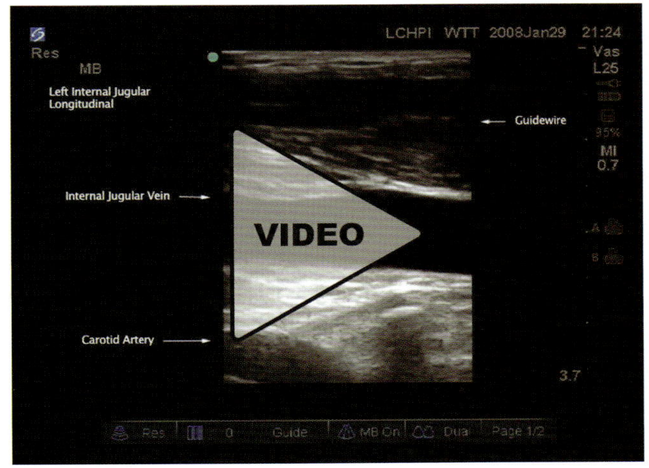

视频 5－2　纵向颈内导管在血管中。

聚焦超声心动图

床旁超声心动图与体格检查，已经被证明提高了对急重症患儿的临床诊断和管理。床旁超声即时检查解决了关于患儿血流动力学状态这样一个特定的临床问题，比起传统检查，持续时间较短。数据表明，非心脏科医师使用便携式超声心动图仪器在诊断心脏科疾病方面是比较准确的，如心包积液（91%），左心室体积（96%）和左心室收缩功能（96%）。特别指出，心包积液在心包区域是无回声的（图 5－4），心脏压塞时，右心房和右心室被压缩。左心室功能降低可以通过心脏收缩舒张时室壁运动受限检查出来。

在小儿心脏重症监护病房，超声心动图有助于心包积液/心脏压塞、心力衰竭、血流动力学改变的胸腔积液患儿的诊断与管理，有助于心室功能的评估。它也有助于高级生命支持时脉搏的快速检查以确定心搏骤停的潜在原因。此外，用更先进的技术，右心率衰竭可以快速地通过对右心室体积的评估、三尖瓣反流的评估以及室间隔矛盾运动等诊断出来。这些发现可用于从其他血流动力学测量增加数据，以确认由于右心室切开术或者肺动脉高压所导致的右心衰竭，类似的研究结果在有血流动力学障碍的肺栓塞成人患者和大一点的儿童患者也被发现。

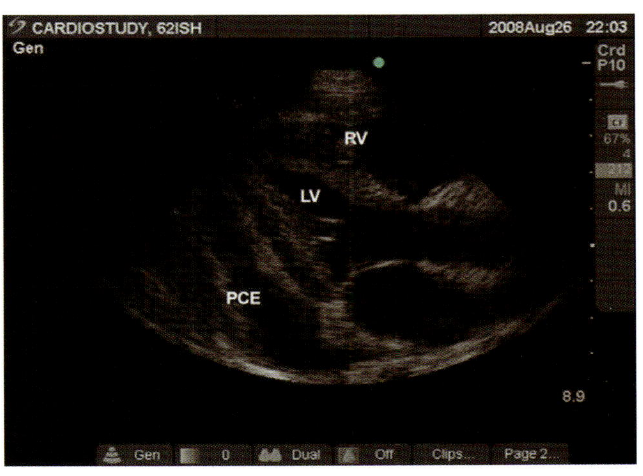

图 5－4　心包积液对超声心动图的影响

PCE：心包积液；LV：左心室；RV：右心室（From longjohn m, pershad J. point-of-care echocardiography by pediatric emergency physicians. *Pediatr Emerg Care*. 2011；27：693.）

TTE 是用于评估简单和复杂的心脏缺损结构最广泛的初级图像技术，在 ICU 中可能是使用的重点设备。重要的是，它是无创的、可使用的，能在重症监护患者床旁提供心脏内部形态功能的细节，及数量信息、瓣膜状态、肺动脉压力、心室肥厚和扩大等情况。TEE 也可以作为 TTE 困难患者的一个选择。

在一般的 PICU，评估心脏功能的需求可能被低估了。聚焦超声心动图使用在指导未分化的、液体抵抗、低血压患者管理方面是有用的。它可以快速评估全心功能，左心室大小、体积状态及确定心包积液患者的血流动力学（表 5－2），所有这些都将影响管理。斯普尼（Spurney）等人证明通过有限的培训和超声心动图（图 5－5 和图 5－6），PICU 医师能够诊断明显的心包积液，左心室收缩功能降低和左心室扩大。米尔纳（Milner）等人发现，精神状态改变和心动过速的患儿通过心脏科医师的床旁心脏彩超，可能会在早期就被诊断出心包积液、心脏压塞，改善了患儿预后。聚焦床旁超声心动图使医师能够做连续的床旁检查，以及对治疗有效性和充分性的评估和再评估（视频 5－3 和视频 5－4）。

在 PICU，容量状态的评估是非常重要的，但使用物理检查评估可能不准确，特别是水肿的患儿。超声心动图被用于左心室容积测量，左心室的评估，心脏的胸骨旁短轴和长轴切面左心室舒张末期容积评估，就可以获得容量管理。例如，左心室腔彻底塌陷或左心室闭塞指导的管理方式，与左心室腔明显扩张、功能衰竭患者显著不同。

表 5-2 聚焦超声心动图

心功能评估
左心室扩大
心包积液
下腔静脉动态

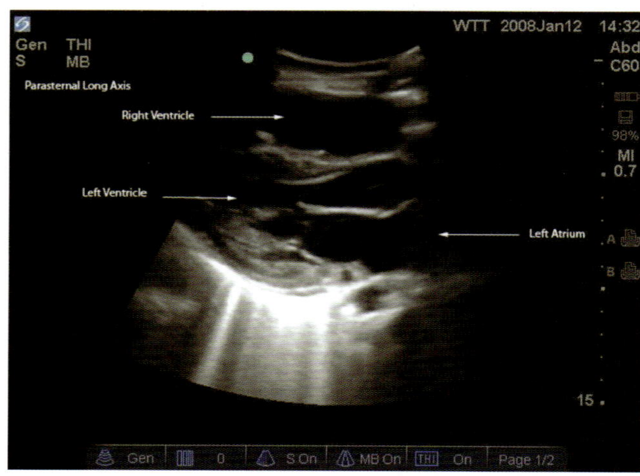

图 5-5 聚焦超声心动图时心脏的胸骨旁长轴切面

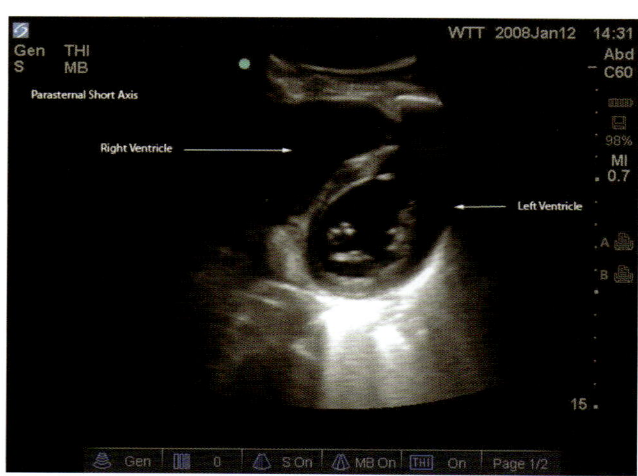

图 5-6 聚焦超声心动图时心脏的胸骨旁短轴切面

下腔静脉(IVC)直径的评估也可以用于评估容量状态。这种方法已被用在成人区分右心房的压力小于 10 mmHg 还是大于 10 mmHg。吸气时无口径减少的 IVC 扩张通常表明右心房压力升高。机械通气时 IVC 测量不太可靠,因为机械通气时 IVC 扩张是正常的。然而,一个小的直径,或塌陷的下腔静脉就能排除右心房压力的升高(图 5-7)。许多关于 IVC 力学的研究在成人已被应用,对儿科患者广泛使用这种技术前还应做更多研究。

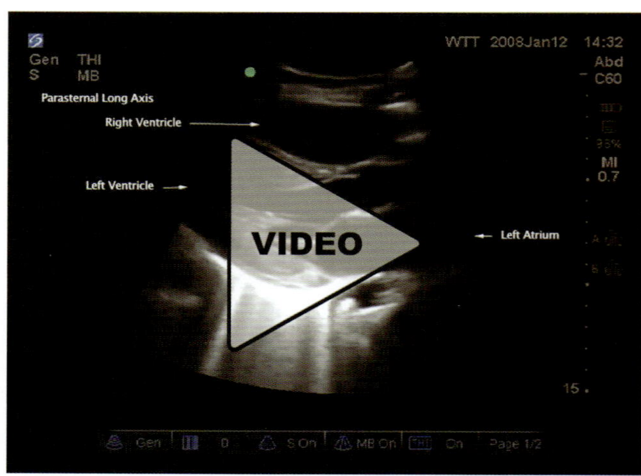

视频 5-3 聚焦超声心动图胸骨旁长轴

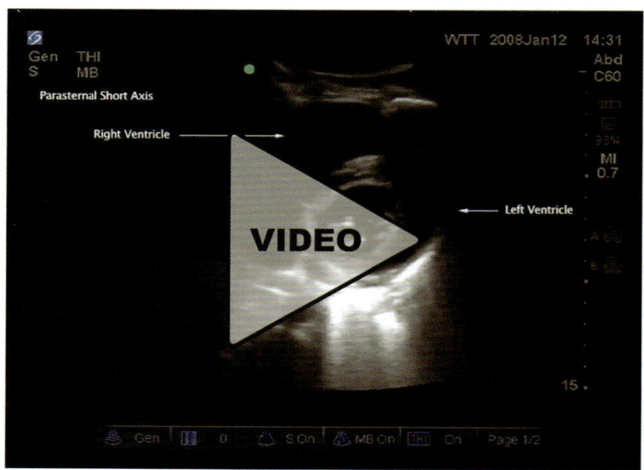

视频 5-4 聚焦超声心动图胸骨旁短轴

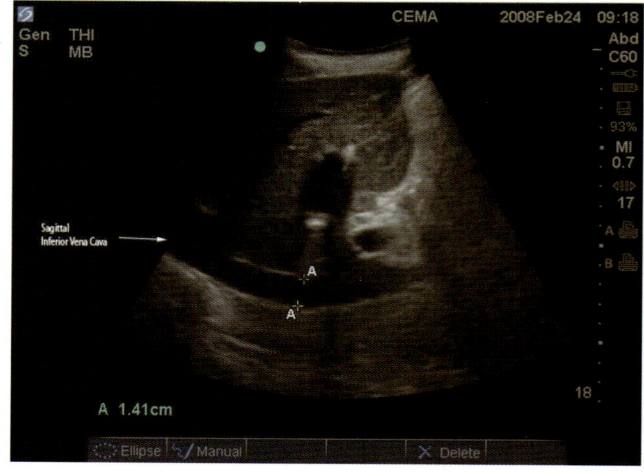

图 5-7 评估下腔静脉直径

胸部超声

胸部的超声使用在开始似乎被限制,因为空气是一个较差的超声波传导介质。在 PICU，肺部超声在评估气胸，胸腔积液，肺实变、新生儿呼吸窘迫综合征（RDS）方面是非常有用的。这些情况下的特异超声征象都被列在表 5－3。气道超声也被用于辅助气管内插管。

表 5－3 肺的超声征象

气胸
- 肺点出现
- 肺滑动征缺失
- 无 B 线
- 无肺搏动

胸腔积液
- 壁层和脏层胸膜之间的空间（通常无回声）
- 积液肺的呼吸运动（正弦征）

肺实变
- 征象根据病因不同而不同，可帮助寻找病因
- 深部固结质量
- 彗星尾混响伪影
- 空气支气管征出现
- 支气管充液征出现
- 血管变硬

RDS
- 胸膜线异常
- 肺岛消失
- B 线融合

资料来源：From Volpicelli G，Elbarbary M，Blaivas M，et al. International evidence-based recommendations for point-of-care lung ultrasound. *Intensive Care Med*. 2012；38：577.

▶ 胸腔积液

胸腔积液在重症监护患者中很常见，需要诊断和引流。在 ICU，实时诊断和评估是有用的。因为它提供胸腔积液位置、大小、质量的快速评估，在吸气和呼气时，胸腔积液都表现为低回声的均匀结构（图 5－8，

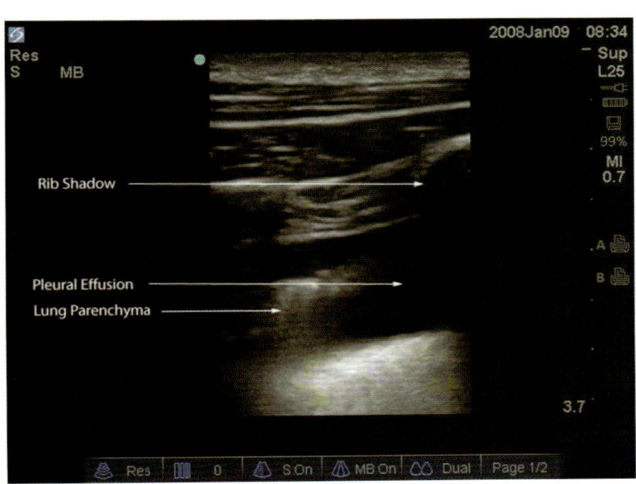

图 5－8 简单的胸腔积液

图 5－9 和视频 5－5）。在动态视频，可以看到肺随着呼吸摆动（视频 5－6）。胸腔内距离的测量（如肺和后胸壁的距离）能算出积液的体积，超声模式可帮助评

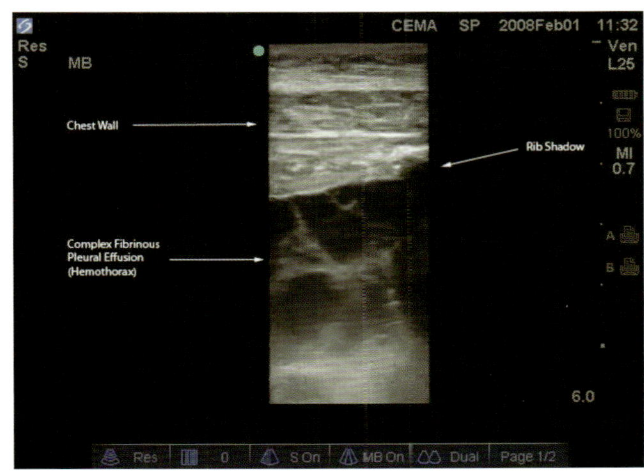

图 5－9 复杂的胸腔积液

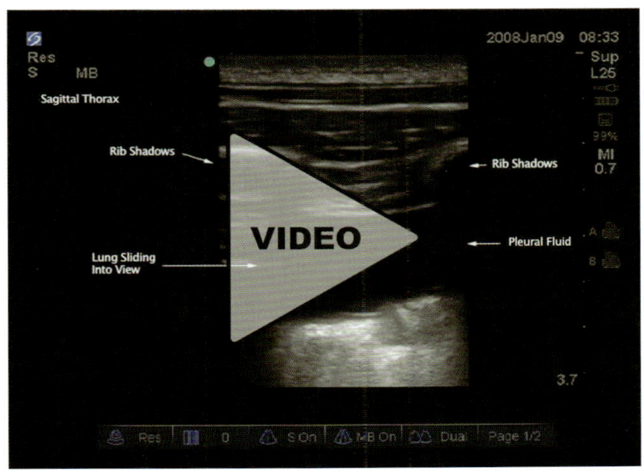

视频 5－5 胸腔积液与肺滑动

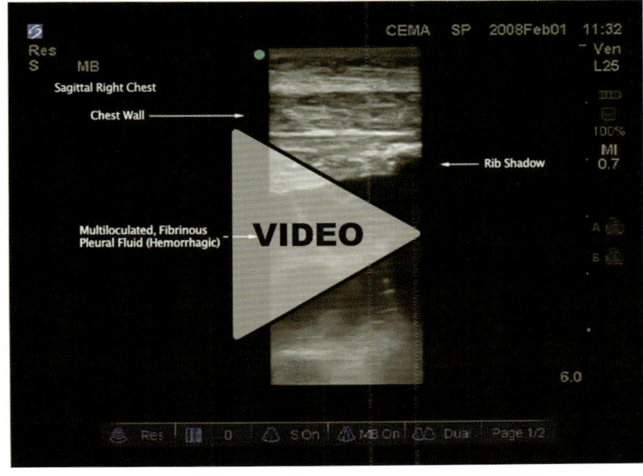

视频 5－6 复杂性胸腔积液的特征

估积液渗出性。需注意，漏出液常常无回声，而渗出液常常是有回声和包裹的。

此外，患者受到有血流动力学的胸膜积液的影响，危及生命时，超声引导下穿刺引流是紧急的和救命的措施，成人的研究表明，超声引导下的胸腔穿刺能减低胸穿并发症例如气胸、开胸手术。目前儿科的研究数据缺乏，超声引导下的胸腔穿刺术可能对小儿也有价值。

▶ 气胸

对于胸廓气体泄漏的患者进行气胸的评估是很有用的。当横隔运动或机械通气时，胸腔脏层和壁层相对运动，彼此滑动，在胸部超声可以出现胸膜滑动或者胸膜线往返运动，表现为闪烁的强回声（图5－10）。出现胸腔的滑动征表示脏层胸膜的移动附着（视频5－7）。肺滑动消失，光波不能通过受损的软组织传播和在超声上看见静止的胸膜线（视频5－7）。缺乏滑动（视频5－8）可能表明气胸，尽管缺乏肺滑动征，临床医师应该通过不同的方法继续进行筛查诊断（表5－4）。一旦气胸已经确诊，超声探头能在病变单侧肺上决定气胸出现位置和评估气胸程度（图5－11）。还能帮助决定最好和最安全的位置插管或者引流。

几个重要的研究已经显示，在紧急情况下，床旁肺超声比胸部X射线诊断气胸更有效。确实，一项对外伤的患者调查显示肺部超声的敏感度和特异度分别是86%和97%，传统胸部X射线的敏感度和特异度分别是28%和100%。

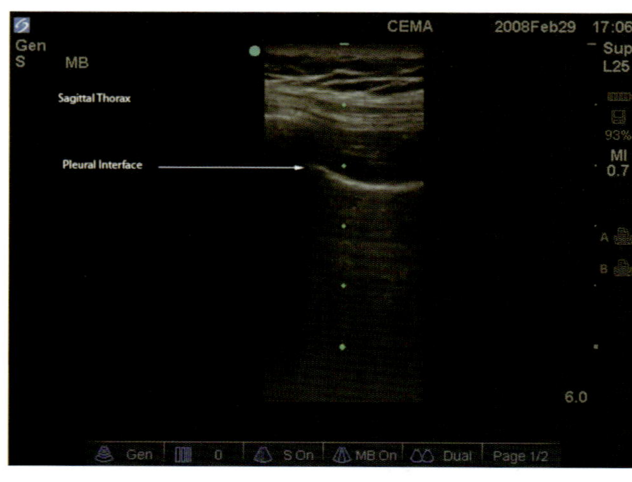

图5－10 肺滑行征

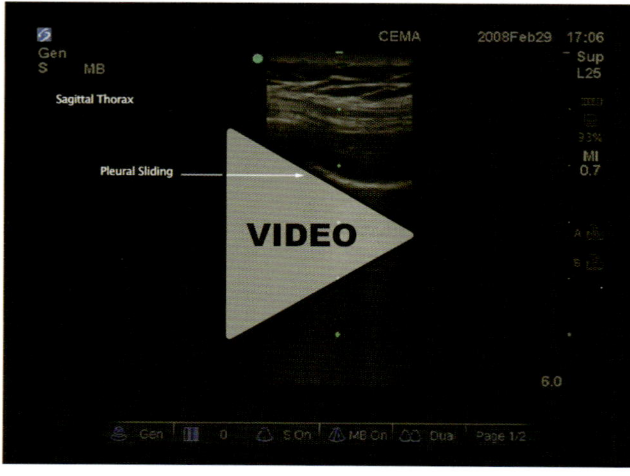

视频5－7 肺滑行征

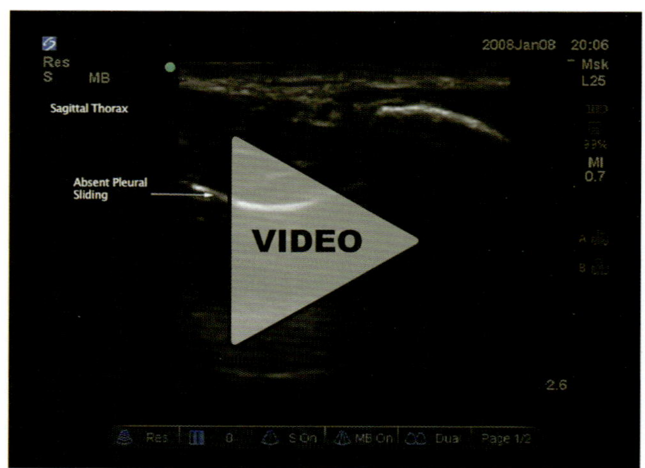

视频5－8 缺少肺滑行征

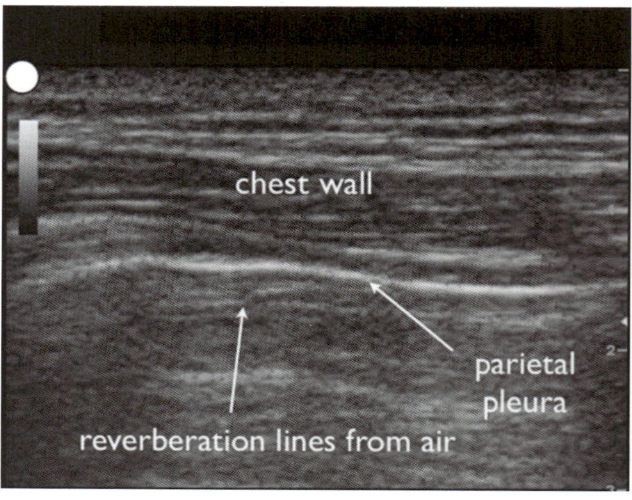

图5－11 气胸

（From Pneumothorax by U/S. Sonographers Blog. http://www.sonographersblog.blogspot.com/2010/01/pneumothorax-by-us.html. Accessed June 24, 2013.）

表 5-4 鉴别诊断肺滑动消失

气胸
胸腔积液
肺不张
呼吸困难
气管插管
气道堵塞

▶ 肺部实变

肺水肿，细菌性肺炎和肺挫伤（常常发生在小儿钝性肺创伤的患者）都会使肺通气降低，然而超声能探及胸腔深部。肺部实变作为一个模糊定义，B 超上会出现轮廓分明的楔形类组织征，带有点状的支气管气像（图 5-12）。在细菌性肺炎的患者，初始的数据表明肺部超声也可能用于抗菌治疗后的肺复张评估。

不像细菌性肺炎，病毒性肺炎和细支气管炎在超声上显示典型的胸膜下实变，胸膜下实变的回声垂直线从胸膜线升起传向超声屏幕的底部（图 5-13）。这通常被指为“B 线”或者“彗尾征”，这条垂直线对区分细菌性和病毒性肺炎是很有用的。

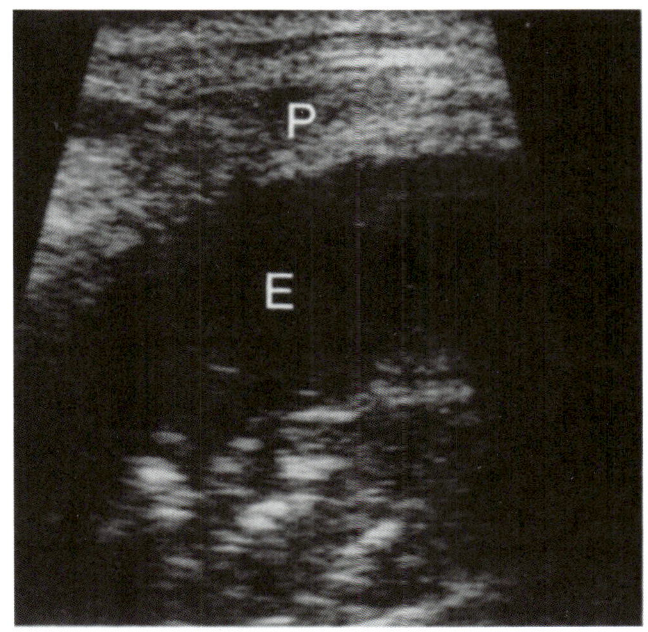

图 5-12 肺实变伴支气管充气征

P = ppsterior；E = effusion.

（From Weinberg B，Diakoumakis EE，Kass EG，et al. The air bronchogram：sonographic demonstration. *AJR*. 147：593，1986.）

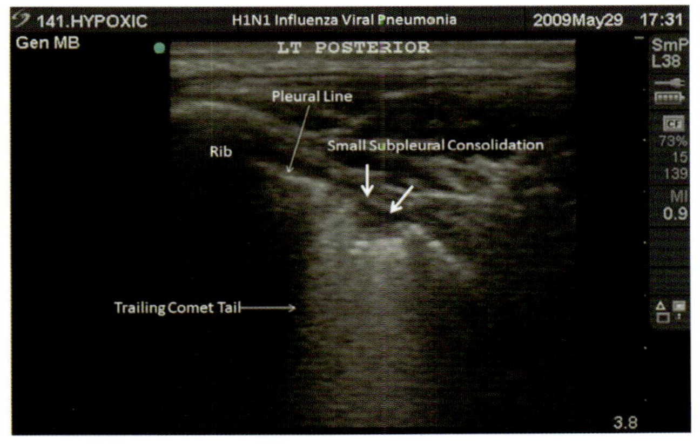

图 5-13 病毒性肺炎

（From Tsung JW，Kessler DO，Shah VP. Prospective application of clinician-performed lung ultrasonography during the 2009 H1N1 influenza A pandemic：distinguishing viral from bacterial pneumonia. *Crit Ultrasound* J. 2012；4：16.）

▶ 新生儿 RDS

肺部超声在新生儿 RDS 的诊断中起重要的作用，新生儿 RDS 常常发生于早产儿肺泡表面活性物质的缺乏和肺结构不成熟。其典型的表现是呼吸急促，心动过速，胸壁退缩，呼气像发出呼噜的声音，发绀。如果不治疗，可能导致严重的并发症和死亡。科佩蒂（Copetti）等报道新生儿 RDS 在超声都显示广泛的肺间质病变（B 线，在严重区域呈现白肺）等肺间质表现，胸膜线不正常（胸膜下实变、变厚、不规则、粗糙），也可能出现正常结构。调查显示超声能区分新生儿 RDS 的敏感度和特异度为 100%。

▶ 气道超声

最后，使用超声来确定气管插管的位置仍然在早期研究实践阶段，但是加利西亚（Galicinao）等报道在小儿急诊科及 PICU，B 超引导下气管插管有更高的成功率。另外，调查者证明在特殊情况下超声优于 CO_2 浓度检测决定插管位置。然而，需要获得更多调查研究，使得该技术在临床上获得广泛的使用。

▶ 腹部超声

钝性腹部外伤是使用床旁超声的另一重要指征。FAST 是确实有效的技术手段，目的是确定受损器官释放的病理性游离液体。更多的检查在腹部外伤和腹腔内液体蓄积的患者，但是 FAST 在胸膜区和心包区也能发现游离液体。特别是，胸腔积液或胸腔积血的游离液体将在对比高回声实质器官的背景会出现无回声（图 5-14）。有腹部外伤且病情稳定的患者行计算机断层射片来确诊是否器官受损是一种很好的选择，这种方法要求专业人员读片及患者频繁暴露在放射线下，它也要求把患者输送到指定的地方，这对于血流动

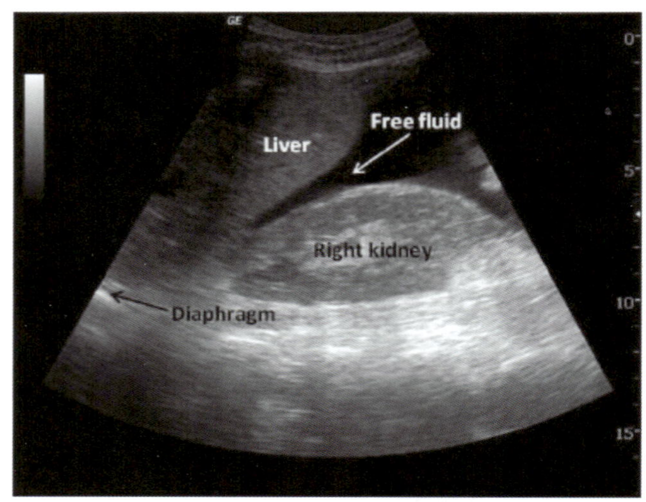

图5-14 重症超声评估腹部创伤

(From Smith ZA, Postma N, Wood D. FAST scanning in the developing world emergency department. *SAMJ*. 2010; 100: 105.)

力学不稳定的患者是不可能操作的。相反,经过培训的人员床旁操作FAST,不用担心射线暴露。特别是从急诊病房转入PICU的患者。FAST在儿童检查中比成人更是挑战,因为儿童实质脏器损伤的发生率更高,无液体流动,阴性超声扫描检查的结果不能排除器官损伤。FAST的敏感度在儿童患者中已经由40%上升至93%。因此这项技术也与临床病史和体格检查相结合。

程序化的超声

介入性超声可用于指导简单侵入性操作,提高安全性,减少完成操作时间。它常常被用于第3间隙液体的引流,例如心包、胸膜腔、关节、腹膜腔(表5-5),在这些地方能确定穿刺针的插入点和深度。纳泽尔(Nazeer)等报道,相比较传统的检测方法,超声引导下的穿刺术可提高穿刺成功率,特别对于穿刺有困难的患儿。床旁超声也能用于定位血管和指导中央静脉穿插很难的操作。此外,在气道成像上,床旁超声也可能起重要的作用,例如用于气管插管。当然胸部X射线平片是确诊气道内导管的金标准,但它常常会延迟出报告,操作要求比超声更多。研究显示在用超声快速确认新生儿导管的位置能阻止不良事件的发生,如低氧血症、气胸、肺塌陷和死亡时,超声和X射线平片有很好的相关性。在超声上,导管的正确位置会产生强回声影或者像"彗星拖尾"现象(图5-16)。

表5-5 程序化超声

血管通路
中心线位置
PICC线位置
动脉线位置
心包穿刺引流术
腹腔穿刺引流术
胸腔穿刺引流术
气道气管插管

危重症检查无其他方法时,超声的使用会提高检查效率和安全性。超声不仅能确认最佳穿刺点,而且能呈现出内部器官和结构的解剖关系。尽管在正常人作用不大,但在解剖和结构受损的患者是特别有用

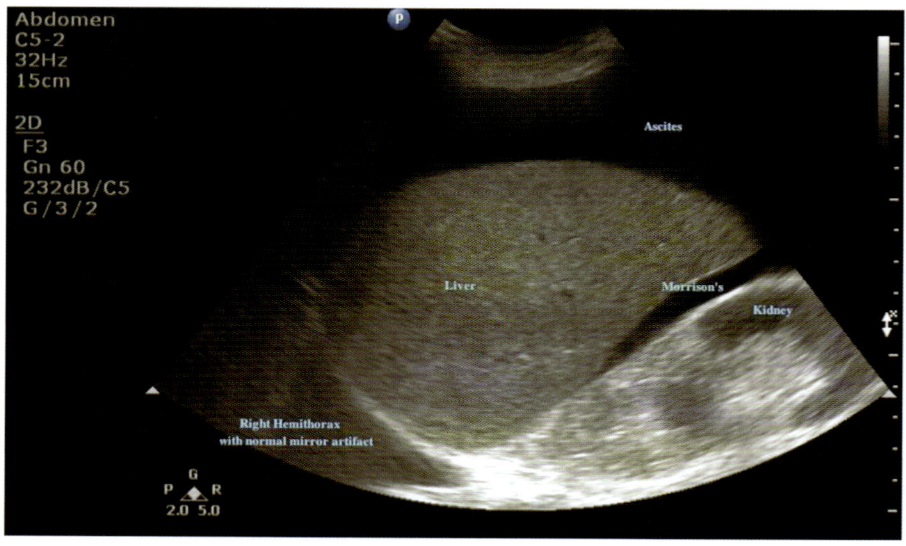

图5-15 超声引导下穿刺

(From Ultrasound guided paracenteses. Emory University School of Medicine. http://www.em.emory.edu/ultrasound/ImageWeek/paracentesis.html. Accessed June 24, 2013.)

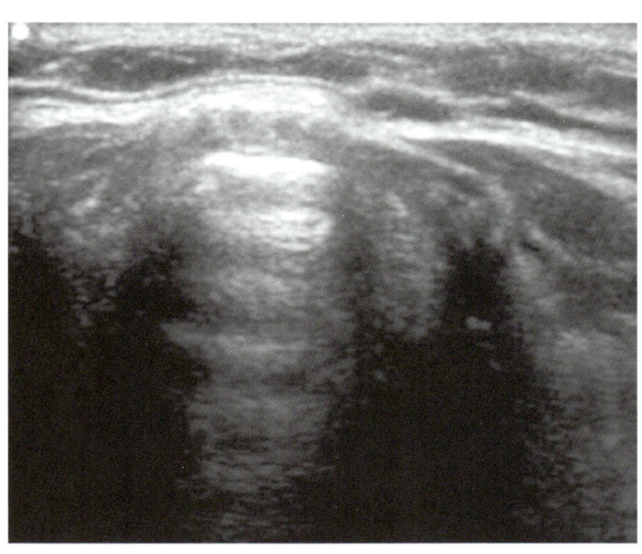

图 5-16 正确定位气管内导管

（From Kajekar P，Mendonca C，Gaur V. Role of ultrasound in airway assessment and management. *Int J Ultrasound Appl Technol Perioper Care*. 2010；1：97.）

的。例如，肝肿大的患者（继发于腹内压增高），对于积液或气胸的患者右侧胸导管的插入可能更接近肝脏，会带来更大危险。在排出腹水之前，腹部超声能有助于鉴别液体的性质。图 5-17 和视频 5-9 提供了患者在做体外膜肺氧合（ECMO）时，血性腹水的穿刺引流。

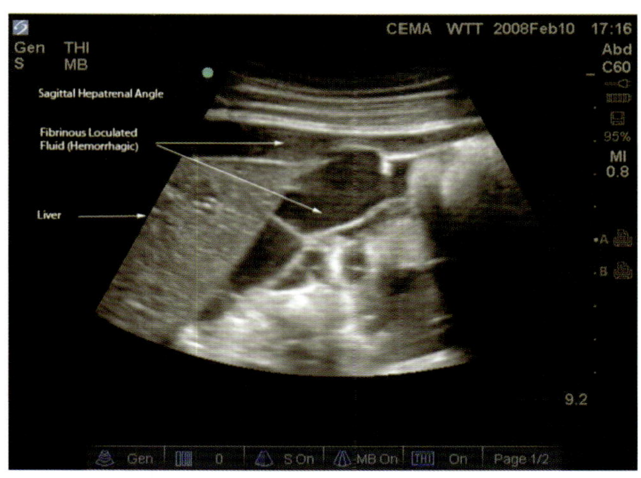

图 5-17 体外膜肺的患者出现血性腹水

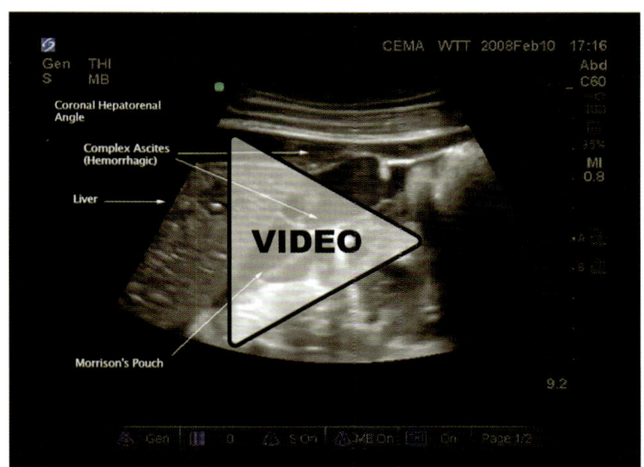

视频 5-9 体外膜肺患者出现出血性腹水

新的用法

最后，床旁超声可用于颅脑外伤的患者，超声监测可见随着颅内压增高（ICP）视神经鞘直径也增加。对于有严重脑外伤的患者，ICP 监测是危重症管理的重要组成部分，特别是在儿科患者，ICP 的症状可能是非特异性的或者较难识别，这时，超声监测为临床提供了有价值的和非侵入性的检测工具。

总 结

对于儿科医师，床旁超声是一种重要的不断发展的工具，它能用于评估许多疾病的进展，有助于鉴别、评估与疾病相关的并发症。然而，危重症儿童床旁超声的运用有许多人为的障碍。包括来自放射科的阻力，心内科医师反对超声机器在急诊科超声心动图的运用。医师犹豫引进超声的使用，是因为过去它与收费和责任相关的困难有关。超声的使用能增强 PICU 的实践培训和其他部门对危重症患儿的监测。

然而没有经过适当的培训和专家指导，床旁超声的使用可能会导致诊断和治疗程序错误。因此，危重症专业人员在儿科床旁超声获取经验是非常重要的。

参考文献

1. Srinivasan S，Cornell TT. Bedside ultrasound in pediatric critical care：a review. *Pediatr Crit Care Med*. 2011；12：667.
2. Hind D，Calvert N，McWilliams A，et al. Ultrasonic devices for central venous cannulation：meta-analysis. *BMJ*. 2003；327：361.
3. Verghese ST，McGill WA，Patel RI，Sell JE，Midgley FM，Ruttimann UE. Ultrasound-guided internal jugular venous cannulation in infants：a prospective comparison with the traditional palpation method. *Anesthesiology*. 1999；91：71.
4. Alderson PJ，Burrows FA，Stemp LI，Holtby HM. Use of ultrasound to evaluate internal jugular vein anatomy and to facilitate central venous cannulation in paediatric patients. *Brit J Anaesth*. 1993；70：145.

5. Maecken T, Grau T. Ultrasound imaging in vascular access. *Crit Care Med*. 2007; 35: S17.
6. Beaulieu Y. Specific skill set and goals of focused echocardiography for critical care clinicians. *Crit Care Med*. 2007; 35: S144.
7. Spurney CF, Sable CA, Berger JT, et al. Use of handcarried ultrasound device by critical care physicians for the diagnosis of pericardial effusions, decreased cardiac function, and left ventricular enlargement in pediatric patients. *J Am Soc Echocardiogr*. 2005; 18: 313.
8. Longjohn M, Pershad J. Point-of-care echocardiography by pediatric emergency physicians. *Pediatr Emerg Care*. 2011; 27: 693.
9. Stumper O. Imaging the heart in adult congenital heart disease. *BMJ Heart*. 1998; 80: 535.
10. Rice MJ, Sahn DJ. Transesophageal echocardiography for congenital heart disease: who, what, and when. *Mayo Clin Proc*. 1995; 70: 401.
11. Foster E. Congenital Heart Disease in Adults. *West J Med*. 1995; 163: 492.
12. Ceneviva G, Paschall JA, Maffei F, et al. Hemodynamic support in fluid-refractory pediatric septic shock. *Pediatrics*. 1998; 102: e19.
13. Milner D, Losek JD, Schiff J, et al. Pediatric pericardial tamponade presenting as altered mental status. *Pediatr Emerg Care*. 2003; 19: 35.
14. Schiller NB, Shah PM, Crawford M, et al. Recommendations for quantitation of the left ventricle by twodimensional echocardiography. American Society of Echocardiography Committee on Standards, Subcommittee on Quantitation of Two-Dimensional Echocardiograms. *J Am Soc Echocardiogr*. 1989; 2: 358.
15. Kircher BJ, Himelman RB, Schiller NB. Noninvasive estimation of right atrial pressure form the inspiratory collapse of the inferior vena cava. *Am J Cardiol*. 1990; 66: 493.
16. Feissel M, Michard F, Faller JP, et al. the respiratory variation in inferior vena cava diameter as a guide to fluid therapy. *Intensive Care Med*. 2004; 30: 1834.
17. Vieillar-Baron A, Chergui K, Rabiller A, et al. Superior vena caval collapsibility as a gauge of volume status in ventilated septic patients. *Intensive Care Med*. 2004; 30: 1734.
18. Barbier C, Loubieres Y, Schmit C, et al. Respiratory changes in inferior vena cava diameter are helpful in predicting fluid responsiveness in ventilated septic patients. *Intensive Care Med*. 2004; 30: 1740.
19. Volpicelli G, Elbarbary M, Blaivas M, et al. International evidence-based recommendations for point-of-care lung ultrasound. *Intensive Care Med*. 2012; 38: 577.
20. Bouhemad B, Zhang M, Lu Q, et al. Clinical review: bedside lung ultrasound in critical care practice. *Crit Care*. 2007; 11: 205.
21. Tsung JW, Kessler DO, Shah VP. Prospective application of clinician-performed lung ultrasonography during the 2009 H1N1 influenza A pandemic: distinguishing viral from bacterial pneumonia. *Crit Ultrasound J*. 2012; 4: 16.
22. Copetti R, Cattarossi L, Macagno F, et al. Lung ultrasound in respiratory distress syndrome: a useful tool for early diagnosis. *Neonatology*. 2008; 94: 52.
23. Galicinao J, Bush AJ, Godambe SA. Use of Bedside Ultrasonography for Endotracheal Tube Placement in Pediatric Patients: A Feasibility Study. *Pediatrics*. 2007; 120: 1297.
24. Levy JA, Noble VE. Bedside ultrasound in pediatric emergency medicine. *Pediatrics*. 2008; 121: e1404.
25. Arienti V, Camaggi V. Clinical applications of bedside ultrasonography in internal and emergency medicine. *Inetrn Emerg Med*. 2011; 6: 195.
26. Nazeer SR, Dewbre H, Miller AH. Ultrasound-assisted paracentesis performed by emergency physicians vs the traditional technique: a prospective, randomized study. *Am J Emerg Med*. 2005; 23: 363.
27. Schmolzer GM, O'Reilly M, Davis PG, et al. Confirmation of correct tracheal tube placement in newborn infants. *Resuscitation*. 2013; 84: 731.

第二部分

ICU 的心脏超声

6

ICU 中目标导向的超声心动图

塞特·凯尼格　曼加拉·纳拉辛汉　保罗·H.梅奥

扫描二维码
获取本章视频

引　言

这一章介绍 CCUS 的重要组成部分，即基础的 CCE。目标导向的超声心动图（GDE）和基础的 CCE 是可以互换使用的。即有限度的心脏超声心动图操作于床旁有血流动力学不稳定的患者，为了确定诊断，指导休克的抢救。这些检查不同于医师全面检查的心脏超声心动图。图像获得、图像解释和预示结果都是通过管理病例的床旁医师执行。这样可以不推延操作及解释，也没有临床与治疗分离的问题出现，超声心动图医师不直接涉及管理病例就会排除上述问题。GDE 可能会经常重复做，在临床环境下用于追踪疾病进展及治疗反应。

CCUS 中的 GDE 检查

ACCP/SRLF 将 CCUS 中的 GDE 定义为 5 个切面构成（即 TTE）：胸骨旁长、短轴切面、心尖心腔切面、肋下长轴四腔切面及下腔静脉纵视图（病例 6－1）。扫描瓣膜功能障碍可使用彩色多普勒超声。获得这些重要的切面技术在讲述 TTE 章回顾。对危重患者获得 5 个切面的全部检查很难。例如机械通气的患者其肺过度通气，由于呼吸末正压者或阻塞性气道疾病的影响，在胸骨旁和心尖四腔切面的图像就不能充分获得，可通过肋下获得很好的图像。如果 IVC 通过前矢状线方法不可得到，检查者可通过侧面扫描的方法获得。GDE 最关键的方面是操作简单，只需花费几分钟，医师就可对休克患者做出快速的评估，并把结果与临床评估病史、体格检查、实验诊断几个关键因素结合起来考虑。在 ICU 中，没有可供替换的评估心脏解剖和功能的检测方法。对于一线工作的医师，GDE 检测对于休克患者病情评估是必要的技术方法。

> **病例 6－1　低血压和脓毒症**
>
> GDE 应用于在低血压和尿脓毒病的患者。根据定义，GDE 包括胸骨旁长轴切面、胸骨旁短轴切面、心尖四腔切面、肋下长轴切面及下腔静脉切面。视频 6－1 显示了一个正常的 GDE。基于这些结果，危重病组将休克分为无阻碍分布性休克、心源性休克、低血容量性休克。去甲肾上腺素是升压药，主要用于脓毒症的血管麻痹综合征，正如 IVC 优于直径为 2.5 cm 的血管，没有呼吸波动性，也没有的容积恢复。随访和后续操作在病例 6－7 中出现。由于肠管充气影，在肋骨下切面不能看见心脏。在心尖四腔平面可能是毗邻右心房游离壁有回声，在其他切面不可视。这对运用高级超声心动图是值得推荐的。

GDE 检查也可用 TEE 描记。典型的图像获取可从四腔切面的 0°，三腔切面的 120°，经胃短轴切面的 0°，由于容易使用和预加载敏感性的决定因素，TEE 使上腔静脉（SVC）切面优于 IVC 平面，获取这些关键切面技术将在第 7 章讲述。尽管直觉相反，比起 TTE，GDE 经 TEE 可很容易完成，超声探头的移动方向受食管限制，成像平面稳定不变。比起 TTE，虽然有几个变量已经描述，但以 TEE 来定义 GDE 图形还没完全建立起来。最近用小型化操作的 TEE 探查，它能保留长达 72 个小时，允许重复操作。用这种设备,GDE 的检查包括短轴切面(SVC)、四腔切面和经胃切面。

TEE 的使用不是必要的,因此这项技术还没有广泛应用在 ICU。因此,在北美和许多欧洲国家,很多医师 TEE 的技术也不常见。正如 TTE 比起几十年前应用更广泛,TEE 可能会是 GDE 和前沿 CCE 的 ICU 标准化工具。

GDE 的培训

非心内科医师是否可经过培训进行 GDE,回答是肯定的。许多研究表明,非心内科医师经过各种各样的培训能获取 GDE 的技能。美国超声心动图协会(ASE)已经发出关于急诊医师使用 GDE 的倡议书。通过对 GDE 感兴趣的医师提供设计好的培训实现熟练掌握 GDE。许多关于 GDE 的建议被概括在本书第 3 章。正如 CCUS 的其他部分,GDE 的培训需要综合训练图像的获取,图像的解释,及这个超声领域的专业知识。要求临床医师做诊断需要的专业知识被概括在表 6-1 和表 6-2 中。

针对 TTE 设计的培训项目而言,马纳西亚(Manasia)等报道经过 10 个小时的培训,医师可以获取与心脏操作学习有很强的相关性的 GDE 结果。维尼翁等总结 GDE 培训项目对于非心内科住院医师,12 个小时的培训项目,包括结合互动教学和监督动手操作来掌握 CCE 技术是很有效的。基于 10 项培训数据,本杰明(Benjamin)等表明医师经 GDE 得出图像结果与操作 TEE 相似。

很显然,只有培训项目安排得当,ICU 医师才能更好掌握 GDE。医师根据 GDE 的结果做出重要的临床诊断,决定患者的生与死。学习的质量及时间与临床医师掌握 GDE 无明确关系。判别能力的一种方法是将严格能力测试作为培训项目的重要部分。

表 6-1 基础 CCE 技术

在图像读取中的认知技能
超声心动图模式
左心室大小和收缩功能
同质/异质左心室收缩模式
右心室大小和收缩功能
心包积液/心包压塞的评估
下腔静脉口径大小和呼吸系统变化
对严重瓣膜反流性疾病的基础彩色多普勒检查

表 6-2 基础 CCE 技能要求

对临床疾病识别的认知能力

临床综合征	超声心动图检查
严重血容量不足	小,高动力心室下腔静脉小;具有广泛的呼吸变化
左心室衰竭	左心室收缩功能障碍
	异常收缩提示心肌缺血
	左心室扩张提示慢性心脏病
右心室衰竭	急性肺心病:右心室扩张和相互运动[a]
	仅右心室扩张提示右心室梗死
	相关的发现:扩张的,不可塌陷的下腔静脉
填塞心包	积液(无论积液量大小)[b]
右心房/右心室舒张压相关发现:扩张型,非可塌陷性下腔静脉	
急性大面积左侧瓣膜反流	正常左心室大小(急性瓣膜病变)
	正常/超动力左心室收缩功能(左心室容量超负荷)
	大量彩色多普勒反流图像[c]
反复停药复苏期间	填塞或急性肺心病(来自大量肺栓塞)
左心室收缩功能(心脏停搏与严重抑制与高动力)	
复苏成功后	异常收缩提示心肌缺血

a 准确识别矛盾的间隔运动可能是具有挑战性的;急性肺心病主要是在危重患者急性呼吸窘迫综合征或大面积肺栓塞相关。

b 心包内积液的速度而不是其体积决定了压塞的风险;虽然超声心动图检查结被认为应该是临床上的心脏填塞的诊断。

c 在彩色多普勒检查期间没有明显的瓣膜反流不能排除诊断。

GDE 的临床应用

GDE 是评估血流动力学不稳定患者的标准技术之一。GDE 往往将病史、体格检查和实验室检查结合起来。它要求医师即刻定性评估心脏解剖和功能,因此有很多方面影响床旁病例评估管理:

1. 识别危及生命的疾病进程:使用 GDE 要求医师识别危重疾病的进程,在这个过程中延迟诊断可能导致患者死亡,紧急的干预救治可能救命。例如:严重心包压塞、严重瓣膜病变、大面积肺栓塞和重度休克的患者不恰当地使用强心剂伴有心肌收缩末期收缩消失,尽管不常见,但每一个疾病都需具体的治疗方法,早期干预可能挽救患者生命(病例 6-2 至病例 6-5)。

2. 休克的分类和选择初始管理策略:使用 GDE 要求医师快速地识别血流动力学不稳定的患者。基于 5 个标准切面,医师将休克分为心源性休克、阻塞性休克、低血容量性休克、分布性休克(病例 6-6)。休克分类便于管理策略的选择,同时可以调查病因学。例如,正常心脏没有明显的前负荷压力,通过 IVC 血流动力学的分析表明患者有分布性休克。进一步容量复苏和强心支持没有指出;严重左心室功能不全伴有

病例 6 - 2 严重低血压和呼吸衰竭

GDE 可应用于严重低血压和呼吸衰竭。视频 6 - 2A 显示胸骨旁长轴切面,有一条 A 线的肺滑行线,心脏结构是不可视的。视频 6 - 2B 同样显示胸骨旁短轴,有一条 A 线的肺滑行线,心脏结构是不可视的。视频 6 - 2C1 和视频 6 - 2C2 显示心尖四腔切面。在 2D 图像,室间隔可能有缺损,彩色多普勒可确诊(视频 6 - 2C1 和视频 6 - 2C2)。视频 6 - 2D 显示肋下长轴切面。有心包积液伴右心房收缩期缩短,心包积血产生回声。视频 6 - 2E 显示下腔静脉切面。下腔静脉口径扩大。病例 6 - 2 显示收缩中期的心房衰竭。基于 GDE 检查结果,患者外科手术安放主动脉内球囊反搏,在接下来修复急性室间隔缺损伴假动脉瘤的手术。患者完全恢复。早期 GDE 确诊救治一个生命垂危的患者,经历成功外科手术。对肺过度充气患者,GDE 检查的很多切面是不能获取的。出于这个原因,试图做 5 个切面是重要的。通常,肋下切面对肺气肿患者是最好的平面。

病例 6 - 3 急性呼吸困难和低血压

GDE 应用于急性呼吸困难和低血压的患者。视频 6 - 3A 和 6 - 3B 显示胸骨旁长轴,在二尖瓣后叶有移动团块。彩色多普勒显示严重的二尖瓣反流。图像 6 - 3C 显示胸骨旁短轴切面,左心室功能正常。视频 6 - 3D 显示心尖四腔切面。回放缩放图像,有二尖瓣移动团块。视频 6 - 3E 显示肋下长轴切面。这切面是非理想状态的。视频 6 - 3F 显示 IVC 切面。IVC 口径变大。基于 GDE,主要鉴别二尖瓣功能不全。患者主动脉内球囊反搏稳定,早期成功地进行二尖瓣替换手术。当二尖瓣功能不全的病因不能通过 GDE 确诊时,检查发现异常,需即刻向心脏外科咨询会诊。有时胸骨旁短轴切面是偏离轴的。这是由于呼吸平移伪影的出现,肋下切面不能充分解释。危重患者不能获取 GDE 所有切面的检查图像是很常见的。

病例 6 - 4 严重低血压和呼吸窘迫

GDE 在急性呼吸窘迫和低血压的患者的应用伴有横渡状态。视频 6 - 4A 显示胸骨旁长轴切面。右心室流出道口径有可能扩大。视频 6 - 4B 显示胸骨旁短轴切面。D 形左心室提示右心室扩大。视频 6 - 4C 显示心尖四腔切面。病理血栓在右心房,一个扩大的右心室和麦康纳尔(McConnell's)标志。视频 6 - 4D 显示肋下长轴切面,有病理血栓在右心房和扩大的右心室。图像 6 - 4E 显示 IVC 切面。有扩张的 IVC。基于 GDE 的分析结果,患者需进行急诊手术栓子切除术,去除右心房血栓和多重近端肺栓塞。患者完全恢复。早期使用 GDE 诊断生命垂危的患者有助于外科手术的成功。室间隔应该定位在心尖四腔切面的中央位置。在危重病患者,由于患者定位困难,常常很难获取好的心尖四腔切面图像。当右心室扩大,也很难获得右心室和左心室在同一视野的切面。

病例 6 - 5 进行性低血压

GDE 应用于进行性低血压患者。患者出现呼吸困难,有长期低血压病史。医师小组采用利尿剂治疗充血性心衰。患者出现进行性低血压,开始使用多巴胺。逐渐升高的多巴胺剂量导致低血压进一步加重。危重症组被会诊评估患者病情。视频 6 - 5A 显示胸骨旁长轴切面,左心室收缩末期缩短率增加。视频 6 - 5B 显示胸骨旁短轴切面,左心室是高血流动力学伴收缩末期缩短。视频 6 - 5C 显示心尖四腔切面,左心室是高血流动力学伴收缩末期缩短。图像 6 - 5D 显示肋下切面,左心室高血流动力学伴收缩末期缩短。视频 6 - 5E 显示 IVC 切面,IVC 口径小。这个病例不恰当地使用利尿剂和强心药来控制高血压。基于 GDE,危重症组马上给予患者容量复苏,将多巴胺变为去甲肾上腺素,静脉注射 B 受体阻滞剂。通过以上方法纠正低血压。早期 GDE 检查可以分辨不恰当的治疗法。因呼吸平移伪影的出现,检查者很难获得轴上与心尖四腔切面一致的平面。这是危重病患者伴有呼吸窘迫很常见的问题。对于掌握高级危重病超声心动图的医师,通过左心室腔扫描心尖四腔切面,生理性收缩末期缩短可能用频谱多普勒确诊。多普勒信号有收缩末期峰值速度的特征性描述。在这个病例,收缩末期速度梯度是 79 mmHg。

病例 6 - 6 左心室功能障碍伴低血压

GDE 应用在低血压伴已知严重左心室功能障碍的患者。视频 6 - 6A 显示胸骨旁长轴切面,有严重的左心室功能障碍,二尖瓣正常,但是在心室舒张时二尖瓣开放程度降低。少量心包积液的出现与胸腔积液有关。视频 6 - 6B 显示胸骨旁短轴切面、在这个切面确定了胸骨旁长轴结果。视频 6 - 6C 显示心尖四腔切面,心肌心内膜的定义不完整,因此图像不是最佳。视频 6 - 6E 显示 IVC 切面。IVC 扩张。没有录制 IVC 的图像,因此呼吸波变动不能确定。基于 GDE 的分析结果,起初,危重病小组将休克分类为心源性休克。以前超声心动图报告显示,左心室功能障碍无改善。阻塞性休克和低血容量性休克的分类受 GDE 制约。询问病史、体格检查、实验室检查结果确定不是分布性休克。患者被诊断为失代偿性心衰,并使用利尿剂和强心剂支持改善心功能。跟随 GDE,危重症小组要求高级超声心动图学习,包括通过多巴酚丁胺负荷试验,连续多次测量心搏量和心输出量。这个病例强调临床评估(询问病史、体格检查、实验室检查)所有方面与 GDE 结合起来的重要性。这要求危重症小组排除分布性休克。GDE 检查也确定在这个病例中容量复苏是不必要的,有相对禁忌证。心尖四腔切面是非理想切面,同时对于最初的患者病情管理,其他切面指导是充分的。当评估患者休克时,坚持每个标准 GDE 切面检测原则。

IVC 扩张,用血管加压药来维持血压是很好的选择,同时表明血管收缩剂是休克的指导药物。出现急性肺心病伴休克是导致右心室衰竭的原因。

病例 6-7 脓毒血症相关的低血压

在患者出现低血压相关脓毒血症 24 个小时内进行 GDE 检查。初期 GDE 检测结果是正常的。在第二次操作 GDE 时，应对患者使用去甲肾上腺素。视频 6-7A 显示胸骨旁长轴切面，严重降低左心室功能和游离室壁的功能涉及下侧基底和中间游离壁功能不正常。这是来自初始 GDE 分析结果。视频 6-7B 显示心尖四腔切面，这证实胸骨旁长轴切面的结果。由于图像质量不好，心尖四腔切面不能呈现图像。图像 6-7C 显示肋下长轴切面，有严重的左心室功能低下。视频 6-7D 显示 IVC 切面，IVC 扩张。视频 6-7E 显示前部胸腔肺部检查，多重 B 线出现在双边。在入院后 24 小时，GDE 检查显示有严重左心室功能低下伴有游离壁不正常。这强调在危重症患者 GDE 结果分析具有动态性。在这个病例中，患者发展为脓毒症性心肌病。危重症研究小组担心游离壁不正常。心肌酶和心动图阴性，但游离壁不正常的现象表现为脓毒症性心肌病。扩张的下腔静脉显示从容量复苏角度上不能获得深远的好处。当很多 B 基线出现表明对输液具有禁忌证。患者继续使用去甲肾上腺素来作为利尿剂和强心剂，并服用抗生素。GDE 操作 2 周后正常。脓毒症性心脏病常常是完全可逆的。在危重病患者，心尖四腔切面是最难获得的，此病例已证明。

3. 疾病的评估和疗效的反应：一系列重复操作的 GDE 要求医师追踪危重疾病的评估和治疗的反应。危重病的本质是动态的过程，治疗也是一个动态过程（病例 6-7）。标准的心脏超声心动图的方法不包括一系列心脏解剖的研究。通常 GDE 的使用是在疾病的早期，一天可以操作几次。当患者病情稳定，可根据临床需要适当降低检查的频率。

4. 鉴别合并疾病的存在：使用 GDE 要求医师识别共存疾病，这些疾病的存在使初学者对疾病的管理过程变复杂。这种情况常常出现在老年患者或者复杂综合疾病的患者。一个典型的例子是患有败血症的老年人在进行 GDE 检查时出现大动脉狭窄和左心衰竭。尽管败血症是引起休克的主要原因，但早识别共存疾病可使医师修改管理策略。

GDE 的局限性

意识到 GDE 的局限性很重要，可以使 ICU 团队调整培训计划和改善扫描方法：

1. 图像获取失败：TTE 主要的局限是图像的获取失败。体型及组织密度差异，很难准确定位导致非理想成像。基于这个原因每一个患者要尝试 GDE 的所有切面。仪器设计上的改进已经减少危重患者不理想的成像，但是心胸创伤的患者面临了一些挑战，ICU 的这类患者，TEE 没有充足切面获取图像。

病例 6-8 肺炎伴感染性休克

GDE 应用于已确诊为肺炎伴感染性休克的老年患者。视频 6-8A 显示胸骨旁切面，左心室功能减低伴中部和底部前壁室间隔和游离壁不正常。主动脉瓣回声强，与主动脉瓣狭窄位置相一致。二尖瓣强回声和瓣膜开发程度减低。视频 6-8B 显示胸骨旁短轴切面，左心室功能减低伴游离壁功能不正常。视频 6-8C 显示心尖四腔切面，左心室功能严重减低。游离前壁不能被看见。右侧的基线在恰当位置。由于图像质量不足，心尖肋下切面不能显示图像。视频 6-8D 显示下腔静脉切面，下腔静脉扩张。这个病例表明 GDE 检查在休克患者的重要性。感染性休克是通过询问病史、体格检查、确诊肺炎的胸部超声和实验室检查分析而确诊。用脓毒症集束化治疗的标准治疗方法，将要求在这一过程大量容量复苏。GDE 检查确诊心功能减低伴游离壁不正常和主动脉瓣狭窄。过度的容量恢复对这个患者无益处甚至可能是有害的。严重的主动脉瓣狭窄伴游离壁不正常，表明发生冠心病的风险增加，使老年患者药物治疗管理更加复杂。为了定性评估主动脉瓣狭窄的严重程度和二尖瓣的功能，GDE 的检查应达到高级危重症患者超声心动图（CCE）检查的技术水平。

2. 有限的图像背景：先进水平不能替代有限的图像背景。在仪器设计上，它不依赖于多普勒超声，因此不能用于评估血流动力学。判别部分室壁不正常，精确测量先天心脏疾病瓣膜功能、检查充血性心衰不是 GDE 的操作范围。GDE 培训必须重视适当的超声理论研究。

3. 培训失败：GDE 技术的掌握需要经过培训。对于初学者，GDE 操作简单以致积极的好学者可能高估自身能力。在图像获取上，未经过充分训练医师可能得到不准确的结果，如胸骨旁长轴切面偏离长轴出现错误的收缩末期缩短的图像，胸骨旁长轴切面过于旋转可能得出错误的 D-型心室影，在心尖四腔切面不恰当的逆时针旋转探头将引起扩大的右心室图像，在图像获得方面的不充分培训将导致测量的腔室尺寸和功能分类不准确。培训 GDE 的老师有责任提供严格的培训，使 ICU 医师获得胜任 GDE 操作技术的能力。

4. 数字化存储的困难：操作简单和临床应用可能出现 GDE 文件编制的困难。在繁忙的多级床位 ICU，医师每天都会使用 GDE。许多研究表明文件编制的挑战难度很高。当进行一系列数据比较时，可能反过来影响到对患者的照顾。在这种处境下，GDE 变得像体格检查，不是每一个简单的评估都能获得的。这是放射科和心脏超声标准范例，每个数据都要编辑。解决这个问题的办法取决于改善图像收集，无线接口连接到ICU超声机器，为了方便结果的记录和图像的存储。随着更加广泛的应用，文件编制问题就随之减少。需医师经过培训，数据收集系统引入ICU才能达到双赢。

5. 过分强调GDE：GDE是很有吸引力的，它很可能成为ICU超声图像获取的主要方法。GDE实际上应该被看成是CCUS的一部分。它是将胸部、血管的诊断和腹部的扫描做最好的结合。全体培训老师有责任设计包括所有方面的CCUS的培训项目。

结　论

GDE是医师应该掌握的关键技能，因为它涉及血流动力学不稳定的快速评估。它要求医师具备图像获取，图像解释、如何运用5个切面对床旁患者扫描的能力，即胸骨旁长轴切面、胸骨旁短轴切面、心尖四腔切面、肋下长轴切面及下腔静脉长轴切面。GDE可用于快速鉴别诊断休克患者的病因，休克状态的分类，改善合理的管理计划，识别使初始治疗复杂化的心脏功能障碍的并发症，追踪疾病进程和治疗过程。GDE应该是危重症超声检查的重要组成部分，也是其他重症指标的一部分，例如询问病史，体格检查，实验室检验。

参考文献

1. Mayo PH, Vieillard-Baron A, et al. American College of Chest Physicians/La Société de Réanimation de Langue Française Statement on Competence in Critical Care Ultrasonography. *Chest*. 2009; 135: 1050 - 1060.
2. Cholley B. International expert statement on training standards for critical care ultrasonography Expert Round Table on Ultrasound in ICU Mayo PH, subgroup leader. *Intensive Care Med*. 2011; 37: 1077 - 1083.
3. Mandavia DP, Hoffner RJ, Mahaney K, Henderson SO. Bedside echocardiography by emergency physicians. *Ann Emerg Med*. 2001; 383: 77 - 382.
4. Moore CL, Rose GA, Tayal VS, et al. Determination of left ventricular function by emergency physician echocardiography of hypotensive patients. *Acad Emerg Med*. 2002; 9: 186 - 193.
5. Vignon P, Chastagner C, François B, et al. Diagnostic ability of hand-held echocardiography in ventilated critically ill patients. *Critical Care*. 2003; 7: R84 - R91.
6. Randazzo MR, Snoey ER, Levitt MA, Binder K. Accuracy of emergency physician assessment of left ventricular ejection fraction and central venous pressure using echocardiography. *Acad Emerg Med*. 2003; 10: 973 - 977.
7. Lemola K, Yamada E, Jagasia D, Kerber RE. A hand-carried personal ultrasound device for rapid evaluation of left ventricular function: use after limited echo training. *Echocardiography*. 2003; 20: 309 - 312.
8. DeCara JM, Lang RM, Koch R, Bala R, Penzotti J, Spencer KT. The use of small personal ultrasound devices by internists without formal training in echocardiography. *Eur J Echocardiogr*. 2003; 4: 141 - 147.
9. Pershad J, Myers S, Plouman C, et al. Bedside limited echocardiography by the emergency physician is accurate during evaluation of the critically ill patient. *Pediatrics*. 2004; 114: e667 - e671.
10. Jones AE, Tayal VS, Sullivan DM, Kline JA. Randomized, controlled trial of immediate versus delayed goal-directed ultrasound to identify the cause of nontraumatic hypotension in emergency department patients. *Crit Care Med*. 2004; 32: 1703 - 1708.
11. Royse CF, Seah JL, Donelan L, Royse AG. Point of care ultrasound for basic haemodynamic assessment: novice compared with an expert operator. *Anaesthesia*. 2006; 61: 849 - 855.
12. Melamed R, Sprenkle MD, Ulstad VK, Herzog CA, Leatherman JW. Assessment of left ventricular function by intensivists using hand-held echocardiography. *Chest*. 2009; 135: 1416 - 1420.
13. Labovitz AJ, Noble VE, Bierig M, et al. Focused cardiac ultrasound in the emergent setting: a consensus statement of the American Society of Echocardiography and American College of Emergency Physicians. *J Am Soc Echocardiogr*. 2010; 23: 1225 - 1230.
14. Manasia AR, Nagaraj HM, Kodali RB, et al. Feasibility and potential clinical utility of goal-directed transthoracic echocardiography performed by noncardiologist intensivists using a small hand-carried device (SonoHeart) in critically ill patients. *J Cardiothorac Vasc Anesth*. 2005; 19: 155 - 159.
15. Vignon P, Dugard A, Abraham J, et al. Focused training for goal-oriented hand-held echocardiography performed by noncardiologist residents in the intensive care unit. *Intensive Care Med*. 2007; 33: 1795 - 1799.
16. Vignon P, Mücke F, Bellec F, et al. Basic critical care echocardiography: validation of a curriculum dedicated to noncardiologist residents. *Crit Care Med*. 2011.
17. Benjamin E, Griffin K, Leibowitz AB, et al. Goal-directed transesophageal echocardiography performed by intensivists to assess left ventricular function: comparison with pulmonary artery catheterization. *J Cardiothorac Vasc Anesth*. 1998; 12: 10 - 15.
18. Charron C, Prat G, Caille V, et al. Validation of a skills assessment scoring system for transesophageal echocardiographic monitoring of hemodynamics. *Intensive Care Med*. 2007; 33: 1712 - 1718.

房、左心房心腔大小；评估二尖瓣、主动脉瓣 2D 伴彩色多普勒分析；心包腔容积。

心尖四腔切面的局限性

对于基础 CCE，心尖四腔切面的局限性如下：

偏离轴图像：心尖四腔切面对于基础水平超声心动图操作者是最难获取图像的切面。有 3 个主要补充图像质量的技巧。第一，室间隔的位置应该处于屏幕的中心。第二，层析成像平面应平分解剖学上的心尖，也平分二尖瓣和三尖瓣。最后，调整超声探头，以致扫描右心室的尺寸最大。左心室和右心室大小比值的测定是基础 CCE 的重要检测指标，且适当的定位是至关重要的。偏离轴切面可能会导致不能看见右心室游离壁，逆时针旋转超声探头可能导致测量右心室尺寸偏小。在心尖四腔切面出现非理想图像质量时，肋下切面是最好的替代方法。

▶ 肋下四腔切面

这个切面是在仰卧位患者最易获取图像的平面，超声探头被放置在剑突下，指向左肩。超声探头标记定位到时钟 3～4 点的位置。这平面要求超声探头底部放置在表皮皮肤。这时的四腔成像平面把心脏从右到左断层分析。

超声心动图结果

定性评估 EF，右心室/左心室壁厚度、大小和功能；左心室节段室壁功能；室间隔动力学；评估二尖瓣、主动脉瓣解剖伴彩色多普勒分析；心包腔容积。

通常肋下切面是基础 CCE 获取图像质量最好的切面。在高度腹胀的机械通气患者，肋下切面可能是唯一可获得的图像。在心肺复苏期间及在快速脉搏检查后，利用该切面图像即可对心脏功能做出快速评估。

肋下四腔切面的误区

偏离轴切面：层析成像平面应该定位，使右心室和左心室尺寸最大化并且左右心房可视化。肋下切面在呼吸循环中特别易受平移伪影的影响。在呼吸窘迫或机械通气的患者，往往心脏不能成像。

▶ IVC 长轴切面

有几种方法可获得 IVC 长轴切面。一种方法是，从肋下四腔切面，逆时针旋转超声探头至超声探头标记在 12 点钟位置伴随层析成像向右成角（图 7－5 和病例 7－5）。超声探头也可移向右侧正中长轴水平，或在肋下找到定位目标结构。如果肠道积气或者外科绷带干扰此切面，超声探头可移动到右侧腋中线成像，层析成像定位矢状面。

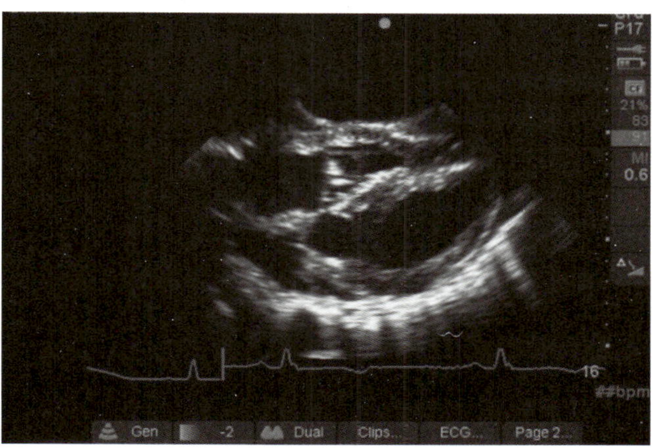

图 7－4 肋下长轴切面

病例 7－4 肋下长轴切面

视频 7－4A 显示肋下长轴切面。右心室和右心房是扩大的。右心室游离壁增厚，表明右心室已经在长期负荷下。如果有定量测量的需要，将要求 M 型超声或测径尺的基础测量。房间隔偏向左心房，表明右心房压力升高，这由扩张冠状静脉窦引起。左心室功能是正常的，但在定性水平，它出现受右心室抑制状态影响。视频 7－4B 显示彩色多普勒在房间隔的取样框定位，是为了检查严重低氧血症型呼吸衰竭患者卵圆孔是否关闭，没有右向左分流的证据。确认生理盐水对比剂静脉注射。有时，左心室似乎有收缩末期缩短，这是呼吸平移伪影。在严重呼吸困难患者，伪影是重症超声心动图检查的共同特征。

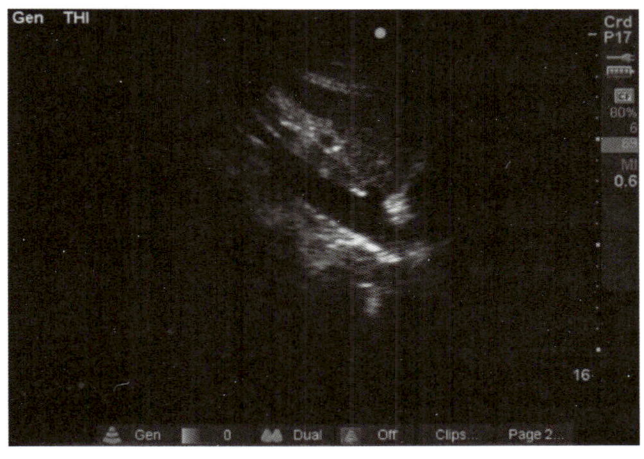

图 7－5 IVC 脉长轴切面

病例 7-5 IVC 长轴

视频 7-5A 显示 IVC 长轴的一个小直径。视频 7-5B 没有呼吸变化的扩张的 IVC。视频 7-5C 显示由于 IVC 移进和出层析成像，视频出现有平移伪影的测量问题。如果检查者准确测量 IVC 尺寸变化了 12%，作为前负荷的敏感性的决定因素，真的呼吸变化很难区分平移伪影。在 IVC 口径尺寸的变化检查时经食道超声检查是有效的替换方法。IVC 直径变化可用于评估对前负荷敏感性，如果患者机械通气无自主呼吸，直径可能有重要价值，但仅是在极端尺寸大小的时候。

超声心动图结果

前负荷的评估（见于 10 章）

下腔静脉（IVC）长轴切面的局限性

对于基础 CCE，IVC 长轴切面的局限性如下：

1. 在 IVC 切面误识主动脉：主动脉是在中线左侧，指向后方。IVC 在中线右侧，与肝脏毗邻，穿过膈肌进入心脏。

2. 偏离轴切面：预测前负荷要求准确测量 IVC 的口径宽度。扫描平面必须定位沿着 IVC 中线才能获得准确测量的 IVC 口径宽度。

3. 平移伪影：当患者没有自主呼吸要进行机械通气时，可通过 IVC 口径改变预测前负荷。当呼吸肌在通气周期时，肝脏因隔肌运动而运动。这就使 IVC 离开扫描平面，造成 IVC 口径宽度改变，实际上是平移造成的伪影。这点要给予高度的重视，因为前负荷的预测是由 IVC 口径宽度决定。平移伪影可能导致虚假的测量。

高级 CCE 测量

大多数医师掌握基础 CCE 技术，不需提高技术水平和能力。少部分人基于实践操作需要，要掌握高级的 CCE 技能。这一部分讲述高级 CCE 检查。

▶ 胸骨旁长轴平面及超声心动图的分析

标准的 M-型超声测量，左心室流出道直径的测量，左心室容积的测量，详细评估瓣膜形态和功能在基础 CCE 内容中已讲述。

▶ RVOT 和长轴切面

从胸骨旁长轴平面，轻度旋转超声探头，调整角度（图 7-6 和病例 7-6）。转换到呈现右心室，三尖瓣，右心房的平面。一个好的 RVOT 图像显示只有右心室，无左心室。同时三尖瓣瓣叶前面和室间隔也是可以看见的。要仔细看胸骨旁长轴切面，为获得 RVOT 和流出道切面图像。为获取流出道平面图像，医师轻轻移动超声探头向胸骨，同时向心脏底部倾斜，顺时针旋转超声探头。这时呈现 RVOT、肺动脉瓣和肺动脉的长轴平面图像。

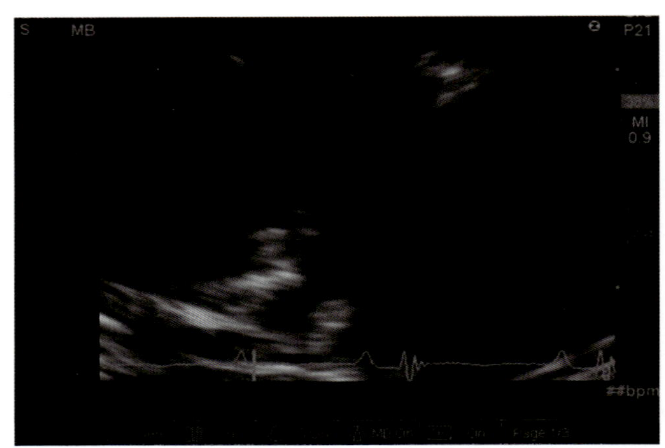

图 7-6 右心室流入道平面

病例 7-6 右心室流入道切面

视频 7-6A 显示右心室流入道切面。由于强回声病灶，三尖瓣前叶形态正常，但隔瓣叶模糊不清。它没有赘生物和导管出现，但是是伪影。伪影很常见，对于基础和高级的培训水平的检查者是挑战。关键的观察是伪影的部分，不是与周围结构同步移动的，也没有其他合理的解释。另外，在其他层面不可视。视频 7-6 显示三尖瓣彩色多普勒探查很缓慢低减轻三尖瓣反流，尽管其他切面也需要检查。彩色喷束方向贯穿瓣膜的速度梯度测量，这将要求对肺动脉收缩压的评估。三尖瓣反流束喷射速度将需要从其他层面测量。

超声心动图的结果分析

评估三尖瓣/肺动脉瓣解剖和功能，右心房/ROVT 解剖结构；三尖瓣/肺动脉瓣的反流彩色和频谱多普勒分析，心脏压力（比如评估肺动脉收缩压）。

▶ 胸骨旁短轴切面

探头斜向心底，出现在屏幕中的是主动脉层面（图 7-7 和病例 7-7），该切面可用于观察主动脉瓣的横切面。探头向内侧倾斜可观测到三尖瓣，向外向上倾斜则可观测肺动脉瓣和肺动脉的近心段，探头向下倾斜可观测到二尖瓣前后叶的横切面（图

7－8 和病例 7－8），探头进一步向下倾斜，可在前外侧和后内侧乳头肌平面观测到左心室的横切面（图 7－2 和病例 7－2），探头再向下倾斜观测心尖横切面后（图 7－9 和病例 7－9），胸骨旁短轴切面的检查就完成了。

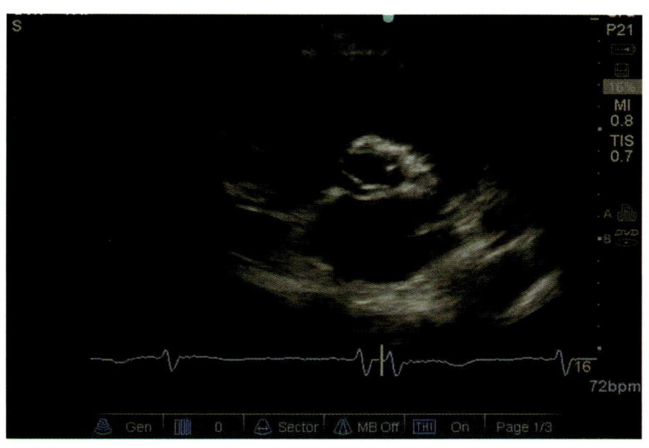

图 7－7　胸骨旁短轴切面主动脉瓣层面

病例 7－7　胸骨旁短轴切面主动脉瓣层面

视频 7－7A 显示在胸骨旁短轴切面主动脉瓣层面显示了主动脉瓣、三尖瓣、肺动脉瓣，主动脉瓣有三个瓣叶，形态正常。视频 7－7B 显示彩色多普勒血流未发现主动脉瓣反流。视频 7－7C 显示彩色多普勒血流发现轻度三尖瓣反流，血流束被截断。此时应该常规测量三尖瓣反流速度，但是在判定反流严重程度或反流速度之前，应在其他层面观测三尖瓣反流情况或反流速度。视频 7－7D 显示轻度肺动脉瓣反流，反流血流束被彩色多普勒技术准确定位，可借此估算肺动脉舒张压。视频 7－7E 显示肺动脉主干。该层面在成年人身上很难获取，但是一旦获取，可以借助多普勒技术进行肺动脉血流分析，比如测量肺动脉直径（此例是增大的），部分情况下还可诊断肺栓塞。

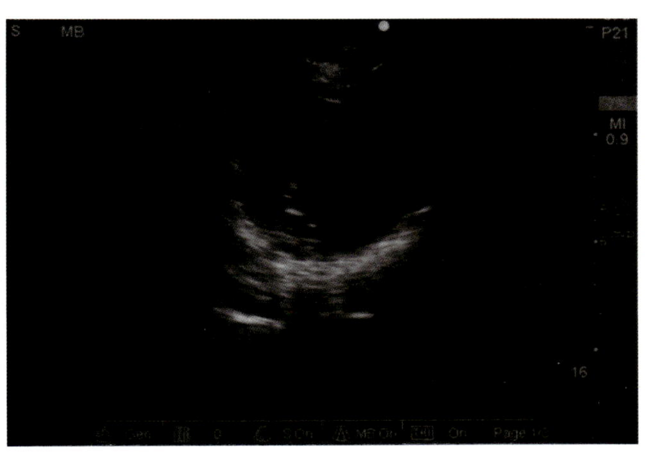

图 7－8　胸骨旁短轴切面二尖瓣层面

病例 7－8　胸骨旁短轴切面二尖瓣层面

视频 7－8A 显示了胸骨旁短轴切面二尖瓣平面。该层面的主要运用是评估基底段的段壁运动功能（此例中为正常），也可以观察二尖瓣的功能，尽管该层面并不是观察二尖瓣的最佳层面。视频 7－8B 显示了严重的左心室功能障碍，但是并未显示段壁运动异常（值得注意的是，基底前及基底前侧壁显示并不清晰）。由于左心室功能减退，二尖瓣的开口度也减低。视频 7－8C 显示了二尖瓣狭窄所致的二尖瓣瓣叶开放受限。这一病因不常见，测定二尖瓣瓣口面积是判定二尖瓣狭窄严重程度的方法之一，但是此法易受机器增益、获取图像角度、切面横断面的影响。多普勒技术也可用于判定二尖瓣狭窄严重程度。

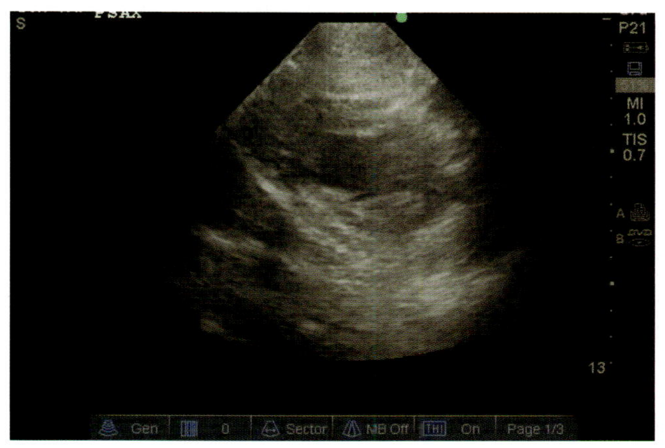

图 7－9　胸骨旁短轴切面心尖层面

病例 7－9　胸骨旁短轴切面心尖层面

视频 7－9 显示胸骨旁短轴切面心尖层面，左心室功能正常，可见一典型的呼吸伪影，随着呼吸运动，心脏可在心尖及心室中段体层平面间移动。心尖层面显示的是 4 个壁段，而心底及中段层面显示的则为 6 个壁段。心尖层面的主要运用是检测段壁运动功能。

心脏超声所见

除了 CCE 的基础功能外，心脏超声还可运用 2D 图像更详细地评估二尖瓣、三尖瓣、肺动脉瓣和主动脉瓣的解剖结构和功能，获取连续波或脉冲波多普勒彩色血流信号，左心室或右心室功能，ASE 推荐的心室分段标准下的心室段壁运动功能，心内压的测量，心包腔情况的评估。

▶ 心尖四腔切面的心脏超声所见

除了 CCE 的基础功能外，还可运用连续波或脉冲波多普勒彩色血流信号更详细地评估二尖瓣、三尖瓣的解剖结构和功能，运用辛普森法测量每搏量或射血分数，评估左心室或右心室功能，三尖瓣瓣环收缩期位移，ASE 推荐的心室分段标准下的心室段壁运动功能，心内压的测量，多普勒观测瓣环组织情况，多普勒测定肺静脉血流，心包腔情况（图 7 - 3 和病例 7 - 3）。

▶ 心尖五腔切面

从心尖四腔切面位置顶点将探头向斜前方可获得左心室流出道（LVOT）和主动脉瓣的图像（图 7 - 10 和病例 7 - 10）。

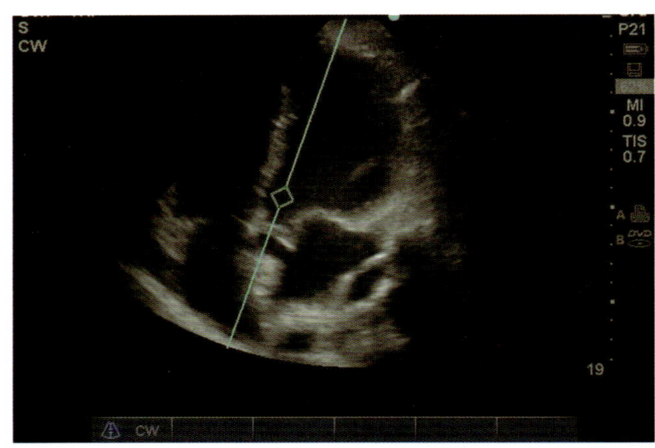

图 7 - 10 心尖五腔切面

> **病例 7 - 10 心尖五腔切面**
>
> 视频 7 - 10A 显示正在运用多普勒血流技术测量每搏输出量的心尖五腔切面。目前 SV 常用脉冲波多普勒测定，而不常用连续波多普勒。每搏量的测量也可在心尖三腔心切面进行。视频 7 - 10B 显示了在心尖五腔心切面观测到轻度的主动脉瓣反流，在该切面上可借助多普勒测量技术判定主动脉瓣反流严重程度，以及评估存在主动脉瓣反流时左心室舒张末期压力。

心脏超声所见

应用脉冲波多普勒测定主动脉搏出量（SV），根据心动指数计算前负荷敏感度（见第 10 章），运用连续波或脉冲波多普勒彩色血流信号详细评估主动脉瓣解剖结构和功能。

▶ 心尖二腔切面

在心尖四腔观位置，固定探头，将其逆时针旋转约 60°，成角、倾斜，即可得到左心室和左心房的图像（图 7 - 11 和病例 7 - 11）。

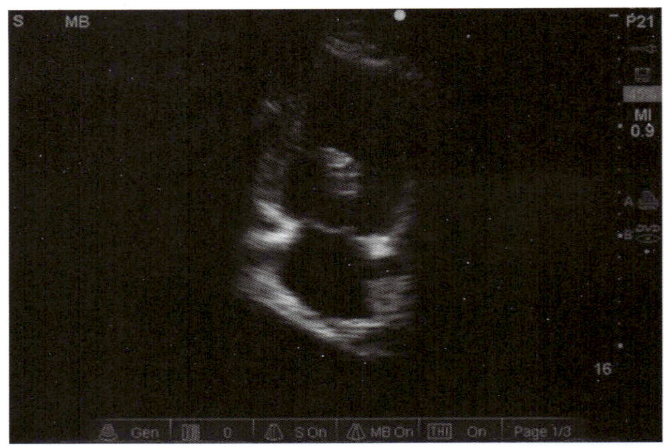

图 7 - 11 心尖二腔切面

> **病例 7 - 11 心尖二腔切面**
>
> 视频 7 - 11A 显示了心尖二腔切面。视频 7 - 11B 即 7 - 11A 的彩色多普勒图像，该切面主要运用于评估段壁运动功能，也可借助多普勒技术评估二尖瓣功能，检查二尖瓣瓣叶形态。正如其他心尖切面，此切面通常很难在重症患者身上获取轴位图像。

▶ 心脏超声所见

应用连续波或脉冲波多普勒彩色血流信号详细评估二尖瓣解剖结构及功能，应用辛普森法测定 SV 或 EF 以此评估左心室功能，美国心脏超声协会推荐的心室分段标准下的详细心室段壁功能，心包腔情况。

▶ 心尖三腔切面

在心尖二腔切面的位置，固定探头，将其逆时针旋转约 60°，成角、倾斜，即可得到左心室、左心房、右心室、LVOT、主动脉瓣和升主动脉的图像（图 7 - 12 和病例 7 - 12），此视角得到的图像除了心尖在视野外，其余都与胸骨旁长轴视角得到的图像相似。

心脏超声所见

应用连续波或脉冲波多普勒彩色血流信号详细评估二尖瓣或主动脉瓣的解剖结构及功能，应用脉冲波多普勒测定每搏量以评估左心室功能，ASE 推荐的心室分段标准下的详细心室段壁功能，心内压的测量，心包腔的评估。

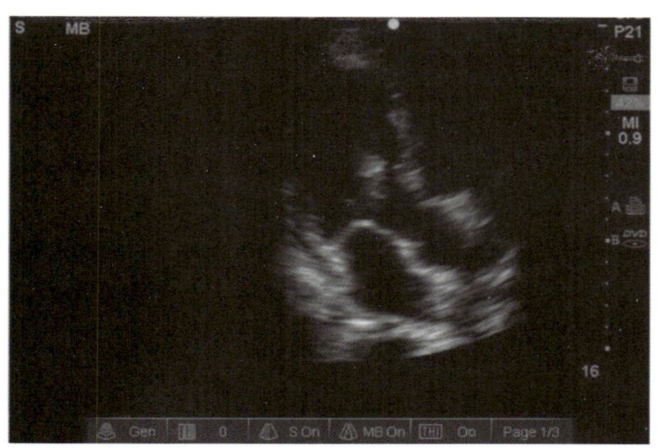

图 7-12 心尖三腔切面

病例 7-12 心尖三腔切面

视频 7-12A 显示心尖三腔切面。视频 7-12B 显示 7-12A 的彩色多普勒图像。该切面主要用于评估段壁运动功能，也可借助多普勒技术测定二尖瓣及主动脉瓣功能，同时可用于检查二尖瓣及主动脉瓣瓣叶形态。同时也可测量每搏输出量（心尖五腔切面也可以）。左心室的整体功能是正常的，但心尖可能存在运动功能障碍，然而周围区域的分辨率不是很理想，其他切面显示心尖运动正常。正如其他心尖切面，此切面通常很难在重症患者身上获取轴位图像。

▶ 肋下四腔切面心脏超声所见

除了 CCE 领域的基础功能以外，此视角可应用连续波或脉冲波多普勒彩色血流信号，详细评估二尖瓣或三尖瓣的解剖结构和功能，左心室或右心室功能，ASE 推荐的心室分段标准下的详细心室段壁功能，心内压的测定，左心房或右心房的大小，房间隔的解剖及功能，注射造影剂后观察右心情况，以及心包腔情况（图 7-4 及病例 7-4）。

▶ 肋下短轴切面

在肋下四腔切面的位置，固定探头，逆时针旋转 90°，成角、倾斜，可得到与胸骨旁短轴中心室水平切面相类似的左心室横断面图像（图 7-13 和病例 7-13）。稍微逆时针旋转，可得 RVOT、肺动脉瓣和肺动脉主干及其分叉部的长轴声像（图 7-14 和病例 7-14）。

心脏超声所见

评估左心室或右心室功能，ASE 推荐的心室分段标准下的详细段壁功能，应用连续波或脉冲波多普勒彩色血流信号评估肺动脉瓣解剖结构及功能。

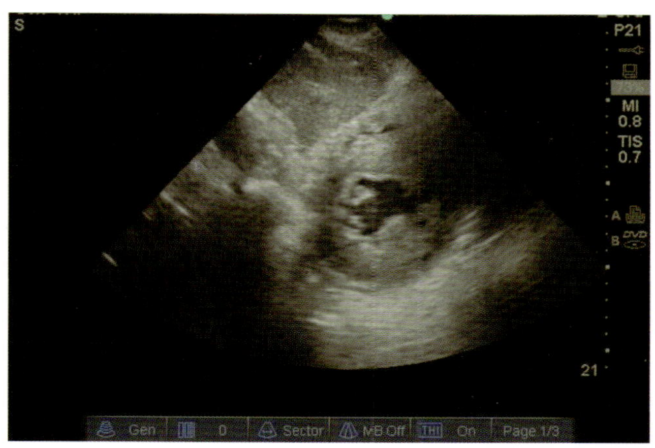

图 7-13 肋下短轴切面

病例 7-13 肋下短轴切面心室中段层面

视频 7-13 显示肋下短轴切面心室中段层面。左心室运动功能正常，左心室壁增厚是由病理性肥大所致，右心室游离壁也出现了病理性增厚，标准的测量需要借助 M-型超声的卡尺技术测定出定量数据。肋下短轴切面提供的信息与胸骨旁短轴切面心室中段层面提供的信息类似，通常情况下，肋下短轴切面是机械通气的重症患者身上比较容易获取的切面。

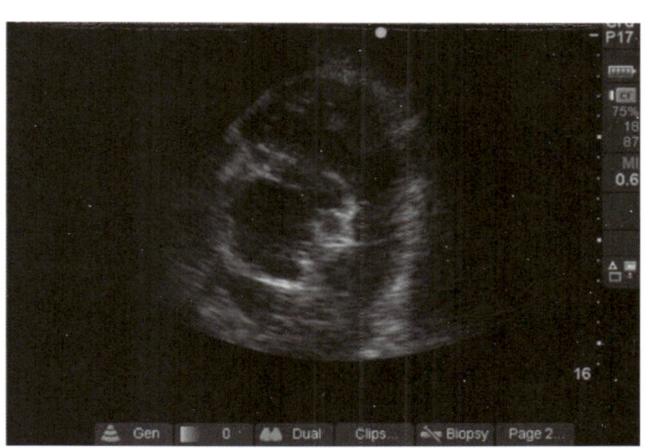

图 7-14 肋下肺动脉主干切面

病例 7-14 肋下肺动脉主干切面

视频 7-14 显示肋下肺动脉主干切面。借助彩色多普勒技术在三尖瓣瓣叶水平发现三尖瓣反流血流信号，需要联合其他切面判断三尖瓣反流严重程度以及测定反流血流速度。肺动脉主干的显像有助于肺动脉主干血流多普勒测量、测量肺动脉主干直径，有时还可以诊断肺栓塞。

▶ IVC 垂直切面的心脏超声所见

除了 CCE 领域的基础功能以外，此切面的心脏超声可评估右心房压力，以及对肝静脉血流做多普勒分析（图7－5和病例7－5）。

▶ 胸骨上和锁骨上切面

这些切面在高级的CCE中并不常见，或许在专业的心脏超声教材上有介绍。可将探头置于胸骨上或锁骨上区域，直接观测心脏和大血管。可随意调整探头位置，以便从最佳的角度观察靶结构。该切面并不是CCE检查的常规切面。

心脏超声所见

评估主动脉结构，对主动脉瓣、主动脉、SVC血流做连续波或脉冲波多普勒彩色血流分析。

结　论

掌握基础和高级CCE需要拥有获取图像的技能，作为一线ICU医师，需要具有在重症患者床旁获取和解读心脏超声图像的能力。因此，熟练运用探头是掌握CCE的必要条件。本章回顾了探头的使用，同时可作为对提高CCE技能感兴趣的ICU医师的指南。

参考文献

1. Henry WL, DeMaria A, Gramiak R, et al. Report of the American Society of Echocardiography committee on nomenclature and standards in two-dimensional echocardiography. *Circulation*. 1980; 62: 212－217.
2. Cholley BP. International expert statement on training standards for critical care ultrasonography. *Intensive Care Med*. 2011; 37: 1077－1083.
3. Mayo PH, Beaulieu Y, Doelken P, et al. American College of Chest Physicians/La Société de Réanimation de Langue Française Statement on Competence in Critical Care Ultrasonography. *Chest*. 2009; 135: 1050－1060.

8

经食管心脏超声：图像获取及探头操作

扫描二维码
获取本章视频

维拉·拉蒂科娃　保罗·H.梅奥

引　言

在 ICU，TEE 的应用价值是毋庸置疑的。尽管在 ICU 里 TTE 是一个有效的诊断工具。但在一些情况下，尤其对于休克患者，TEE 在辅助诊断及选择治疗策略方面更有优势。一些文章已经证实 TEE 检查结果对选择治疗方案起了关键作用。TEE 探头位置离心脏很近，获取的图像质量更高，可以使用高频超声波，对心脏结构的分辨率较 TTE 高。尽管成像技术、软件设备及移动系统的改进已经降低了 TTE 影像质量不够高的概率，但在 ICU 中，仍有相当一部分患者的 TTE 图像质量不理想。导致图像质量不理想的原因很多，包括患者体位不恰当、肺气肿、肥胖、水肿、植入胸腔内的装置以及胸部绷带、导管。ICU 中，机械通气的患者应用 TTE 检查时，近 55%的病例可以获取质量满意的图像，23%质量欠佳，22%质量较差。相较于 TTE，TEE 除了可以克服 TTE 图像质量不佳外，对 ICU 某些疾病的诊断价值无可替代，如心内膜炎、明确血栓来源、心内分流、主动脉夹层、包裹性心包腔积液。此外，TEE 是唯一可评估上腔静脉容量变化、对容量反应做出预测的检查方法。较之螺旋 CT，TEE 对评估合并右心室扩大的中央型肺栓塞的敏感性和特异性均更高。

ICU 中 TEE 的使用与其在普通心脏科的使用在某些方面是不同的。最突出的是，心脏科医师是在有特定适应证的情况下有选择地使用 TEE，如左心房附壁血栓的评估、先天性心脏病的诊断、瓣膜疾病的确诊如心内膜炎和人工瓣膜功能评定，通常情况下，都是针对非机械支持通气的患者。相比较之下，ICU 中 TEE 则侧重运用在心肺衰竭患者的血流动力学评估方面，其能替代诸如肺动脉导管等侵入性检查，区分休克类型。由于本章是为重症医学科的医师所写，所以我们侧重介绍 TEE 在重症领域的应用，而非详细介绍 TEE 的每一种检查方法。

在欧洲，TEE 是 ICU 病房常规的检查手段。例如，在法国布伦的 Ambroise－Pare 医院和布鲁塞尔的 Erasme 大学附属医院里，TEE 是休克状态评定的常规检查手段。在法国，法语国家复苏协会开展了一项针对主治医师和低年资医师的定义明确的系列训练，其中就包括了重症 TEE 训练。在澳大利亚，TEE 是 ICU 中循环衰竭评定的常规检查手段。相较而言，在北美，除了对 ICU 患者承担一部分责任的心脏麻醉医师，TEE 的使用在重症医师之中并未普及。造成这种差别的原因是，在欧洲，重症医学的专科医师有着包括心脏科的多样培训背景，因此，一些重症医师在接受重症医学亚专业培训前，已经接受了正式的心脏科心动超声的培训。而在美国，针对低年资医师的正规的重症领域 TEE 培训尚未普及。

▶ TEE 检查的适应证

重症医学科里 TEE 最常见的适应证如下：

1. 在 TTE 图像不理想的情况下，循环衰竭的评定。

在 ICU，超声心动图是休克评估的首选检查方法。对于所有循环衰竭的患者，早期心脏超声检查对于初始及后续评估都是必须的。由于肥胖、水肿、肌肉组织肥厚、绷带、创伤、肺气肿等原因，TTE 检查图像质量不理想时，也是 TEE 检查的适应证。在 ICU 中，即使 TTE 检查的图像质量很高，但是无法解释下述临床问题时，也是使用 TEE 的指征：

a. 前负荷的评定。TTE 也有很多有效的方法来评定前负荷（详见第 9 章），但是某些情况下无法给出可靠结论。在这种情况下，为了澄清 TTE 检查得出的模棱两可的结论，可以使用 TEE 检查，即可轻而易举地获取机械通气患者 SVC 管腔尺寸的变化，进而明确前负荷。

b. 肺栓塞的诊断。使用 TEE 可以使中央型肺栓塞清楚成像，而 TTE 在这方面的诊断并没有太多优势。

c. 原因不明的低氧血症。注射造影剂后可发现心内分流（如合并右心房房压升高的卵圆孔未闭），这种情况下，TEE 的图像是非常清晰的，而 TTE 图像质量通常不高。

d. 主动脉夹层的诊断。TTE 只能观测到一部分升主动脉，而 TEE 可以显示升主动脉和降主动脉。

e. 心搏骤停。TEE 检查能够寻找病因，以及对心搏骤停的患者进行连续的基础检查，以进行恰当的复苏处理，而 TTE 只能用脉搏检测获取肋下单一声像。

2. 其他一些无论图像质量如何均不能用 TTE 检查结果来回答的问题，比如心内血栓、轻微的瓣膜异常（如赘生物），以及肺静脉血流的详细多普勒成像。这些特殊情况下的检查均需要 ICU 医师按照心脏科 TEE 检查的标准来完成。

重症监护使用 TEE 的培训

与 ICU 中其他领域超声类似，TEE 的培训内容包括图像获取，图像解读，以及对该领域的基础知识的了解（详见第 4 章）。熟悉 TTE 技术对 TEE 的培训大有益处，因为这类学员已经熟悉超声解剖学。正如重症监护室其他检查一样，图像获取的技能只能在不断的练习中掌握。查龙等学者报道大概需要经过 31 次指导下的学习才能掌握 TEE 的应用。该研究中，作者描述了一个基于能力的检查，以团体项目为模型，进行追踪，确保训练最终取得了成功。在为真正的患者做检查之前，需要经过精密 TEE 模拟器训练帮助掌握探头操作技术。

患者的选择和准备工作

在心脏科和 ICU，TEE 使用情况的区别之一是，在 ICU 中，除非患者在接受机械辅助通气，否则一般不使用 TEE。因此，患者准备方面局限在气管插管接受机械支持通气的患者。

TEE 是一项创伤性最小、风险明确且少的安全检查手段。相较于心脏科的 TEE 检查，ICU 患者都带有气管内插管，所以这类接受机械支持通气的患者在接受 TEE 检查时发生探头误入气道的风险很低，其他诸如食道擦伤、穿孔、出血的并发症更罕见。这些并发症都可以通过充分评估患者和最大限度地减少内镜在弯曲状态下的旋转和推进来避免（详见探头操作章节）。

TEE 检查在食道存在诸如静脉曲张、狭窄、出血，新近接受手术，肿瘤，憩室等疾病时是禁忌的。在 TEE 检查前，仔细询问既往史是十分重要的，其可能引起操作相关的食道损伤。

如果这些风险存在，推荐操作前使用钡餐或者内镜检查食道情况。TEE 的相对禁忌证包括凝血障碍和血小板减少症，如果临床情况允许，应当先纠正严重的凝血障碍或补充血小板后再行 TEE 检查。

气管插管患者

由于接受机械支持通气的患者发生气道并发症的风险已经很低，几乎不需要气道准备了，医师需要做的是加深静脉镇静深度，使患者在接受 TEE 检查时处于深镇静状态。在 TEE 操作过程中，需要全程监测心电图（ECG）、动脉血压、血氧饱和度，同时在 TEE 图像显示屏上要同步全程显示心电图波形。检查过程中不推荐患者有自主呼吸，这需要医师在检查过程中暂时使用神经肌肉阻滞剂，这一点在使用 TEE 评估前负荷的时候尤为重要。

探头置入

在大多数情况下，探头可以盲插。将经过润滑处理的探头在中线位置将表面朝向舌头放入口腔，一边轻轻地往前推送一边逐渐将探头前屈，颈部的生理弯曲使得探针很容易进入食道。

有时，操作者向前推进探头时会感到明显的抵抗，盲插失败。在这种情况下，需要借用喉镜来暴露食道开口，可视化喉镜在这种情况下是非常有用的，在其帮助下，医师可以在直视下将探头置入食道。如果患者带有胃管，可能需要移除胃管来提高图像质量。

设 备

现代 TEE 探头在可弯曲的内窥镜尖端安置了多晶体相控阵传感器，探头能在食道内前进，直接置于心脏后面，清晰显示心脏结构。

过去的 TEE 探头是单平面传感器，只能提供心脏横断面单一平面的心脏影像，多平面探头的发展使得传感器可在 0°～180°之间任意旋转，随着内镜的前进、旋转、前倾等，可以从多切面观察心脏。

TEE 探头离心脏的距离更进，所以可以使用 5～7.5 MHz 的超声频率，这使得与 TTE 相比，TEE 可以得到分辨率更高的心脏后部结构声像。但是，观察心脏前部结构时，需要降低超声频率增加穿透力，这会使得分辨率降低。探头的频率需要根据与靶向结构的距离来调节。

探头操作

探头操作的步骤需要用标准化术语来描述，这对于共同完成检查的两个操作者之间的沟通尤其必要，每一个切面都需要一个特殊的位置，根据探头扫到的心脏的情况来定位。ASE 推荐使用下列术语描述探头运动方式。

1. 探头的前进与倒退：这是通过移动探头进出食道来实现的（插入的深度在内镜轴上有标记）。

2. 探头中轴位置向 4 个方向转动：这是通过内镜轴上的手柄来实现旋转方向的。旋转大的把手可以使探头前屈（让探头向前向上移动）或者后屈。旋转小的把手可以使探头左倾或右倾。

3. 向右或向左转动探头：这是通过逆时针（朝向患者的左边）或顺时针（朝向患者的右边）扭动内镜轴完成的。

4. 旋转：这是通过改变探头里晶体的定位平面实现的。如果操作者站在患者的左边，面向患者，探头前面将朝向前面，也就是朝向操作者，通过可允许增加 1°的电动转换开关将探头波速逆时针旋转，探头旋转的准确角度会通过屏幕上的角度显示器表示出来，从 0°～180°。

TEE 切面定位

标准的 TEE 切面定位主要取决于两个原则：

1. 超声波束源自心脏后方，屏幕上三角形图像的“最尖端”展现的是离食道最近的结构，也就是说，在内镜处于食道内中间位时，屏幕上三角形的“最尖端”部位是心房和大血管；当探头前屈对着胃时，显示的是心脏的下壁；屏幕远端的图像代表着心脏前部。经胃深部心尖四腔切面不适用于上述规律，在此切面，屏幕最尖端的图像是心尖，而非心房和大血管。

2. 通过超声波的旋转角度来决定图像定位。例如：0°适合水平切面，屏幕的最左边的部分代表着患者最右边的部分（类似于胸片）。旋转角度增加说明扫描平面在逆时针旋转，也就是说，90°为垂直切面，上部的结构位于屏幕右方，下部的结构则位于屏幕左方。

操作者需要对 4 个基础切面的旋转角度了如指掌：① 0°：水平切面。② 45°：主动脉瓣水平短轴切面。③ 90°：斜切面、长轴切面。④ 135°：“真”长轴切面。结合旋转和弯曲技术，这 4 种最基本的切面能够获取 ASE 规定的所有标准影像。

TEE 检查

重症医学科里的 TEE 图像的数量及序列目前还没有统一标准。如果只是简单的重复，TEE 检查就会限于目标导向检查一样。本杰明（Benjamin）等报道过 ICU 医师对单平面儿科探头的使用，该研究要求获取 4 个基础切面的声像和完成 3 个定量评估，检查耗时 12 分钟，改变了 52%的病例的治疗方案。ICU 医师可以很容易地掌握此类型的 TEE 检查技术，根据这些数据，目前已研发出针对血流动力学功能评估受限时专用的微小一次性探头。因其具有直径小、活动性强的优点，可以将其放在食道内长达 72 个小时，使其对血流动力学状态实施再评估成为现实，维埃亚尔·巴龙（Vieillard - Baron）等已经证实其在 ICU 应用中的安全性及可行性，而且如果具有 TEE 的基础，通过短时学习即可掌握。设备的设计有助于迅速、重复获取血流动力学评估的 3 个基础切面图像：SVC 横切面、四腔切面和经胃短轴切面。Vieillard - Baron 等用 4 个定性评估描述了 3 个切面，这些定性评估的结果和在同一患者获取的定量评估结果类似。这些研究支持目标导向心脏超声的概念。

在一些情况下，全面 TEE 检查这一概念检查经常被提及，但是在 ICU 病房，在所有患者身上做全面的 TEE 检查既没必要也不现实。在 ICU 忙碌的环境中，TEE 对于有严重循环衰竭的患者无论是评估当前病情还是作为监测手段都是十分有必要的。Vieillard -

Baron 等已经描述了在有循环衰竭的脓毒症的患者中，连续几天的 TEE 检查，获取的图像可以指导容量复苏以及血管加压素的使用。

这种目标导向的检查方法在对病情不稳定的患者做出快速评估、疗效评估以及疾病评估方面有着特殊意义，ICU 中 TEE 全面检查是重症心脏超声应用的一大进步，要求 ICU 医师对全面检查及目标导向检查 TEE 都相当熟练。

ASE 定义的完整 TEE 检查包含了 28 个标准切面。每次检查都获得所有切面的图像将耗费大量的时间，在 ICU 工作中这种检查方式是不切实际的。按照惯例，心脏科医师通常都会实行完整的 TEE 检查，全面评估心脏的每一个结构。相比之下，ICU 医师只会针对某个特定问题施行 TEE 检查，比如测定前负荷，评估急性心源性肺疾病，如果发现异常，还将接着施行全面的 TEE 检查。

由于本章节是针对 ICU 医师编写的，我们将不再赘述心脏科医师全面 TEE 检查的详细内容，而将介绍由 Vieillard - Baron 医师提出、被布伦的 Ambroise - Pare 医院 ICU 团队广泛应用的，专为快速评定血流动力学状态而设计的检查方法。此法在检查顺序及图像获取方面有很多不同的看法，亟须制订该领域标准的检查顺序，以便训练标准及以技能为基础的测试在国际之间具有可比性。法国血流动力学 TEE 检查制订了这些标准，并将其作为对 ICU 医师的最低要求标准。当需要时，其他要素也将包含在标准之内。使用法国的方法进行检查的优势之一是使得以技能为基础的测试标准化成为可能，也是训练低年资医师的参考标准。

TEE 影像

1. 食道中段主动脉瓣短轴切面（带彩色多普勒血流信号和不带彩色多普勒血流信号）（图 8 - 1）

旋转：30°～45°

探头位置：在中间位置，探头在食道中前进直到主动脉瓣短轴切面出现。如果主动脉瓣的位置不在屏幕中央，操作者可以通过将探头向合适的方向轻轻转动，使目标结构位于屏幕中央。在 0°位置，由于受主动脉离心血流的影响，超声波速通常不能获取真正的短轴图像，故需将探头旋转大约 30°～45°，即可看到主动脉瓣的 3 个瓣叶和之间的连接结构。

临床应用：主动脉瓣及瓣周解剖结构及功能，升主动脉解剖结构及左心房解剖结构（见病例 8 - 1）。

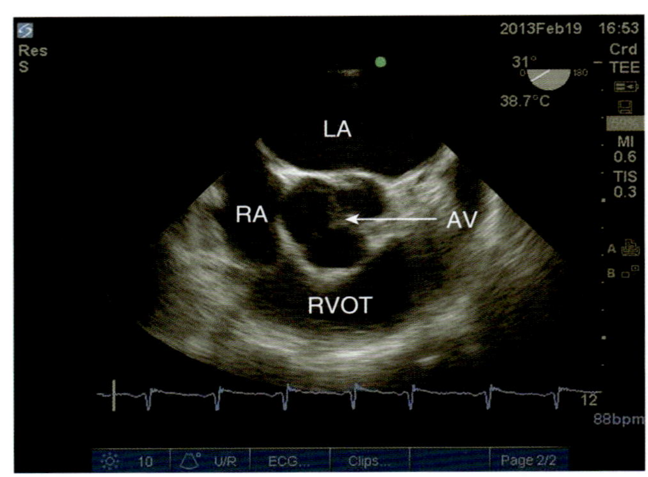

图 8 - 1 主动脉瓣短轴切面

AV：主动脉瓣；LA：左心房；RA：右心房；RVOT：右心室流出道。

病例 8 - 1 低血压和尿脓毒症

这是一位临床表现为低血压和尿脓毒症患者的 TEE 图像，该患者的 TTE 图像画质并不高。短轴切面图像未见主动脉瓣解剖结构异常，彩色多普勒未发现反流信号（视频 8 - 1A 和 8 - 1B），主动脉瓣长轴切面图像也证实了上述结论（视频 8 - 1C）。图像中还有额外观察到的左心房团块影像。TEE 最常见的适应证之一是血流动力学不稳定、TTE 图像画质不高的患者，TEE 检查可评估瓣膜功能，发现可能会导致治疗复杂化的瓣膜结构缺损，或能导致休克的严重瓣膜功能不全。此案例中，主动脉瓣结构正常，额外发现的左心房团块影像提醒 ICU 医师对额外发现的与靶结构分离的异常影像保持警惕，经证实，团块影为肉瘤。

2. 食道中段主动脉瓣长轴切面（带彩色多普勒血流信号和不带彩色多普勒血流信号）（图 8 - 2）

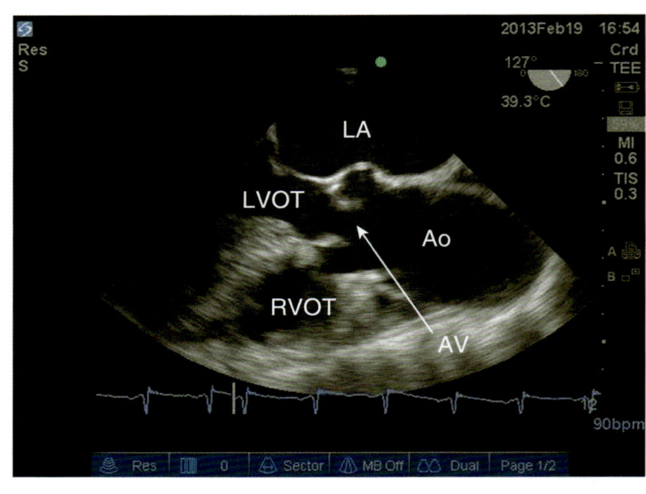

图 8 - 2 主动脉瓣短轴切面

AV：主动脉瓣；LA：左心房；RA：右心房；RVOT：右心室流出道。

9

左心室舒缩功能的心脏超声评估

亚历山大·B.莱维托夫　保罗·H.梅奥　路易斯·维斯达迪斯

扫描二维码
获取本章视频

左心室功能不全(包括收缩功能和舒张功能)在重症患者身上很常见,其原因可能是由之前存在疾病导致(如冠状动脉疾病),或是ICU住院患者临床综合征的一部分(如感染性心肌病)。在ICU中,单纯的体格检查或者结合胸部X线射片对于评估左心室功能是不够的。心脏超声则能提供关键性的信息,因此,对于几乎每一位ICU患者,左心室功能的心脏超声评估都是必不可少的。其他技术诸如生物电抗(无创心输出量监测)、热或标记稀释(LiCO、PICO)也能提供有用的附加信息,置入性多普勒装置在评估颈动脉血流方面也取得了一定程度的成功。最近,超声测定颈动脉血流被建议作为一种替代技术,替代其他更具挑战性的检查方式,用来分析SV,即心输出量CO。所有这些检查手段都有助于评估左心室功能。

心脏超声对比经食管心脏超声——便携式设备

尽管TTE只能在接近50%的重症患者身上获得对制订诊疗方案有意义的信息,但其仍是ICU病房最常用的模式。因为它无创,没有禁忌证,可重复性高,在治疗(容量复苏、正性肌力药物及血管收缩药物)后可即时重新评估心功能。对于经验丰富的操作者来说,通常在5分钟以内就可以获得临床所需的心功能信息。此外,ICU工作者经过简单的培训即可掌握TTE。新一代的手提式、袖珍型、内置电池的设备已问世且便于操作,它们可对左心室收缩功能做出定性评估。便携式设备也可应用于超声引导下的胸腔穿刺、外周穿刺和腹部检查。这些设备在血流动力学不稳定的ICU患者身上的应用仍在探索中。

TEE在ICU的应用通常被认为优于TTE。TTE在检查术后患者时因为机械通气(呼气末正压PEEP>15 cm H_2O),无法配合摆体位、患者合作欠佳,胸壁水肿和伤口敷料阻挡视线,胸管,引流管,开胸或开腹手术等因素影响,提供的图像质量通常不高。在ICU病房中,相较于TEE检查90%的成功率,TTE检查只有50%的成功率。然而,将TEE列为ICU的常规检查充满了挑战,相较于TTE,TEE检查耗时更长,对操作者的专业技能要求更高,TEE检查还有一些明确的相对和绝对禁忌证(见第8章),如将探头放入食道内时有可能将其误置入气道内,此外,TEE有可能导致发生率很低但非常严重的并发症,如食道穿孔(0.01%的发生率)。

无论选用何种方式检查,都需要做得尽可能完善,这是非常重要的。如果初次检查由于技术限制没有做好或对检查结果有疑问,应该由经验丰富的操作者尽快复查一次,复查的目的是为了降低漏诊率。经过训练,完整的检查应当在数分钟内完成。合理的检查顺序应当是首先关注与临床表现相关的区域或结构,一旦最迫切的问题得到解决,应当紧接着完成全面系统的检查,原先不被重视的地方也可在全面检查中得到再次检查。TTE和TEE检查的图像获取都经指南规范化了,以保证所有的结构都能得到多角度观察,使得每一个独立的结构都按照需要被完整、准确地评估和记录。标准化的角度保证了检查过程中不会有结构被遗漏，同时提供了标准化语言，以保证操作者可以和其他操作者和临床治疗队伍准确地交流检查结果。

左心室收缩功能

至少 36%的重症患者在 ICU 住院期间左心室功能都是降低的。过去，收缩功能，特别是左心室射血分数(LVEF)受到过度重视，而忽略了舒张功能和有效循环血容量。这在一定程度上是由从床旁心脏超声到经典的心脏超声，再到后来的计算机辅助成像的历史关系导致的。最近，舒张功能、静脉回心血量和右心室功能被越来越多的认为是血流动力学稳定的主要因素(详见下述)，尽管如此，LVEF 的评估在心功能评估中仍然是重要的一部分。因此，左心室收缩功能的评估及其在单位时间内的变化对于重症患者的治疗方案制订是非常有指导意义的。全左心室收缩功能很重要，因为许多重症疾病，尤其是脓毒症，可能导致全心室功能障碍而不是局部心室功能障碍。在初次检查时即存在的节段性室壁运动异常可能提示先前就存在冠状动脉疾病(CAD)，新出现的或恶化的异常室壁运动则可能提示由低氧血症导致的缺血性改变或合并心肌梗死。无论如何，整体和局部左心室功能在 ICU 住院期间临床决策的制订方面极其重要，在呼吸机脱机、正性肌力药物停药的早期和晚期都可能具有指导意义。

从很大程度上来说，心脏超声是用 2D 方法观察 3D 结构，因此在做出诊断或制订治疗方案之前应该至少从两个相互垂直的角度观察同一个靶结构，这在用双平面辛普森法定量计算 LVEF 时是尤其强调的，此法必须从心尖四腔及两腔的角度(相互垂直)做出评估。

心室收缩功能取决于前负荷和后负荷，为明确真实的收缩功能，应当在不同的负荷条件下分别测定收缩功能，此外，这也论证了获取系列图像较单幅影像的重要性。对被动抬腿或液体复苏的反应是测定左心室不同负荷条件下收缩力的两种方法。

节段性室壁运动异常评估和局部左心室功能评估应当在评估整体左心室功能的同时由标准化的17-节段模型来完成。定性、半定量、定量测量手段被用于评估整体左心室收缩功能。用视觉评估法或双平面辛普森法和线性 M-模型测量法(缩短分数)测定的 LVEF 可以在初始阶段的 TTE 或在临床 ICU 实践中应用超声进行评估。一旦操作者熟练掌握了多普勒技术，就可以应用 VTI 在独立测量 LVEF 的基础上为 SV 和 CO 提供附加信息。所有这些方法，一旦应用到临床实践中，将会提供一系列可靠的低变异度和高质量的床旁信息。至于到底哪种方法才是最常用的，目前还在讨论中。重症监护病房的超声医师必须熟知用于评估左心室收缩功能的每一种方法的优点和局限性。

左心室收缩功能的定性评估

评估左心室整体和局部室壁运动最重要和常用的方法是多角度的定性评估，这种方法极其快速有效，而且当由经验丰富的超声医师来操作时，其结果和核素扫描结果是一致的。该项检查结果不仅是局部室壁运动的评估，同时也是经预计射血分数表现出来的左心室功能的整体评估。为了有助于解释左心室功能，下列几个问题是应当考虑的：

- 心室足够充盈吗？(见第 10 章)
- 心室的收缩功能是正常的吗？
- 心室收缩与冠状动脉分布相一致吗？如果一致，节段性室壁运动异常可归因于变异的冠脉吗？
- 左心室收缩功能的定性评估可由便携式和袖珍型的超声设备来完成。

▶ 应用标准化 17-节段模型的视觉评估

为了使源自诸如心脏 MRI、心脏超声、核素扫描和血管造影等多种评估模型的左心室功能有一个统一的命名法，美国心脏协会(AHA)发布了一份统一声明，建议将左心室分为 17 个不同的节段。沿着心脏长轴将左心室分为心底、中部心腔及心尖 3 个节段，再进一步将心底及中间心腔分别分为 6 个部分，心尖分为 4 个部分，心尖最尖处则为第 17 段，相应的冠脉分布见图 9-1。

左前降支供应心脏前壁和室间隔的前 2/3，左回旋支供应左心室侧壁，右冠脉供应室间隔后 1/3 和左心室下壁。使用室壁运动评分或指数可做出半定量评估。左心室收缩力由左心室由心底到心尖的收缩增厚、螺旋形挤压和旋转运动产生。左心室段壁的增厚和心内膜位移对评估壁运动是很重要的。室壁运动评分如下述：

1. 正常(>30%的心内膜位移和>50%的室壁增厚)。

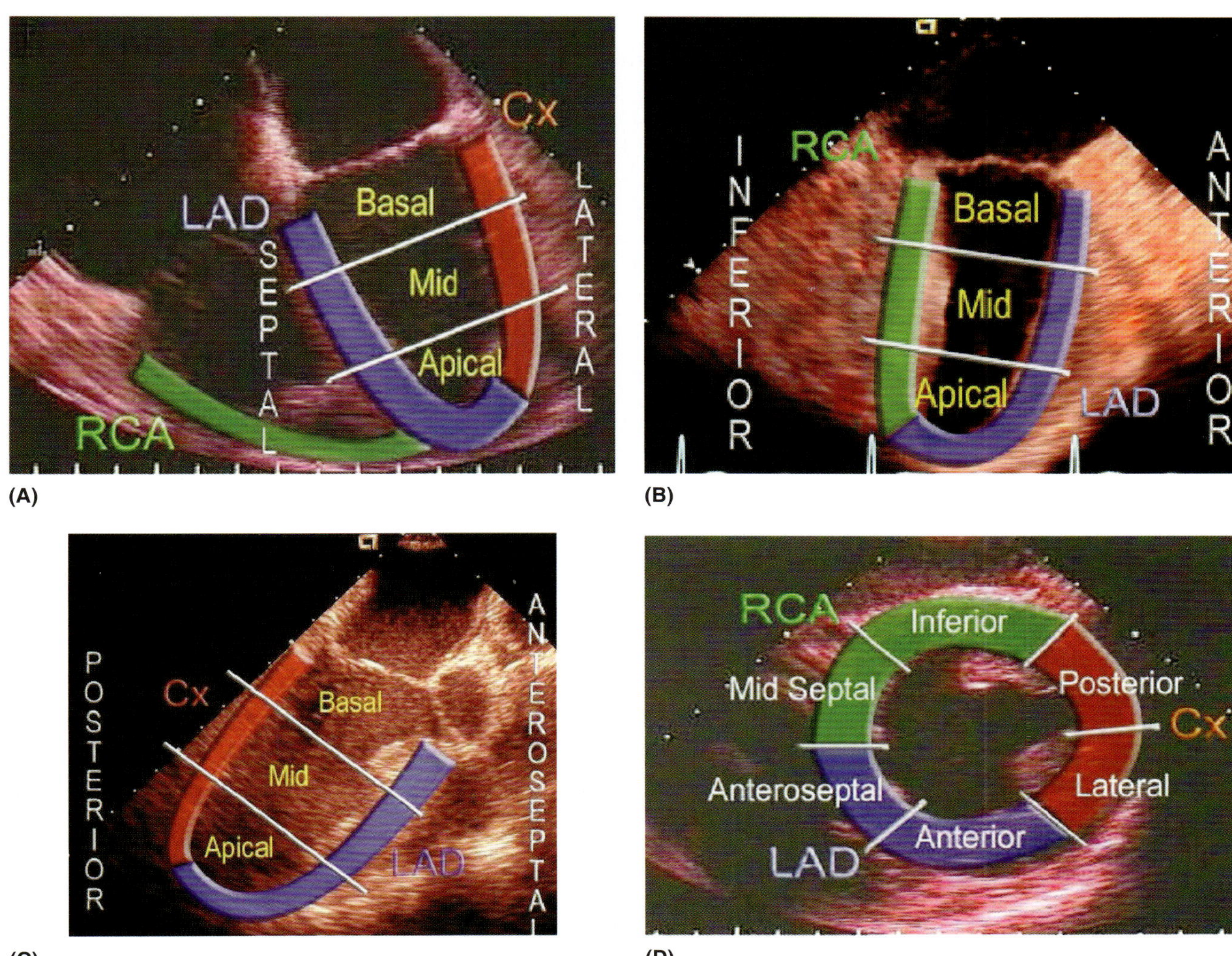

图 9-1 经食道超声不同切面显示 3 只冠脉供应室壁节段

(A) 四腔切面展示了冠脉分布和左心室相应节段的供血冠脉。室间隔前 1/3 由左前降支供血,侧壁由回旋支供血。(B) 二腔切面展示了冠脉分布和左心室相应节段的供血冠脉。基底段、中间段和心尖段的前壁由左前降支供血,下壁由右冠脉供血。(C) 左心室斜面观展示了前室间隔和后段。前室间隔的基底、中央和心尖及后壁由左前降支和左旋支供血。(D) 左心室中乳头肌水平短轴切面展示了 3 支冠脉的分布和左心室相应节段的供血冠脉。此图是经胃中乳头肌水平左心室短轴观,图示左前降支供应室间隔的前中部,旋支供应侧壁的中部和后部,右冠脉供应室间隔中部和左心室下段。(Reproduced with permission from Dr. Martin London's Web site www.ucsf.edu/teeecho.)

2. 中度运动功能减退(10%～30%的心内膜位移和 30%～50%的室壁增厚)。

3. 重度运动功能减退(<20%的心内膜位移和<30%的室壁增厚)。

4. 无动力(无心内膜位移和<10%的室壁增厚)。

5. 运动障碍(收缩时反常向外运动)。

室壁运动评分指数被定义为室壁运动评分/数目,这是一个主观的评估,并没有明确的线性关系。没有灌注不足的顿抑,心肌会表现出室壁运动异常,为准确定义左心室损伤程度和相应的冠脉分布,必须从多角度获取超声图像。单纯的内膜位移可能由栓系心肌导致,室壁厚度的改变明确提示缺血。评估室壁厚度测量的可重复性后得出以下结论:

1. 垂直平面上很难获取连续的室壁厚度数据。
2. 为减少误差需多次测量。
3. 有必要保证已将边、位置、角度准确定义。

左心室收缩功能的超声定量评估

左心室评估的定量技术使得左心室的评估可行度更高,误差更少。这些技术各有优点及局限。

▶ 双平面辛普森法测定容量 EF、SV 和 CO

SV 为舒张末期容积(EDV)和收缩末期容积(ESV)

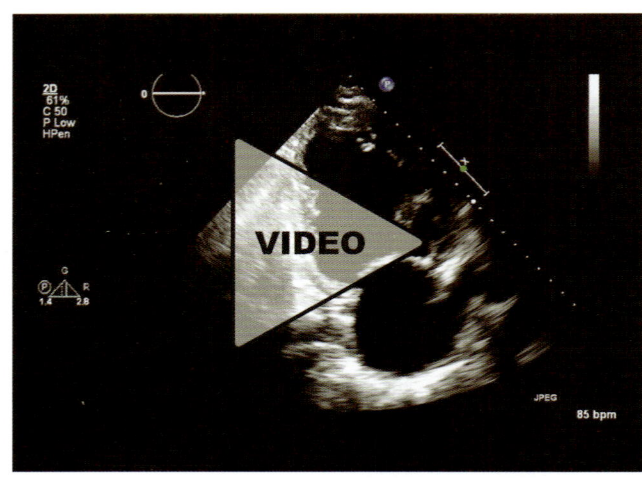

视频 9-1 心尖二腔观切面记录的心动周期

可据此运用双平面辛普森法计算左心室收缩功能(SV、LVEF%)。LVEF:左心室射血分数;SV:每搏量。

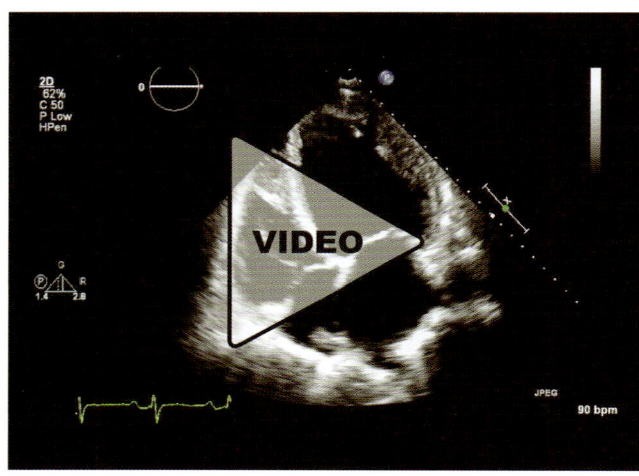

视频 9-2 心尖四腔观切面记录的心动周期

可据此运用双平面辛普森法计算左心室收缩功能(SV、LVEF%)。值得注意的是,二腔切面和四腔切面是相互垂直的,对容量估计更加精确。LVEF:左心室射血分数;SV:每搏量。

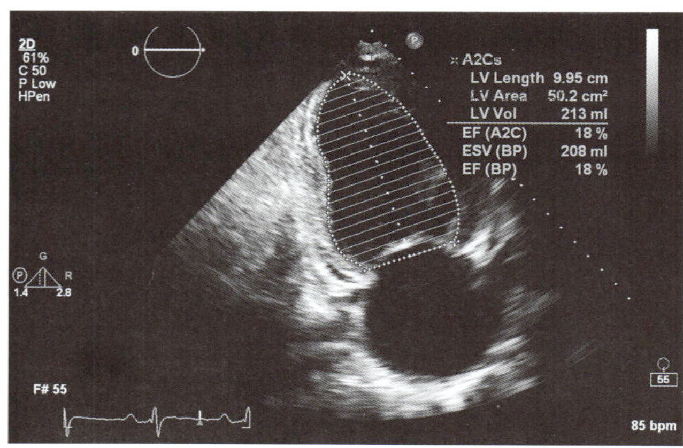

图 9-2 心尖二腔切面标识出收缩期心内膜边缘

之差(SV = EDV - ESV),射血分数(EF)是 SV 与 EDV 的比值[EF = SV/EDV(%)],CO 为每搏输出量 SV 和心率(HR)的乘积(CO = SV × HR)。ASE 推荐改良辛普森法,此法从两个平面测量 ESV、EDV、SV 和 EF,并取其平均值,从心尖四腔和两腔平面获取的 TTE 图像刚好相互垂直(视频 9-1 和视频 9-2)。需要仔细观察内膜边界并将其描绘出来,下图选取了典型的收缩末内膜边界(图 9-2 和图 9-3)及舒张末内膜边界(图 9-4 和图 9-5),根据二尖瓣瓣叶的位置和运动来区分 EDV 和 ESV,也可根据心电图区分,但可信度较低,还可根据肉眼可见的心腔尺寸来区别(从最小到最大)(表 9-1)。使用 TEE 时,中食道平面四腔观和两腔观使用价值是等同的。多数超声系统可自动计算 EDV、ESV 和 EF,若 CO 没有提供,可以根据已知数据自行计算。

然而,这种方法有它的局限性:

- 二尖瓣环形钙化通常干扰边界的确定。
- 左心室尖段经常提前收缩,ASE 特意提出在四

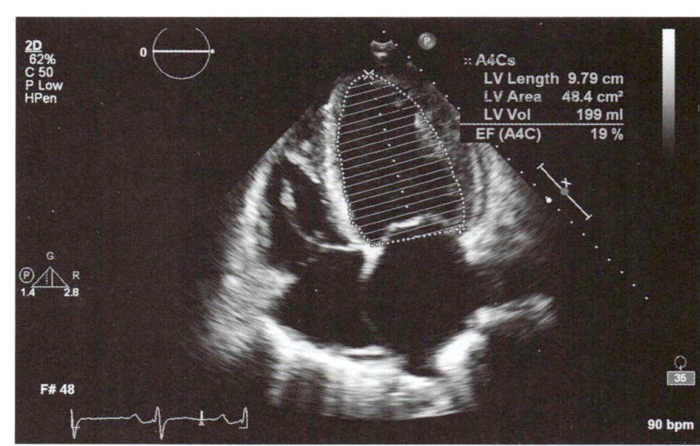

图 9-3 心尖四腔切面标识出收缩期心内膜边缘

射血分数由超声系统自动计算出。

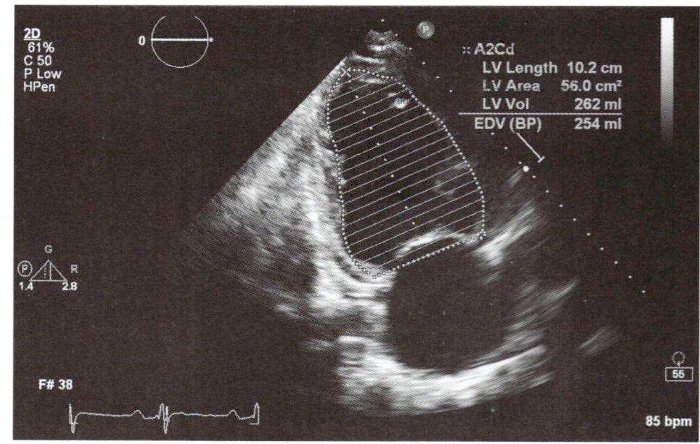

图 9-4 心尖二腔切面标识出舒张期心内膜边缘

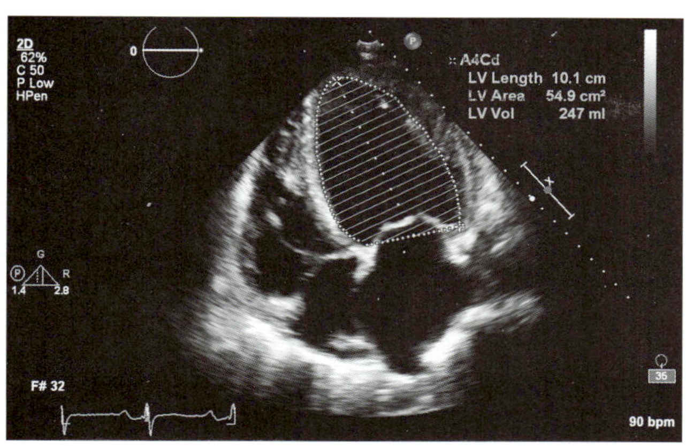

图 9-5 心尖四腔切面标识出舒张期心内膜边缘

左心室舒张期容积已由超声系统自动计算出。

腔平面上尤为明显。

- 由于超声波束与侧壁平行，四腔平面上可能无法显示侧壁。
- 左心室小梁形成也可影响边界的确定。
- 为评估左心室功能，心内膜边界的确定尤为重要，在肥胖或肺气肿患者身上，通常很难确定内膜边界，增强超声在此情况下就显得尤其重要。声学定量可区分组织和血液，一些新的超声系统还能自动描绘出内膜边界。
- 最后，由于操作者之间的差异，视觉估计及目测 EF 经常不被推荐。然而，经验丰富的操作者目测的 EF 值通常和正规计算得出的 EF 值相差无几。

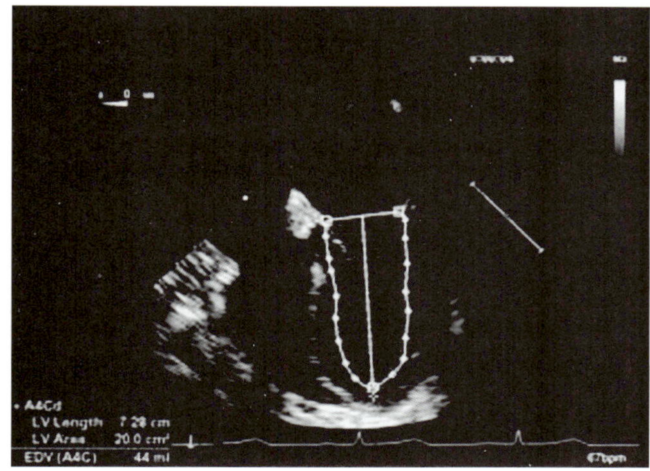

(A)

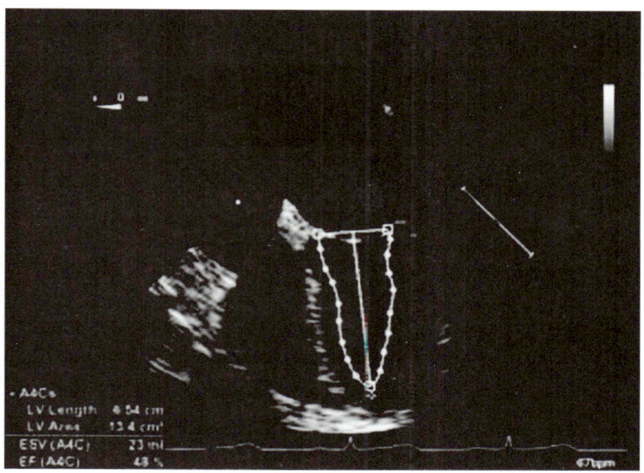

(B)

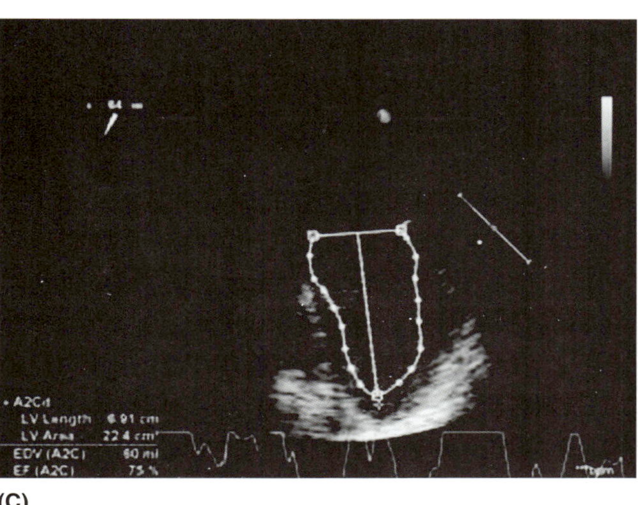

(C)

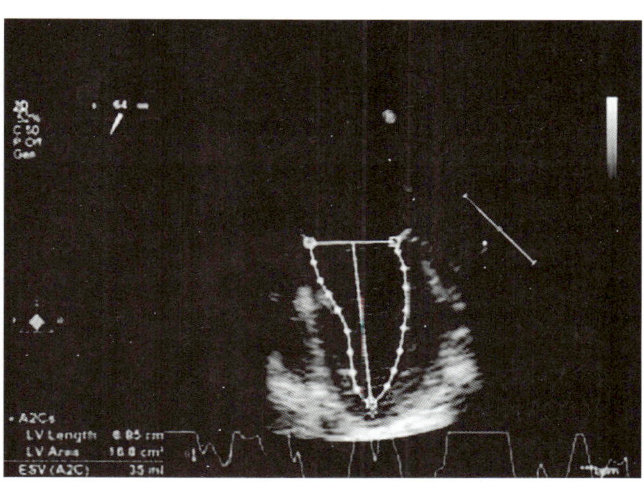

(D)

图 9-6 辛普森法评估左心室 EF

(A) 食管中段四腔切面舒张末期声像：图示舒张末期的左心室，舒张末期心内膜边缘已标识，由此可测量得舒张末期左心室容积。(B) 食管中段四腔切面收缩末期声像：图示收缩末期的左心室，收缩末期心内膜边缘已标识。(C) 食管中段二腔观斜面观舒张末期声像：图示该平面的舒张末期左心室，心内膜边缘已标识，在之前测量得左心室舒张末期容积基础上又增加了一个额外的左心室舒张末期容积。(D) 食管中段二腔斜面观收缩末期声像：图示该平面的收缩末期左心室，心内膜边缘已标识，在之前测量得的左心室收缩末期容积基础上又增加了一个额外的左心室收缩末期容积。

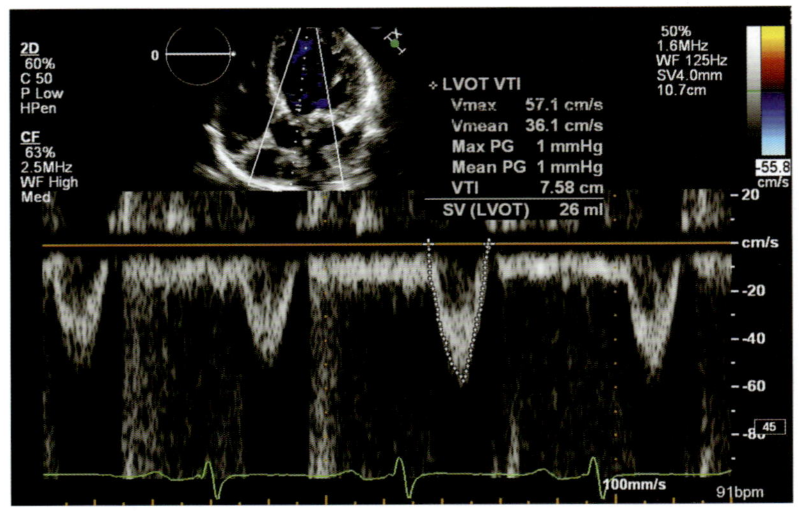

图 9－7 脉冲波多普勒在心尖四腔切面获取的速度-时间指数

表 9－1 明确收缩末期及舒张末期时相，使用双平面辛普森评估左心室功能

心动周期时相	标志	下一时相	对应心电图表现
收缩末期	二尖瓣关闭	二尖瓣开始开放	T 波出现
舒张末期	二尖瓣开放	二尖瓣开始关闭	ORS 波群完全出现

▶ 脉冲多普勒计算 SV 和 CO

用 TTE 脉冲多普勒计算 SV 和 CO。在 ICU 中曾用肺动脉导管测定 CO。然而，现有的证据并不支持这一方法，超声在 ICU 中测定 CO 方面扮演着很重要的角色，它可测定左心室和右心室的 COs，左心室 CO 的测定可反复获得并且极其精确（图 9－7 和图 9－8 见视频 9－3）。

心率可由心电图测量或从 VTI 中获取，VTI 这个参数会被自动存储在机器中。当血液由左心室射入主动脉时，根据单位时间内血柱的高度可计算出 SV，即 VTI。因此，VTI 形成了圆柱状血柱的边，代表着 SV，圆柱状血柱的底则为 LVOT，LVOT 的横断面积（SCA）很容易获取，$SCA = \pi \times R^2$（R 为左心室流出道的半径），$SV = VTI \times CSA = VTI \times \pi(3.14) \times R^2$。在 TTE 中，VTI 可由脉冲多普勒在心尖五腔平面 LVOT 水平测得（图 9－7）。左心室流出道直径（R×2）可在胸骨旁长轴切面测得（视频 9－8 和视频 9－3）。随着“超级探头”的使用，多数床旁超声在输入 VTI 及 LVOT 直径后都能使用上述公式自动计算 SV 和 CO。

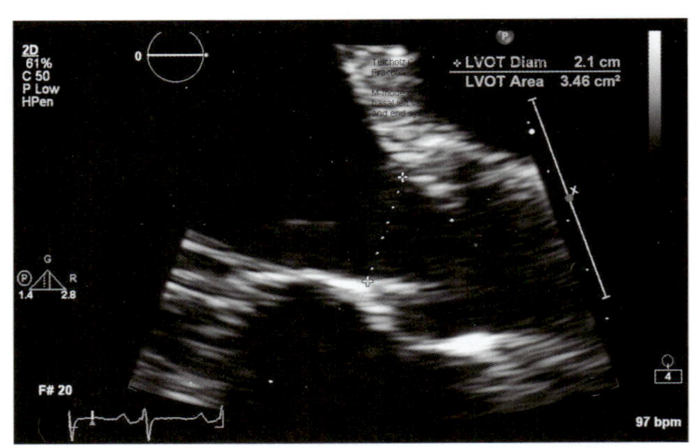

图 9－8 胸骨旁长轴切面测定左心室流出道

直径已标识出左心室流出道直径（下图），SV（每搏量）= VTI（速度－时间指数）× $LVOTR^2$ 由此计算出每搏量（26 mL），以心率为 50 次/分计，心输出量为 1 300 mL。

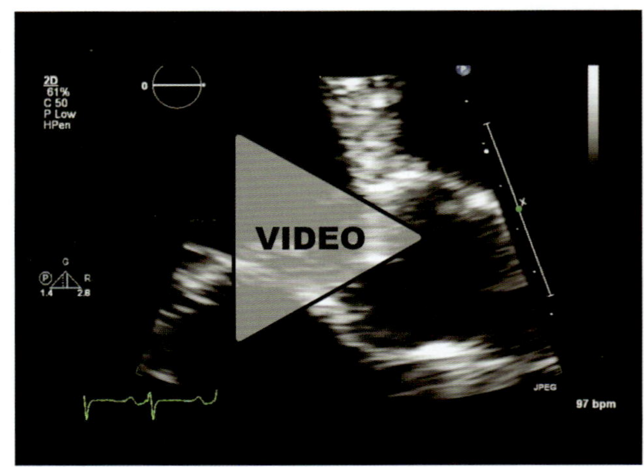

视频 9－3 胸骨旁长轴切面记录的左心室流出道

在主动脉瓣尖端附着处使用脉冲波多普勒（PWD）测量左心室流出道直径或半径，用于计算每搏输出量或心输出量。图示因左心室收缩功能降低引起的主动脉瓣开放幅度下降。LVEF：左心室射血分数；LV：左心室；LVOT：左心室流出道。

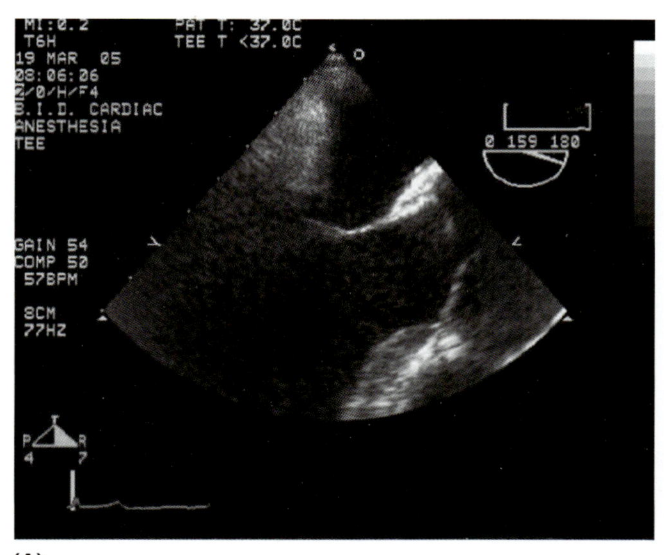

(A)

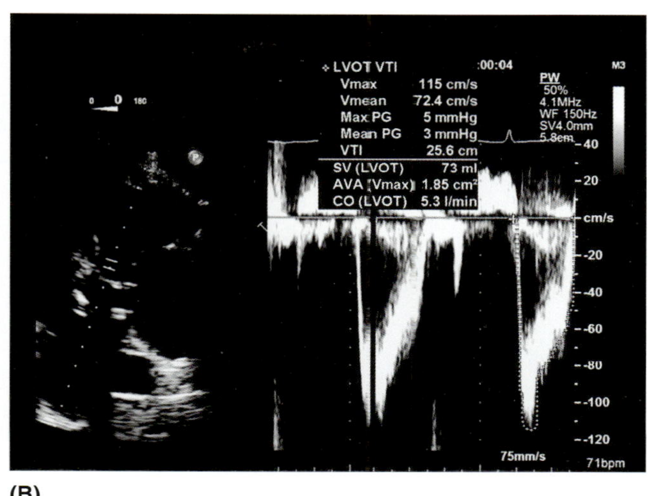

(B)

图 9-9 使用脉冲多普勒评估左心室流出道血流，描绘出 VTI

(A) TEE 测定 SV：计算 LVOT 直径，降低深度可放大 LVOT 视图，可减小 LVOT 的测量误差。(B) 测定 SV：通过 LVOT 横截面积测量 VTI。多普勒探头光速应对准 LVOT 位置(这个视图深于经胃的视图)；在同一节点应用脉冲波多普勒更清晰地测定一次 LVOT 直径。这有利于测量 VTI。

应用 TEE，使用脉冲多普勒经胃深部主动脉瓣观，或经胃长轴主动脉瓣观评估 LVOT 血流，可描绘出 VTI(图 9-9)。从 LVOT 描绘的脉冲多普勒波形将提供 LVOT 的 VTI，此处的假设是为计算每搏量，而计算的区域在整个收缩期都是持续的，LVOT 半径测量时的微小误差将会扩大结果的误差，因计算时半径取了平方值，为减少这类误差，图像深度应该减少，LOVT 应该扩大。第二个假设是 LOVT 横断面是层状的，这个假说的合理性可被狭窄速度带和脉冲多普勒记录上的光滑光谱信号证明。通过在两个垂直的视角移动样本血流柱可证实平台速度侧面，以便证实血流中央和侧面的速度是一致的。重要的是，多普勒声束应当与血流平行或成 20°角，与血流平行的截距记录下的多普勒信号能得出精确的速度(Cos 0 = 1)。值得注意的是，用多普勒测量时，探测光束应当与血流平行，然而用 2D 或 M-模型测量时，探测光束应当与靶结构垂直。LVOT 直径和脉冲多普勒应当在同一个解剖位点评估，以保证脉冲多普勒空间与时间关系的一致性。可通过选择靠近主动脉瓣的区域为靶区域，并将其作为常规测量手段来减小这类误差。因为心率可能有动态改变，所有的测量都应当同时完成，并且在不同的时间点评估心输出量时，所有的测量都应当重复。

▶ 右心室每搏量测量

应用 TEE，通常将 LVOT 作为首选测量位点，接下来是肺动脉主干和 RVOT(图 9-10)。应用 TEE 可在主动脉瓣瓣叶末梢和升主动脉平面测得 SV，升主动脉直径可在胸骨旁长轴切面测得，血流可在胸骨上切迹或 TTE 心尖切面测得。经二尖瓣 SV 亦可用脉冲多普勒在二尖瓣瓣叶末梢测得，由于二尖瓣几何形态的复杂性和不断增加的假说，通常不将该位点作为常规 CO 评估位点。在心右缘，三尖瓣或肺动脉可被用于测量 SV，右心室 CO 和肺动脉瓣输出量可用测量左心室的方法测得(图 9-10)。然而，肺动脉主干直径根据切面不同测量值也不固定。此外，测量时也并不总是可以成功将 RVOT 血流平行于多普勒血流。

半定量方法

▶ 缩短分数和 M-型衍生的模式

这是一种左心室整体收缩功能的 1D 测量方法(图 9-11)。视频 9-4 显示了经左心室中乳头肌获取的 M-型。M-型冻结窗分析可用于计算缩短分数(图 9-11)。心室内径测量从心室的边缘到边缘，此法的优点是快速且易重复。M-型可提供高时间分辨率的图像，并清楚地勾勒出心内膜边界，这是左心室收缩功能在 25%～45% 正常范围内粗略的估计。然而，若存在节段性室壁运动异常，此法极易导致误差。长度测量时，1D 平面的斜切面容易导致误差。因此，有可能高估或低估测量值。将此

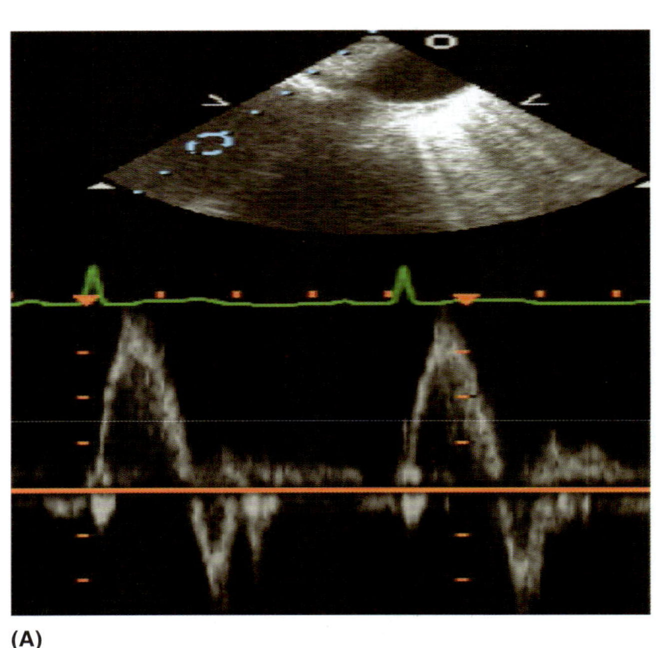

(A)

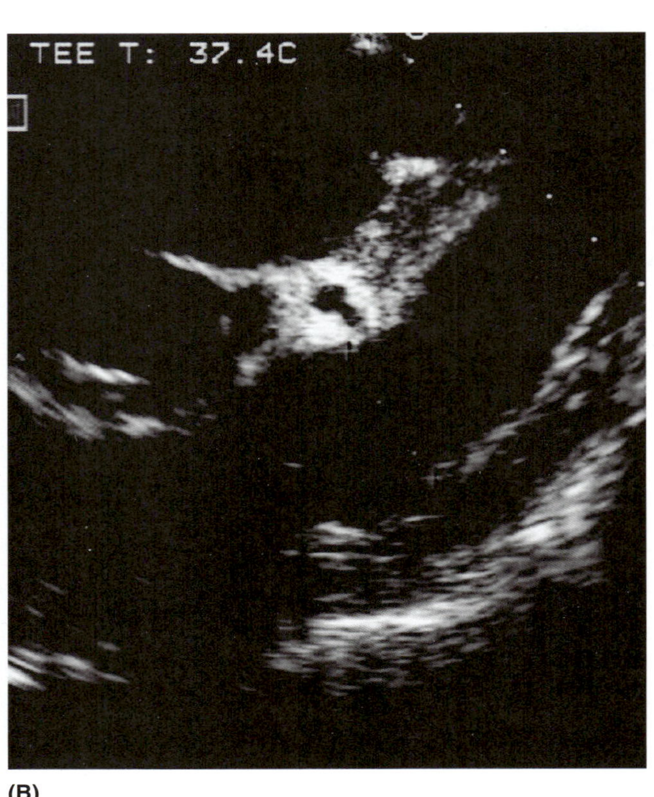

(B)

图 9－10 测量 SV 的位点

(A) 测定 SV 的位点：主动脉弓切面肺动脉观，在此 TEE 平面，将探头置于主动脉弓水平并旋转 20°～40°，肺动脉主干出现在视野左边并且与脉冲波多普勒的脉冲波平行。(B) 测定 SV 位点：中食道水平肺动脉血流观，在此右心室平面，如果脉冲波多普勒探测声束不与肺动脉平行，可能导致测量误差。

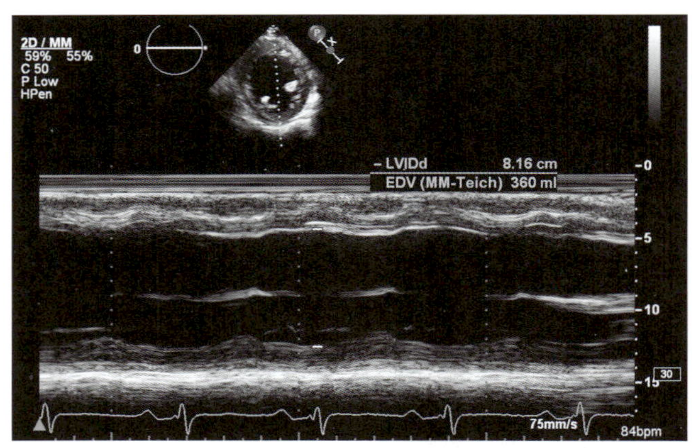

图 9－11 M－型经胸廓超声

M－型经胸廓超声在乳头肌水平胸骨旁短轴观获取的舒张末期容积线性关系。注意线性(折现)2D 及 M－型超声在心脏舒张末期光标位置。图示测得的舒张末期容积为 360 mL。

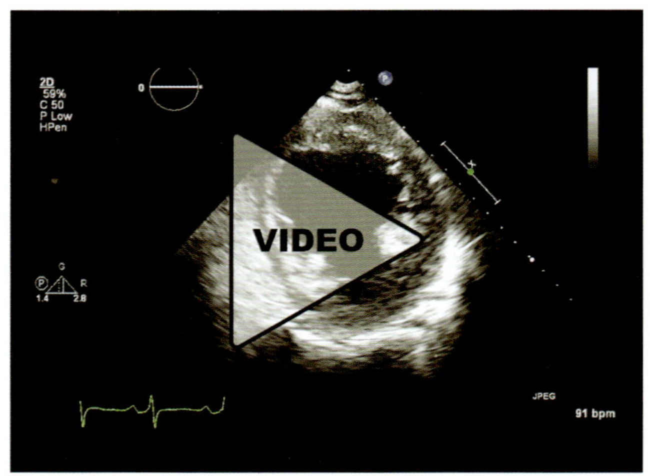

视频 9－4 胸骨旁短轴切面中乳头肌水平 TTE 声像

据此可评估 LV 功能，LVEF 明显下降(图 9－11 和图 9－12)。TTE：经胸壁心脏超声；LVEF：左心室射血分数；LV：左心室。

半定量方法与其他方法联合使用可能会提高整体功能的评估。

虽然之前广泛应用且能提供左心室收缩功能改变的可靠信息，当左心室功能存在显著的局部差异时，M－型线性测量左心室功能会存在问题，这在脓毒症、高血压、肥胖和确诊或未确诊冠状动脉心脏病重症患者身上很常见。因此，ASE 现在已不再推荐 M－

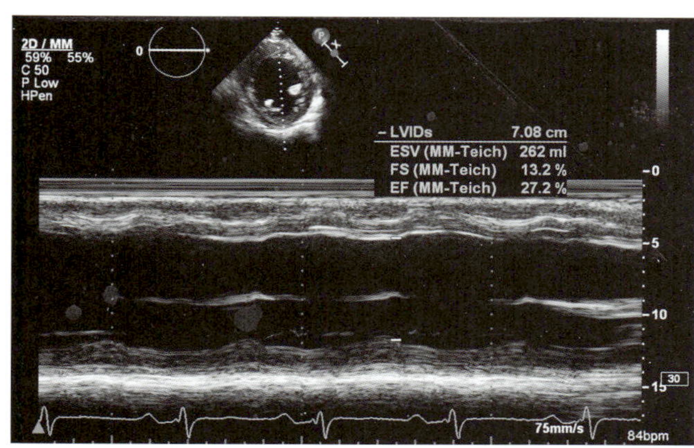

图 9-12 用 TTE 计算线性缩短与 EF

胸骨旁短轴切面乳头肌中点水平获取 M 型超声图像，在 2D 图像和 M 型图像于收缩末期标出光标位置。图示用收缩期数据计算出 SF＝13.2%，EF＝27.2%，两者均降低。

型超声计算左心室射血分数的 Teichholz（图 9-12）和 Quinones 方法，目前大部分超声系统仍提供此类计算方法，在基于临床判断的基础上也可作为 ICU 的床旁检查手段。TEE 也能获取类似信息（图 9-13）。

▶ 切面面积变化

这是左心室收缩功能的 2D 测量方法，应用此法获取所需数值的先决条件之一是准确定义内膜边缘。全视野内膜判定可能会耗时，尤其是边界显示不佳时。可据 FAC 计算 EF（图 9-14），此法很大程度上取决于后负荷，前负荷对此影响相对较轻。经胃短轴乳头肌平面计算 FAC 已证实与放射和核素血管造影及闪烁扫描法具有相关关系。

图 9-13 TEE 测定缩短分数

图示经胃短轴切面乳头肌中点水平获取左心室 M-型超声，为高分辨率时相时获取的图像。冻结该图像，可测量收缩末期和舒张末期心室长度。EDD：舒张末期直径；ESD：收缩末期直径；FS：缩短分数；PLAX：胸骨旁长轴观；TTE：经胸超声心脏图。

▶ 左心室功能和容量 3D 评估

实时图像重建技术能提供心室的 3D 影像，当图像重建后，一系列 2D 图像即可通过固定探头旋转标准的 3°或 5°获取。平面数量和 2D 图像质量将决定 3D 图像质量。矩阵阵列探头的发展使得实时从多角度获取图像同时根据超声数据重建容量模型成为现实。但是这些技术尚不能评估整个成人左心室。若要获取整个左心室图像，需要在心动周期内持续获取一系列连续图像，然后将这些图像整合来获得一个大的容积。

左心室容量和功能可用 3D 方法计算且结果更精

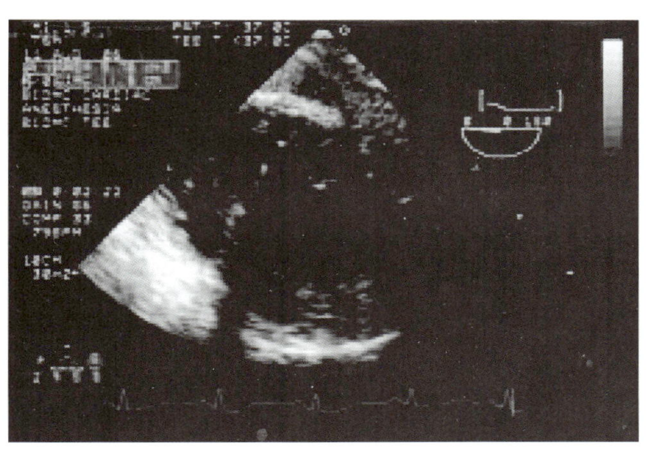
(A)

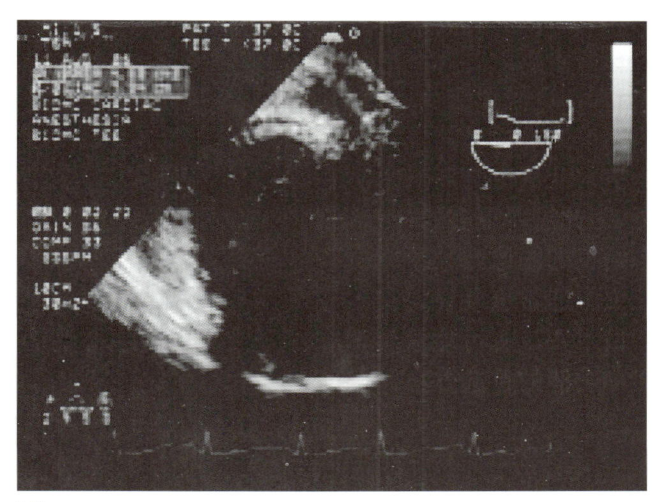
(B)

图 9-14 面积分数计算

（A）面积分数计算：舒张末时相，图示中乳头肌短轴水平左心室舒张末期的声像。心内膜边缘已标出，不像缩短分数，显示的是舒张末期面积的额外尺寸。（B）面积分数计算：收缩末时相，图示中乳头肌短轴水平左心室收缩末期声像，心内膜边缘已标出。

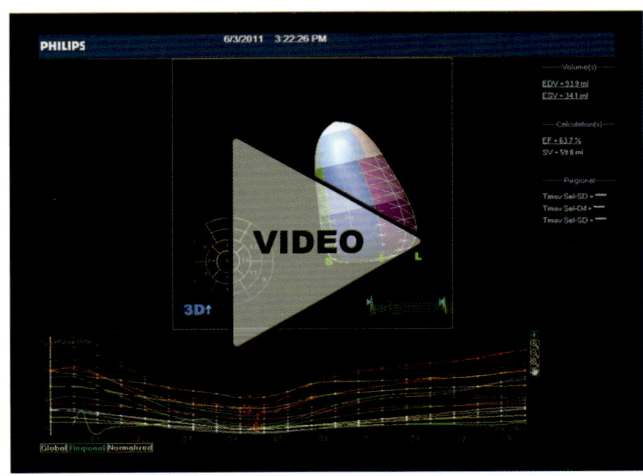

视频 9－5 正常左心室收缩功能的 3D 平面心脏彩超

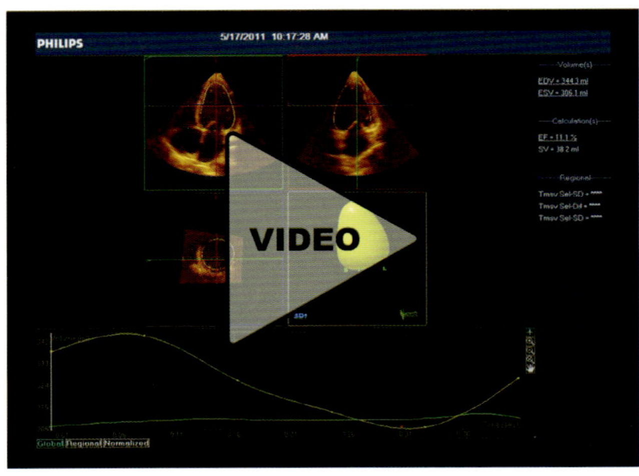

视频 9－6 左心室功能重度低下的 3D 平面心脏彩超(注意与视频 9－5 对比)

确(比较视频 9－5 和视频 9－6)。和 MRI 相比，3D 方法由于减少了观察者间误差而更精确。不像M－型或 2D，3D 假像更少。因为容量估计更精确，收缩期容量改变的估计同样精确，最终得出精确的 LVEF 预测值。此法也有局限性，3D 容量线性密度较 2D 密度低，因此需要更多的补充。如果使用固定探头获取动态结构的图像，图像质量通常不理想。呼吸运动和心律失常通常会使图像产生伪影。由于不断进步的减薄技术，3D 有可能成为未来评估重症患者左心室容量和功能的首选方法。

左心室舒张功能的评估

掌握 CCE 技术的 ICU 工作人员可以应用以心内科超声为标准的技术来确定舒张功能并对其进行分度。因为这些测量方法要求使用多普勒技术，并不能简单将其视为基础 CCE 检查的一部分。在重症病房实践中，因为升高的左心房压力(LAP)与心源性或流体静压升高引起的肺水肿相关，因此左侧充盈压有重要临床应用。对于使用机械通气支持的患者，若肺部出现双侧颗粒状浸润影，关键的鉴别要点是该病进展是由心脏疾病引起(心源性肺水肿)还是由原发性肺损伤引起。因为对于 ICU 工作者来说，舒张功能的确定与评估临床应用有限，所以以下的讨论从左侧充盈压的测量开始。

▶ 左心室充盈压测定

心脏超声使得临床估计 LAP 可以不借助肺动脉导管来获得。肺动脉导管曾是 ICU 中重要的检查手段，但现在已然被超声取代。当左侧充盈压测定值与前负荷敏感性不相关时，需要考虑患者是否存在由于流体静压升高导致的肺水肿引起的呼吸衰竭。鉴别呼吸功能障碍是由心力衰竭引起或是原发性肺损伤引起，对治疗策略的制定有重要意义。

▶ 测量技术

ASE 发表了一份名为《超声评估左心室舒张功能推荐》的声明，该文介绍了两种设计良好的算法，使得一线 ICU 工作人员可以对 LAP 做出定性判断(图 9－15 和图 9－16)。

首先，使用 2D 超声判定 LVEF，对于 LVEF 小于 40%者，使用脉冲多普勒在心尖四腔角度测定二尖瓣血流，此法可测出 E 波的速度，E 波减速时间，A 波速度和 E/A 比值(图 9－17)。如果 E 波速度小于 50 cm/s 且 E/A 比值小于 1，则 LAP 是正常的；如果 E/A 比值大于 2 且减速时间小于 150 ms，说明 LAP 升高。若上述两种情况均不存在，需要测定 E/e' 比值，e' 为舒张期经组织多普勒测得的二尖瓣瓣环侧壁的运动速度(图 9－18)，若 E/e' 比值小于 8，则 LAP 是正常的；若 E/e' 比值大于 15，则 LAP 是升高的；若介于两者之间，需要进一步测定其他参数，比如测定肺动脉收缩压 PAPS，这些测定手段都不作为 ICU 常规床旁检查手段。

对于 LVEF 正常(即大于 40%)，则不需要测定二尖瓣血流。当然，E/e' 比值是需要测定的，若其小于 9，则说明 LAP 是正常的；若大于 14，则 LAP 升高；若介于两者之间，需要进一步测定其他参数，除了测定 PAPS，这些测定手段都不作为 ICU 常规床旁检查手段。

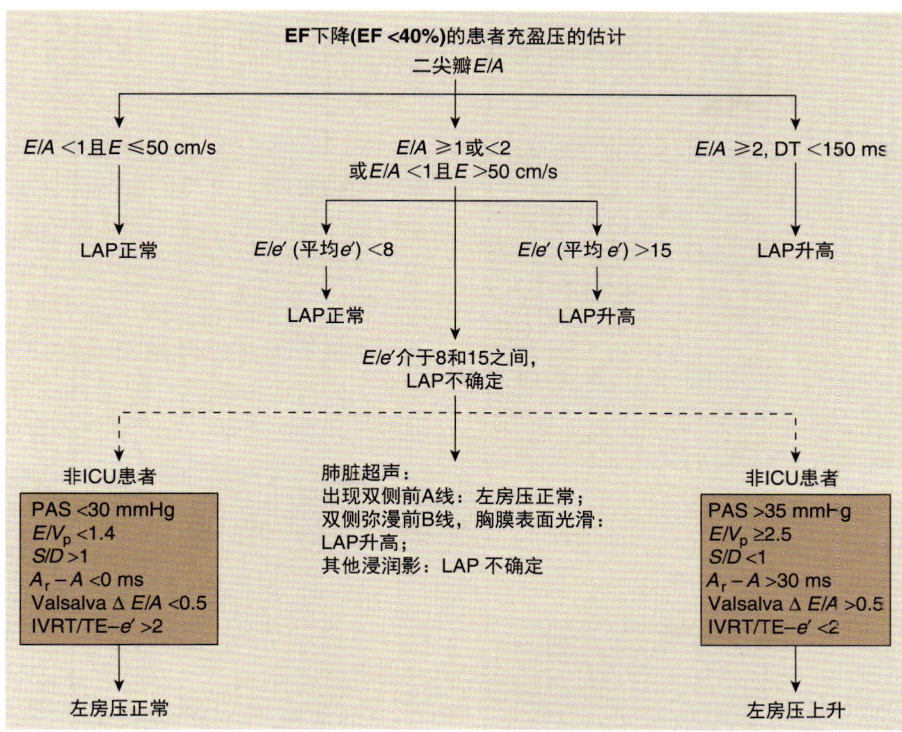

图 9－15 ASE 修正的左心室功能降低的患者 LAP 的估算法

ICU 医师可通过测量二尖瓣血流和二尖瓣瓣叶运动速度判定患者 LAP 正常或升高，但是不能测定出确切数值，因此操作者需要获取系列图像。由于时间和影像条件的限制，此法对一线 ICU 医师并不实用，肺脏超声却可能将其取代运用到估计 LAP 的研究中。

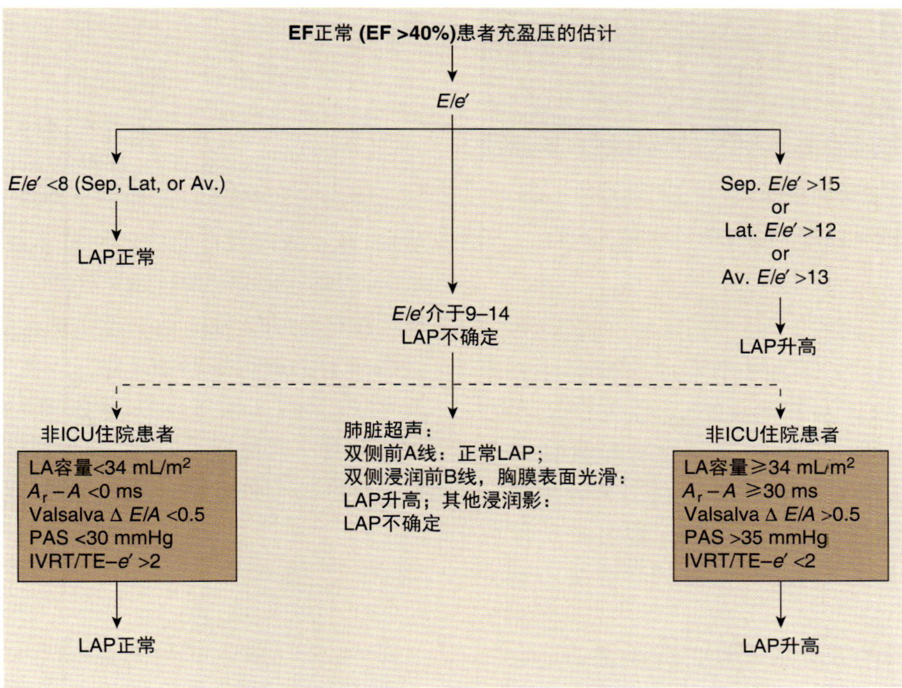

图 9－16 ASE 修正的左心室功能正常的患者 LAP 的估算法

ICU 医师可通过测量二尖瓣血流和二尖瓣瓣叶运动速度判定患者 LAP 正常或升高，但是不能测定出确切数值，因此操作者需要获取系列图像。由于时间和影像条件的限制，此法对一线 ICU 医师并不实用，肺脏超声却可能将其取代运用到估计 LAP 的研究中。

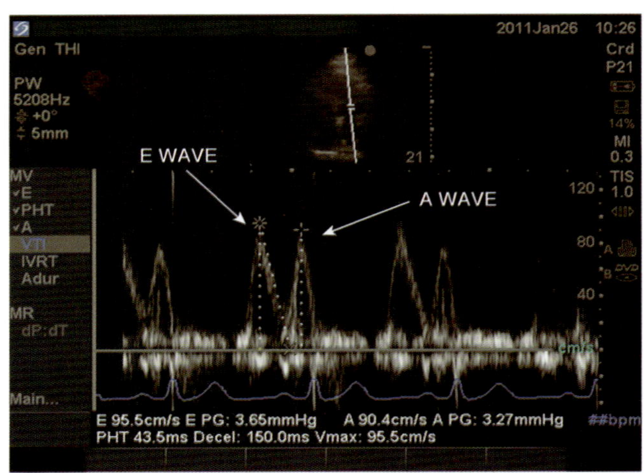

图 9-17 二尖瓣血流轨迹

测定多普勒速度轨迹，当估计 LAP 和评估左心室舒张功能时需要运用此测定值。

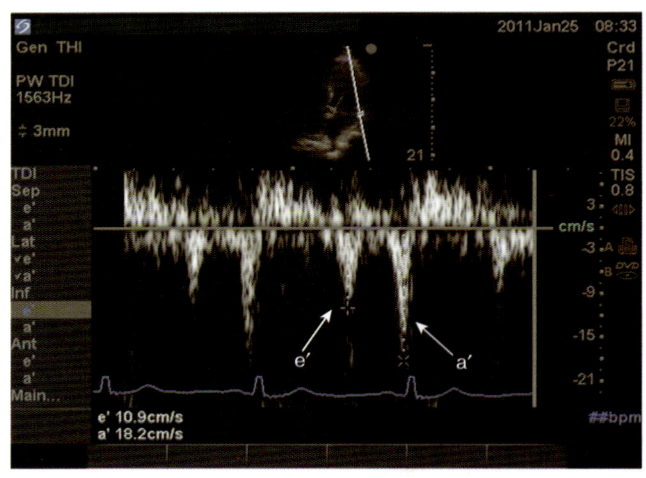

图 9-18 多普勒影像二尖瓣侧叶组织

当估计 LAP 和评估左心室舒张功能时需要运用该测量值。

▶ 左心室充盈压测定中的问题

若可由二尖瓣血流、c′和 PAPS 这些参数计算出 LAP，则 ASE 推荐的算法和测量方式对 ICU 工作者来说是有应用价值的；否则，额外的参数测量耗时太长以致 ICU 一线工作者很难完成，此外通常还需要床旁不易获取的高质量图像（只有 TEE 的图像质量可以达到）。这种学习模式对于心内科的心脏超声实验室可能更需要。

应用 ASE 推荐的方法测量 LAP 并不是一个定量结果，只能判断出是正常还是升高。LAP 升高意味着患者有因流体静压升高而导致的肺水肿的风险。没有明确的 LAP 值影响并不是很大，因为 LAP 值对前负荷的敏感度缺乏特异性；LAP 值升高意味着患者可能存在心源性肺水肿。

▶ 其他方法

ICU 医师可借助肺脏超声鉴别心源性肺水肿和原发性肺损伤。出现前 A 线伴有肺脏滑动提示肺动脉楔嵌压小于 18 mmHg 甚至可能小于 12 mmHg；出现双侧弥漫的前 B 线合并光滑的胸膜线高度提示心源性肺水肿；局限的前 B 线合并单侧或双侧不规则胸膜线则提示原发性肺损伤（详见肺脏超声章节）。当评估是否为心源性肺水肿时，应当将肺脏超声和心脏超声结果结合分析，两者结合可为 ICU 医师鉴别原发性肺脏疾病和心源性肺水肿提供更可靠的信息。

▶ 舒张功能评估

ASE 的声明介绍了一种算法，借助这种算法，ICU 医师可以鉴别舒张功能正常与否，并对异常程度做出区分（图 9-19）。这种算法需要测量二尖瓣血流、E 波速度、二尖瓣瓣环 c′速度和左心房容量。左心房容量需要使用改良的辛普森法从两个相互垂直的平面测定。如果初始测量不能表明舒张功能正常，需要测量附加的参数以区分舒张功能障碍的程度，这些方法并不作为 ICU 常规的床旁检查手段。

▶ 舒张功能测定中的问题

虽然 E 波和 c′波速度简便易测，但是左心房容积测量耗时较长。如果初次测量的结果不支持正常的舒张功能，还需要测量 ICU 并不常用的除 A 波速度和 E 波减速时间以外的附加参数。事实表明，较之 LAP 的测量，对于管理着在明确的心脏负荷条件下、有发生肺水肿的风险、心肺功能衰竭的患者的一线 ICU 医师，即时明确舒张功能分度是不现实的。舒张功能的详细评估通常对心脏科医师更有意义，而不是 ICU 医师，也就是说，具有高级重症心脏超声技能的 ICU 医师，必须熟知每一种检查手段及它们的临床应用。读者需要熟读标准的心脏方面的书籍以便充分理解舒张功能。

参考文献

1. Jensen MB, Sloth E, Larsen KM, Schmidt MB. Transthoracic echocardiography for cardiopulmonary monitoring in intensive care. *Eur J Anaesthesiol*. 2004; 21: 700-707.
2. Pearson AC. Noninvasive evaluation of the hemodynamically unstable patient: the advantages of seeing clearly. *Mayo Clin Proc*. 1995; 70: 1012-1014.

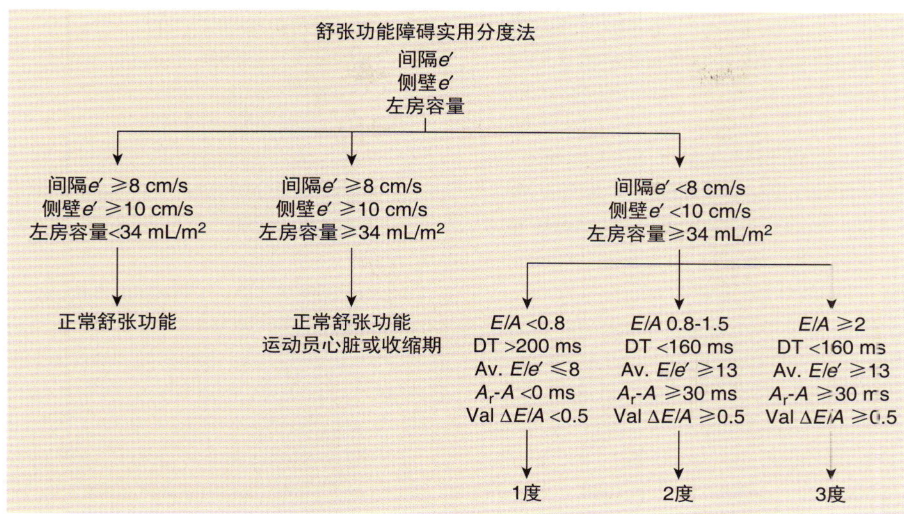

图 9－19 ASE 舒张功能的分度

(Adapted from Nagueh SF, Appleton CP, Gillebert TC, et al. Recommendations for the evaluation of left ventricular diastolic function by echocardiography. *J Am Soc Echocardiogr*. 2009; 22: 107－133.)

3. Cook CH, Praba AC, Beery PR, Martin LC. Transthoracic echocardiography is not cost-effective in critically ill surgical patients. *J Trauma*. 2002; 52: 280－284.
4. Pearson AC, Castello R, Labovitz AJ. Safety and utility of transesophageal echocardiography in the critically ill patient. *Am Heart J*. 1990; 119: 1083－1089.
5. Oh JK, Seward JB, Khandheria BK, et al. Transesophageal echocardiography in critically ill patients. *Am J Cardiol*. 1990; 66: 1492－1495.
6. Shanewise JS, Cheung AT, Aronson S, et al. ASE/SCA guidelines for performing a comprehensive intraoperative multiplane transesophageal echocardiography examination: recommendations of the American Society of Echocardiography Council for Intraoperative Echocardiography and the Society of Cardiovascular Anesthesiologists Task Force for Certification in Perioperative Transesophageal Echocardiography. *Anesth Analg*. 1999; 89: 870－884.
7. Cerqueira MD, Weissman NJ, Dilsizian V, et al. Standardized myocardial segmentation and nomenclature for tomographic imaging of the heart: a statement for health-care professionals from the Cardiac Imaging Committee of the Council on Clinical Cardiology of the American Heart Association. *Circulation*. 2002; 105: 539－542.
8. Buda AJ, Zotz RJ, Pace DP, Krause LC. Comparison of two-dimensional echocardiographic wall motion and wall thickening abnormalities in relation to the myocardium at risk. *Am Heart J*. 1986; 111: 587－592.
9. Konstadt SN, Abrahams HP, Nejat M, Reich DL. Are wall thickening measurements reproducible? *Anesth Analg*. 1994; 78: 619－623.
10. Roberto M. Lang, Michelle Bierig, Richard B. Devereux, MD et al. Recommendations for Chamber Quantification: A Report from the American Society of Echocardiography's Guidelines and Standards Committee and the Chamber Quantification Writing Group, Developed in Conjunction with the European Association of Echocardiography, a Branch of the European Society of Cardiology. *J Am Soc Echocardiogr*. 2005; 18: 1440－1463.
11. Mulvagh SL, DeMaria AN, Feinstein SB, et al. Contrast echocardiography: current and future applications. *J Am Soc Echocardiogr*. 2000; 13: 331－342.
12. Mor-Avi V, Vignon P, Koch R, et al. Segmental analysis of color kinesis images: new method for quantification of the magnitude and timing of endocardial motion during left ventricular systole and diastole. *Circulation*. 1997; 95: 2082－2097.
13. Folland ED, Parisi AF, Moynihan PF, Jones DR, Feldman CL, Tow DE. Assessment of left ventricular ejection fraction and volumes by real-time, two-dimensional echocardiography. A comparison of cineangiographic and radionuclide techniques. *Circulation*. 1979; 60: 760－766.
14. Vuille C, Malvern WA. Left ventricle I: general considerations, assessment of chamber size and function. In: Malvern WA, ed. *Principles and Practice of Echocardiography*. 2nd ed. Philadelphia, PA: Lea & Febiger; 1994.
15. Abel MD, Nishimura RA, Callahan MJ, et al. Evaluation of intraoperative transesophageal two-dimensional echocardiography. *Anesthesiology*. 1987; 66: 64－68.
16. Clements FM, Harpole DH, Quill T, Jones RH, McCann RL. Estimation of left ventricular volume and ejection fraction by two-dimensional transoesophageal echocardiography: comparison of short axis imaging and simultaneous radionuclide angiography. *Br J Anaesth*. 1990; 64: 331－336.
17. Chan J, Jenkins C, Khafagi F, Du L, Marwick TH. What is the optimal clinical technique for measurement of left ventricular volume after myocardial infarction? A

comparative study of 3-dimensional echocardiography, single photon emission computed tomography, and cardiac magnetic resonance imaging. *J Am Soc Echocardiogr*. 2006; 19: 192 - 201.

18. Sugeng L, Mor-Avi V, Weinert L, et al. Quantitative assessment of left ventricular size and function: side-by-side comparison of real-time three-dimensional echocardiography and computed tomography with magnetic resonance reference. *Circulation*. 2006; 114: 654 - 661.
19. Picard MH, Popp RL, Weyman AE. Assessment of left ventricular function by echocardiography: a technique in evolution. *J Am Soc Echocardiogr*. 2008; 21: 14 - 21.
20. Kumar A, Anel R, Bunnell E. Pulmonary artery occlusion pressure and central venous pressure fail to predict ventricular filling volume, cardiac performance, or the response to volume infusion in normal subjects. *Crit Care Med*. 2004; 32: 691 - 699.
21. Michard F, Teboul JL: Predicting fluid responsiveness in ICU patients: a critical analysis of the evidence. *Chest*. 2002; 121: 2000 - 2008.
22. Nagueh SF, Appleton CP, Gillebert TC, et al. Recommendations for the evaluation of left ventricular diastolic function by echocardiography. *J Am Soc Echocardiogr*. 2009; 22: 107 - 133.
23. Lichtenstein DA, Mezière GA, Lagoueyte JF, Biderman P, Goldstein I, Gepner A. A-lines and B-lines: lung ultrasound as a bedside tool for predicting pulmonary artery occlusion pressure in the critically ill. *Chest*. 2009; 136: 1014 - 1020.
24. Copetti R, Soldati G, Copetti P. Chest sonography: a useful tool to differentiate acute cardiogenic pulmonary edema from acute respiratory distress syndrome. *Cardiovasc Ultrasound*. 2008; 6: 16.

10

心脏前负荷反应性的超声心动图评估

扫描二维码
获取本章视频

亚历山大・B.莱维托夫　保罗・E.马里克

引　言

在现代 ICU 中,休克(血流动力学障碍)现象是普遍存在的。血管扩张,血液从血管内渗出进入组织间隙,液体缓慢丢失都是导致脓毒症患者低血容量的原因。单纯的低容量血症被称为总循环血量的降低,而相对的低容量血症是血液不合理的分布在血管和外周组织间隙中。

早期目标导向的治疗重点是最初 6 个小时对脓毒症患者积极的液体复苏。早期液体复苏后的持续低血压很常见,这也使对患者是否应该继续接受液体灌注,还是应该应用正性肌力药物或者血管加压素变得进退两难。持续的器官低灌注如少尿,对于适时地做出重要决策至关重要。与此同时,大量的技术应用,如脉冲计数分析、肺热稀释技术、生物阻抗技术,有望为评估脓毒血症患者的身体状况提供更多机会。床旁超声已经被确认为评估心脏功能的主要工具。应用超声心动图技术动态评估自主呼吸和机械通气的生理反应,床旁复张和介入治疗将会成为未来重症监护里血流动力学监测的基石。这个章节介绍了超声心动图在鉴定血流动力学障碍的患者容量反应性的应用。

液体复苏的利弊

当血容量过低(绝对性及相对性)存在时,通过液体复苏增加静脉回流血量、左心室舒张容积、心输出量、动脉血压最终增加组织灌注,这将有利于患者。并且补液速度是预后的决定性因素。尽管如此,越来越多的证据显示液体复苏甚至可能会有严重致死的并发症。这些并发症可能与患者的某些基础疾病有关,如收缩性或者舒张性心力衰竭、急性肺源性心脏病、脓毒血症相关的心功能障碍。患有急性肺源性心脏病的患者,容量复苏可能会更加危险。由于急性肺源性心脏病患者更容易出现右心室扩大、左心室收缩压升高,从而导致休克的严重程度加重(见第 11 章和视频 10－1、视频 10－2)。急性肺源性心脏病很容易被有基础超声心动图技能的临床医师识别。肺血管内液体的渗出又可以导致急性呼吸窘迫综合征(ARDS)加重并且延长机械通气时间。贫血和凝血功能障碍

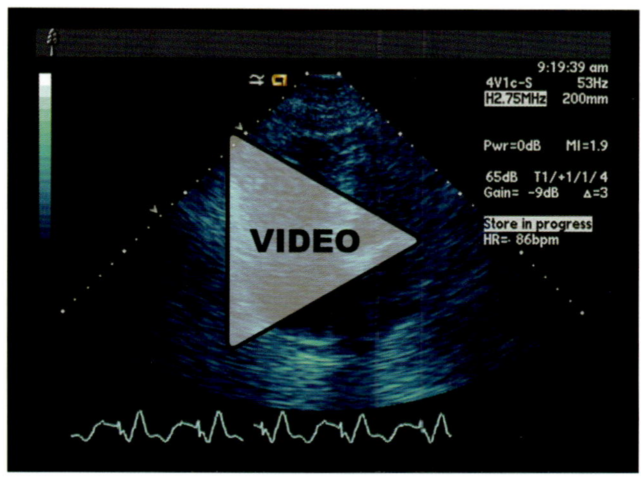

视频 10－1　急性肺源性心脏病(ACP)心尖四腔切面

记录扩大的右心室是目前最完备的技术。

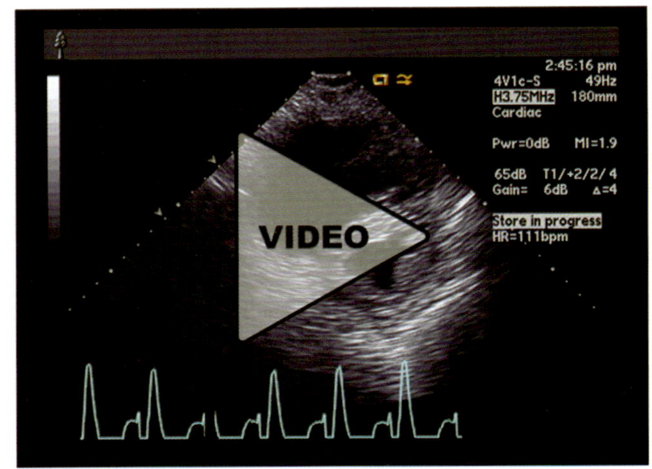

视频 10-2 ACP 的胸骨旁短轴切面

记录由于右心室扩大而压缩的左心室。

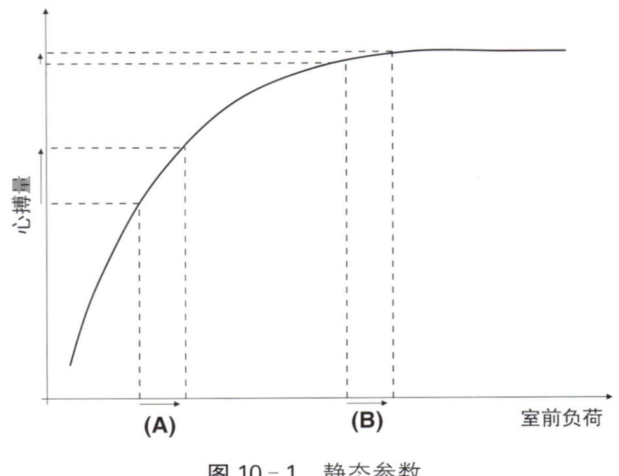

图 10-1 静态参数

(A) 弗-斯(Frank-Starling)心室功能曲线显示有前负荷反应性时，前负荷的增加伴随着每搏有效输出量的增加，这种情况提示患者的状态处于弗-斯曲线的上升部分。(B) 没有前负荷反应性时：当患者前负荷的增加，但每搏输出量却不变，提示患者状态处于弗-斯曲线的水平部分。

伴随着血液稀释同时发生。过量的液体复苏与 ICU 中死亡率增加密切相关。是否冒风险去扩容的关键问题是患者是否可以从增加的液体负荷中获益。由于反复临床研究表明只有 50%血流动力学不稳定的 ICU 患者有容量反应性，因此是否需要扩容的决定显得至关重要(见下文)。

液体冲击与容量反应性

之前，主要提倡以 30 mL/kg 的晶体液去进行液体复苏，并且评估患者的临床体征(血压、心率、小便量)和血流动力学反应(中心静脉压、肺动脉楔嵌压)。

重要的是，需要液体冲击来评估容量反应性，并且血容量过多与主要的并发症密切相关。死亡率增加也可能与发病时血流动力学监测相关。由于过量的液体复苏与增加的死亡率密切相关，谨慎地去预测大量液体输注后的反应似乎比注入液体更加重要，这个概念叫做容量反应性。

容量反应性的标准定义是扩容后心输出量增加 15%以上。虽然液体输注的量没有严格的标准化，大量研究中的晶体液量都在 500～1 000 mL。一种或多种基本血流动力学参数被用于评估是否有容量反应性。

静态参数

静态参数被用来测量单心室的负荷量，并且被假定为可以可靠估计左、右心室或者双心室的前负荷(图 10-1)。通过假定低的前负荷增加容量扩张的可能性，这个预测被用来评估被用来评估心室充盈反应的可能性。心室前负荷的几个静态参数已经应用于 ICU 中。其中一部分起源于直接的压力测量，还有一部分使用的是超声心动图的参数。

▶ 静压力参数

液体复苏传统测量的压力参数由中心静脉压(CVP)或肺动脉闭塞压(PAOP)及心脏输出量构成。临床医师在进行“液体冲击”后再次评估上述指标。大量的数据和研究已经揭示，CVP 或者 PAOP 与容量反应性即血管内容量之间相关性很低甚至没有相关性，这个方法很大程度上是不可信的。然而重症监护医务工作者的大量数据仍然是使用 CVP 去评估容量状态，大多数的重症医学会也提倡使用 CVP 作为液体复苏成功的标准。大量的研究表面，甚至在健康志愿者中，液体冲击的疗效都无法由 CVP 或者 PAOP 预测。在库玛(Kumar)等的一个关于健康课题的研究中，心室前负荷的静态参数[如 CVP、PAOP、左心室舒张末期容积指数(LVEDV)、右心室舒张末期容积指数(RVEDV)]和心功能指数(如心排指数、SV)一直用 3 L 的生理盐水负荷计量。这项研究表明，在液体负荷过后，静脉压力参数的基线和心功能指数(如心排量、SV)的变化并没有联系。同样 CVP 和 PAOP 的变化与心功能的变化也没有联系。考德雷(Coudray)等做的一个 meta 分析，回顾了关于不同种族可以自主呼吸的重症患者的 5 个研究，表明最初的 PAOP 与使用平均 1 L 的晶体液灌注后的反应并无联系。

▶ 静态超声心动图参数

无创超声心动图在获得的个别衍生压力参数方面，尤其是那些需由 CVL 或者肺动脉导管置管后才能获得的数据方面有一定优势。TTE 是首选的方法，然而在某些特殊情况下，TEE 可能更符合需要。CVP 和 PAOP(左心房压力)能够更好由超声心动图大概估计出来。对于自主呼吸的患者，IVC 的管径和中心静脉压之间有密切联系。然而，费塞尔(Feissel)等指出，对于感染性休克的患者中心静脉管径不能预测液体反应性。

估计左心房压力(LVEDP，PAOP)的方法包括使用多普勒测二尖瓣流量，二尖瓣舒张早期最大血流/二尖瓣心房收缩期最大血流(E/A)，肺静脉血流，组织多普勒，组织多普勒或者彩色多普勒 E/V_p 或许更有帮助。然而，这些能力超出了大部分美国重症医师的水平，对于经验丰富的操作者来说，估算左心房压力(LVEDP，PAOP)的数值，可以使用的公式是 LAP = 1.9 + 1.24xE/e'(mmHg)或 LAP = E/e' + 4(mmHg)，这个公式可作为综合超声心动图检查的一部分。无论是直接测量还是通过超声心动图测量，PAOP 都不能预测容量反应性，记录 PAOP 是没有价值的。右心室和左心室舒张期直径或者面积已经被用做反应前负荷的指标。然而，塔夫米尔(Tavemier)和费塞尔等人已经证明，对于机械通气的患者，左心室大小(LVEDA)对于预测容量反应性并没有用，除非左心室非常小或者运动亢进(图 10-2，视频 10-3 和视频 10-4)。马里克(Marik)等人做的 meta 分析也表明对于机械通气的患者，左心室舒张末期面积(LVEDA)并不能预估容量反应性。

一般来说，除外那些有相对明显容量不足的患者，在现代 ICU 中，静态参数对容量反应性的预测效果较差。可以得出结论，对于 ICU 的患者，标准的反应前负荷的静态指数不能用于预测容量反应性。这个结果来自左心室的动态变化和右心室顺应性的减小，并且通过此结论标记出心脏舒张压积—容量的非线性曲线，也使在复苏过程中发生的改变不可预知。无论是否伴有基础的心脏病，危重症患者收缩期左心室功能都可能发生改变。Vicillard baron 和他的同事得出结论，60%的感染性休克患者发生收缩期左心室功能不全。左心室功能的改变使得预测患者处于弗-斯心室功能曲线的那个部分变得很困难。利用弗-斯心室功能曲线预测患者容量反应性则显得更为困难(图 10-1)。此外，严重的右心室功能衰竭，尤其是接受高平台压(>27 cm H_2O)机械通气的患者，问题则变得更复杂(见第 11 章)。未发现的严重右心室功能不全可能被认为是血流动力学上的血容量不足，但是严重的右心室功能不全对于扩容是没有反应的，甚至会使情况变得更糟(视频 10-5)。动态血流动力学参数提供给重症医师预测容量复苏反应性最好的机会。

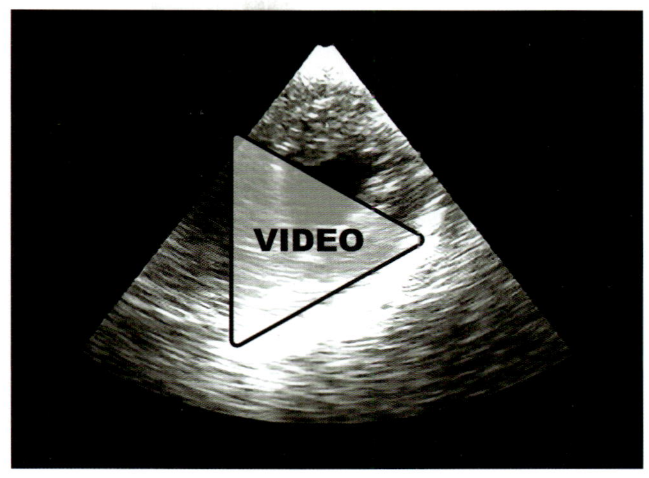

视频 10-3 经食道超声心动图显示左心室

TEE 经胃短轴切面记录左心室舒张面积(LVDA)下降。该低血容量的患者很有可能从容量复苏中获益。TEE：经食管超声心动图描记术；LV：左心室。

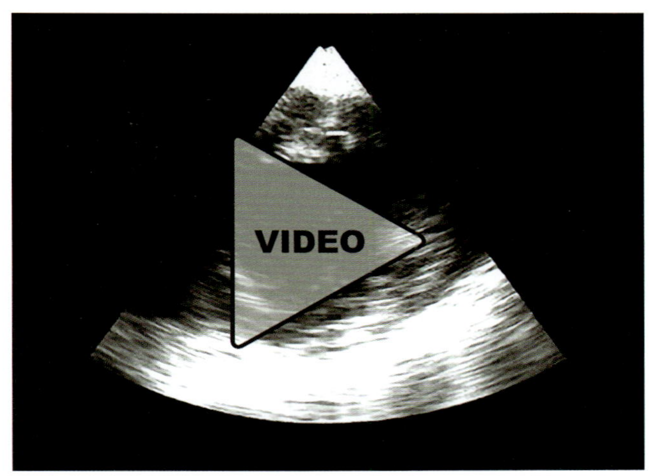

视频 10-4 患者心率下降，期前收缩消失，LVDA 增加，以及心搏量增加

如同在视频 10-3 中所示，这个患者目前已经得到足够的液体复苏。

▶ 容量反应性的动态参数

动态参数被用于测定患者的弗-斯心室功能曲线(图 10-1)中的状态，尤其是用于确定患者是否处

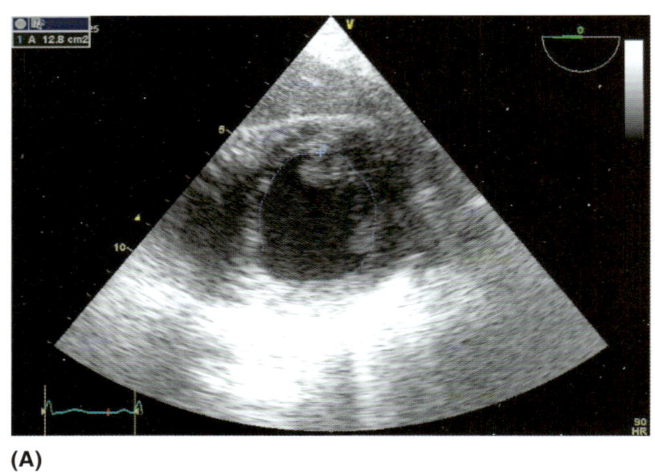

(A)

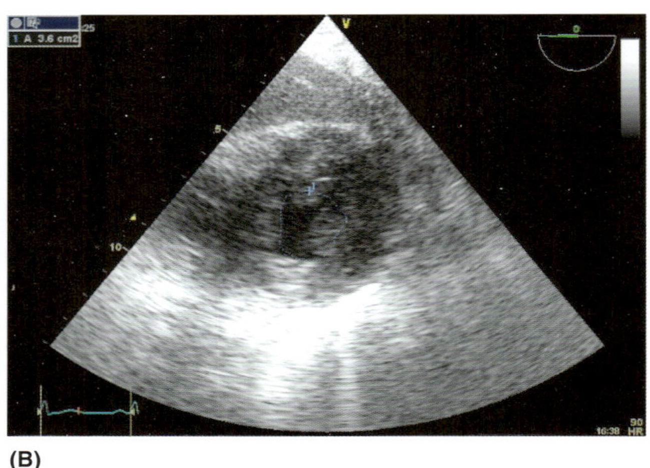

(B)

图 10－2 用食道超声测量在短轴切面上左心室舒张末期面积(LVEDA)

(A) 收缩末期面积(LVESA)。(B) 实际相似的左心室收缩末期面积(3.6 cm^2)预示着减小的左心室充盈压。

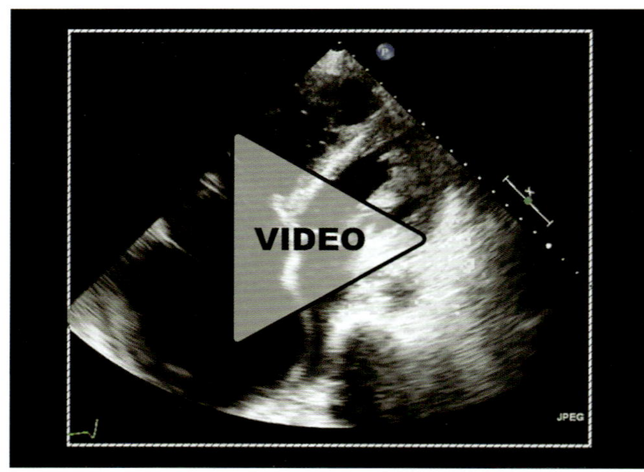

视频 10－5 严重的 ACP

记录到了严重扩张的右心室和右心房。由于左心室明显被右心室压迫从而导致左心室舒张期容积、SV 量减小，因此血流动力学不稳定，左心房被膨大右心房压迫，进一步导致舒张期左心室充盈不足。由于上述的血流动力学改变，次日患者死于休克。

于弗-斯心室功能曲线上升区段的状态。在上升区段的患者，可以通过增加前负荷从而增加 SV(前负荷依赖的状态)，而处于平台区段的患者随着前负荷的改变，SV 不改变(非前负荷依赖的状态)。有几种方法可用于判断患者处于哪一部分的前负荷/每搏输出量的关系中，心室功能是否依赖前负荷起作用。无论是机械通气还是自主呼吸的患者，更具体地说是呼吸相关性变异的患者，大部分的重症医护人员都是通过观察心脏的反应性去观测胸膜腔内压。

这些压力的改变直接影响了右心室和左心室前负荷，基于此 SV 也会发生改变。同样的，床旁的方案如被动抬腿试验可以影响左心室或者右心室前负荷而产生相似的联系。

机械通气和自主呼吸的患者

在自主呼吸过程中，隔肌收缩造成胸腔内压降低、腹内压上升。这也造成一个增加了血液从腹部流向胸腔的正压梯度。由于这个机制，自主呼吸对于增加右心室前负荷和保持血流动力学稳定有很重要的意义。机械通气的实质是增加胸腔内压，降低右心室前负荷，因此产生可预见的负性血流动力学效应。此外，应该注意的是传统正压通气仍然颠覆了根据血流动力学观点得来的吸/呼相，改变了许多呼吸相关的现象如奇脉。一般来说，在 IVC 直径、塌陷性和右心房压力(RAP)之间有密切的联系。图 10－1 已经得到很好的证实，RAP 的降低可以预测容量反应性。另一方面，升高的 RAP 可能与右心室功能障碍有密切联系，并且不能排除液体复苏的有效反应的可能性。

表 10－1 应用 IVC 塌陷指数评估自主呼吸的患者右心房压力的总结

平均 RAP(mmHg)	IVC 直径(cm)	IVC 管径塌陷(%)
0～5	1.2～2.0	>50
5～10	≥2.0	≥50
10～15	>2.0	<50
≥20	≫2.0	<50

机械通气患者动态超声心动图参数

机械通气期间，呼吸引起的左心室 SV 改变的分析可对双心室前负荷依赖性进行动态评估。在 TTE 和 TEE 时，呼吸引起的 SV 改变能够被多普勒分析 VTI 评估。在临床研究中，TEE 测量主动脉最大上升流速或者 VTI 变化，用来预测感染性休克患者补液后的心排量增加，具有高灵敏度和高特异性。呼吸周期截断值最大流速变化值改变 12%，主动脉的速度时间积分下降 20%提示具有反应性。从 TEE 的升主动脉(图 10－3)和降主动脉的观察中能够获得相似的数据。另一种方法是用 2D 影像去确定容量反应性。通过 TEE 的短轴成像，卡内松(Cannesson)通过 TEE 的短轴切面评估 LVDA 变化。他们发现随呼吸变化的 LVDA 达到 16%时，预测容量反应性有 92%的灵敏度和 83%的特异度。相似的原理，在机械通气期间，IVC 直径和 SVC 直径变化也可以用于预测容量反应性(图 10－4)。TTE 的 IVC 管径可以通过肋缘下的长轴平片评估，也可以通过 M－型超声诊断仪的肋骨下长轴观分析和记录(视频 10－6 和视频 10－7)。一般来说，邻近肝静脉血液流入部分被用作 M－型超声诊断仪的取样(图 10－5)。SVC 管径经 TEE 90～100 的纵轴观记录。用 IVC 扩大指数的 12%的截断值[通过使用(max－min)/平均值]、18%的截断值[通过使用(max－min)/min]和 36%的 SVC 塌陷指数去准确地区分有无反应性(90%的灵敏度，100%的特异度)。利用 IVC 的潜在好处是“由于机械通气，作为胸廓内器官的 IVC 受到更多呼吸变异和胸膜腔内压的影响”。尽管似乎 IVC 塌陷性是液体复苏反应性最值得信赖的指数，但它需要 TEE，因此，在美国大部分 ICU 尚不能监测。

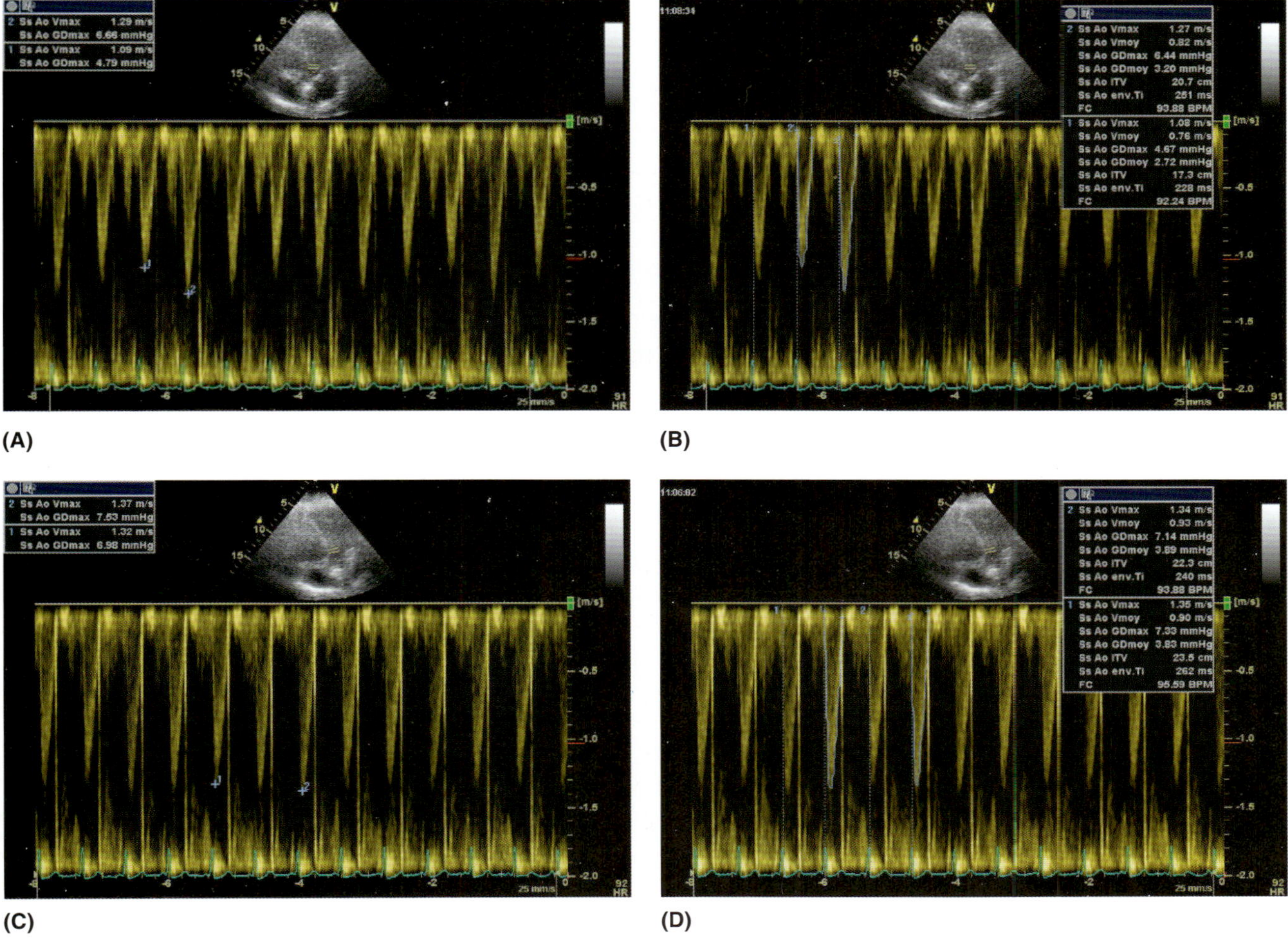

图 10－3　机械通气的患者用经胸超声的脉冲多普勒记录呼吸变化的最大速率(V_{max})(A 和 B)和主动脉血流速度时间积分(B 和 D)

(A)和(C)具有重要意义的呼吸的变化是 V_{max}(V_{max} － V_{min}/[V_{max} + $V_{min/2}$]：1.29 － 1.09/1.19 = 175%)和 VTI(VTI_{max} － VTI_{min}/[VTI_{max} + VTI_{min}/2]；20.7 － 17.3/19 = 18%)。(B)和(D)扩容后相同的患者，呼吸变化衰减：V_{max}(1.37 － 1.32/1.34 = 4%)，VTI(23.5 － 22.3/22.9 = 5%)。VTI，速度时间指数。

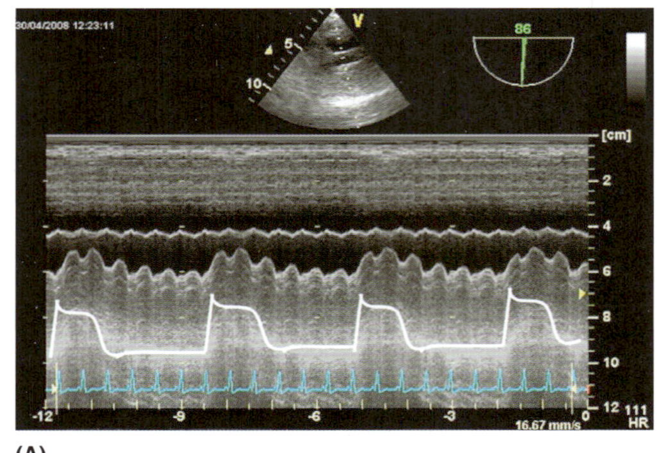

(A)

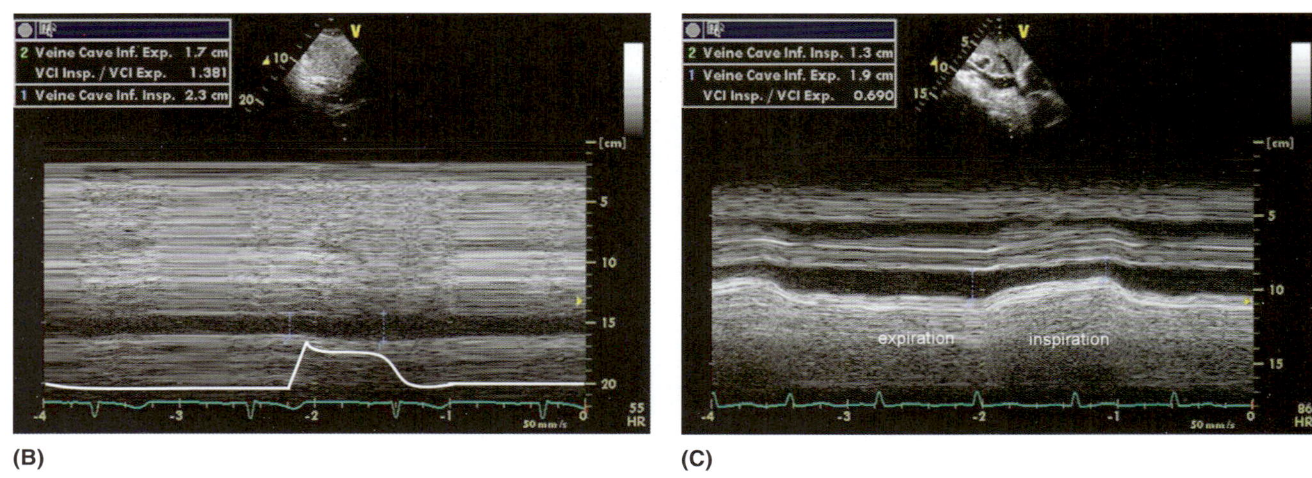

(B) (C)

图 10－4 不同呼吸情况下，腔静脉的变化

（A）经食管超声记录显著塌陷的 SVC。（B）经胸壁超声记录的机械通气患者明显扩张的 IVC。（C）经胸壁超声记录的自主呼吸患者下腔静脉显著可陷性。

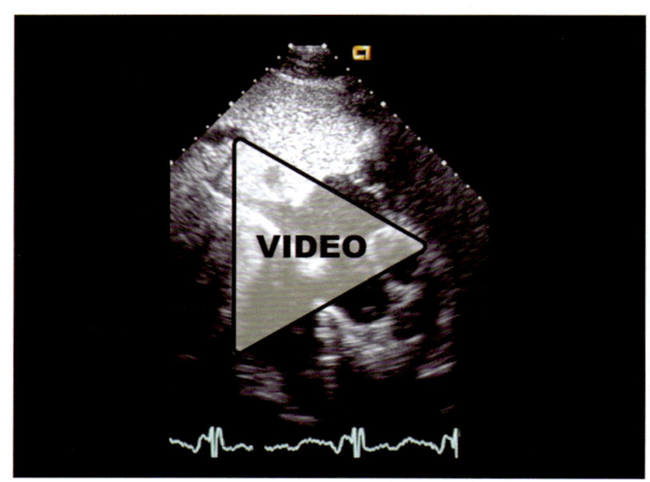

视频 10－6 肋骨下观

正常呼吸时 IVC 萎陷的记录。患者很可能有容量反应性。

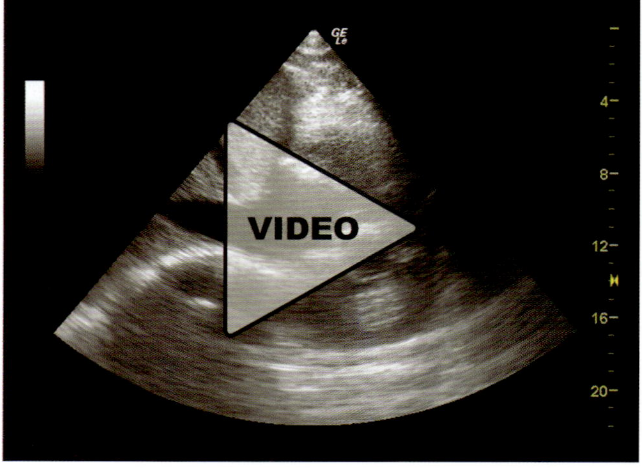

视频 10－7 肋下观

记录到 IVC 缺乏呼吸相关的塌陷性。患者不大可能是容量反应者。

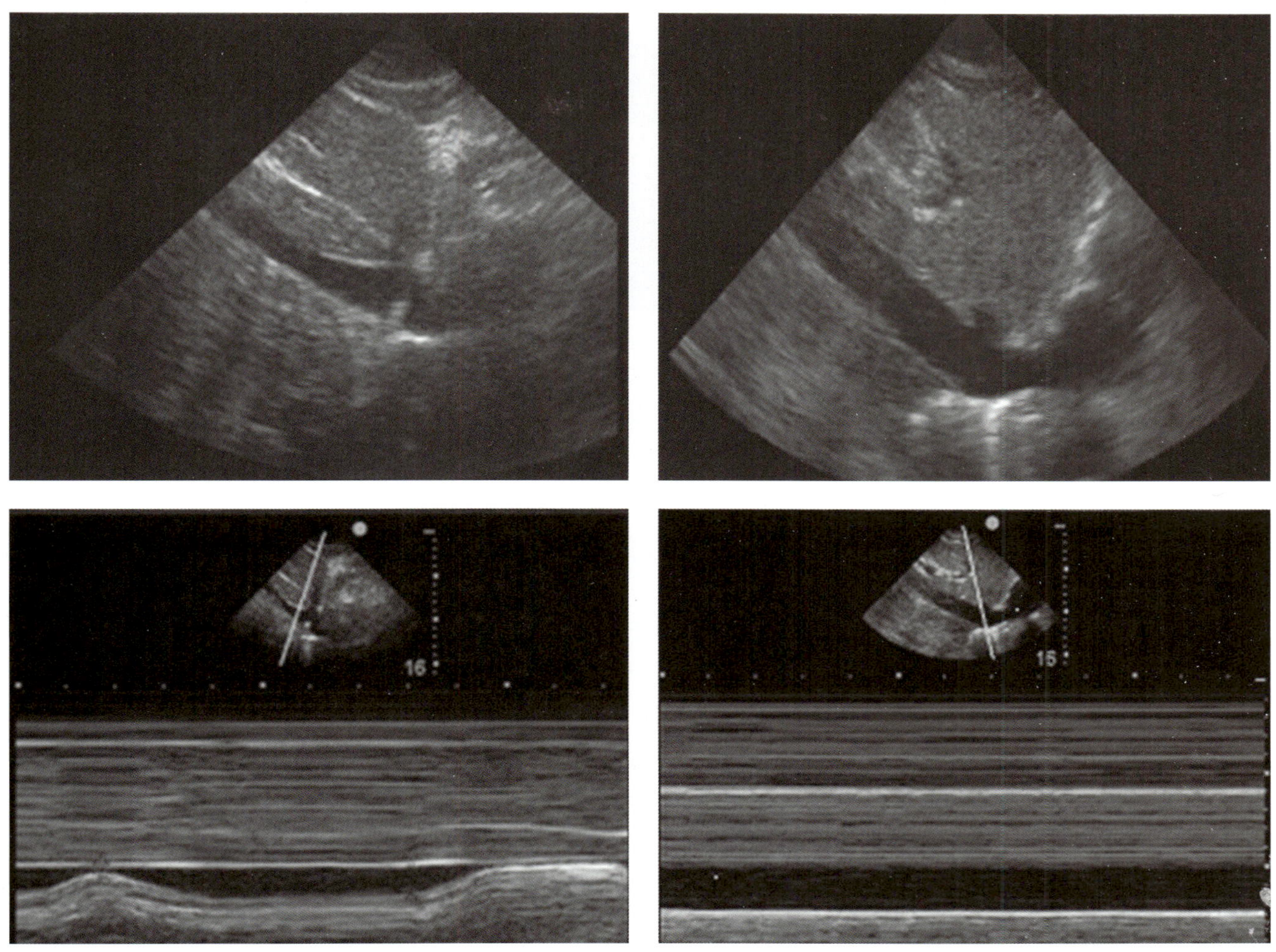

图 10－5 IVC 的 2D 影像和 M－型影像(注意 M－型光标的位置)

左图显示了 IVC 直径随着呼吸有明显变化提示患者存在容量反应性。右图显示患者不太可能对容量复苏有反应。

然而，这些方法并不适用于所有患者。机械通气导致的前负荷变化作为预测容量反应性的指标只可以用于限定流速，通气周期恒定，且没有人机不同步的患者。此外，尽管 PEEP 会影响回心血量和心室功能，但在用超声心动图评估容量反应性时，PEEP 是否有影响还没有被研究。其他要求是包括正常窦性心律、正常腹内压、无严重的右心室功能不全。虽然被动抬腿试验(PLR)阳性反应似乎可以预测机械通气患者的容量反应性(敏感性 90%、特异性 83%)，为了进一步理解在重症患者中 PLR 的作用，还需要进一步研究。

自主呼吸患者的动态超声心动图参数

对于大多数重症患者，PLR 似乎是最有希望用于评估容量反应的方法。已经有报道提出，使用 PLR 去预测前负荷的反应性。试验时，来自下肢的约 300～500 mL 血液进入胸腔内并产生液体负荷相似的血流动力学效应(图 10－1)。在进行这个完全可逆的试验时完全没有液体冲击相关的风险。这个试验包括：患者仰卧，抬高其双腿，使其与床保持 45°角(图 10－6 和视频 10－8)；测量 PLR 之前、当时(有的采取 1～3 分钟后数据)及之后的 SV 和心排量。这将可能实现 TTE(心尖部五腔切面)和 TEE(深部的胃内观)的大动脉的 VTI。并且莫内(Monnet)等提出，当 PLR 引起主动脉血流增加>10%时，将可以预测大动脉血流增加>15%(灵敏度 97%，特异性 94%)对容量扩张有反应。容量扩张即是在 10 分钟注入 500 mL 的等渗盐溶液。这个研究中，71 个患者中的 37 人(52%)对容量扩张有反应，22 个受试者为自主呼吸(自主呼吸患者的辅助吸气模式)。这个研究也评估了呼吸周期导致的脉压变化。作者得出结论，在机械通气患者的容量扩张时，呼吸周期引起的脉压变化>12%和主

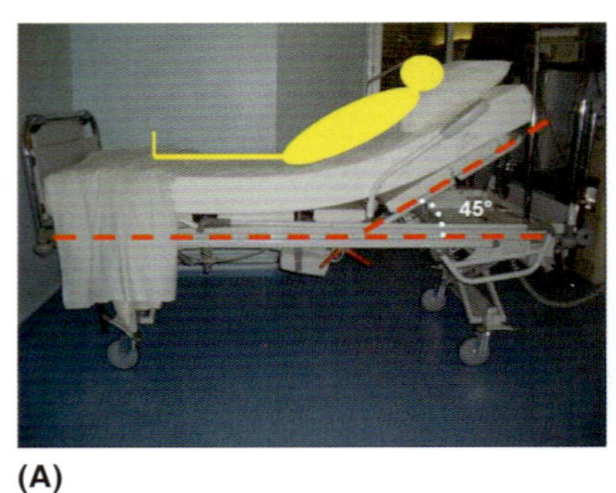

(A)

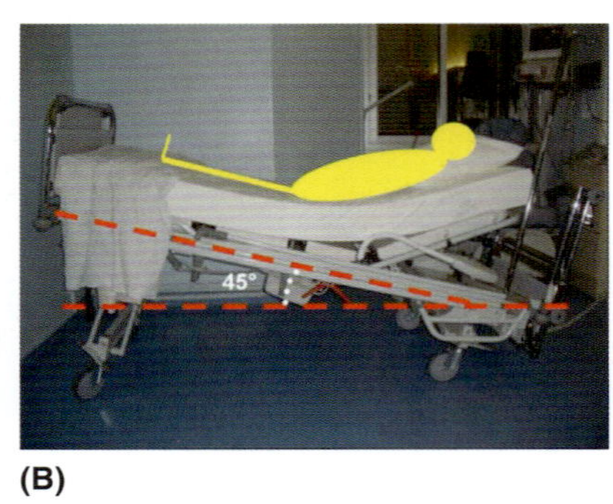

(B)

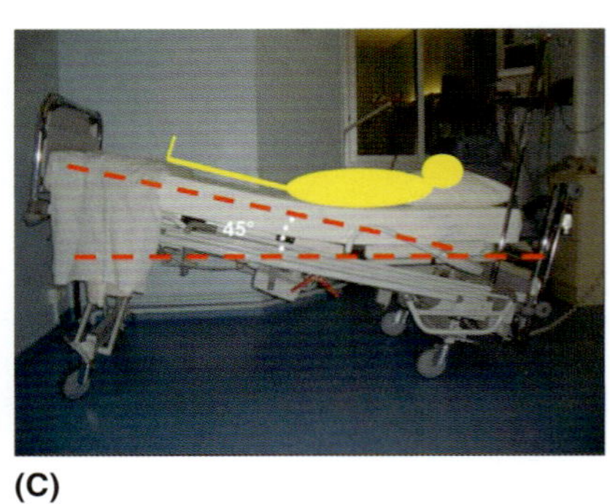

(C)

图 10-6 PLR 的 3 个步骤

(A) 基础状态为患者处于半卧位，患者躯干保持处于水平位 45°。(B) 床尾抬高 45°。(C) 将床头调节至与水平位置。

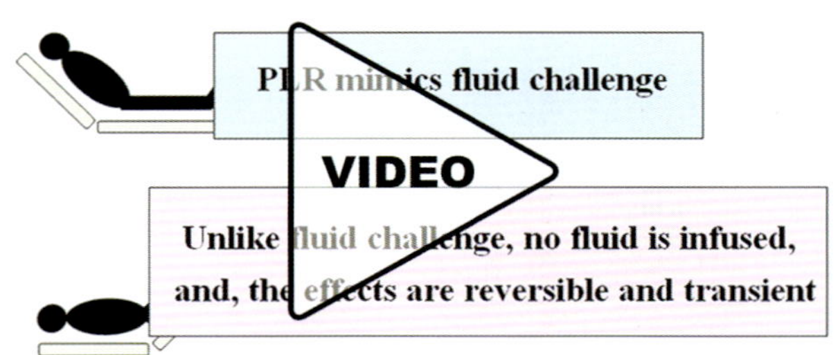

视频 10-8 用生理学基础解释被动抬腿试验

动脉血流增加 15%有相似的预测作用(灵敏度 88%，特异度 93%)。然而，对于自主呼吸患者，呼吸脉搏压变化的预测值是不准确的。在另外的两个研究中，PLR时，自主呼吸患者大动脉 VTI、SV、心排量 TTE 记录。拉米亚(Lamia)等指出，PLR 后容量扩张引起的 SV 增加 12.5%比 SV 增加≥15%有更强的预测容量反应性的预测作用(具有 77%的灵敏度和 100%的特异性)。在这个研究中，自主呼吸的患者进行了插管。前负荷的静态相关指数(如左心室舒张容积和 E/e′的值)不能预测容量反应性。麦泽尔(Maizel)等研究了 34 个自主呼吸的患者：PLR 时，心输出量或者每搏输出量>12%可以较好地预测容量反应性，灵敏度和特异度分别是 63%、89%。此外，这个研究表明，房颤的患者也可以使用 PLR 预测容量反应性。然而，腹内压增加会明显影响 PLR 对容量反应性的预测作用。

预测容量反应性最新的方法是由我们的研究团队最近提出的。用 PLR 时增加的颈总动脉血流量替代测量心排量。这个方法联合技术基础就能够很容易去测量重要器官外周血液的再分布(低阻力血管床，第 26 章)，而这也是一般休克及感染性休克患者的特征。然而，PLR 对心输出量的影响可能是较适中的，可能由于血流再分布或血流介导的动脉扩张，甚至两者同时存在，而导致颈动脉血流大量增加(图 10-7 和表 10-2)。这个方法也可能帮助我们在床旁评估严重休克。如果逐渐增加颈动脉血流量，有正常顺应机制的患者可能使血液流入缺血组织，那么他的缺血状态就不存在了(表 10-2，图 10-8，图 10-9)。在推荐颈动脉血流量作为床旁实验-被动抬腿试验的参考数值之前，还需要更多数据支持。

总之，对于血流动力学衰竭的患者来说，超声心动图提供给重症医师多种确定容量反应性的方法。对于决定容量反应性，超声心动图获得的动态参数远优于关于前负荷的静态指标(无论是压力和超声心动图)。

在重症医学中，有超声心动图基本技能的临床医师可以通过 IVC 直径伴随呼吸的变异性并结合一个小的高动力左心室模式识别去辨别前负荷依赖患者。有高水平经胸超声技术的重症医师可以通过多普勒超声下的 SV 的呼吸变异性(IVC)，及 PLR 时 SV 的改

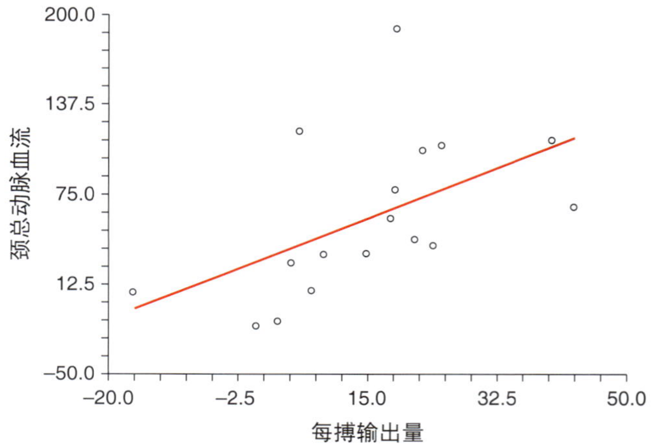

图 10-7 颈动脉血流与每搏输出量

对被动抬腿试验有反应时，颈动脉血流和每搏输出量的关系图，这两种参数在注入 1 000 mL 液体后都呈阳性反应。

表 10-2 PLR 时，容量反应性和非反应性患者的心排量和颈动脉血流反应

	应答者（$n=17$）	非应答者（$n=17$）	
PLR 应答者/非应答者			
最初每搏输出量指数（$mL/min \cdot m^{-2}$）	25.2 ± 6.9	31.2 ± 10.2	$P=0.07$
PLR 后最大每搏输出量（$mL/min \cdot m^{-2}$）	33.8 ± 12.3	31.5 ± 10.3	—
每搏输出量变化（%）	29.8 ± 14.0	0.6 ± 4.7	—
	应答者（$n=18$）	非应答者（$n=16$）	
“真实”液体反应者			
最初每搏输出量指数（$mL/min \cdot m^{-2}$）	26.2 ± 6.9	31.1 ± 10.1	$P=0.12$
射血分数（%）	60 ± 14	45 ± 16	$P=0.02$
每搏量变异（%）	18.0 ± 5.1	14.8 ± 3.4	$P=0.15$
多普勒下颈动脉血流改变（%）	79 ± 32	0.1 ± 14	$P<0.000\,1$
颈动脉血流作为心排量—基准（%）	13.1 ± 7.7	12.9 ± 5.7	—
颈动脉血流作为心排量—PLR 之后（%）	18 ± 27.9	13.1 ± 6.6	—
颈动脉直径变化（mm）—PLR 之后	1.1 ± 0.6	0.2 ± 0.3	$P=0.01$

* 双向性颈动脉血流量代表心排量的百分比。

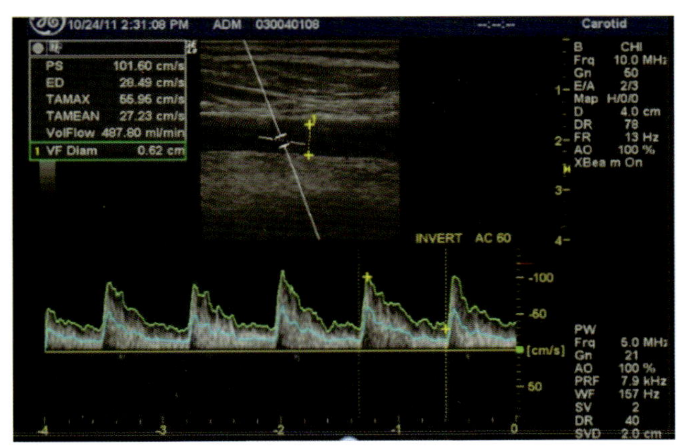

图 10-8 感染性休克患者的颈总动脉流量变化在 PLR 之前

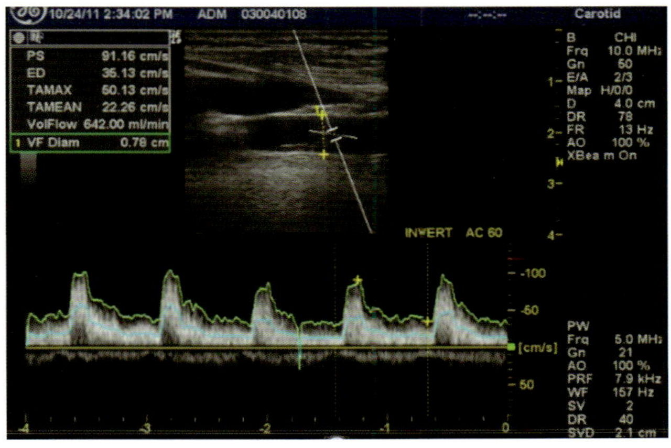

图 10-9 感染性休克患者在 PLR 之后的颈总动脉血流

记录重要的增加的颈总动脉血流。也记录可能由于液体介导的膨胀引起的颈总动脉直径增加。再注入 1 500 mL 乳酸盐林格液之后，这个患者有可能被判定为容量复苏受益和改善血流动力学者。液体介导的膨胀预示着内皮功能障碍的相对缺乏，因此也反应神经激素刺激下重新供血给缺血组织的能力。

变去辨别容量反应性。通过给予 LAP 的评估，多普勒和组织超声的测量可以提供额外的帮助。对于有 TTE 禁忌的患者，有 TEE 技能的重症医师可以有效地利用这个方法。TEE 监测的微创探针的出现也许会为重症医师提供更加安全的 SVC 观，使得 TEE 和左右心室功能的实时监测可以实现，以前这是无法在床旁实现的。颈总动脉血流分析可能形成评估容量反应性和严重休克新的技术工具。机械通气新模型的广泛应用[气道减压通气（APRV），高频振荡通气（HFOV）]给心脏功能和容量反应性效果的评估带来了新的挑战和机会。未来需要更过的研究确定，是否对生理学认识的增加可以改善重症患者的预后。

推荐阅读

Kircher BJ, Himelman RB, Schiller NB. Noninvasive estimation of right atrial pressure from the inspiratory collapse of the inferior vena cava. *Am J Cardiol*. 1990; 66: 493-496.

Feissel M, Michard F, Faller JP, et al. The respiratory variation in inferior vena cava diameter as a guide to fluid therapy. *Intensive Care Med*. 2004; 30: 1834-1837.

Kumar A, Anel R, Bunnell E, et al. Pulmonary artery occlusion pressure and central venous pressure fail to predict ventricular filling volume, cardiac performance, or the response to volume infusion in normal subjects. *Crit Care Med*. 2004; 32: 691 - 699.

Marik PE, Monnet X, Teboul JL. Hemodynamic parameters to guide fluid therapy. *Ann Intensive Care*. 2011; 1: 1.

Michard F, Teboul JL. Predicting fluid responsiveness in ICU patients: a critical analysis of the evidence. *Chest*. 2002; 121: 2000 - 2008.

Feissel M, Michard F, Mangin I, et al. Respiratory changes in aortic blood velocity as an indicator of fluid responsiveness in ventilated patients with septic shock. *Chest*. 2001; 119: 867 - 873.

Barbier C, Loubières Y, Schmit C, et al. Respiratory changes in inferior vena *cava* diameter are helpful in predicting fluid responsiveness in ventilated septic patients. *Intensive Care Med*. 2004; 30: 1740 - 1746.

Vieillard-Baron A, Augarde R, Prin P, et al. Influence of superior vena caval zone condition on cyclic changes in right ventricular outflow during respiratory support. *Anesthesiology*. 2001; 95: 1083 - 1088.

Monnet X, Rienzo M, Osman D, et al. Passive leg raising predicts fluid responsiveness in the critically ill. *Crit Care Med*. 2006; 34: 1402 - 1407.

Lamia B, Ochagavia A, Monnet X, et al. Echocardiographic prediction of volume responsiveness in critically ill patients with spontaneously breathing activity. *Intensive Care Med*. 2007; 33: 1125 - 1132.

Maizel J, Airapetian N, Lorne E, et al. Diagnosis of central hypovolemia by using passive leg raising. *Intensive Care Med*. 2007; 33: 1133 - 1138.

Marik PE, Levitov A, et al. The use of NICOM (Bioreatance) and carotid Doppler to determine volume responsiveness and blood flow redistribution following passive leg raising in hemodynamically unstable patients. *Chest*. 2013; 143(2): 364 - 370.

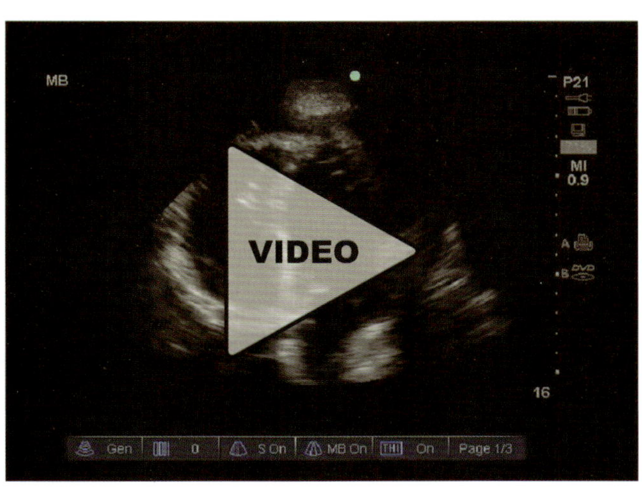

视频 11－11 心尖四腔切面显示了右心室扩大伴随右心室游离壁弥漫性功能障碍以及尖端收缩乏力(麦克康奈征)。

观性和较高的边缘误差。两个征象的联合应用能提高它们的敏感性，而不减少它们的特异性。

▶ 急性呼吸窘迫综合征

对于行机械通气的 ARDS 患者来说，疾病本身的因素以及机械通气相关的因素是右心室后负荷加重的原因，这些因素包括：

1. 肺血管床阻塞(血栓，炎症，间质水肿，肺不张)。
2. 高跨肺压力导致肺毛细血管受压(潮气量和 PEEP 的影响)。
3. 酸中毒和低氧血症使肺血管收缩。
4. 腹腔高压。

在 ARDS 患者中急性肺源性心脏病是常见的。Vieillard－Baron 等人报道了在保护性通气下的 75 名患者中，ARDS 的发生率为 25%，其保护性机械通气定义为平台压＜30 cm H_2O，PEEP 为 6～7 cm H_2O。梅孔索・德萨普(Mekontso－Dessap)等人报告了在使用平均平台压为23 cm H_2O，平均 PEEP 为 10 cm H_2O 的条件下，进行机械通气的 203 名 ARDS 患者中有22%的人出现了 ACP。有趣的是，卵圆孔未闭的患者分流明显增加(34% 比 15%)，在第 28 天患者机械通气的时间更短。超声心动图可以很容易识别可能会导致 ACP 的通气支持模式。一系列的超声心动图可以提醒医师这种可能性的存在，并使其在一个持续而有效的方式中调整治疗方案。

▶ 肺复张

通常情况下，肺复张是在规定的一段时间里应用一个高水平的 PEEP。超声心动图显示伴随有显著血流动力学结果的 ACP 可在肺复张期间发生。这是由于急性右心室后负荷增加，导致肺血管收缩引起肺压力增加，导致心输出量减少以及血流动力学不稳定。

▶ 脓毒症中的急性右心室衰竭

在脓毒症中，左心室和右心室的功能都会减弱。心肌病具有如下特征：急性发作，可逆性，伴随有左心室收缩功能下降表现为正常或减低的左心室充盈压。Vieillard－Baron 等人利用 TEE 发现，30% 的脓毒症心肌病患者中有右心室扩张的表现。当应用机械通气后，右心室功能衰竭合并 ACP 变得显而易见。由于肺血管阻力增加，机械通气可使脓毒症引起功能紊乱的右心室出现 ACP。如果 ACP 进一步发展，临床医师应调整呼吸机的参数设置，减少肺泡扩张、低氧血症和酸中毒，限制静脉补液，增加血管活性药物治疗以保持足够的冠状动脉灌注压。

▶ 右心室梗死

右心室梗死主要是由右冠状动脉阻塞引起。右冠状动脉除了对右心室游离壁供血外，穿过后降支也对左心室下方和下室间隔供血。因此，右心室梗死常伴有左心室下壁梗死，可在心脏彩超发现相应节段性室壁运动异常。当近端右冠状动脉(RCA)闭塞，将会发生严重的急性右心室衰竭。不像 ACP，当衰竭的右心室不能产生足够的心输出量，PAPs 可能不会升高。心肌缺血的诊断线索是室壁异常增厚，左心室下壁和室间隔存在心肌节段性室壁运动异常。继发于右心室扩张而扩大的三尖瓣环，将导致急性三尖瓣反流、RAP 升高、右心房扩大与 IVC 扩张。部分右心室壁失常可被超声心动图发现，他们的存在支持右心室梗死的诊断。要发现右心室壁异常要求有右心室形态多种切面下详细的 2D 影像，但对重症监护室床旁超声而言不具实用性。有兴趣的读者可参考最近的 ASE 指南中对成人右心室的评估，对右心室壁部分以及相关供血动脉的图示和描述。

右心室衰竭前负荷反应性的识别

检测前负荷的敏感性是管理血流动力学衰竭患者的关键部分。患者在机械通气的支持下，当利用动态参数来测量 SV 变化或替代指标测量获得前负荷敏感性时，右心室衰竭可能是一个混杂因素。显著呼吸时相性 SV 变化的辨别(或者 SV 的替代)可以预测前负荷敏感性,患者需在机械通气条件下,去除自主呼吸影响,有足够的潮气量和规律的心率。然而,这些容量反映性的动态参数的评估应该总是结合右心室功能。在正压通气下,右心室衰竭本身能导致显著的脉压变化,而与患者的容量状态无关。原因在于在机械通气期间,胸腔内压的增加对右心室的影响。当胸腔内压增加时,右心室后负荷增加。右心室衰竭出现,将导致右心室 SV 减少,在几个心动周期后,左心室 SV 减少。医师可能错误地认为患者前负荷敏感,事实上,SV 在呼吸相的变化是由相反的右心室室间相互作用导致的,例如,如果不评估右心室功能,"盲目"的医师仅仅依靠动态参数,将错误地认为更多的扩容是必需的。识别 SV 呼吸相的变化,要求医师在以为患者具有容量反应性之前评估右心室功能。出现室间隔运动障碍的 ACP,即使动态参数显示有容量反应性,也表明患者对容量复苏具有禁忌证。

在出现呼吸时相性 SV 变化中,即使右心室衰竭的出现或是液体复苏的禁忌证,患者也可以同时具有右心室衰竭和前负荷敏感性。超声医师应当会识别此类情形。显著 IVC(利用 TTE)和 SVC(利用 TEE)的呼吸时相性变化的存在,将支持右心室衰竭和前负荷敏感性同时存在。SV 对 PLR 的反应性也能用来判定伴有右心室衰竭的存在时是否容量复苏。缺乏 IVC 或 SVC 变化和右心衰竭时伴有 PLR 的 SV 增大是容量复苏的禁忌。

总 结

具有 CCE 技术的重症医师对开展基于多普勒的右心室功能评估能力有限。基本的 CCE 强调一些关键切面的 2D 检查。比如胸骨旁短轴,在心室中部水平的心尖四腔心观以及肋下长轴观对识别右心室功能障碍极为重要。右心室扩张是诊断 ACP 的必要诊断特征,通过基本 CCE 的定性,可以发现伴有室间隔运动障碍。在一个休克的患者中,发现扩大的,运动功能减退的右心室具有重要的诊断意义(如急性肺栓塞,通气设置不当,右心室梗死)。这对容量管理也有重要影响,因为容量复苏将会有相反的结果,导致医师为了降低后负荷而使用利尿剂和血管活性药物。

对高级的超声心动图师来说,在标准的 2D 成像上增加多普勒检查,可对右心室血流动力学功能有精确的评估。定性分析 MPA 水平的频谱多普勒信号,二尖瓣血流可以快速评估右心室流出阻力以及左心室充盈受损。PA 压力的评估较为直接。右心室游离壁厚度可用 2D 或 M-型来测量。如果怀疑是 PE,需要评估 TTE 下的麦克康奈征联合 60/60 征,检查 TTE 或 TEE 下的 MPA 及其分支。呼吸相关性的 SV 变化有可能是右心室功能障碍导致的而非提示前负荷敏感性。在繁忙的 ICU 中,对右心室功能进行广泛的测量不切实际同时也没有必要。重症医师必须决定哪一个指标和患者的临床状态最为相关。超声心动图不仅用来作为诊断工具(如 ACP),而且能用来评估患者对于干预的反应性。机械通气相关的设置如潮气量,呼吸频率,内源性和外源性 PEEP,低氧血症,酸中毒会改变右心室后负荷。可能通过改变设置来改善右心室功能。

参考文献

1. Jardin F, Dubourg O, Bourdarias JP. Echocardiographic pattern of acute cor pulmonale. *Chest*. 1997; 111: 209-217.
2. Ozier Y, Gueret P, Jardin F, Farcot JC, Bourdarias JP, Margairaz A. Two-dimensional echocardiographic demonstration of acute myocardial depression in septic shock. *Crit Care Med*. 1984; 12: 596-599.
3. Etchecopar-Chevreuil C, François B, Clavel M, Pichon N, Gastinne H, Vignon P. Cardiac morphological and functional changes during early septic shock: a transesophageal echocardiographic study. *Intensive Care Med*. 2008; 34: 250-256.
4. Hoffman D, Sisto D, Frater RW, Nikolic SD. Left-to-right ventricular interaction with a noncontracting right ventricle. *J Thorac Cardiovasc Surg*. 1994; 107: 1496-1502.
5. Vieillard-Baron A, Prin S, Chergui K, Dubourg O, Jardin F. Echo-Doppler demonstration of acute cor pulmonale at the bedside in the medical intensive care unit. *Am J Respir Crit Care Med*. 2002; 166: 1310-1319.
6. Elzinga G, Pienne H, De Jong J. Left and right ventricular pump function and consequences of having two pumps in one heart: a study on isolated cat heart. *Circ Res*. 1980; 46: 564-574.
7. Ryan T, Petrovic O, Dillon JC, Feigenbaum H, Conley MJ, Armstrong WF. An echocardiographic index for separation of right ventricular volume and pressure overload. *J Am Coll Cardiol*. 1985; 5: 918-927.
8. Nielsen JC, Kamenir SA, Ko HS, Lai WW, Parness IA. Ventricular septal flattening at end-systole falsely predicts right ventricular hypertension in patients with ostium primum atrial septal defects. *J Am Soc Echocardiogr*. 2002;

15：247－252.

9. Tamborini G，Pepi M，Galli CA，et al. Feasibility and accuracy of a routine echocardiographic assessment of right ventricular function. *Int J Cardiol*. 2007；115：86－89.
10. Frémont B，Pacouret G，Jacobi D，et al. Prognostic value of echocardiographic right/left ventricular end-diastolic diameter ratio in patients with acute pulmonary embolism：results from a monocenter registry of 1，416 patients. *Chest*. 2008；133：358－362.
11. Vieillard-Baron A，Charron C，Chergui K，Peyrouset O，Jardin F. Bedside echocardiographic evaluation of hemodynamics in sepsis：is a qualitative evaluation sufficient? *Intensive Care Med*. 2006；32：1547－1552.
12. Lang RM，Bierig M，Devereux RB，et al. Recommendations for chamber quantification：a report from the American Society of Echocardiography's Guidelines and Standards Committee and the Chamber Quantification Writing Group，developed in conjunction with the European Association of Echocardiography，a branch of the European Society of Cardiology. *J Am Soc Echocardiogr*. 2005；18：1440－1463.
13. Menzel T，Wagner S，Kramm T，Mohr-Kahaly S，Mayer E，Braeuninger S，et al. Pathophysiology of impaired right and left ventricular function in chronic embolic pulmonary hypertension：changes after pulmonary thromboendarterectomy. *Chest*. 2000；118：897－903.
14. Jardin F，Gueret P，Prost JF，Farcot JC，Ozier Y，Bourdarias JP. Two-dimensional echocardiographic assessment of left ventricular function in chronic obstructive pulmonary disease. *Am Rev Respir Dis*. 1984；129：135－142.
15. Rudski LG，Wyman WL，Afilalo J，et al. Guidelines for the echocardiographic assessment of the right heart in adults：a report from the American Society of Echocardiography. *J Am Soc Echocardiogr*. 2010；23：685－713.
16. Kasper W，Meinertz T，Kerstin F，Löllgen H，Limbourg P，Hanjörg J. Echocardiography in assessing acute pulmonary hypertension due to pulmonary embolism. *Am J Cardiol*. 1980；45：567－572.
17. Ribeiro A，Lindmaker P，Juhlin-Dannfelt A，Johnsson H，Jorfeldt L. Echocardiography Doppler in pulmonary embolism：right ventricular dysfunction as a predictor of mortality rate. *Am Heart J*. 1997；134：479－487.
18. Goldhaber S，Visani L，De Rosa M. Acute pulmonary embolism：clinical outcomes in the International Cooperative Embolism Registry（ICOPER）. *Lancet*. 1999；353：1386－1389.
19. Vieillard-Baron A，Page B，Augarde R，et al. Acute cor pulmonale in massive pulmonary embolism：incidence，echocardiographic pattern，clinical implications and recovery rate. *Intensive Care Med*. 2001；27：1481－1486.
20. Pruszczyk P，Torbicki A，Pacho R，et al. Noninvasive diagnosis of suspected severe pulmonary embolism：transesophageal；echocardiography vs spiral CT. *Chest*. 1997；112：722－728.
21. Vieillard-Baron A，Qanadli SD，Antakly Y，et al. Transesophageal echocardiography for the diagnosis of pulmonary embolism with acute cor pulmonale：acomparison with radiological procedures. *Intensive Care Med*. 1998；24：429－433.
22. McConnell MV，Solomon SD，Rayan ME，Come PC，Goldhaber SZ，Lee RT. Regional right ventricular dysfunction detected by echocardiography in acute pulmonary embolism. *Am J Cardiol*. 1996；78：469－473.
23. Kurzyna M，Torbicki A，Pruszczyk P，et al. Disturbed right ventricular ejection pattern as a new Doppler echocardiographic sign of acute pulmonary embolism. *Am J Cardiol*. 2002；90：507－511.
24. Jardin F，Delorme G，Hardy A，Auvert B，Beauchet A，Bourdarais JP. Reevaluation of hemodynamic consequences of positive pressure ventilation：emphasis on cyclic right ventricular afterloading by mechanical lung inflation. *Anesthesiology*. 1990；2：966－970.
25. Howell JB，Permutt S，Proctor DF，Riley RL. Effect of inflation of the lung on different parts of the pulmonary vascular bed. *J Appl Physiol*. 1961；16：71－76.
26. Balanos GM，Talbot NP，Dorrington KL，Robbins PA. Human pulmonary vascular response to 4 h of hypercapnia and hypocapnia measured using Doppler echocardiography. *J Appl Physiol*. 2003；94：1543－1551.
27. Malbrain ML，Cheatham ML，Kirkpatrick A，et al. Results from the international conference of experts of intra-abdominal hypertension and abdominal compartment syndrome. Definitions. *Intensive Care Med*. 2006；32：1722－1732.
28. Vieillard-Baron A，Schmitt JM，Augarde R，et al. Acute corpulmonale in acute respiratory distress syndrome submitted to protective ventilation：incidence，clinical implications，and prognosis. *Crit Care Med*. 2001；29：1551－1555.
29. Mekontso-Dessap A，Boissier F，Leon R. Prevalence and prognosis of shunting across patent foramen ovale during acute respiratory distress syndrome. *Crit Care Med*. 2010；38：1786－1792.
30. Jardin F，Vieillard-Baron A. Is there a safe plateau pressure in ARDS? The right heart only knows. *Intensive Care Med*. 2007；33：444－447.
31. Bouferrache L，Vieillard-Baron A. Acute respiratory distress syndrome，mechanical ventilation and right ventricular function. *Current Opinion in Critical Care*. 2011；17：30－35.
32. Nielsen J，Østergaard M，Kjaegaaard J，et al. Lung recruitment maneuver depresses central hemodynamics in patients after cardiac surgery. *Intensive Care Med*. 2005；31：1189－1194.
33. Jardin F. Acute leftward septal shift by lung recruitment maneuver. *Intensive Care Med*. 2005；31：1148－1149.

34. Parker MM, McCarthy KE, Ognibene FP, Parrillo JE. Right ventricular dysfunction and dilation, similar to left ventricular changes, characterize the cardiac depression of septic shock in humans. *Chest*. 1990; 97: 126 - 131.
35. Jardin F, Brun-Ney D, Auvert B, Beauchet A, Bourdarais JP. Sepsis-related cardiogenic shock. *Crit Care Med*. 1990; 18: 1055 - 1060.
36. Vieillard-Baron A, Caille V, Charron C, Belliard G, Page B, Jardin F. Actual incidence of global left ventricular hypokinesia in adult septic shock. *Crit Care Med*. 2008; 36: 1701 - 1706.
37. Schneider AJ, Teule GJ, Groeneveld AB, Nauta J, Heidendal GA, Thijs LG. Biventricular performance during volume loading in patients with early septic shock, with emphasis on the right ventricle: a combined hemodynamic and radionuclide study. *Am Heart J*. 1988; 116: 103 - 112.
38. Vieillard-Baron A, Schmitt JM, Beauchet A, et al. Early preload adaptation in septic shock? A transesophageal echocardiographic study. *Anesthesiology*. 2001; 94: 400 - 406.
39. Vieillard-Baron A, Prin S, Chergui K, Dubourg O, Jardin F. Hemodynamic instability in sepsis: bedside assessment by Doppler echocardiography. *Am J Respir Crit Care Med*. 2003; 168: 1270 - 1276.
40. Gemayel CY, Fram DB, Fowler LAA, Kiernan FJ, Kelsey AM, Gillam LD. The importance of using multiple windows for the echocardiographic identification of right ventricular infarction. *JACC*. 2001; 37(Suppl 2): 1110 - 1147.

12

心脏压塞的超声心动图诊断

米哈伊尔·利廷斯基　基思·格瓦拉　安东尼·D.斯洛宁

扫描二维码
获取本章视频

引　言

心脏压塞是一种由心包渗出物积聚以及心包内压升高导致心脏压迫的一种异常。心脏压塞可能会使任何与心包渗出相关的医学情况恶化，即使并不等同于大量心包渗出，它仍有自己基于血流动力学和超声心动图征象的特殊的诊断标准。心脏压塞导致的梗阻性休克应被视作十分紧急的情况。外科学、内科学和急诊医学的专科医师应熟悉该病的病理生理学、临床表现以及自然进程以避免延误评估和管理危及生命的情况。超声心动图对诊断心脏压塞和积液引流是一种重要的工具。床旁的超声心动图常被重症科医师用来作为重症患者的监护手段之一。因此，认识心脏压塞的超声心动图征象对重症医学科医师是非常有必要的。

病理生理学

在一个健康人中，心包压要比大气压低且极其接近于胸内负压。当心包经过一段时间扩张以适应液体的积聚，心包腔将在任一时间保持恒定不变。因此，在心脏收缩期，由于心室迅速缩小，心包压就变得更负。心包内压的下降与心室收缩产生向前的血流可以促使回流入心房的静脉血增加。在舒张期，由于心室的扩张，心包压增加，这将在心房和心室推动血流向前产生一个压力梯度，这被定义为舒张期快速充盈期。

在舒张期，心房收缩，心室完全充盈。心脏压塞发生于心包压到达一个临界点，即心腔内舒张压平衡，房室间和心室间对充盈容积出现“争夺”，以及血流动力学受到影响。

首先，在舒张晚期，心包压超过了中心静脉压和心房压，导致右心房和中心静脉塌陷，因此右心室充盈容积减少。在约为25%的患者中发现了左心房塌陷，它是一个心脏压塞的很特异的征象。当右心室收缩时，心包压降低，减轻了右心房的压缩。当心包积液积聚以及心包压持续升高，即使在舒张早期，极少的压力增加将导致右心房和右心室的塌陷。右心房塌陷时间大于30%的心脏周期以及舒张早期右心室塌陷，均对心脏压塞的诊断都有高度特异性(>80%)。

在呼吸周期的影响下，心室间的竞争更为显著。在吸气期间，胸膜腔内压降低(变得更负)，右心室内血流增加。因为在心脏压塞中，心包压充分地升高，右心室适应了增加的血流量会使室间隔向左心室偏曲(图12-1)。这导致吸气期间左心室心搏量降低以及外周血压降低。在呼气时，当胸膜腔内压增加(负的更少)，外周静脉回流减少。因为需要适应更少的容积，右心室扩张得更少了，相反，将允许肺静脉回流入左边的心脏腔室，而导致室间隔项右心室膨出。这将阻碍外周静脉回流以及出现导致血流动力学不稳的“恶性循环”。

流行病学和病因学

在最近一项关于治疗50名大量心包积液患者的

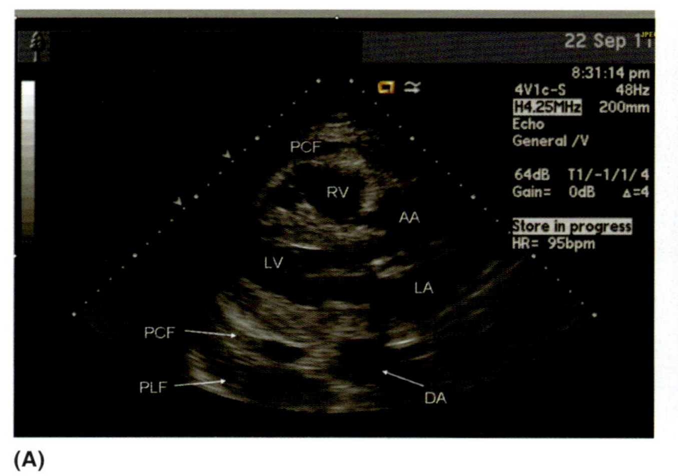

(A)

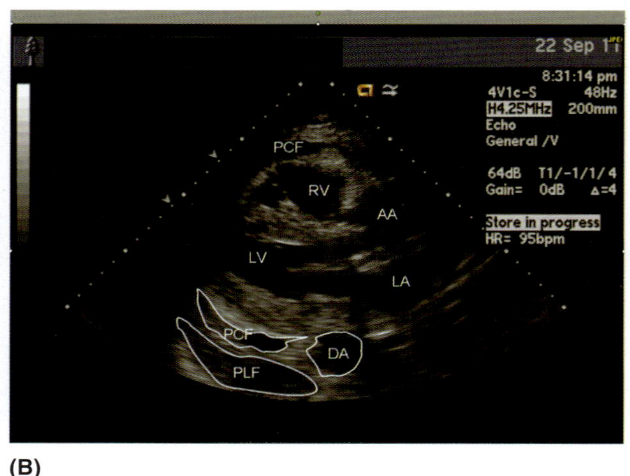

(B)

图 12－1 胸骨旁的长轴切面图

(A) 胸骨旁长轴切面。显示了胸膜、心包渗出物以及降主动脉的空间关系。仰卧位时,心包渗出物在胸腔积液的前方,降主动脉的后方。(B) 白线显示的是胸膜、心包渗出物以及降主动脉的大概边界。LV: 左心室;RV: 右心室;PCF: 心包积液;PLF: 胸腔积液;DA: 降主动脉;AA: 升主动脉;LA: 左心房

回顾性研究中,由卡布库(Kabukcu)等人区分了 80%患者的发病原因。大量心包积液最常见的病因是癌症(30%),其次为先天性失调(20%)。其他原因包括尿毒症(22%)、病毒感染(10%)以及自身免疫紊乱(8%)。少数的病例归因于德雷斯勒(Dressler)综合征、肺结核、化脓性心包炎和创伤。在另外的欧洲的文献中,包含有 322 名患者,大量心包积液的最常见原因为近期进行的心脏外科手术或血管内手术的医源性并发症(14%),癌症和心肌梗死(分别为 9%)和慢性肾功能衰竭(7%)。在该文章中,与大量心包积液相反,心脏压塞最常见的原因是特发性心包炎(23%)和非医源性渗出(仅 18%)。在一项回顾性分析中,有 4 561 名患者经历了开心手术,Josepg 等人发现仅有 1%的患者有中到大量的胸膜渗出,其中约有 1/3 的患者在超声心动图中有心脏压塞的征象。在围手术期期间使用抗凝剂,女性和瓣膜手术的患者有较高的风险出现心包渗出。在综合 ICU 患者中,心脏压塞的流行病学尚未进行系统性研究,绝大多数的研究都只关注心包积液的存在。

临床和实验室研究

心脏压塞属于临床急症,及时诊断至关重要。在很多病例中,临床医师可能要辨别潜在导致心包液体积聚甚至出现心脏压塞的疾病。追溯恶性肿瘤史、近期开心手术或血管内手术,未控制的甲减或合并有组织疾病的休克患者,都是能有助于识别导致心脏压塞的重要危险因素。心脏压塞的血流动力学表现为梗阻性休克。患者普遍有低血压、心动过速,伴有全身灌注不足的征象,例如乳酸水平的升高和终末器官功能障碍。心动过速的机制是为了在心搏量降低时允许维持足够心输出量。患者也许会诉气短、胸痛、腹部不适、烦躁不安,可能反射性内脏出血。可能会出现心悸。然而,这些表现都不特异。因此,应该考虑一个广泛的不同的诊断。

贝克三联征(Beck's triad)是美国外科医师克劳德·S.贝克(Claude S.Beck)在 1935 年首次用于描述心胸手术后发展为急性心脏压塞的患者。该三联征的经典体征为动脉压降低、颈静脉充盈以及心音听不清(或遥远)。患者的心包积液的积聚渗出经过了很长时间,可能由于适应了心包腔内大量的液体量,患者可以只有很轻微的症状甚至没有症状,只是在超声检查中发现心脏压塞的生理反应。另外一个有利于临床医师发现心脏压塞的阳性体征即奇脉(PP)。

PP 为吸气期间收缩压降低大于 10 mmHg。其潜在的机制为,在吸气时,由于室间隔偏向左心室,导致左心室搏出量减少,收缩压过度地降低代表了左心室充盈受损。如上所述,这个过程与自主吸气时外周静脉回流入右心腔室增加有关,且没有足够的心包腔室来容纳扩张的右心室。PP 一词是用词不当,然而它并非一个"悖论",只不过是用来强调发生于健康个体。PP 的测量是由血压计袖口放气直到听到第一个科罗特科夫音(Korotkoff tone),这时检查者应该注意吸气时此音的消失以及呼气时再次出现。然后,让袖带更进一步放气,直到科罗特科夫音在两个时相都

能清楚地听到。这两个时相的收缩压不同就叫做“奇脉”。有时,吸气时脉搏强度的明显减弱可通过触诊患者的脉搏发现,这个体征是由库斯莫尔(Kussmaul)在 1873 年首次发现的。PP 的描述最常与心脏压塞相联系,关于 PP 的不同诊断包括梗阻性休克的其他原因,例如大面积 PE 和张力性气胸。

心脏压塞患者有可能听见心包摩擦音,这与认为心包摩擦音只在急性心包炎出现的一般概念相反。当大量的液体积聚在心包腔内,有经验的检查者将会注意到尤尔特征(Ewart's sign)。尤尔特征是由于大量心包积液使左肺下叶支气管受压导致左肺基底部出现支气管呼吸音。

胸部 X 射线(CXR)对心脏压塞诊断缺乏必要的敏感性,但是,它的敏感性足以诊断大量心包渗出。在急性“外科相关的”压塞中,少量液体的快速积聚可能出现心脏压塞,但是在 CXR 下没有任何变化。在 CXR 中心脏的轮廓不会变化,直到心包腔内有至少 200 mL 的液体增加。当心包渗出物增多,CXR 上的心影更接近球形。心包大量积液在胸片上最新的特异的一个征象为“脂肪垫”征,从胸部侧位片观看最佳。此征象即心外膜及胸骨后脂肪组织被心包积液所分离。一项荟萃分析发现,胸片中心扩大用于诊断心脏压塞的敏感性大于 89%。肺水肿并非“医学上”心脏压塞在胸片的特征性征象,医师应该迅速考虑到其他的解释。

心脏超声(EKG)应该对部分重症患者有效果。在 EKG 中,“心电交替”是用来形容一个或多个振幅改变的名词。它是大量心包积液的一个很特异的征象,当含有两个波(QRS、P 或 T 波)时,可以确诊心脏压塞。心电交替是由于在充满液体的心包中心脏大量摆动,伴随每次心跳心脏电轴发生变化导致(视频 12-4)。EKG 其他的特征包括 QRS 低电压和心律失常。

心脏压塞的超声心动图

对诊断心脏压塞,超声心动图是最基本的诊断方式。在过去的几十年里,床旁超声作为一个可以快速诊断以及有利于治疗的手段受到很多的重症医师的喜爱。

▶ 心包渗出对比胸膜渗出

超声中辨别心包和胸腔渗出很重要,因为大量的胸腔渗出积液可以导致梗阻性休克,且他们的处理有所区别。一般超声心动图开始从胸骨旁长轴切面开始。操作者应该调整超声的深度来优化位于心脏周围的可视结构,包括肺脏和胸膜腔。降主动脉位于左心房的后方。评估降主动脉和心脏周围间的空间关系,可以使医师更容易区别心包腔液体与胸膜腔液体。大量的心包积液常在左心房和降主动脉间扩张,然而胸膜渗出存在于降主动脉后方(图 12-1 和视频 12-1)。

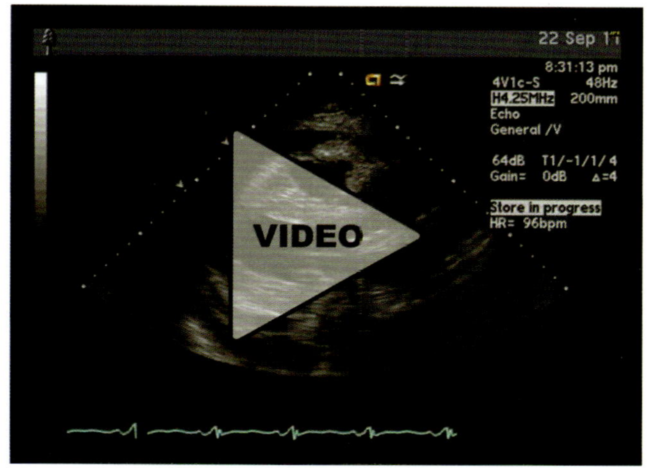

视频 12-1 胸骨旁长轴切面

显示了胸膜、心包积液以及降主动脉的空间关系。仰卧位时,心包渗出物在胸腔积液的前方,降主动脉的后方。

▶ 心包渗出物的定量测定

仰卧位时,心包液体围绕心脏壁后方积聚。在胸骨旁长轴窗可见呈圆周样的心包渗出,通常提示大量的心包积液。胸骨旁短轴和四腔心切面(心尖和肋下)或许能提供心脏腔室更好的空间结构以及更好的定量测定心包液体量(图 12-2 至图 12-4,视频 12-2 至视频 12-4)。Horowitz 及其同事对 41 名患者在心脏手术前进行心脏超声检查,显示 M-型技术可以相对精确地评估心包渗出量。此项发现随后得到 Parameswaran 及其同事证实。然而在由 M-型超声评估的心包渗出物总量与直接抽吸获得的液体总量有一些不符。这项差异的产生主要是由于假设心包积液在心包囊内分布一致,事实上,它是分布不均匀的。认识到这个局限性,D 克鲁兹(D'Cruz)和霍夫曼(Hoffman)运用一个针对长椭圆的容积公式,在超声的心尖四腔心切面,用于估计心包腔和心脏容积。心包渗出的量等于心包腔容积减去心脏容积。这个方法显示出实际心包液体量和估计的容积有良好的相关性($r = 0.97$)。然而,这些计算很难且很少用于临床。

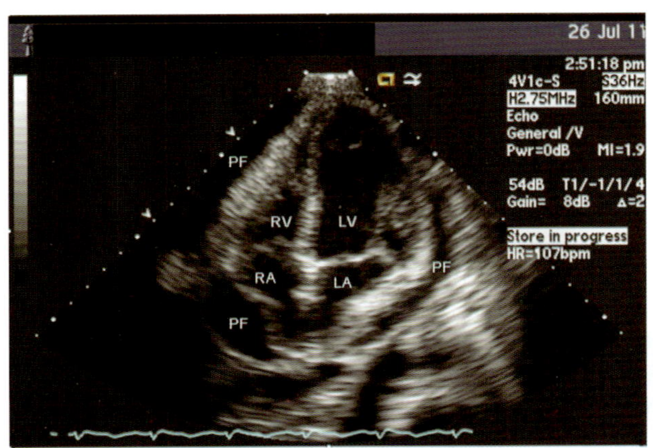

图 12-2 心尖四腔切面

显示存在大量心包积液。舒张期右心房塌陷。LV：左心室；RV：右心室；LA：左心房；RA：右心房；PF：心包渗出物。

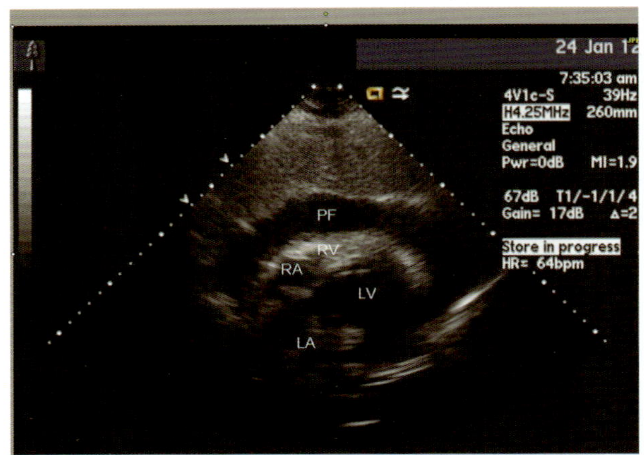

图 12-3 剑突下切面

显示大量心包积液。舒张早期右心室完全塌陷，是心脏压塞的典型征象。

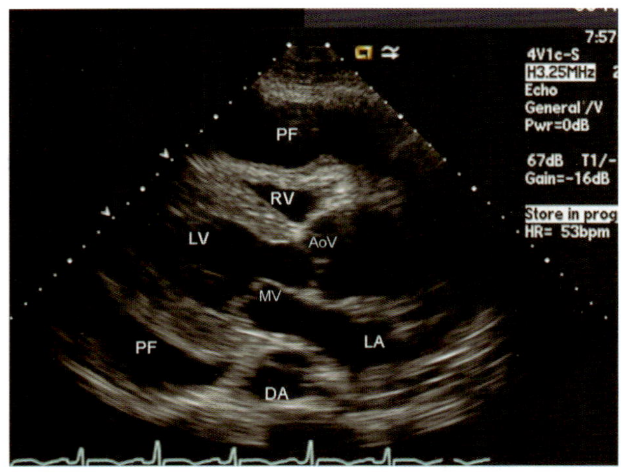

图 12-4 胸骨旁长轴切面

心脏周围存在大量心包积液。舒张早期（二尖瓣打开，动脉瓣关闭时）右心室塌陷。降主动脉管腔内片状物体，提示解剖性动脉瘤。PF：心包渗出物；LV：左心室；LA：左心房；DA：降主动脉。

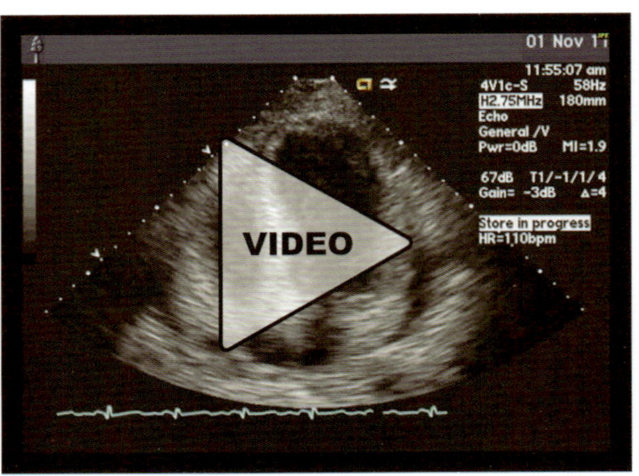

视频 12-2 心尖四腔心观

显示大量心包渗出物。舒张期右心房塌陷。

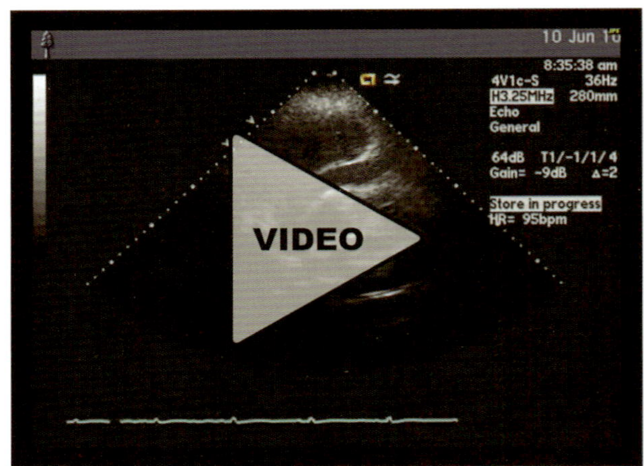

视频 12-3 剑突下切面

显示大量心包积液。舒张早期右心室完全塌陷，是心脏压塞的典型征象。LV：左心室；RV：右心室；LA：左心房；RA：右心房；PF：心包渗出物。

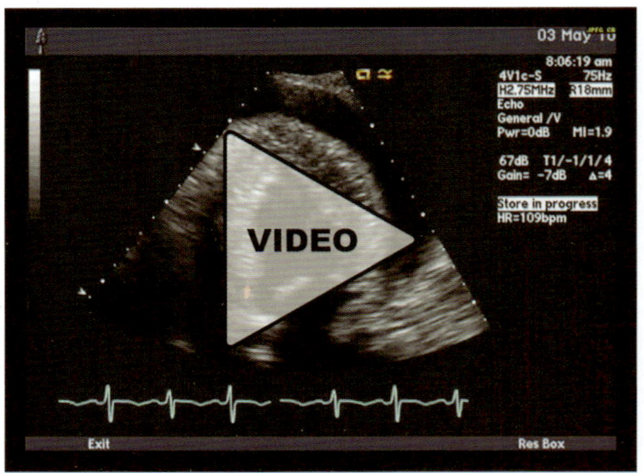

视频 12-4 心尖四腔切面

显示大量心包积液以及心脏“摆动”。

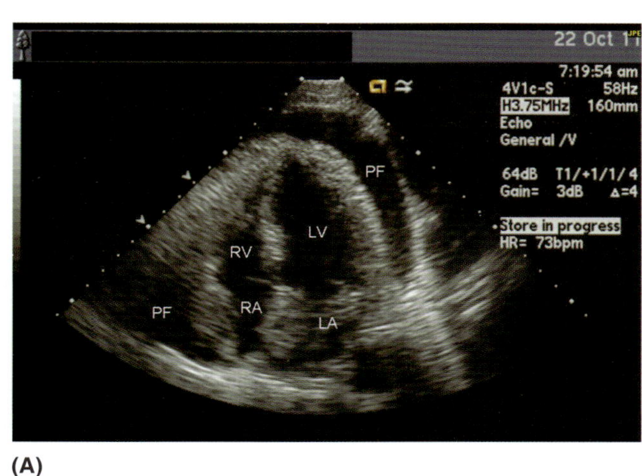

(A)

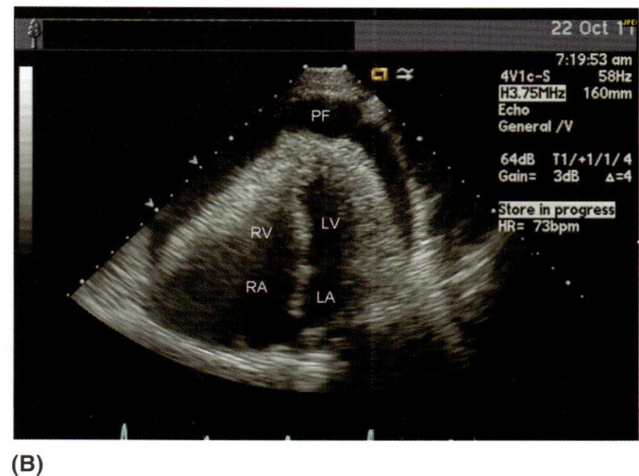

(B)

图 12-5 呼气时室间隔偏向右心室，吸气时偏向左心室

（A）室间隔偏向右心室，吸气时偏向左心室。（B）PF：心包渗出物；LV：左心室；RV：右心室；LA：左心房；RA：右心房。

▶ 心脏压塞的 2D 超声心动图特征

心脏压塞的 2D 超声心动图特征反映了上述的病理生理学变化。在舒张晚期右心房塌陷是心脏压塞生理学的早期征象，且对诊断有 100%的诊断敏感性（图 12-2 和视频 12-2）。肋下和心尖四腔心切面观察右心房视野最佳（图 12-2，图 12-3 和视频 12-2，视频 12-3），同时也能很好的发现大量心包渗出和心脏“摆动”（视频 12-4）。随着心脏压塞逐渐进展中，在舒张早期，右心室出现了塌陷的征象（图 12-3 和视频 12-3，视频 12-5）。同时，室间隔在吸气时偏向左心室，呼气时偏向右心室更加明显（图 12-5）。在展示和解释超声心动图研究时，认识心动周期很重要。在舒张晚期，二尖瓣和三尖瓣开放，主动脉瓣关闭。在心脏收缩期间，房室瓣关闭，主动脉瓣开放（图 12-4 和视频 12-5）。肋下切面检查同样要求检查者评估 IVC 的直径及其随呼吸的变化。心脏压塞中，IVC 通常扩大，在自主吸气时，IVC 直径无明显缩小（图 12-6 和视频 12-6）。这是因为在舒张期右边的心脏腔室不能够完全扩张以容纳回流的 IVC，而导致血流淤滞于 IVC。

临床医师应该注意一些心脏压塞经典超声心动图征象的特殊情况的存在（如心包液体和舒张期右侧心脏腔室的压迫）。例如，在心胸外科手术后患者可能很难从 TTE 发现陈旧性心房内血肿，这可能需要由 TEE 来确认诊断。在这种情况下，左心房或左心室的单独压迫可能导致肺水肿，肺水肿在右边的心脏腔室受累时通常不易发现。由戈拉帕迪尔克（Gollapudiet）等人最近报告的一个病例表明，在慢性

视频 12-5 胸骨旁的长轴观

大量的心包积液。右心室在舒张期几乎塌陷。

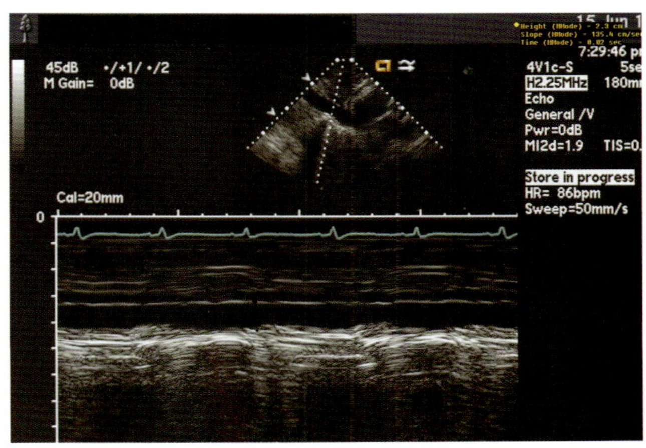

图 12-6 IVC 充盈

呼吸时，IVC 的直径没有周期性变化。

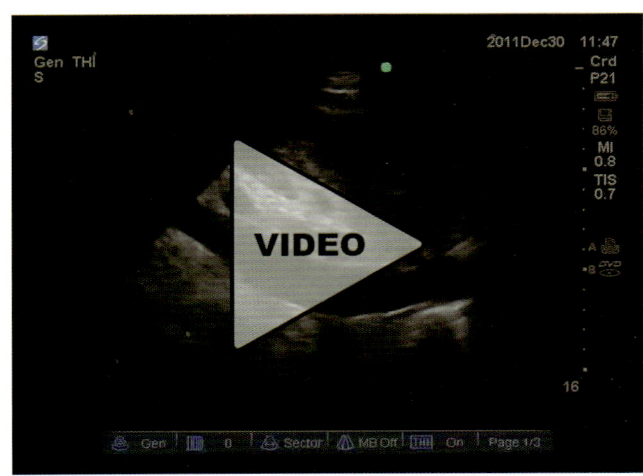

视频 12－6 IVC 充盈

IVC 扩张，直径不随呼吸改变。IVC 充盈是右心房压力升高的一个征象。

肺部疾病相关的急性肺动脉高压中，圆周样的心包渗出物能导致左心室压塞。

▶ 脉冲波的多普勒成像

脉冲波多普勒成像要求医师要评估跨瓣流量。在心脏压塞中，跨瓣流量可能有很大改变，且能作为提示心包渗出影响血流动力学的标志。一次吸气能使经肺动脉瓣和三尖瓣的流量增加 40%～50%，使经大动脉和二尖瓣流量减少 20%～45%，后者表明了患者人群中的血流动力学不稳(图 12－7)。右心房和右心室的同时松弛(舒张功能紊乱)是致心脏压塞的标志。E/A 比值相反是舒张功能紊乱的特征，且能在心

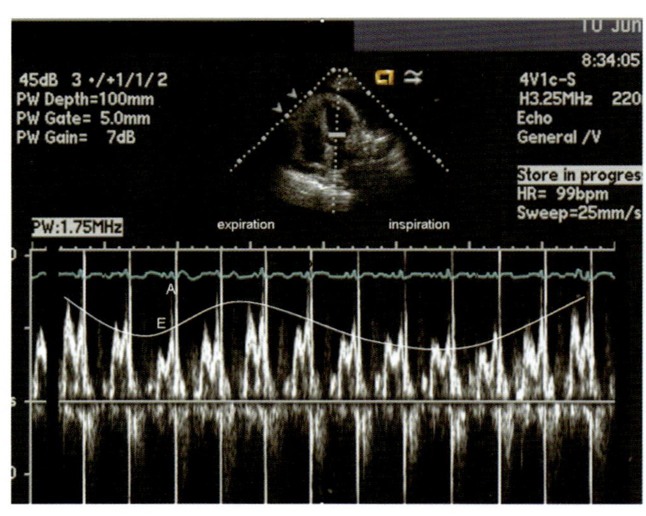

图 12－7 呼吸时的二尖瓣血流变化

呼气时血流增加，吸气时减少。可观察到 E/A 比值倒置，提示左心室舒张功能受损。

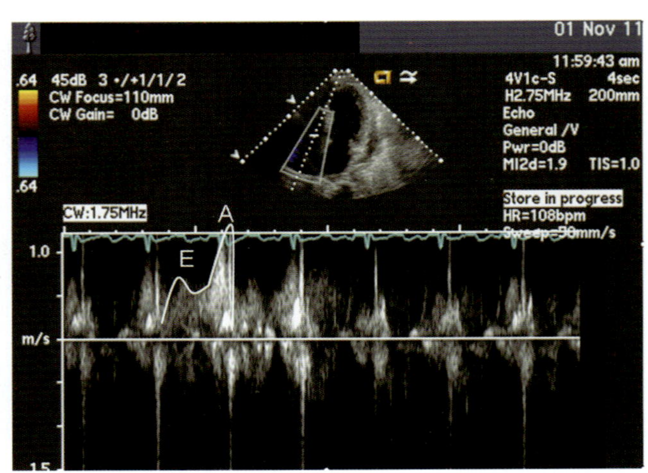

图 12－8 三尖瓣水平的 E/A 比值倒置（早期到晚期的跨瓣血流）

反映了右心室舒张功能损害。

脏压塞时观察到(图 12－8)。在正常情况下，绝大部分的右心室充盈发生在舒张早期(E)，占右心室充盈容积的 80%。由于心房收缩右心室余下 20% 的充盈量发生于舒张晚期(A)。因此，在多普勒超声中，经三尖瓣和二尖瓣血流的早期成分可见有比晚期成分更高的棘波。心脏压塞中则与之相反(图 12－7，图 12－8，视频 12－7)。

▶ 心脏压塞的治疗

心脏压塞治疗的最终目标为减轻心包渗出和术后血肿对心脏腔室的压迫。治疗可通过心包穿刺术或心包切开术来完成。在准备阶段，初始液体复苏以

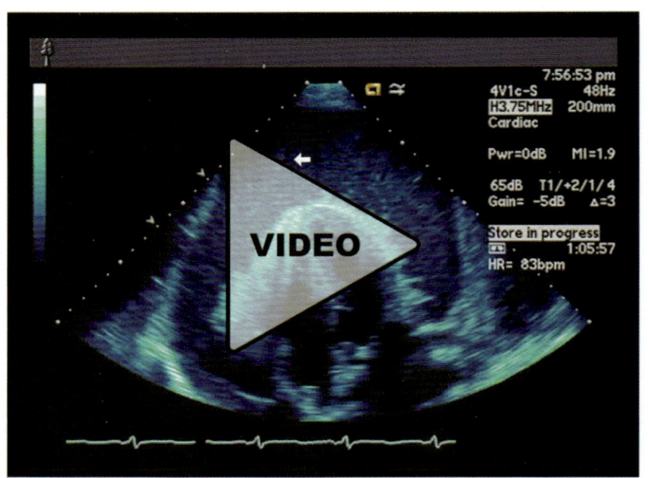

视频 12－7 超声引导剑突下心包穿刺

获得一个较好的肋下切面，在剑突及左肋缘间进针。利用实时超声，可视地进针直到进入心包腔内(视频由 A.Levitov.提供)。

纠正潜在的低血容量状态很重要，这样可减缓心脏腔室的塌陷。在心脏压塞中，儿茶酚胺可提升心指数、体循环阻力和平均动脉压，但不提升大脑和肾脏血流。

在心包穿刺时使用超声，要求操作者找到积液积聚的最大面积。它增强了操作的安全和精准性，为操作提供导向，确认在心包腔中合适的导管放置位置，利用对比剂“气泡”来避免穿刺入右心室。心包穿刺的技术方面内容将在第 24 章讨论。简而言之，用一根 16～18 号针在剑突与左肋缘之间插入。针管可由超声引导，在它进入心包囊时利用肋下窗可见（图 12－9）。然后置入导管后可持续的引流渗出物。即使去除少量（50 mL）的液体就能够恢复无抵抗患者的血流动力学，这是不常见的。外科引流可用于其他种类的渗出，包括恶性肿瘤或者血肿。当不可避免需要引流心包积液时，在 ICU 中利用抗利尿激素和液体治疗是重要的辅助手段。

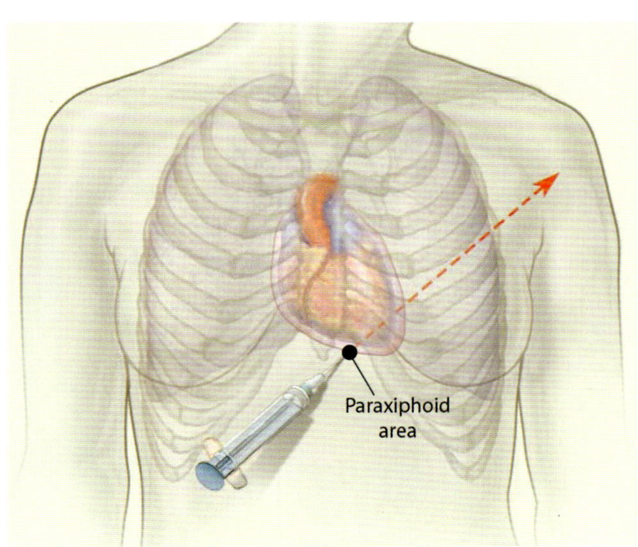

图 12－9 超声引导剑突下心包穿刺

获得一个较好的肋下切面后，在剑突及左肋缘间进针。用 16～18 号针带负压在剑突与左肋缘之间插入。在实时超声引导下可视进针进入心包（选自 Spodick DH. Acute cardiac tamponade. *N Engl J Med*. 2003；394：684－690）。

总　结

心脏压塞是一种心包压升高和舒张期心脏腔室塌陷的危及生命的急症。高度怀疑心脏压塞基于临床医师对这个疾病的认识，EKG 和 CXR 的征象，一旦怀疑，临床医师应该立刻开始行超声心动图检查。心胸外科手术后的心脏压塞，是由于术后血肿的形成，可能没有大量积液出现。在这种情况下，及时行 TEE 可使医师建立诊断。

心脏压塞的超声心电图特征包括舒张期右心房和右心室塌陷，吸气期间右侧跨瓣血流以及呼气时左侧跨瓣流量的增加。舒张性右心室或左心室功能紊乱表明，出现通过三尖瓣和二尖瓣的舒张晚期流量的优势超过舒张早期流量（E/A 比值倒置）。治疗性心包穿刺术时，超声心动图使得操作者可以确定置管位置，以及尽可能减少穿刺并发症如穿刺进入右心室。

参考文献

1. Guidelines on the Diagnosis and Management of Pericardial Diseases. The Task Force on the Diagnosis and Management of Pericardial Diseases of the European Society of Cardiology. *Eur Heart J*. 2004；25：587－610.
2. Rhee PM，Foy H，Kaufmann C，et al. Penetrating cardiac injuries：a population based study. *J Trauma*. 1998；45：366－370.
3. Reddy PS，Curtis EI，Uretsky BF. Spectrum of hemodynamic changes in cardiac tamponade. *Am J Cardiol*. 1990；66：1487－1491.
4. Beloucif S，Takata M，Shimada M Robotham JL. Influence of pericardial constraint on atrioventricular interactions. *Am J Physiol*. 1992；263：H125－H134.
5. Fusman B，Schwinger ME，Charney R，et al. Isolated collapse of left-sided heart chambers in cardiac tamponade：demonstration by two-dimensional echocardiography. *Am Heart J*. 1991；121：613－616.
6. Gillam LD，Guyer DE Gibson TC，et al. Hydrodynamic compression of right atrium：a new echocardiographic sign of cardiac tamponade. *Circulation*. 1983；68：294－301.
7. Boltwood CM Jr. Ventricular performance related to transmural filling pressure in clinical cardiac tamponade. *Circulation*. 1987；75：941－955.
8. Kabukcu M，Demircioglu F，Yanik E，Basarici I，Ersel F. Pericardial tamponade and large pericardial effusions：casual factors and efficacy of percutaneous catheter drainage in 50 patients. *Tex Heart Inst J*. 2004；31：398－403.
9. Sagrista-Sauleda J，Mercé J，Permanyer-Miralda G，Soler-Soler，J. Clinical clues to the causes of large pericardial effusions. *Am J Med*. 2000；109：95－101.
10. Joseph MX，Disney PJ，Da Costa R，Hutchison SJ. Transthoracic echocardiography to identify or exclude cardiac cause of shock. *Chest*. 2004；126：1592－1597.
11. Spodick DH. Acute cardiac tamponade. *N Engl J Med*. 2003；349：684－690.
12. Beck C. Two cardiac compression triads. *J Am Med Assoc*. 1935；104：714－716.

13. Guberman BA, Fowler NO, Engel PJ, Gueron M, Allen JM. Cardiac tamponade in medical patients. *Circulation*. 1981; 64: 633 - 640.
14. Fowler NO. Physiology of cardiac tamponade and pulsus paradoxus, I: mechanisms of pulsus paradoxus in cardiac tamponade. *Mod Concept Cardiovasc Dis*. 1978; 47: 109 - 113.
15. Spodick DH. Pericardial rub: prospective multiple observer investigation of pericardial friction in 100 patients. *Am J Cardiol*. 1975; 35: 357 - 362.
16. Heinsimer JA, Collins GJ, Burkman MH, Roberts L Jr, Chen JT. Supine cross-table lateral chest roentgenogram for the detection of pericardial effusion. *JAMA*. 1987; 257: 3266 - 3268.
17. Roy CL, Minor MA, Brookhart Am, Choudhary NK. Does this patient with pericardial effusion have a cardiac tamponade? *JAMA*. 2007; 297: 1810 - 1818.
18. Goldberger AL, Shabetai R, Bhargava V, West BJ, Mandell AJ. Nonlinear dynamics, electrical alternans and pericardial tamponade. *Am Heart J*. 1984; 107: 1297 - 1299.
19. Melniker LA, Leibner E, McKenney MG, Lopez P, Briggs WM, Mancuso CA. Randomized controlled clinical trial of point-of-care, limited ultrasonography for trauma in the emergency department: the first sonography outcomes assessment program trial. *Ann Emer Med*. 2006; 48: 227 - 235.
20. Alam HB, Levitt A, Molyneaux R, Davidosn P, Sample GA. Can pleural effusion cause cardiac tamponade? *Chest*. 1999; 116: 1820 - 1822.
21. Horowitz MS, Shultz CS, Stinson EB, Harrison DC, Popp RL. Sensitivity and specificity of echocardiographic diagnosis of pericardial effusion. *Circulation*. 1974; 50: 239 - 247.
22. Parameswaran R, Goldberg H. Echocardiographic quantitation of pericardial effusion. *Chest*. 1983; 83: 767 - 770.
23. D'Cruz I, Hoffman PK. A new cross sectional Echocardiographic method for estimating the volume of large pericardial effusions. *Br Heart J*. 1991; 66: 448 - 451.
24. Gillam LD, et al. Hydrodynamic compression of the right atrium: a new Echocardiographic sign of cardiac tamponade. *J Am Coll Cardiol*. 1988; 12: 1470 - 1477.
25. Himelman RB, Kircher B, Rockey DC, Schiller NB. Inferior vena cava plethora with blunted respiratory response: a sensitive Echocardiographic sign of cardiac tamponade. *J Am Coll Cardiol*. 1988; 12: 1470 - 1477.
26. Russo AM, O'Connor WH, Waxman HL. Atypical presentation and Echocardiographic findings in patients with cardiac tamponade occurring early and late after cardiac surgery. *Chest*. 1993; 104: 71 - 78.
27. Gollapudi RR, Yeager M, Johnson AD. Left ventricular cardiac tamponade in the setting of cor pulmonale and circumferential pericardial effusion. Case report and review of the literature. *Cardiol Rev*. 2005; 13: 214 - 217.
28. Gascho JA, Martins JB, Marcus ML, Kerber RE. Effects of volume expansion and vasodilators in acute pericardial tamponade. *Am J Physiol*. 1981; 240: H49 - H53.
29. Martins JB, Manuel WJ, Marcus ML, Kerber RE. Comparative effects of cathecholamines in cardiac tamponade: experimental and clinical studies. *Am J Cardiol*. 1980; 46: 59 - 66.

13

急性心肌梗死及相关并发症的超声心动图诊断与监测

扫描二维码
获取本章视频

罗德尼·W.萨维奇

引　言

急性心肌梗死的患者，病情往往十分紧急。必须改善症状，识别和治疗致命性心律失常，开通动脉，识别和控制并发症。在许多情况下，除了针对性的病史和体格检查，ECG，简单、快速的血液检验和及时溶栓或急诊冠状动脉造影，放置或不放置支架的球囊血管成形术外，其他的检查一般不需要。在这样的简单的情况下，床旁超声心动图如果能早期发现潜在的并发症，或许是有用的。然而，这样的研究，不应该延迟再灌注需要的努力。在一些情况下，病史和体格检查可能是矛盾的，可能是心电图和心肌酶学结果相互冲突，可能会误导，或延迟诊断。这些情况包括：① 典型症状，但是实验室检查结果却是正常或模棱两可的。② 症状不典型，但实验室检查结果可疑或是异常。③ 心脏起搏器治疗。④ 左束支传导阻滞的心电图。⑤ 新出现的收缩期杂音。⑥ 包含右心室心肌梗死的休克。⑦ 后期的临床表现，包括心肌梗死后心包炎。⑧ 非 Q 波心肌梗死。⑨ 真性室壁瘤。⑩ 疑似左心室血栓。在这些情况下，床旁超声检查不仅是有益的，而且有利于提高了解患者的病情和选择适当的治疗。

技术和管理方面的问题

即时的心脏彩超证明是否有急性心肌梗死，简单、快速、有效，在临床领域证明是有用的。超声机器必须能用于那些具有挑战性的患者（如 COPD，肥胖），并且能提供高质量的 2D 图像和彩色多普勒图像。手持的机器体积足够小，可以放在工作服的口袋里，价格在合理的范围内。在大多数情况下，一个完整的正式的随访超声心动图与床旁超声心动图结果是相关联的。机器供应商应和认证机构密切合作，确保初级培训、培训后续以及质量保证的确定以及满足。

无论是否有彩色多普勒超声，3 种标准的窗面应该用于每一个患者身上（图 13 - 1A、B）。首先应检查心尖部，因为在这个切面两腔室、四腔室和五腔室往往很容易获得和确定，除了右心室的所有左心室心肌节段（图 13 - 1A）。主动脉瓣、二尖瓣、三尖瓣很容易识别。从心尖部切面看，彩色血流检查容易识别室间隔缺损和二尖瓣关闭不全。左胸骨旁短轴切面应第二步做，可以很好地观察左心室心尖部、中间部，左心室与主动脉瓣、二尖瓣连接的基底部（图 13 - 1B）。肺动脉瓣在主动脉瓣开始出现时观察最好，将探头轻微的旋转直到出现右心室流出道及肺主动脉。左侧胸骨旁长轴切面通常不能很好地观察左心室心尖部，但是可以为下后壁提供理想的视图。彩色多普勒超声为主动脉瓣和二尖瓣的观察提供了很好的视图，可以很容易发现主动脉和二尖瓣关闭不全。虽然在肥胖患者，严重胸痛的患者及充血性心力衰竭患者身上很难获得清晰的图像，肋下切面除了主动脉瓣、二尖瓣、三尖瓣，可以很好地显示左右心室内膜。有时，左心室心尖部足够的视图只在这些切面有效。让重症患者屈膝往往会帮助获得肋下的视图。有时这些图像只能是在

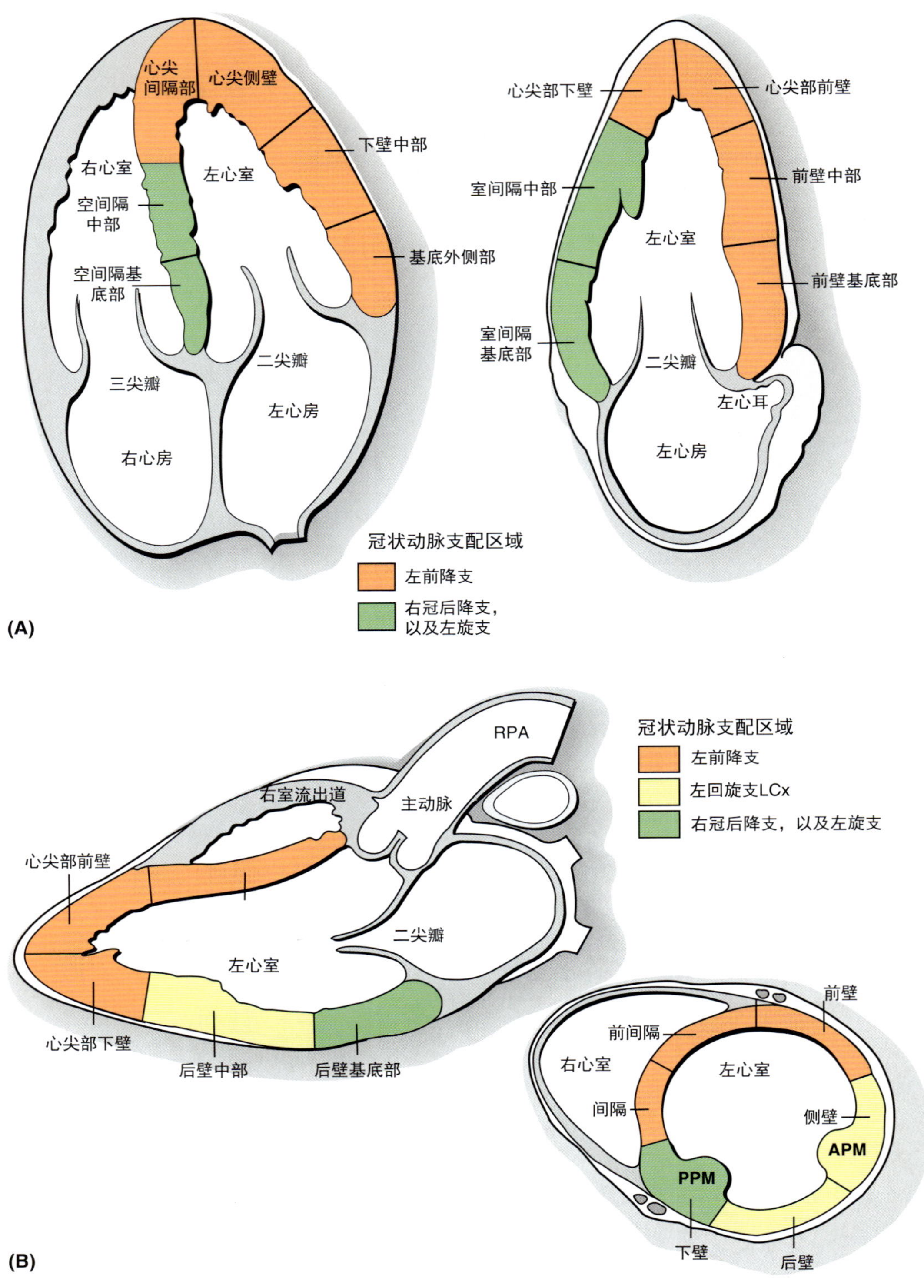

图 13-1 标准化心脏切面和左心室节段面

心肌节段正如在标准超声心动图切面所见。不同区域对应相应的冠状动脉区域。(A) 心尖四腔切面观和心尖两腔切面观。(B) 胸骨左缘长轴观和短轴观。(转载自耶鲁大学超声心动实验室教育网站。http://www.med.yale.edu/intmed/cardio/echo atlas/contents/index.html)

14

心肌病的超声心动图诊断

纳伦德·P.巴拉　玛格丽特·安德伍德　亚历山大·B.莱维托夫

扫描二维码
获取本章视频

引　言

心肌病(CMP)的最简单的定义为一种心脏疾病导致的心肌功能障碍。在文献中有许多不同的定义心肌病的方式,但最主要的是世界卫生组织(WHO)和AHA的定义。WHO的定义更加适合临床应用,而AHA的定义描述了心肌病的分子和系统机制。根据本章节的目的,我们将以WHO的CMP定义作为超声心动图评估心肌病的依据标准。

通过CMP的病因可将其分类,在1995年由WHO工作组完成。因为心肌病的病因可能是相当隐匿的,比如许多扩张性心肌病,这些分类对于探讨和指导超声心动图诊断下的CMP的作用就相当有限。表14-1中列出了WHO分类标准中的不同类型的CMP。每种CMP可以有不同的病因,这些内容将不在本章中探讨(可参阅参考文献列表)。表14-2详尽地列出了各种不同的病因学诊断。表14-3为CMP患者的超声心动图诊断的关键要点。

我们将会把超声心动图诊断的特征整合到各种CMP的诊断中。通过本章的阅读,我们将使读者熟练地掌握基础超声心动图切面,并且进行正确评估。

表14-1　CMP的WHO分类法

扩张型CMP
肥厚型CMP
限制型CMP
致心律失常型右心室CMP
其他未分类的CMP

表14-2　CMP的病因分类列表

CMP类型	病因(举例)
扩张型CMP	特发性(多数为遗传性) 家族性 心肌缺血/梗死 终末期瓣膜性心脏病 终末期高血压性心脏病 感染性(病毒、细菌) 中毒性/代谢性(化疗、酒精、可卡因等) 心动过速 围产期 风湿病相关(红斑狼疮、硬皮病) 内分泌相关(糖尿病、甲状腺疾病等) 神经肌肉疾病(肌营养不良、营养不良性肌强直等) 电解质异常(低钙血症、低磷血症等) 营养不良 浸润性疾病(常为终末期阶段)
肥厚型CMP	特发性/家族性心肌病(不对称型) 向心性型 心尖型
限制型CMP	特发性/家族性心肌病 糖尿病 浸润性疾病(淀粉样变性、结节病等) 血色素沉着病、糖原沉积病 心内膜纤维化 风湿性疾病(硬皮病) 放射性疾病
未分类的CMP	孤立的左心室致密化不全 左心室心尖气球样综合征 心内膜弹力纤维增生症

表 14－3 使用超声心动图评估患者 CMP 的关键要素

主要评估方面	表 现
评估心腔大小和心脏整体质量	左心室和左心房扩张 右心室扩张，包括原发性和继发于肺动脉高压 心脏质量增加和肥厚
评估瓣膜功能和附属结构	三尖瓣反流，常继发于肺动脉高压 二尖瓣反流，可由瓣膜结构本身病变或是继发于瓣环结构扩张 乳头肌位置改变
评估收缩和舒张功能	二尖瓣瓣膜的多普勒超声评估 组织多普勒 室壁运动异常，包括节段性和整体性 收缩和舒张功能的评分
评估右心房压力，因为此指标可以影响治疗和评估预后	
评估其他特征	评估其他特征 左心房和左心室血栓 心内膜的外形 辅助诊断淀粉样变性或左心室致密化不全

需要注意的是 2D 平面的图像和 M－型超声需要很好的图像质量才能获得可靠图像解读。

扩张型 CMP

扩张型 CMP 有许多病因，并且心脏扩张的特征表现通常可以代表不同的致病因素。尽管如此，仍需要尽力去明确可能的可以纠正的病因，因为这些因素可以显著的影响患者的预后。扩张型 CMP 大致可以分为缺血性和非缺血性，后者的分类更加广泛，并且包括瓣膜性疾病（表 14－2）。

超声心动图作为一种非常重要的工具，可以评估扩张型 CMP 对治疗的反应，阐明病因和预测预后。最常见的 CMP 的临床表现为充血性心力衰竭，表现为呼吸困难和液体超负荷状态。对表现或未表现出液体超负荷状态的呼吸困难的患者，其病因诊断尚不明确，当怀疑存在冠状动脉缺血，比如超声心动图的改变提示心肌缺血表现，已知 CMP 病史或是近期的超声心动图检查，则需要尽早进行超声心动图检查以明确。如果可以纠正的病因值得怀疑，比如冠状动脉缺血和二尖瓣反流，那么所有的治疗需要集中在这些方面。在这些情况下仍应该进行超声心动图检查，检查的时机取决于超声设备的获得，延迟检查可能会影响治疗。然而，目前的高性能的便携式的超声设备能迅速地满足这些临床需求。

超声心动图的扩张型 CMP 的诊断仅仅建立在由扩张的、低功能的左心室的表现上。尽管有各种各样非主要的超声心动图指标可以作为依据，但仍需要在左心室扩张的基础上才能做出此诊断。

▶ 扩张型 CMP 的特征（视频 14－1 和视频 14－2）

左心室扩张（图 14－1）

通过胸骨旁长轴切面可以很好地评估左心室扩张（图 14－1A），球形扩张的左心室腔在此切面上表现得更加明显，当和水平轴向相比，垂直轴向扩张的更加显著（图 14－1B）。而 4 个心腔的整体扩张，可以在心尖四腔心切面更好的展示。左心室的扩张可以分

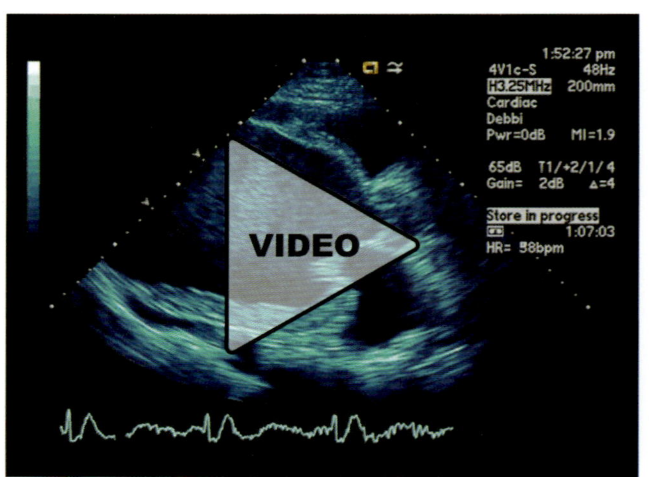

视频 14－1 严重的扩张型 CMP 患者的左心室胸骨旁长轴切面的 2D 图像

注意扩张的左心室和左心室收缩功能的下降（预后不良的标志）。少量的心包积液在扩张型心肌病中亦不少见。

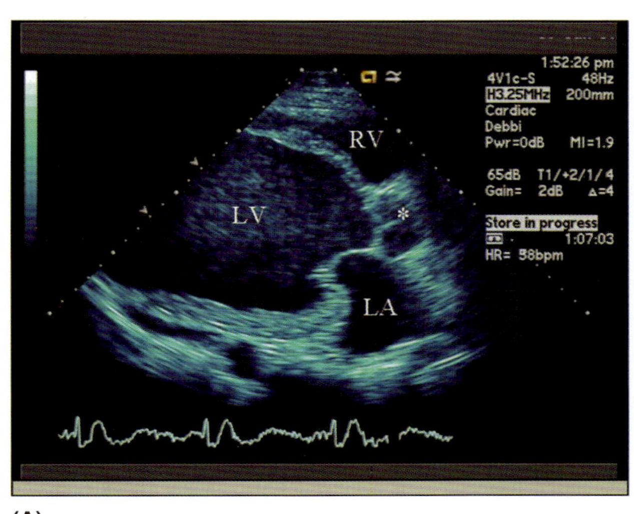

(A)

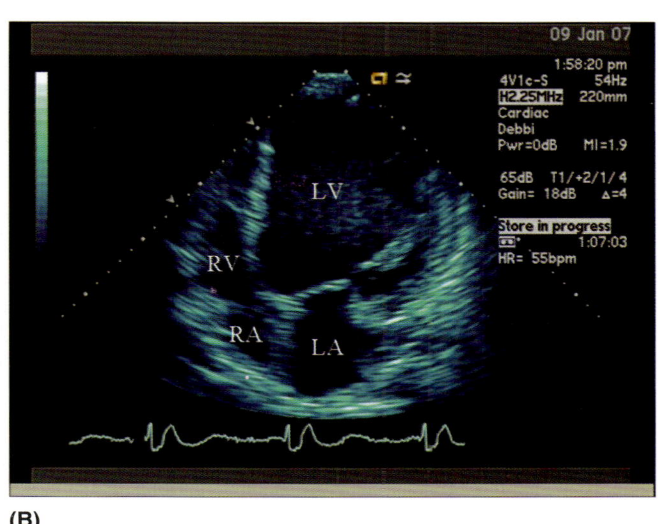

(B)

图 14－1　扩张型 CMP 患者超声特征图像

（A）扩张型 CMP 患者的左心室胸骨旁长轴切面的 2D 图像。注意扩张的左心室和增加的左心室长径。（B）扩张型 CMP 患者的心尖四腔心切面的 2D 图像。注意左心室腔的球形扩张表现。＊主动脉根部和主动脉瓣。LA：左心房；LV：左心室；RA：右心房；RV：右心室。

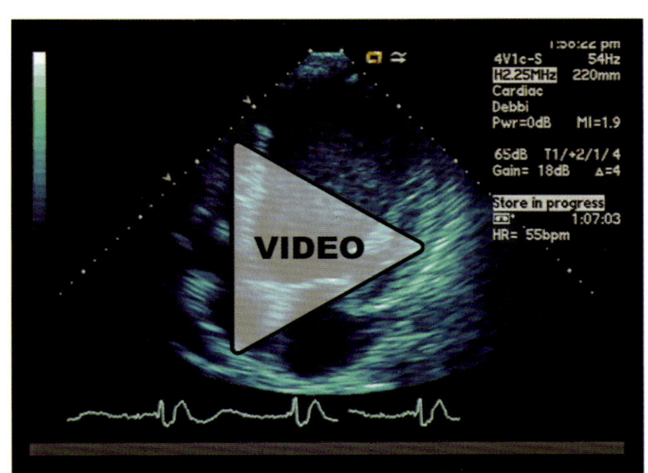

视频 14－2　严重的扩张型 CMP 患者的心尖四腔心切面的 2D 图像

注意增加的 LVDV 和 LVEF。LVEF 可以通过双平面 Simpson 法进行评估。左心室收缩功能下降。

为轻度、中度和重度，准确的测量对于评估扩张的分级至关重要。左心室短轴乳头肌切面也是一个非常好的用于评估左心室扩张的切面。如果心内膜不能很好地显示，可以进行超声心动图造影，而使用此技术时需要进行个体化评估风险/收益比，建议对急性心肌缺血和急性心力衰竭时不使用造影药物。

左心室室壁运动和增厚（图 14－2A～C）

左心室室壁运动受损在扩张型 CMP 的患者中是很普遍的（图 14－2A、B）。在缺血性病因时很容易在心室壁活动异常中定位。局部的运动异常常与血管供应受损相对应。然而，基底段的室壁运动功能比其他部位，在非缺血性、扩张型 CMP 受到缺血的影响较小，导致偶而与缺血性 CMP 相矛盾的表现。在尝试鉴别缺血性和非缺血性病因时需要特别注意。另外可能的一点是，扩张型 CMP 的患者其左束支阻滞或之前经历过心脏手术。束支阻滞病变可能是扩张型 CMP 导致的心室质量增加或左前降支区域缺血病变所致。运动不同步的室间隔可以在患者的胸骨旁长周期额面和心尖四腔心切面观察到。在这些病例中，我们需要注意观察和区分局部及广泛的室壁运动异常。在一些既往有前壁心肌梗死的患者，其他的室壁运动异常可能表现出来，比如心尖部和前侧壁运动减低，无运动和矛盾性运动。除此之外，梗死的组织可能在 2D 图像中表现为变薄（图 14－2C）。

尽管 2D 图像上可以较好地表现室壁运动，但是 M－型超声检查的重要性经常被忽视。M－型超声可以在 2D 超声图像的基础上更好的评估室壁运动，尤其是在心内膜不能较好的分辨的情况之下。M－型超声也可以很好地测量室壁厚度。在正常收缩功能的心肌节段中，朝向心室腔内运动和心室增厚相偶联。M－型超声能同时很好地表现出这两种趋势。

▶ 其他的与扩张型 CMP 相关的超声征象

其他许多的超声征象（可以叫做次要征象）可以作为扩张型 CMP 的诊断证据。

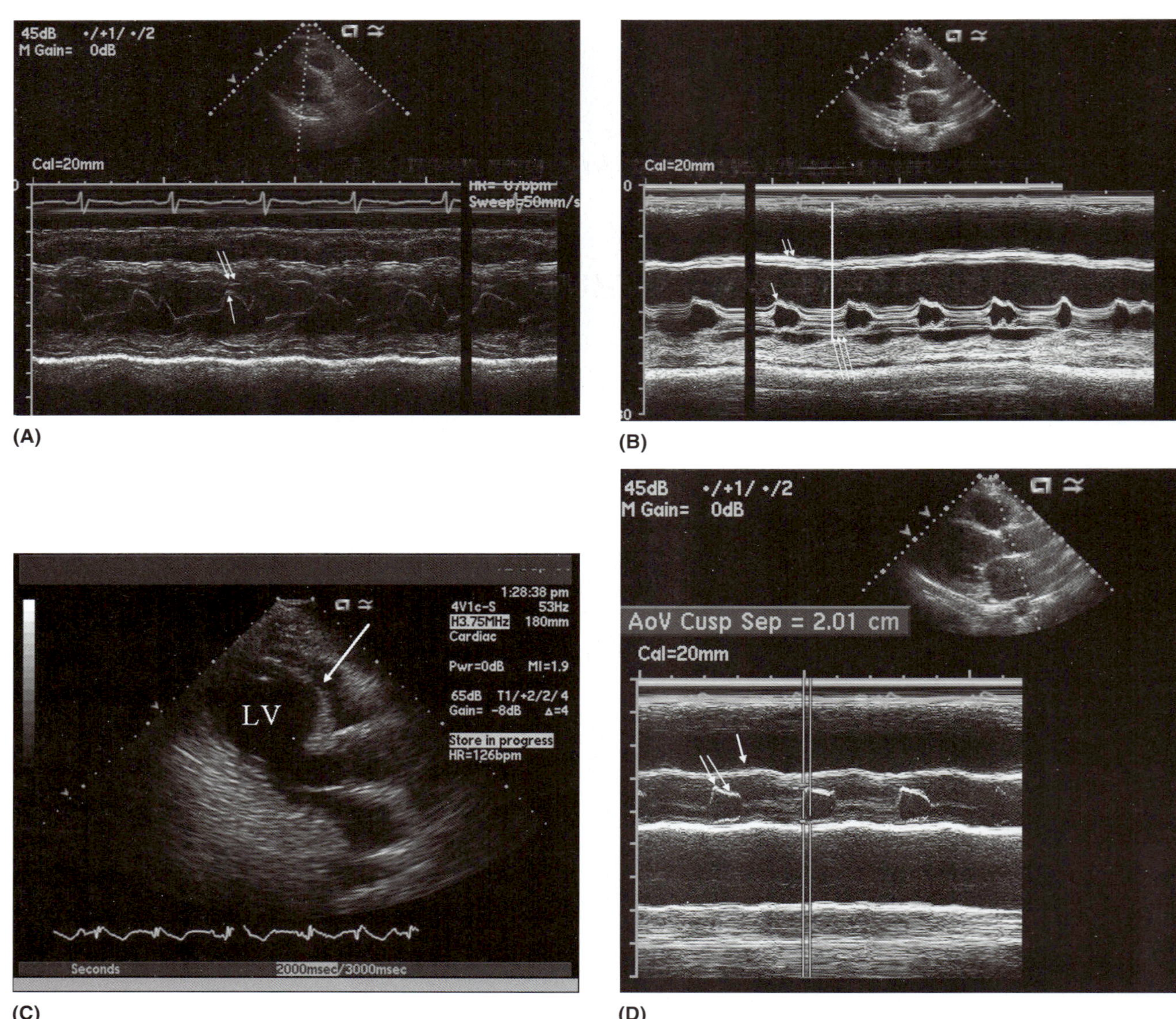

图 14－2 扩张型 CMP 患者相关超声征象

（A）正常心脏的二尖瓣 M 型超声。注意二尖瓣 E 波（单箭头）和室间隔（双箭头）的靠拢关系，此称为 EPSS（二尖瓣前叶 E 波和室间隔距离）。（B）扩张型 CMP 的二尖瓣 M 型超声，此患者存在显著异常的 EPSS（单箭头和双箭头之间的距离）。同时注意室间隔和后壁的运动异常和增厚表现（三箭头）。白色实线代表收缩期。（C）心肌梗死后的胸骨旁长轴切面。注意室间隔失运动，在收缩期凸向右心室。（D）主动脉根部和主动脉瓣。注意主动脉根部相对"平坦"的运动（单箭头）和"梯形"的瓣膜活动。详见下文。

二尖瓣反流（图 14－3）

二尖瓣反流是常见的一种继发性征象（又称为功能性二尖瓣反流）。是由二尖瓣环相对扩张导致的。当左心室扩张，当接近球形性状时，二尖瓣结构被拉向心尖部。这就导致了相对的二尖瓣环扩张，从而导致二尖瓣反流。医师需要尽量通过临床体征去明确二尖瓣反流是否是导致扩张型心肌病的病因，还是其导致的结果。经 TEE 可以有助于解决此问题。如果二尖瓣结构表现的是正常的（没有二尖瓣瓣叶和腱索增多，无瓣膜增厚和瓣环钙化，无乳头肌功能不全），并且缺血相关的病因导致的二尖瓣反流能够排除，则需要考虑二尖瓣反流是由于扩张型 CMP 所致。病因学诊断是非常重要的，因为其可以影响治疗策略的制定和为特定的患者选择外科修补手术术式。

除此之外，病因治疗同血流动力学状态和左心机械功能状态一样，同样影响着手术和非手术治疗的预后。当二尖瓣反流为 CMP 所引起时，反流束常常处于中间位置（为相对瓣环扩大所致）（图 14－3）。虽然各种标准用以评估反流束的严重程度，其中一些指标更为临床所接受，在收缩期，肺静脉血流反流和跨二

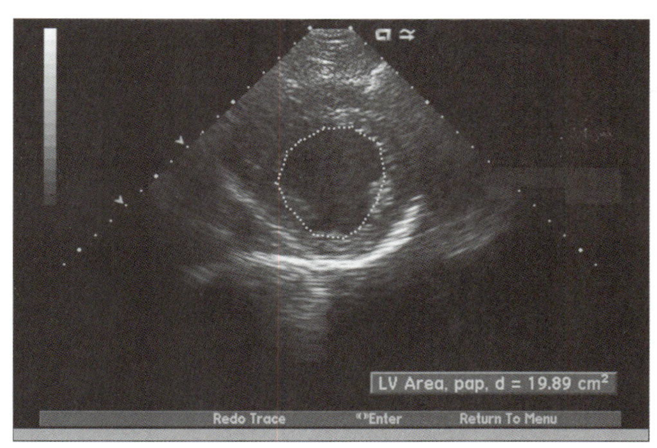

(A)

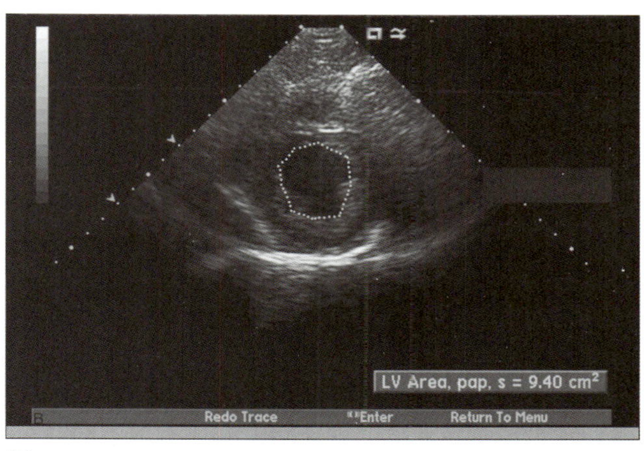

(B)

图 14－7 短轴切面提示舒张期和收缩期心室面积的变化

(＜140 m/s)，因为左心室充盈主要发生在舒张早期(图 14－6D、E)。第三心音奔马律在扩张型 CMP 可以出现，并且可以预测有症状性心力衰竭患者较高的病死率。同样不良的预后亦可以表现在心肌梗死后的患者上。

肺静脉血流模式 左上肺静脉(后侧)可以使用 TTE 进行评估。在心尖切面上，早期对比必要时可以使用。在正常的情况下，肺静脉血流是三相的。在收缩期，肺静脉有前向的血流，由于心房的舒张(x 降波)，心底在收缩期的移动。在舒张早期，肺静脉有第二相的前向血流，作为二尖瓣开放时(y 降波)。在舒张晚期，在窦性心律中，肺静脉血流有一短暂的反流，是因为左心房收缩导致的心房内压力升高。当左心室功能正常时，肺静脉收缩期的血流流速幅度大于舒张期。当左心室出现顺应性降低后，在舒张期左心房的排空受限导致左心房压力升高。从而导致了肺静脉血流在收缩期的减弱。相反的，肺静脉在舒张期，即二尖瓣开放时心室主要充盈的时间里。此增加了舒张期肺静脉血流流速幅度。本质上，收缩期和舒张期的比值倒置(图 14－6F)。因为左心房压力升高，血流在心房收缩时反流更加显著和持久。有建议表示，如果流速倒置的时程超过二尖瓣血流的 A 峰时间，则左心室舒张末期压力在绝大多数情况下是大于 15 mmHg 的。

心肌作功指数(MPI)

MPI 是通过心尖五腔切面获得的，二尖瓣血流和 LOVT 流速需要同时测量(与 IVRT 相类似)。通过多普勒超声技术可以测量收缩期和舒张期状态。MPI 的概念主要是评估整个收缩期，包括发生在一次心搏中二尖瓣关闭到第二次心搏中二尖瓣打开的时间段。整个收缩期包括了等容收缩期(二尖瓣关闭到主动脉开放的时间)，射血气(主动脉瓣开放和血液射入主动脉)和等容舒张期。其计算公式为(IVRT＋IVCT)/ET。正常 MPI 为 0.40，其值增加提示左心室功能下降。

▶ 2D 和 M－型超声评估

2D 超声图像可以被用以评估收缩和舒张功能。

评估收缩功能(图 14－7)

2D 超声图像评估收缩功能的方法已经在前面介绍过了，比如室壁运动，左心室舒张的线性测量和室壁增厚。但是，两个收缩功能评估的特征是分区面积变化(有时被称为分区缩短)和容量测量。

分区面积变化 分区面积变化是在短轴切面上，在舒张期和收缩期之间，来评估相对面积的变化。在之前讨论过，在收缩期减少的面积是由于室壁向内运动和增厚。计算的公式为(舒张期面积－收缩期面积)/舒张期面积。正常数值为 0.35～0.6。扩张型 CMP 的左心室显著扩张和功能丢失，这个数值可以下降到 0.15。测量此数据的缺陷主要和局部室壁活动异常有关。比如，患者存在左心室心尖部心肌梗死，而分区面积变化在中段区域可能仍是正常的，分区面积变化的数值仍可能在正常范围内，并且不能解释因为心尖部无运动的室壁而导致的射血分数的下降。因此，对于超声心动图的任何测量数据，解读都要基于多个测量手段和参数的联合才合适。

容积测量 容积测量通常是使用面积和长度的变化进行评估的。许多对心室性状的测量，不论是圆锥形或是球形，是基于测量的方式和切面的选择进行的。最常使用的评估左心室容积的测量方法是 Simpson 法。

简而言之，是通过将左心室沿着长轴的方法，在心尖四腔切面上，分成固定高度的堆叠的圆盘，在收缩末期和舒张末期。每个圆盘的容积通过计算相加即得到了总容积。需要注意的是需要清晰地显示心腔心内膜的边界。一旦收缩末期和舒张末期的容积获得，两者的差值即为每搏量。每搏量乘以心率即为心输出量。需要明确的是心输出量代表的是左心室总血流流出量，因此如果有二尖瓣或是主动脉瓣反流存在，则可能与真正经过主动脉瓣流出的血量有一定的差异。射血分数可以通过 Simpson 法进行计算，即为(舒张末期容积－收缩末期容积)/舒张末期容积。

肥厚性 CMP

一个世纪前，肥厚性 CMP 已经被描述和记录，直到 1950 年，此病的特征才被发现。除了各种与此病相关的特征外，最一致的表现是左心室不当的肥厚导致的血流动力学的复合加重。肥厚型 CMP 有家族遗传倾向，常染色体显性遗传导致的遗传突变。然而不同的外显率，导致此疾病的不同的表型表达。不同的表型的原发性肥厚型 CMP 包括，肥厚型 CMP(伴或不伴梗阻)，心尖部肥厚型 CMP，老年人肥厚型 CMP。继发性肥厚型 CMP，主要的标志是向心性的肥厚，通常是高血压的晚期表现和高血压心脏病的特征。超声心动图对不同类型的肥厚型 CMP 的诊断非常重要，通过以下的章节进行讨论。最常用的诊断肥厚型 CMP 的切面是长轴、短轴和心尖四腔心切面。所有的评估技术都很重要，而 M 型超声使用的较少。

▶ 肥厚型 CMP(伴或不伴梗阻)

这个内容有许多名称，包括特发性肥厚主动脉瓣下缩窄、主动脉瓣下肌性狭窄。由于梗阻不一定总是出现，所以肥厚型 CMP 的名称更加合适。临床上来说，在重症医学科中及时的诊断能避免出现治疗错误从而危及生命。比如，44 岁的男性患者，表现为心前区的不适合呼吸困难。胸部不适的描述为典型的心绞痛特征，患者有血脂异常和猝死的家族史，以及先天性心脏病。胸痛不适为持续性，并且在心底部可闻及收缩期的杂音。而其他的体征并没有特别之处，心电图提示心前区 T 波倒置。对于此类患者，不稳定型心绞痛或急性冠脉综合征的诊断很可能是存在问题的。此患者可能存在肥厚型 CMP 合并梗阻表现。使用硝酸甘油以控制胸痛将很有可能导致症状加重和引起低血压，心力衰竭可由于加重梗阻梯度和二尖瓣反流而加重。因此，一个准确的病史和体检，并且给予超声心动图检查可以避免在处理此类患者中出现以上的错误。

M-型和 2D 超声评估(图 14-8)

M 型超声用以诊断肥厚型 CMP 是最早的方法，使用舒张末期室间隔和后壁的比值大于 1.3 作为诊断标准。这个表现可以出现在其他的情况下，比如肺动脉高压导致的右心室肥厚。2D 超声心动图可以帮助明确诊断，室间隔的厚底通常大于 15 mm(视频 14-3)。非对称性的室间隔肥厚是最显著的特征，在基底段和心尖部的胸骨旁长轴切面上。轻度到重度的肥厚可以有很大的差异，可以达到 60 mm。一项近期的研究指出超声心动图中室间隔肥厚状态可以预测肌丝的

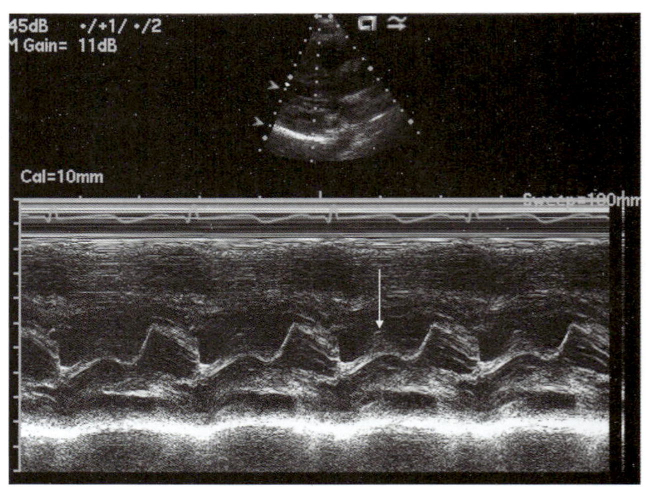

图 14-8 肥厚性 CMP 患者的 M 型超声

注意收缩期二尖瓣的前向运动(箭头)。

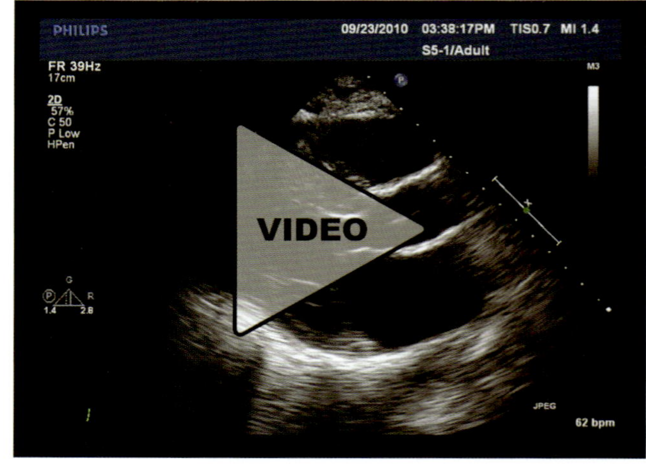

视频 14-3 肥厚性 CMP 患者的胸骨旁长轴切面

注意室间隔增厚和 LVEDV 减小。

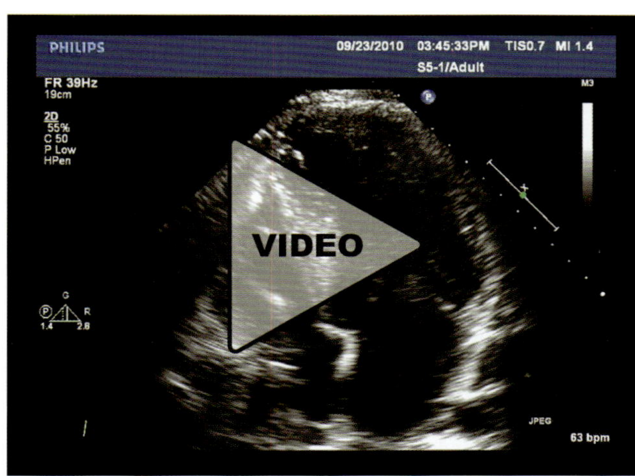

视频 14－4　肥厚性 CMP 患者的心尖四腔心切面

注意室间隔增厚和狭长的二尖瓣前叶在收缩期的前向运动(SAM)。

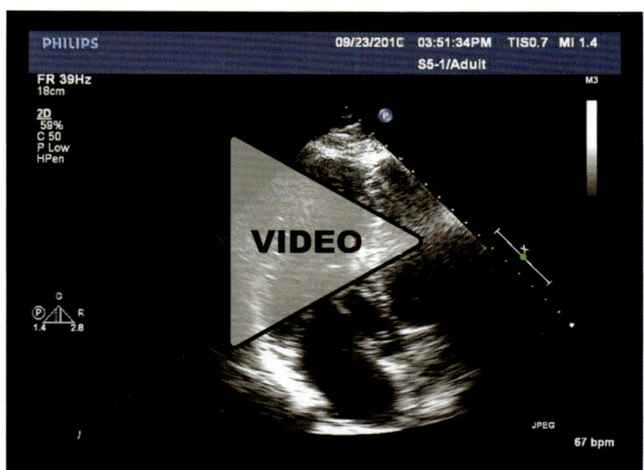

视频 14－5　肥厚性 CMP 患者的心尖三腔心切面(长轴)上可见明显的 SAM 征和 LV 流出道梗阻

注意室间隔增厚和狭长的二尖瓣前叶在收缩期的前向运动(SAM)；SAM：收缩期二尖瓣前向运动。

移动。中度的室间隔增厚(称为反常室间隔形态)的情况下有 79%的概率出现异常遗传表现。左心室流出道梗阻在肥厚型 CMP 中是一个重要的特征。增厚的室间隔和二尖瓣前叶变长可以导致流出道的梗阻。这个异常的位置可以导致二尖瓣反流和收缩期二尖瓣前叶运动异常。二尖瓣反流的程度与流出道梗阻的程度和二尖瓣异常活动相关[视频 14－4 和视频 14－5]。其他 2D 表现包括左心室变小，正常或是增加活动的后壁运动，异常活动的室间隔，主动脉瓣的扑动，以上这些都是由收缩期时流出道的血流紊乱导致的。

多普勒技术(图 14－9)

多普勒技术和彩色频谱技术分析，对诊断肥厚型 CMP 至关重要。彩色多普勒对评估二尖瓣反流很重要。反流束通畅处于中心和峰的后期，在收缩期最大的前向运动相重叠。二尖瓣反流峰的后段，在流出道压力差下，以区别其他的结构性二尖瓣反流。因此二尖瓣反流不是在全收缩期出现的。除此之外，使用连续波的多普勒技术评估二尖瓣反流和流出道流速时也有困难。二尖瓣反流信号常出现在流出道信号的末期。流出道信号的形态也是不相同的，通常为匕首状，因为峰流速延迟。频谱分析在收缩期和舒张期提示的信息提示流出道梗阻的严重程度和舒张功能不全的级别。而手动的刺激方法包括物理相关的(如 Valsava 动作)或药物模拟方法(比如硝酸酯类药物)可

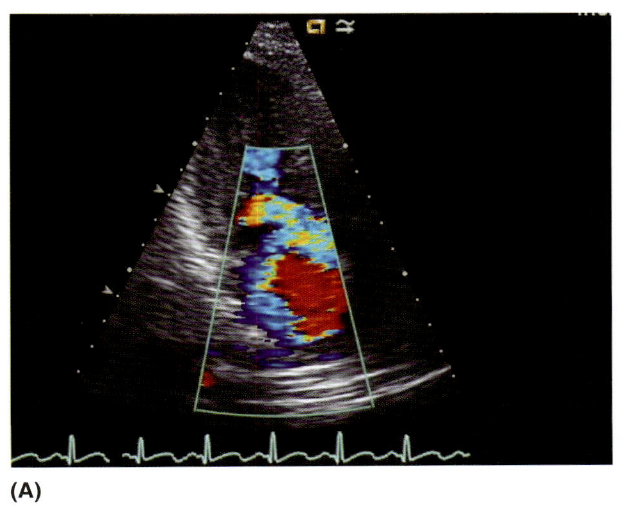

(A)

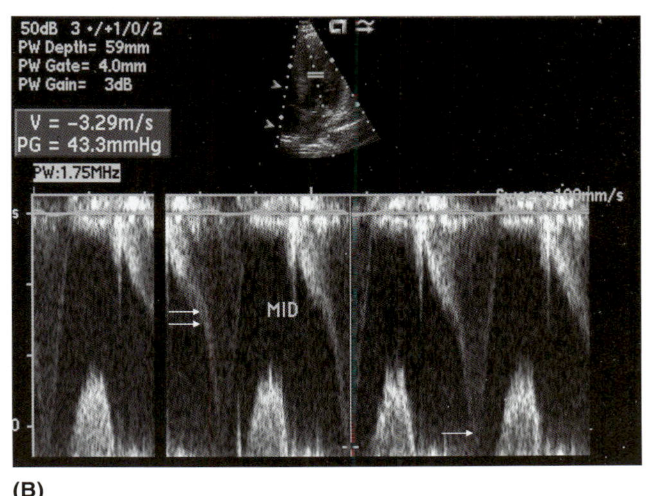

(B)

图 14－9　多普勒技术

(A) 肥厚型 CMP 的患者存在严重的二尖瓣反流。(B) 脉冲多普勒在收缩期记录肥厚型心肌病患者的左心室流出道，注意流速顶峰(单箭头)和锯齿样匕首状的波形(双箭头)。

以导致左心室容量降低，或是减少心肌收缩力。在重症监护病区，使用正性肌力药物，容量不足，心动过速和使用硝酸盐可以作为刺激方法，导致流出道梯度恶化，需要给予避免。吸入麻醉药物和局部麻醉药物可以导致流出道梗阻加重，需要特别注意。多普勒激素对流出道流速进行评估可以作为评估治疗是否有效，是否使用药物（负性肌力药物如钙离子拮抗剂和 β 受体阻滞剂）或侵入性（第一室间隔穿孔消融术）。二尖瓣反流的程度在彩色多普勒上会有变化，并且可以被使用在评估治疗反应上。舒张功能不全在许多肥厚型 CMP 患者上可有表现，但其并不存在流出道梗阻。而且舒张功能不全的程度并不都与肥厚程度有相关性。

▶ 心尖肥厚型 CMP

此疾病多见于日本人，近 25% 的肥厚型 CMP 的患者为此类型。在西方却相当少见。造影可以见到左心室呈“铲型”，为其特征性的表现。心电图可见胸前导联的导致的 T 波。这些患者通常没有症状，为良性发展。在超声心动图上，没有流出道的压力差，在 2D 超声图像上，心底部为正常的形态，在心尖部室壁有所增厚。实际上减少了心尖部的体积。对比增强造影，超声心动图能够更好地勾画心内膜的边界。需要注意的是将心尖部的整个长轴平面表现出来，但是投影透视缩减可以减少肥厚。偶有舒张功能不全可见，特别是容量状态改变时。心房纤颤是此类患者最常见的临床并发症。

▶ 老年人的肥厚型 CMP(图 14－10)

这些患者常有多年的高血压，但是这些肥厚性表现多为偏心型而非同心型。室间隔肥厚到一定程度，因年龄的增加，导致室间隔的成角偏倚，导致流出道梗阻。遗传基因异常多见于家族性肥厚型 CMP 的患者（之前已经讨论）。超声心动图特征与之前章节的肥厚型心肌病大致相同，流出道的梗阻可以相当严重。

▶ 继发性肥厚型 CMP(表 14－4)

最常见的病理性表现包括高血压和主动脉狭窄。通常为向心性的左心室肥厚。收缩功能大致正常，但是如果此状态不给予处理且病情迁延，则最终的结果可以发展为扩张型 CMP。舒张功能不全在此类患者是常见的，并且如果出现容量不全的情况下，可能会引起左心室梗阻。超声心动图可以被用于检测左心室质量，以下是同样的评估标准（表 14－4）。需要注意的是，检测是基于同样的疾病状态和保持恰当的容量状态。肥厚型 CMP 伴有高血压患者，常由于容量不足而出现左心室壁活动的增强表现。在 ICU 的患者，出现低血容量状态并加用正性肌力药物支持，常常可以出现上述的情况。显著的流出道的梗阻，二尖瓣反流都可以因为二尖瓣在收缩期的前向运动而出现。纠正容量不足和停用正性肌力药物可以使得血流动力学恢复正常。

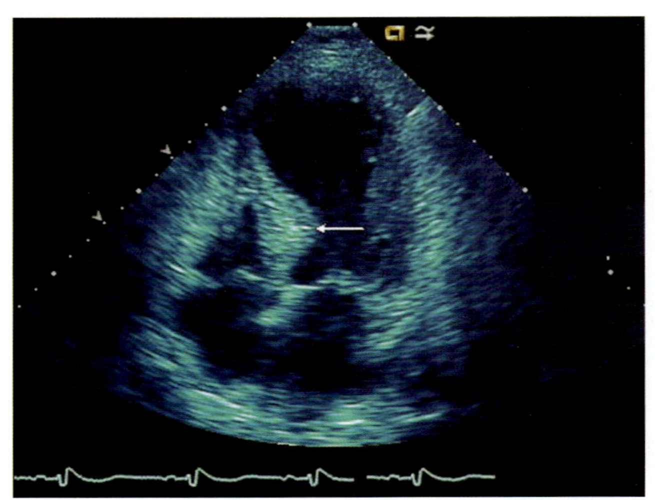

图 14－10 向心性肥厚型 CMP 的老年患者的心尖四腔心切面

箭头表现的是室间隔的膨出部。

表 14－4 美国超声心电图协会的左心室肥厚(LVH)分级标准

	轻度 LVH	中度 LVH	重度 LVH
男性	103～116 g/m²	117～130 g/m²	>130 g/m²
女性	89～100 g/m²	101～112 g/m²	>112 g/m²

J Am Soc Echocardiogr. 2005；18：1440－1463.

▶ 运动员心脏

稳定的耐力和力量训练可以导致心血管系统的电生理学改变。这些改变可以伴随着左心室容积的改变，心室壁的增厚和质量的增加。这些改变需要与病理性改变相区分，因为这些改变可随着训练的停止而逆转，通常并不会改变预后（除非合并了其他的心脏病变或使用药物，如影响合成代谢的类固醇）。超声心动图可以帮助区分两组亚型。左心室肥厚通常在运动员身上是对称的，室壁厚度通常≤12 mm。尽管有报道运动员的心室厚度可以达到 16 mm，但一般都是低于 16 mm。心室厚度大于 16 mm 需要对其进行评估以排除肥厚型心肌病。左心室舒张内径大

implications for disease screening and follow-up. *J Am Coll Cardiol*. 2004; 44: 144－149.

Aurigemma GP, Gottdeiner JS. Predictive value of systolic and diastolic function for incident congestive heart failure in the elderly: the Cardiovascular Health Study. *J Am Coll Cardiol*. 2001; 37: 1042－1048.

Binder J, Ommen SR, Gersh BJ, et al. Echocardiography-guided genetic testing in hypertrophic CMP: septal morphological features predict the presence of myofilament mutations. *Mayo Clin Proc*. 2006; 81: 459－467.

Braunwald E, Seidman CE, Sigwart U. Contemporary evaluation and management of hypertrophic CMP. *Circulation*. 2002; 106: 1312－1316.

Chen C, Rodriguez L, Lethor JP, et al. Continuous wave Doppler echocardiography for noninvasive assessment of left ventricular dP/dt and relaxation time constant from mitral regurgitant spectra in patients. *J Am Coll Cardiol*. 1994; 23: 970－976.

Corrado D, Fontaine G, Marcus FI, et al. Arrhythmogenic right ventricular dysplasia/CMP: need for an international registry. *Circulation*. 2000; 101: e101－e106.

Dec GW. Recognition of the apical ballooning syndrome in the United States. *Circulation*. 2005; 111: 388－390.

Devereux RB, Roman MJ, Paranicas M, et al. A population-based assessment of left ventricular systolic dysfunction in middle-aged and older adults: the Strong Heart Study. *Am Heart J*. 2001; 141: 439－446.

Dujardin KS, Tei C, Yeo TC, et al. Prognostic value of Doppler index combining systolic and diastolic performance in idiopathic dilated CMP. *Am J of Cardiol*. 1998; 82: 1071－1076.

Fans R, Coats AJ, Henein MY. Echocardiography derived variables predict outcome in patients with non-ischemic dilated CMP with or without a restrictive filling pattern. *Am Heart J*. 2002; 144: 343－350.

Feigenbaum H, Armstrong WF, Ryan T. *Feigenbaum's Echocardiography*. 6th ed. Philadelphia, PA: Lippincott Williams & Wilkins; 2004.

Felker GM, Thompson RE, Hare JM, et al. Underlying causes and long-term survival in patients with initially unexplained CMP. *N Engl J Med*. 2000; 342: 1077－1084.

Frischknecht BS, Jost CH, Oechslin EN, et al. Validation of non-compaction criteria in dilated CMP, and valvular and hypertensive heart disease. *J Am Soc Echocardiogr*. 2005; 18: 865－872.

Garcia MJ, Thomas JD, Klein AL. New Doppler echocardiographic applications for the study of diastolic function. *J Am Coll Cardiol*. 1998; 32: 865－875.

Gemayel C, Pelliccia A, Thompson PD. Arrhythmogenic right ventricular dysplasia. *J Am Coll Cardiol*. 2001; 38: 1773－1781.

Groote P, Millaire A, Foucher-Hossein C, et al. Right ventricular ejection fraction is an independent predictor of survival in patients with moderate heart failure. *J Am Coll Cardiol*. 1998; 32: 948－954.

Kjaergaard J, Hastrup Svendsen J, Sogaard P, et al. Advanced quantitative echocardiography in arrhythmogenic right ventricular CMP. *J Am Soc Echocardiogr*. 2007; 20: 27－35.

Koelling TM, Aaronson KD, Cody RJ, et al. Prognostic significance of MR and tricuspid regurgitation in patients with left ventricular systolic dysfunction. *Am Heart J*. 2002; 144: 524－529.

Kolias TJ, Aaronson KD, Armstrong WF. Doppler-derived dP/dt and －dP/dt predict survival in congestive heart failure. *J Am Coll Cardiol*. 2000; 36: 1594－1599.

Kushwaha SS, Fallon JT, Fuster V. Restrictive CMP. *N Eng J Med*. 1997; 336: 267－276.

Lang RM, Bierig M, Devereux RB, et al. Recommendations for chamber quantification: a report from the American Society of Echocardiography's Guidelines and Standards Committee and the Chamber Quantification Writing Group, developed in conjunction with the European Association of Echocardiography, a branch of the European Society of Cardiology. *J Am Soc Echocardiogr*. 2005; 18: 1440－1463.

Maddukuri PV, Vieira ML, DeCastro S, et al. What is the best approach for the assessment of left atrial size? Comparison of various unidimensional and 2-dimensional parameters with three-dimensional echocardiographically determined left atrial volume. *J Am Soc Echocardiogr*. 2006; 19: 1026－1032.

Maron BJ, Gardin JM, Flack JM, et al. Prevalence of hypertrophic CMP in a general population of young adults. Echocardiographic analysis of 4111 subjects in the CARDIA Study. Coronary Artery Risk Development in (Young) Adults. *Circulation*. 1995; 92: 785－789.

Maron BJ, Towbin JA, Thiene G, et al. Contemporary definitions and classification of the cardiomyopathies: an American Heart Association Scientific Statement from the Council on Clinical Cardiology, Heart Failure and Transplantation Committee; Quality of Care and Outcomes Research and Functional Genomics and Translational Biology Interdisciplinary Working Groups; and Council on Epidemiology and Prevention. *Circulation*. 2006; 113: 1807－1816.

Maron MS, Olivotto I, Betocchi S, et al. Effect of left ventricular outflow tract obstruction on clinical outcome in hypertrophic CMP. *N Engl J Med*. 2003; 348: 295－303.

Niimura H, Patton KK, McKenna WJ, et al. Sarcomere protein gene mutations in hypertrophic CMP of the elderly. *Circulation*. 2002; 105: 446－451.

Oechslin EN, Jost CHA, Rojas JR, et al. Long-term follow-up of 34 adults with isolated left ventricular noncompaction: a distinct CMP with poor prognosis. *J Am Coll Cardiol*. 2000; 36: 493－500.

Palka P, Lange A, Donnelly JE, Nihoyannopoulos P. Differentiation between restrictive CMP and constrictive pericarditis by early diastolic Doppler myocardial velocity gradient at the posterior wall. *Circulation*. 2000; 102: 655 - 662.

Pelliccia A, Maron BJ, Spataro A, et al. The upper limit of physiologic cardiac hypertrophy in highly trained elite athletes. *N Engl J Med*. 1991; 324: 295 - 301.

Richardson P, McKenna W, Bristow M, et al. Report of the 1995 World Health Organization/International Society and Federation of Cardiology Task Force on the Definition and Classification of Cardiomyopathies. *Circulation*. 1996; 93: 841 - 842.

Rihal CS, Nishimura RA, Hatle LK, Bailey KR, Tajik AJ. Systolic and diastolic dysfunction in patients with clinical diagnosis of dilated CMP. Relation to symptoms and prognosis. *Circulation*. 1994; 90: 2772 - 2779.

Sakamoto T. Apical Hypertrophic CMP (apical hypertrophy): an overview. *J Cardiol*. 2001; 37(suppl 1): 161.

Shapiro LM, McKenna WJ. Distribution of left ventricular hypertrophy in hypertrophic CMP: a two dimensional echocardiographic study. *J Am Coll Cardiol*. 1983; 2: 437 - 444.

Sharkey SW, Lesser JR, Zenovich AG, et al. Acute and reversible CMP provoked by stress in women from the United States. *Circulation*. 2005; 111: 472 - 479.

Siqueira-Filho AG, Cunha CL, Tajik AJ, et al. M-mode and 2-dimensional echocardiographic features in cardiac amyloidosis. *Circulation*. 1981; 63: 188 - 196.

Sun JP, James KB, Yang XS, et al. Comparison of mortality rates and progression of left ventricular dysfunction in patients with idiopathic dilated CMP and dilated versus non-dilated right ventricular cavities. *Am J Cardiol*. 1997; 80: 1583 - 1587.

Tabata T, Thomas JD, Klein AL. Pulmonary venous flow by Doppler echocardiography: revisited 12 years later. *J Am Coll Cardiol*. 2003; 41: 1243 - 1250.

Temporelli PL, Corra U, Imparato A, et al. Reversible restrictive left ventricular diastolic filling with optimized oral therapy predicts a more favorable prognosis in patients with chronic heart failure. *J Am Coll Cardiol*. 1998; 31: 1591 - 1597.

Ward RP, Weinert L, Spencer KT, et al. Quantitative diagnosis of apical CMP using contrast echocardiography. *J Am Soc Echocardiogr*. 2002; 15: 316 - 322.

Zipes DP, ed. *Braunwald's Heart Disease: A Textbook of Cardiovascular Medicine*. 7th ed. Philadelphia, PA: Elsevier Health Sciences; 2004.

15

瓣膜功能和心内膜炎的超声心动图诊断

罗伯特·安特菲尔德　保罗·H.梅奥

引　言

CCE是评估心脏瓣膜功能的有效手段。通过使用TTE和TEE,不止对于快速定性评估非常有帮助,也可以对所有形式的瓣膜功能进行更全面的评估。

多普勒技术可以进行准确的定量测量狭窄和反流性病变的严重程度。重症医学专科医师和心脏病专科医师在使用超声心动图评估瓣膜病的内容是有很大差别的。心脏病专科医师在培训、专科背景和关注点这方面是具有领先优势的。然而,重症医学专科医师也应该具有评估瓣膜功能的操作超声心动图的能力,许多ICU的患者可能因存在瓣膜功能障碍而导致心肺功能受到不利的影响。

一般来说,重症医学专科医师的主要兴趣是明确对血流动力学产生严重影响的灾难性瓣膜功能障碍。相反,识别较小程度的瓣膜疾病或正常的瓣膜功能也是令人感兴趣的,因为瓣膜功能障碍可能并不是重症患者主要病因。本章将从重症医学专科医师的角度出发,来介绍应用超声心动图评估瓣膜功能。

培训水平

重症医学专科医师通常能掌握基础的CCE(几个标准的2D切面,没有接受多普勒超声的训练),但部分医师也可能拥有高级CCE的技能(另见章节4)。后者相当于按照心脏病专科标准进行的规范二级培训。通过基础心脏重症超声训练的重症医师检查瓣膜的能力有限。没有定量的多普勒频谱技术,基础级重症心脏超声的检查者可以识别明显的二尖瓣机械性衰竭(MV;例如,连枷状瓣叶,破裂的腱索或乳头肌)或明显的主动脉瓣(AV)受损。严重的瓣膜狭窄也可能是显而易见的。按照定义,基础超声心动图训练的重症医师仍缺乏多普勒技术的培训,缺乏对瓣膜功能进行定量评估的能力。

然而,对瓣膜功能进行的定性评估是包括在基础重症心脏超声的彩色多普勒检查领域内的。这不是建议使用彩色多普勒是直接和没有细微差别。彩色多普勒检查的易犯错误包括增益设置,附壁射流效应,角度效果以及周围的结构的遮挡效应(例如人工瓣膜装置或钙化瓣环),这些现象通常并不直观和明显。特别需要注意的是,对心脏超声彩色多普勒图像的错误解读可能会忽略掉严重的瓣膜病变。因此,非常关键的是,只具有基础重症心脏超声技能的医师要能正确的明白什么时候需要请求更有经验的心脏超声医师进行会诊。如果存在显著的瓣膜功能障碍,应请接受过专科训练的心脏超声医师进行全面的评估。

根据定义,具有高级重症超声资质的重症医师,其评估瓣膜功能的能力和训练有素的心脏超声心动图专科医师的水平是没有差别的。当心脏超声心动图专科医师无法在场的情况下,这种能力能发挥其重要的作用。具备高级重症心脏超声资质的重症医师能直接在床旁进行检查。存在危及生命的血流动力学障碍的严重瓣膜衰竭患者需要及时干预,如给予血管活性药物，机械辅助设备或更换瓣膜。在这些情况之下是不能延迟超声心动图检查的。

进行床旁超声心动图检查的常见指征是为了明确心肺衰竭的病因。瓣膜功能的评估是非常关键的，主要有以下几个原因：首先，严重的瓣膜功能障碍可能是休克或呼吸衰竭的主要原因。早期识别严重的瓣膜功能不全可挽救生命。其二，明显的瓣膜功能不全可能与另一种疾病过程相重叠，从而使得心肺功能恶化。对于共存的瓣膜损伤的识别是非常关键的，因为其可能对治疗管理策略存在重大影响。最后，无明显的瓣膜功能障碍对患者的血流动力学管理来说也是一项重要的信息。

这里的重点是识别和量化的重要的瓣膜功能障碍，因为这是重症医师在床旁最直接的关注内容。全面性的评估瓣膜功能需要进行多普勒超声技术的培训，所以以下一些内容是涉及相关的内容和高级重症超声知识。

三尖瓣(TV)

三尖瓣的评估侧重于评估三尖瓣反流(TR)，因为三尖瓣狭窄非常罕见。三尖瓣超声心动图检查首先从瓣膜和支撑结构的 2D 图像技术开始。连枷状瓣叶，对合不良，赘生物和团块和右心室或右心房扩张，三尖瓣环钙化或硬件的存在(起搏线，人工瓣膜)，都提示可能存在显著的 TR。

瓣膜的 2D 超声检查包括从多个切面：胸骨旁长轴和短轴切面，心尖部四腔心切面和剑突下切面。TR 的严重程度可分为轻度、中度和重度。

正确设置色彩增益和多个角度评估反流束是关键所在。

可通过测量彩色射流面积半定量评估 TR 严重程度，在正常人群中常常会检测到极少量的反流。

可以使用一个简单的目测法来评估严重的 TR，当反流束撞击后壁，并且反流束占据整个右心房时可以定义为严重反流(图 15－1 和视频 15－1)。

严重的 TR 通常与右心室的容量超负荷有关，尽管这个表现不是 TR 所特有的。多普勒频谱检查可以为评估 TR 的严重性提供附加信息。

如果连续多普勒 TR 信号的强度大于流入道信号，或者连续多普勒 TR 束表现为缩短的下降波形，则表示 TR 很可能很严重。

连续多普勒测量反流束可以评估肺动脉收缩压

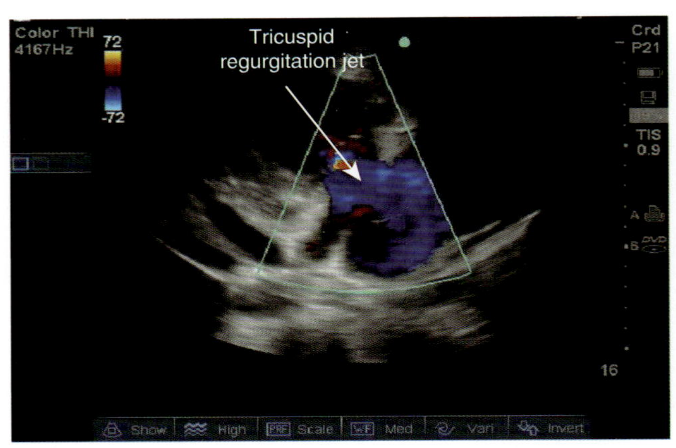

图 15－1 RVOT 切面显示严重的 TR

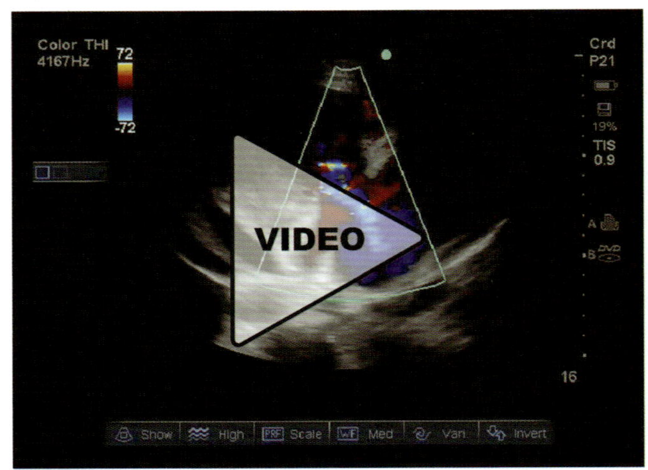

视频 15－1 RVOT 切面显示严重的 TR

(PASP)。但是，PASP 并不一定与 TR 的严重程度相关。在理论上，TR 的严重程度适合于使用连续性原理或近端等速表面积法(PISA)进行定量评估。单在 ICU 中很少在实施这种检查。

肺动脉瓣膜(PV)

肺动脉瓣的超声心动图检查首先从瓣膜 2D 图像技术开始。发生在肺动脉瓣的赘生物以及瓣叶脱垂很罕见。肺动脉在胸骨旁短轴切面剑突下短轴切面这些 2D 图像技术下很难显示。彩色多普勒技术是主要检测 PR 的手段(图 15－2 和视频 15－2)。剑突下切面是多普勒分析常用的较好的角度，因为取样线可以平行于血流通过 PV 和近端肺动脉。反流是由彩色多普勒检测，被归类为微量，轻度，中度或重度。因为 PR 对血流动力学的影响较小，临床上通常使用目测法对 PR 的严重程度进行分级。使用频谱多普勒分析用于评估 PR 的严重程度并不常用。然而，频谱

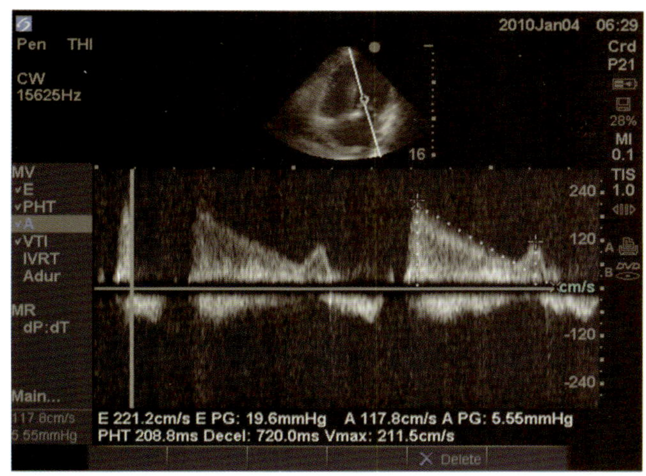

图 15-10 二尖瓣口图 15-8 的连续波多普勒信号

压力的一半时间为 208 ms，表明 MS 并不严重。

普遍接受的表示严重的指标如下：

1. 静息平均压力梯度>10 mmHg。
2. 二尖瓣口面积<1 cm^2。
3. PHT>220 m/s。

二尖瓣：二尖瓣关闭不全

ICU 患者可常见到 MR。功能性 MR 指的是由于瓣口本身的结构异常而引起的左心室重构。从概念上讲，瓣口的环扩大，使瓣口关闭不完整，但通常 2D 超声心动图、射血分数等表现正常。瓣口装置的结构异常也可能引起 MR。这些包括二尖瓣脱垂、风湿性心脏病，二尖瓣环钙化，心内膜炎，缺血性乳头肌功能不全，和腱索断裂或。该瓣装置失效可能导致危及生命的急性心肺功能衰竭，而慢性重度二尖瓣血流动力学管理更加复杂。高级的重症监护超声心动图应该能够进行二尖瓣功能综合评估确定重度 MR 患者。

2D 检查以明确其他相关结构异常，能识别瓣门是否被破坏(图 15-11 和视频 15-9)，或心内膜炎瓣膜破坏(图 15-12 和视频 15-10)但对于损伤程度认知评估需要多普勒分析。彩色多普勒是通过颜色区域评定 MR 的严重程度，评估二尖瓣相对于左心房的射血情况是一个简单的评估严重程度的方法(图 15-13 和视频 15-11)。

然而，正如前面所讨论的，通过彩色多普勒评估 MR 有一定的局限性，可能没有普通的超声心动图好。频谱多普勒可以显示特征性二尖瓣射血严重程度，重度 MR 可能引起肺静脉收缩。缩流宽度也是严重程度的一个指标，正常应该宽度>7 mm，严重时测量缩流宽度和多普勒彩色血流信号产生模棱两可的结果相关，MR 是测量有效的中央血流射流，而连续性的方法是测量偏心射流值。

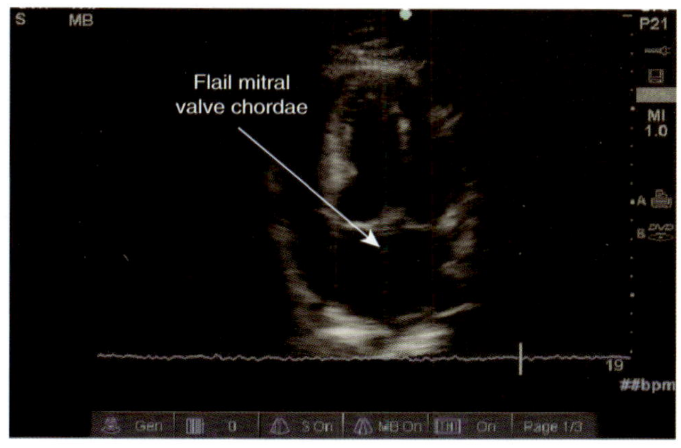

图 15-11 心尖四腔心切面显示增厚二尖瓣腱索断裂

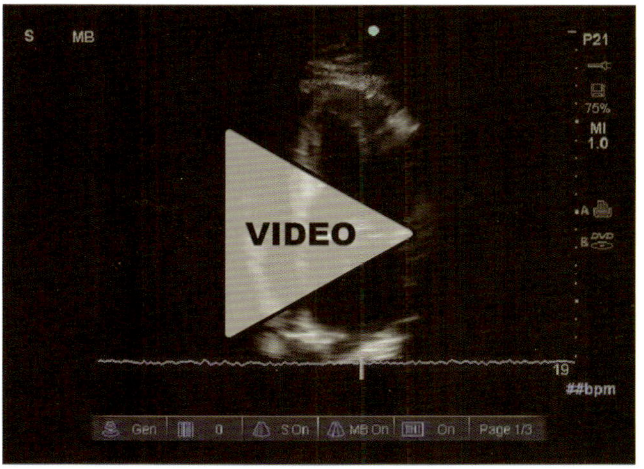

视频 15-9 心尖四腔心切面显示增厚二尖瓣腱索断裂

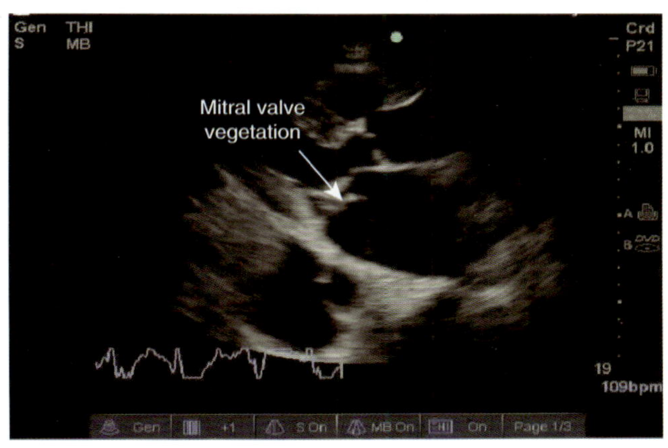

图 15-12 长轴切面显示二尖瓣赘生物

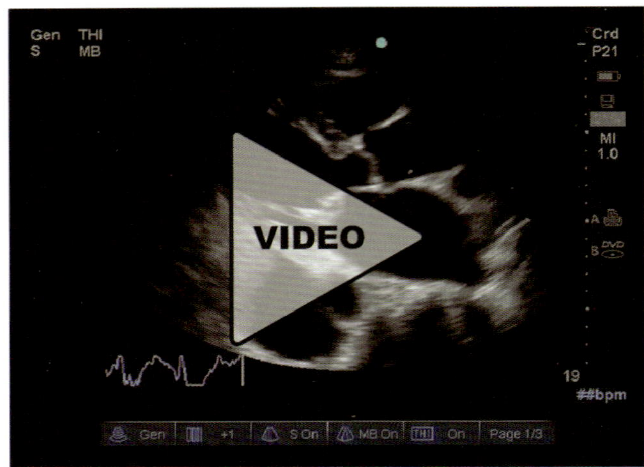

视频 15－10 长轴切面显示二尖瓣赘生物

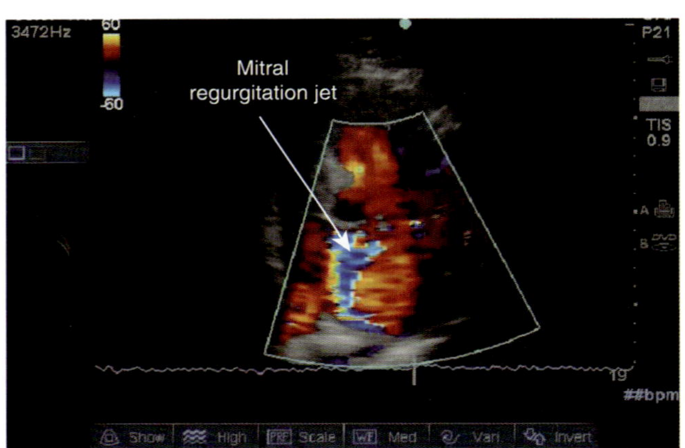

图 15－13 类似图 15－11，但加入彩色多普勒频谱显示有严重的 MR。

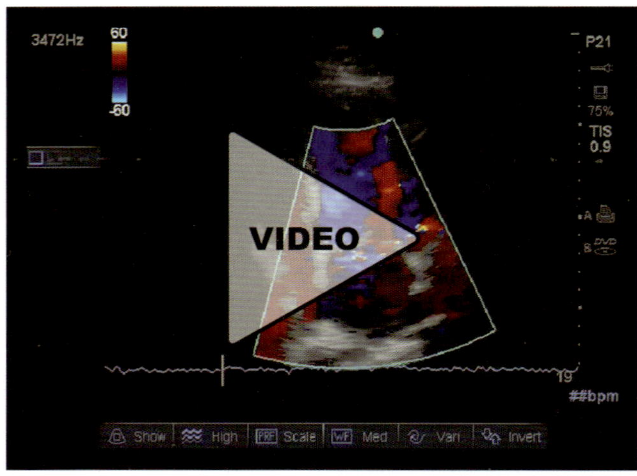

视频 15－11 类似视频 15－10，但加入彩色多普勒频谱显示严重的 MR。

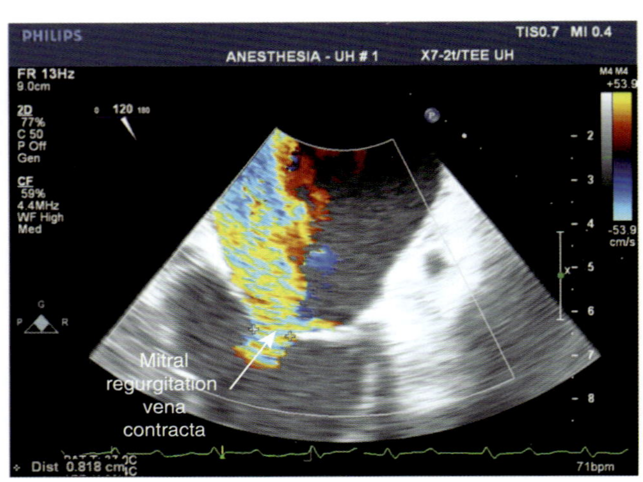

图 15－14 使用经食道超声心动图显示二尖瓣 MR 呈偏心性，射流长度有 8 mm。这与严重 MS 是一致的。

通常情况下下面因素表明严重的 MR：

1. 有严重二尖瓣反流的 2D 证据。
2. 有效反流方向孔大小>0.40 cm^2。
3. 反流量>60 mL。
4. 反流分数>50%。
5. 缩流宽度>7 mm。
6. 肺静脉收缩血流逆转。
7. 彩色多普勒显示二尖瓣射流值>10 cm^2 或占>40%左心房区域。

MR 是负荷依赖性。例如，一个有心源性肺水肿的高血压患者可能对最初的超声心动图检查提示重度 MR。治疗后，当患者血压正常，从临床角度病情改善，MR 情况可能会变好。二尖瓣反流与心腔扩大可以利用利尿改善，可使二尖瓣更有效地接合。

TEE 在评估瓣膜功能中的作用

TTE 对于评估严重瓣膜功能受损非常有效。但是，如果图像质量差，TEE 就可能是必要的，以充分评估瓣膜功能。TEE 对瓣膜关闭不全及多普勒评估特别有效，但目前并没有将该技术用于 2D 成像和彩色多普勒超声评估中。PV 和 TV 往往 2D 成像显示不佳，而这些瓣膜可靠的多普勒分析较 TEE 更加困难，TEE 对评估瓣膜功能有独特优势，下文做具体阐述。

人工瓣膜功能的评估

评估人工瓣膜功能是超声心动图功能的一部分，

而不需要特别的工具，包括评估高容量的人工瓣膜的性能。超声评估在对于人工瓣膜功能认知评估领域的竞争程度高，为重症患者提供良好的检查，以便观测心脏情况。重症患者应进行筛查超声心动图，特别是患者血流动力学不稳定的情况。一般来说，机械或人工评估 AV 和 MV 需要足够的可视化。实验装备对于 AV 可视化可能会比较困难。如果一个机械瓣是在主动脉的位置。在主动脉瓣机械瓣膜多块的 LA 和 MV 的角度采用胸骨旁切口时，MV 将阻止视野。在这种情况下，使用 TEE 将有更好的可视化。筛 2D 检查包括瓣的稳定性，探查血栓、瓣周脓肿或反流。如果通过筛选研究显示存在上诉情况，他们可能需要紧急干预。

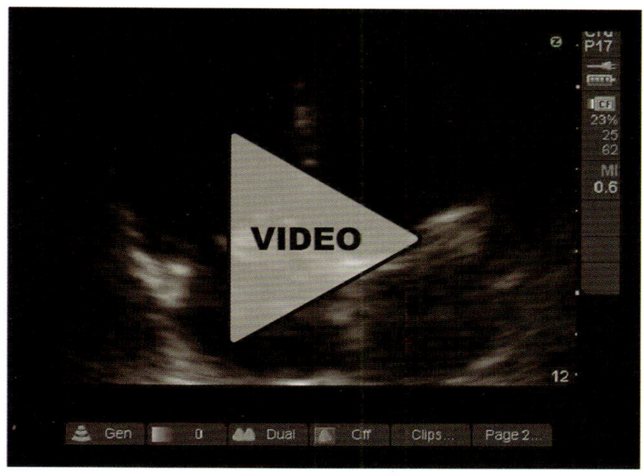

视频 15－12 心尖四腔切面显示三尖瓣赘生物

感染性心内膜炎的评估

危重心脏瓣膜功能的超声心动图评估包括感染性心内膜炎的评估。典型的超声心动图发现感染性心内膜炎原因如下：

1. 瓣膜结构存在，存在振荡频率增加，出现于心外的装置，或存在反流的路径。
2. 存在新瓣膜反流。
3. 特别是机械瓣膜损伤。
4. 心脏脓肿。

通常，在瓣膜的上游侧发生感染，赘生物一般较大，左侧病变居多。肺动脉瓣心内膜炎是罕见的，它与肺动脉导管的使用有关(图 15－15 和视频 15－12，图 15－16 和视频 15－13)。

然而，较小的赘生物可能会被忽略，并出现微妙的变化，有可能使用普通超声心动图不能显影。如果考虑赘生物生成，最好是进行一个全面的检查。临床

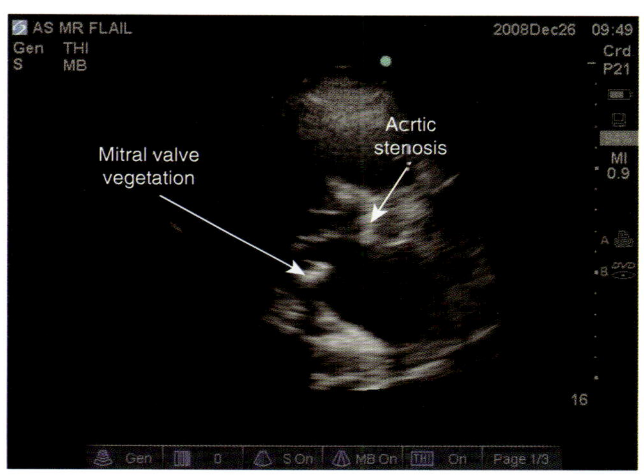

图 15－16 长轴切面显示赘生物与二尖瓣后叶相关

回声增强无运动的主动脉瓣影像与主动脉瓣狭窄相一致。

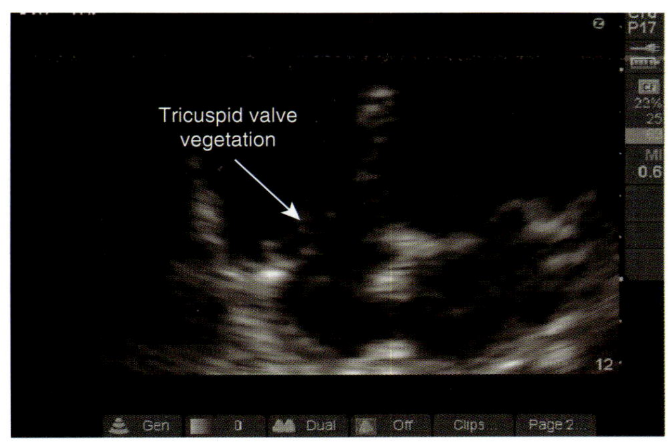

图 15－15 心尖四腔切面显示三尖瓣赘生物

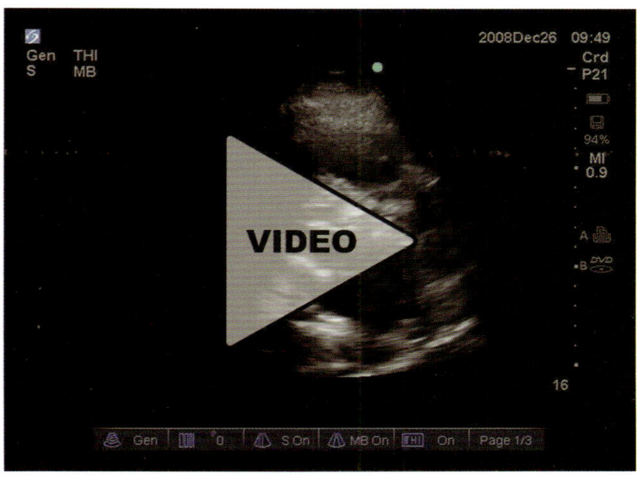

视频 15－13 长轴切面显示赘生物与二尖瓣后叶相关

回声增强无运动的主动脉瓣影像与主动脉瓣狭窄相一致。

高度怀疑赘生物应先用超声心动图探查，再行全面检查，联合诊断。在一般情况下，熟练的超声心动图才能明确是否患感染性心内膜炎。对于人工瓣膜换瓣后心内膜炎提出不同评估判断标准。在人工瓣膜的非诊断性研究的情况下，危重患者应行心脏超声心动图咨询。

寻找感染依据是诊断感染性心内膜炎的一个重要的标准，但诊断也依赖于临床情况。金黄色葡萄球菌感染和大的赘生物不一定会导致患者血培养呈阳性。虽然检验结果会有误差，但心内膜炎超声心动图的结果是一致的，特别是如果仅找到很微小的赘生物。这也可能出现例外，可能发现感染迹象行超声心电图异常，通常发生在患重大疾病和其他原因所致感染的患者上。

考虑为感染性心内膜炎的假阳性情况如下：

1. 持续性异常的瓣膜，以前治疗的感染性心内膜炎患者，如持续性存在赘生物或瘢痕瓣膜。慢性过程会导致钙化，出现更加密集的回声。存在的赘生物并不意味着正在感染，临床情况与之的相关性是必须要考虑的。

2. 非细菌性血栓性心内膜炎。血小板沉积到损坏的瓣膜可引起无菌性血栓性赘生物，出现超声心动图判断感染性心内膜炎的影像。最常见于 MV 的基底部分，可能累及腱索和乳头肌。发病原因不明，但本病与抗磷脂综合征、系统性红斑狼疮（SLE）、恶性肿瘤（心内膜炎）相关。

3. 其他方面，偶然发现的兰布尔氏（Lambl's）赘生物呈小疣状。它们是特发性的线性移动结构，最常见于上游侧的主动脉瓣膜。乳头状纤维弹性组织瘤是一个小的良性肿瘤，发生在 AV 或 MV，偶尔发生在其他瓣膜或心内膜表面。它们可能有一个"海葵"外观与移动指状的形状。罕见的转移性肿瘤可能导致心脏瓣膜感染性心内膜炎表现。心内设备如起搏器导线所致定植血栓对 RA RV 或心内膜感染都有一定影响，有时可有赘生物出现。

从异常的形态上不能充分区分是否是感染性心内膜炎所致赘生物，需结合临床评估与超声心动图的结果才可考虑感染性心内膜炎的诊断。超声心动图在诊断感染性心内膜炎的诊断标准中发挥重要作用，但同时其他标准也很重要。

总　结

对于超声心动图评估重症患者及瓣膜功能主要关注以下 3 个关键问题：

1. 是否有严重的危及生命的瓣膜功能障碍，是否需要紧急手术咨询？

2. 有严重但未危及生命的瓣膜功能障碍，需要具体药物治疗或者有并存的危重病？

3. 是否有轻微或中度瓣膜功能障碍，这是危重病的只有伴随情况吗？

超声心动图作为一种新的急救技能可以识别瓣膜异常的 2D 成像，特别是严重的瓣膜异常，但要评估瓣膜功能能力有限。彩色多普勒可评估瓣膜病变严重程度，普通超声心动图可能需要联系临床协助诊断。普通超声心动图可以筛选主要瓣膜情况，但如果临床情况表明存在瓣膜异常可能，则需要进一步确认。拥有先进的重症监护重症超声心动图技术，能够充分利用 2D 技术评估瓣膜功能，使用与心脏超声心动图相同原理行多普勒测量。识别重症瓣膜狭窄或关闭不全是特别重要的，因为它对患者血流动力学有至关重要的影响。

参考文献

1. Quinones MA, Douglas PS, Foster E, et al. ACC/AHA clinical competence statement on echocardiography. *J Am Coll Cardiol*. 2003; 41: 687 - 708.
2. Cape EG, Yoganathan AP, Weyman AE, Levine RA. Adjacent solid boundaries alter the size of regurgitant jets on Doppler color flow maps. *J Am Coll Cardiol*. 1991; 17: 1094 - 1102.
3. Zoghbi WA, Enriquez-Sarano M, Foster E, et al. American Society of Echocardiography. Recommendations for evaluation of the severity of native valvular regurgitation with two-dimensional and Doppler echocardiography. *J Am Soc Echocardiogr*. 2003; 16: 777 - 802.
4. Klein AL, Burstow DJ, Tajik AJ, et al. Age-related prevalence of valvular regurgitation in normal subjects: a comprehensive color flow examination of 118 volunteers. *J Am Soc Echocardiogr*. 1990; 3: 54 - 63.
5. Cormier B, Iung B, Porte JM, Barbant S, Vahanian A. Value of multiplane transesophageal echocardiography in determining aortic valve area in aortic stenosis. *Am J Cardiol*. 1996; 77: 882 - 885.
6. Currie PJ, Seward JB, Reeder GS, et al. Continuous-wave Doppler echocardiographic assessment of severity of calcific aortic stenosis: a simultaneous Doppler-catheter correlative study in 100 patients. *Circulation*. 1985; 71: 1162 - 1169.
7. Zoghbi WA, Farmer KL, Soto JG, Nelson JG, Quinones MA. Accurate noninvasive quantification of stenotic aortic

valve area by Doppler echocardiography. *Circulation*. 1986；73：452 - 459.

8. Otto CM. Valvular stenosis. In：Otto CM，ed. Textbook of Clinical Echocardiography. 3rd ed. Philadelphia，PA：WB Saunders Co；2004：287.
9. Oh JK，Seward JB，Tajik JA. Valvular heart disease. In：Oh JK，Seward JB，Tajik JA，eds. The Echo Manual. 3rd ed. Philadelphia，PA：Lippincott Williams & Wilkins；2007：191.
10. deFilippi CR，Willett DL，Brickner ME，et al. Usefulness of dobutamine echocardiography in distinguishing severe from nonsevere valvular aortic stenosis in patients with depressed left ventricular function and low transvalvular gradients. *Am J Cardiol*. 1995；75：191 - 194.
11. Roberts BJ，Grayburn PA. Color flow imaging of the vena contracta in mitral regurgitation：technical considerations. *J Am Soc Echocardiogr*. 2003；16：1002 - 1006.
12. Takenaka K，Dabestani A，Gardin JM，et al. A simple Doppler echocardiographic method for estimating severity of aortic regurgitation. *Am J Cardiol*. 1986；57：1340 - 1343.
13. Tribouilloy CM，Enriquez-Sarano M，Fett SL，Bailey KR，Seward JB，Tajik AJ. Application of the proximal flow convergence method to calculate the effective regurgitant orifice area in aortic regurgitation. *J Am Coll Cardiol*. 1998；32：1032 - 1039.
14. Oh JK，Seward JB，Tajik JA. Valvular heart disease. In：Oh JK，Seward JB，Tajik JA，eds. The Echo Manual. 3rd ed. Philadelphia，PA：Lippincott Williams & Wilkins；2007：204.
15. Li JS，Sexton DJ，Mick N，et al. Proposed modifications to the Duke criteria for the diagnosis of infective endocarditis. *Clin Infect Dis*. 2000；30：633 - 638

16

心脏创伤的超声心动图评估

基思·盖瓦拉　米哈伊尔·利廷斯基　安东尼·D.斯洛宁

引　言

胸壁创伤可能来源于钝性伤和穿透伤，顿性心脏损伤通常发生在胸部创伤时，约占20%～76%，往往容易被忽略，包括无症状的心脏挫伤到早期严重的心脏损伤，早期被识别很重要，没有早期识别的后果通常是严重的，甚至致命的，因此早期评估和干预可以改善预后。由于超声可用于床旁，能提供优质的影像图案，能连续监测等，故被认为是评估心脏创伤的有效方法。

经胸超声心动图在创伤患者中的运用

患者的病史，包括对受伤机制的了解，以及体格检查仍然是收集创伤患者客观信息的主要方法。目前有一定的数据支持超声在钝性心脏损伤中运用，可补充病史和体格检查的缺漏，特别是如果有解剖异常情况，应重点关注心包积液，心尖部血栓或结构损伤，如心脏挫伤、脑震荡、肌肉破裂或瓣膜破坏等，这些很难通过普通体查确定。心脏超声也有助于评估血流动力学曲线，体积状态和心脏指数。TTE是使用FAST检查可疑迹象时重要的一种方式，特别是遇到体检或症状明显的外伤时。表16-1总结出创伤患者的超声心动图适应证。

心脏超声的重要特点是具有便携性和非侵入性。它可以连续使用，以监测患者随着时间的推移其病情的变化情况。这与评估创伤患者的血流动力学情况高度相关。冈斯特(Gunst)等人的研究认为，经胸超声参数与心脏指数和肺动脉导管进行中心静脉压测量值高度吻合。

表16-1　创伤性损伤心脏超声检查综述

- 胸部创伤史：胸部穿透或钝伤
- 包括机械通气的多发性创伤患者，特别是胸部创伤
- 钝性或穿透性损伤后的后续研究
- 怀疑心肌挫伤的血流动力学稳定患者
- 心脏/主动脉/瓣膜伤害：挤压或减速损伤引起的心脏或主动脉损伤的可能性
- 扩大的纵隔或主动脉损伤的患考
- 创伤患者的瓣膜或心肌功能障碍史的怀疑
- 通过TEE疑似主动脉夹层的患者
- 血流动力学监测
- 具有胸部创伤史的血流动力学不稳定患者
- 重新评估血流动力学稳定的患考

心脏钝挫伤后损伤改变

心脏钝挫伤可导致心肌损伤，超声心动图表现为室壁运动异常，心电图上无穿透性心肌梗死。这种情况最常见的形式是心脏挫伤。损伤的机制是由于胸骨和脊柱的直接接触而直接压迫心脏。心脏击中胸骨内部导致了一个加速/减速类型的损伤，上行压力增加腹内压传播也可能恶化该情况。目前无诊断的金标准，有一些共同特征，包括对右心室、三尖瓣和左上的冠状动脉的影响，多数因其地理位置靠近胸壁。

心脏钝伤患者可能有各种各样的表现。首先，可

能发生轻微的心电图改变或轻度心肌酶升高。因此，在获得超声心动图之前，通过获得基线心电图和趋势心肌酶水平开始监测是很重要的。第二，复杂的心律失常，可以表现为 ST 段变化，心脏传导阻滞或室性心律失常。第三，直接损伤心肌或传导异常可能出现泵衰竭。除了这些常见的表现，一些重要的并发症需要牢记，包括：

- 冠状动脉撕裂，从而导致心包积血或心包填塞
- 间隔破裂，可出现或瓣膜功能不全合并心力衰竭
- 心室扩张
- 心内分流和血栓形成
- 游离壁破裂，导致瞬间死亡

在稳定的无症状患者，钝性心脏损伤后表现为正常的心电图，心脏超声检查可能无明显帮助。然而，即使患者无症状，超声心动图也可以显示胸部创伤后的室壁运动异常。由于许多患者没有之前的超声心动图，困难在于确定异常是先前就有还是因为受伤而引起的。

心电图对创伤患者的诊断价值混合多种因素。韦斯（Weiss）等人研究，心电图检查未能明确诊断的心脏挫伤为 73%。如果心电图改变是近期的，不断变化的或因创伤事件，这可能暗示是心脏挫伤。因此，心电图建议作为主要监测疑似心脏钝性创伤患者的情况的手段。心肌酶在钝性心脏创伤中的应用值得商榷。ferjani 等人证实，在一般情况下，肌钙蛋白水平，特别是肌钙蛋白 I 或肌钙蛋白 T、肌酸激酶 MB 比其他指标更有诊断价值；然而，其对于心肌挫伤的临床价值是有限的。目前有研究表明，当肌钙蛋白 I 和 T 水平正常，钝性心脏损伤是非常罕见的。这个研究中的一个重要的注意事项是：需要在这些标记物的最佳测定时间检测才能实现其诊断价值。肌钙蛋白水平可在 4～6 小时达到高峰，心脏损伤后持续 4～6 天。如果在创伤的 4～6 个小时内进行，超声心动图可能是一个有用的辅助，但如果是心肌酶恢复正常后 4～6 个小时，可能无明显作用。

其他潜在原因导致血流动力学异常可能在胸部外伤后发生，也有钝性心脏损伤类似的表现，如血胸、气胸、大量出血、心包积液。休克状态，对输血及液体复苏反应迟钝可考虑血胸，可能是由于心肌破裂。因此，血流动力学不稳定的患者需要立即进行心脏超声，有助于排除不稳定的其他原因。心肌灌注显像对钝性心脏损伤的诊断价值有限。大的跨壁缺损是使用可视化视图判断心脏损伤的适应证。此外，右心室损伤表现不明显，易被忽略。

室间隔和瓣膜损伤

室间隔和瓣膜损伤也可以单独或共同发生在胸壁的创伤性损伤后，但它们发生较罕见。心脏室间隔小的撕裂或重大破裂取决于伤害的力量。最易受伤的心脏瓣膜是主动脉瓣，其次是二尖瓣，然后是三尖瓣。患者可能出现新的杂音，脉压变大，肺水肿，由于破坏的瓣叶、腱索和乳头肌撕裂引起心脏衰竭。间隔撕裂也可导致心内分流。也有报道称通过卵圆孔未闭右向左分流形成 TR。间隔撕裂最常见的部位在室间隔心尖部（图 16－1）。四腔切面彩色多普勒可显示。床边气泡研究也可以帮助识别心内分流，可以在 1－2 心脏周期之间看到“气泡”。然而，TTE 和 TEE 都不能更好地可视化心脏瓣膜（图 16－2）。

穿透心脏损伤

穿透性心脏损伤是致命的，患者的存活率仅为

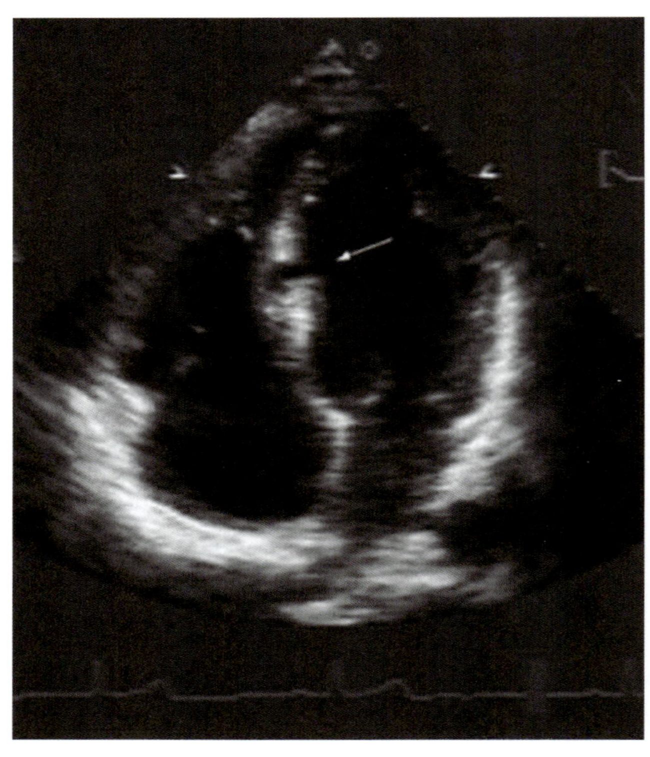

图 16－1　TTE 检查室隔隔不完全横向撕裂（箭头）

这张照片是从一名 50 岁男子驾驶一辆 40 英里/小时的机动车辆撞车进入一棵树造成。（照片由 Lisa Motavalli，M.D 提供，http://cme.mcgill.ca/php/prc.php?id=597 并由麦吉尔医学院主办）

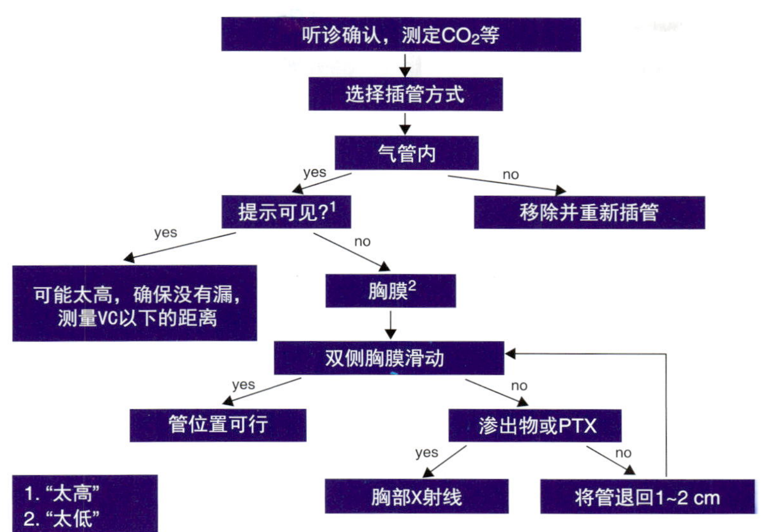

图 17－10 确定满意的 ETT 放置算法

向(图 17－11)，最好是在该插入位置进针。此外，气管的直径可以很容易地由横向测量的气管管腔估计，再次在建议的插入位点水平进针。用这种测量直径评估引导管的选择(图 17－12)。

插入位置的选择使用中线很容易完成，从环状软骨至胸骨切迹气管的纵向视图(图 17－13)。可计算气管软骨位置，并在皮肤上标记适当的部位，通常位于第二、第三气管软骨之间。当然，这就要求患者在皮肤标记和气管切开时，头部或颈部不要运动。如果这个区域发生运动，该地区需要重新描测，确认皮肤标志仍然是合适的位置。

在选择一个插入位置后，应进行彩色血流多普勒血流扫描，以确定在手术过程中任何有可能损伤的血管结构。这是在纵向和横向寻找“桥接”颈静脉，高头臂血管，甲状腺静脉或动脉。当检查气管横，甲状腺，包括叶、峡部及颈动脉和颈静脉的位置，特别是之前有过颈部手术的患者，应重点检查(图 17－14)。

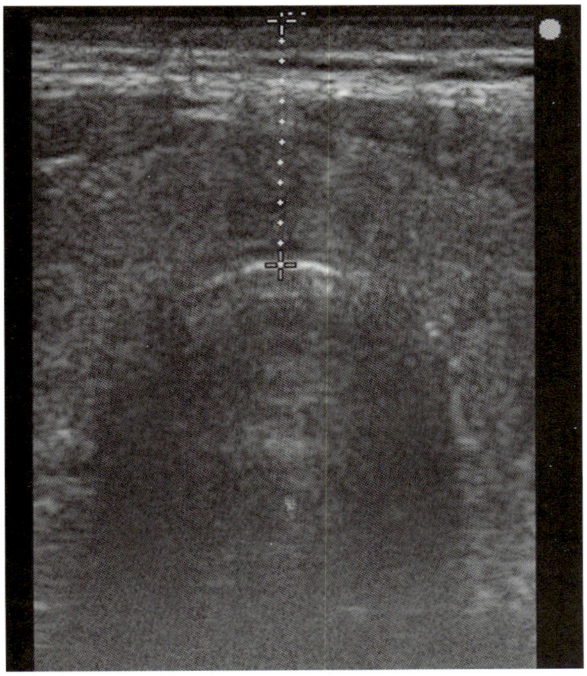

图 17－11 测量气管前软组织来帮助选择适当的气管插管

大于 2.5 cm 的距离可能需要一个近端较长的气管切开套管类型。

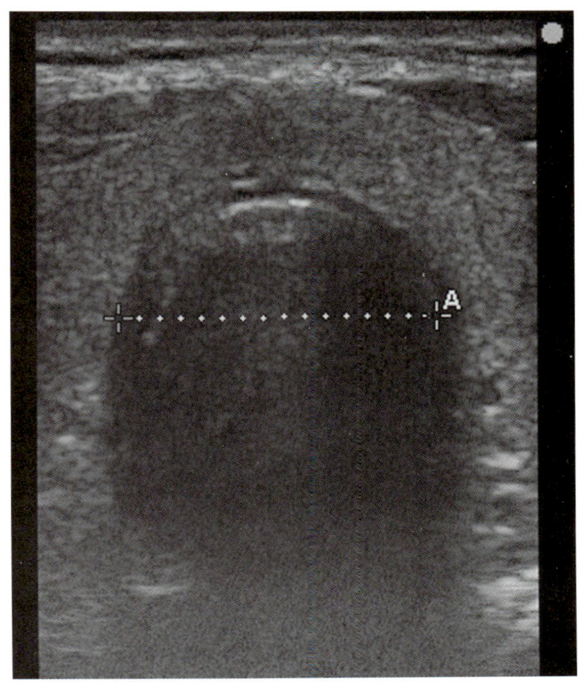

图 17－12 测量气管直径辅助气管造口管的选择

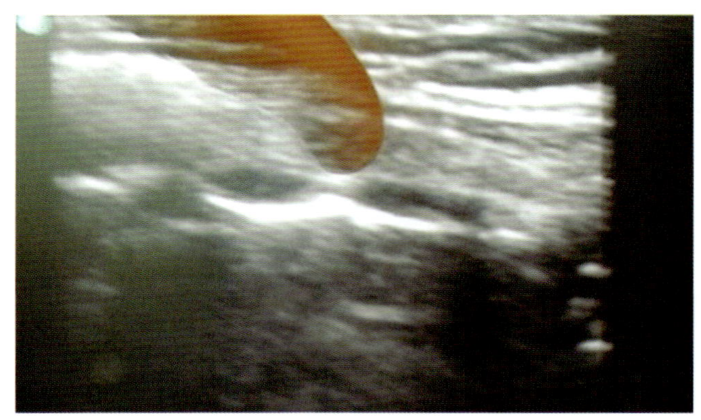

图 17-13 气管中线纵切面,显示气管环

向左为优,向右为劣。左边最远的环是第一个气管环。拇指表示所需的插入位点。

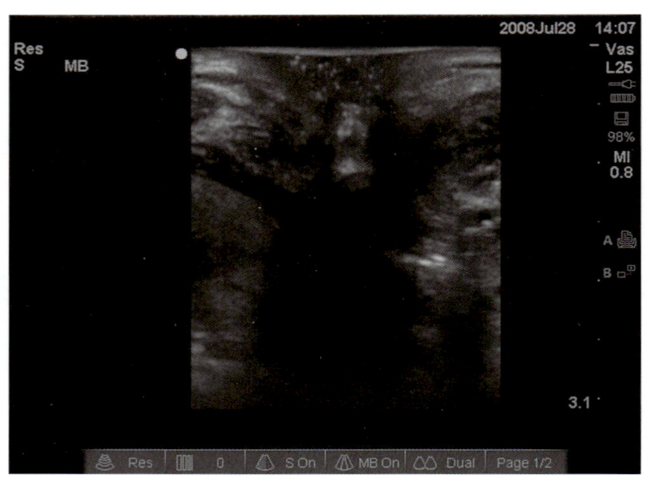

图 17-15 利用纵向超声动态引导下插管气管

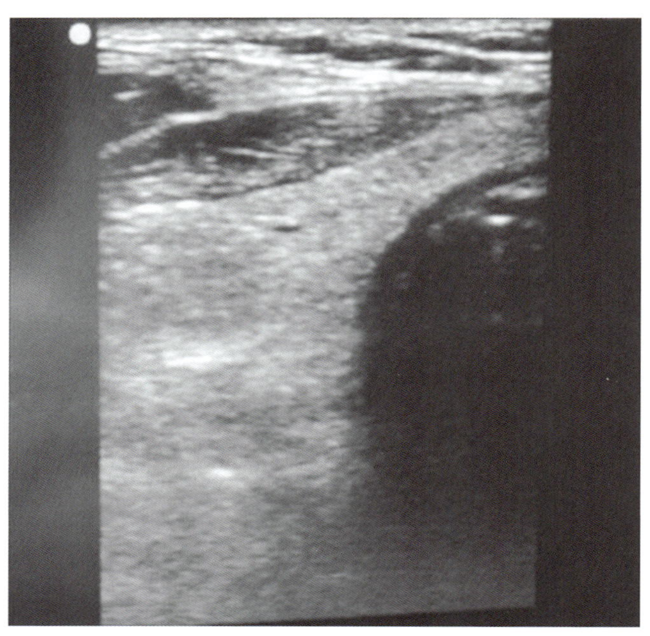

图 17-14 经气管横切面,显示甲状腺右叶及甲状腺峡部

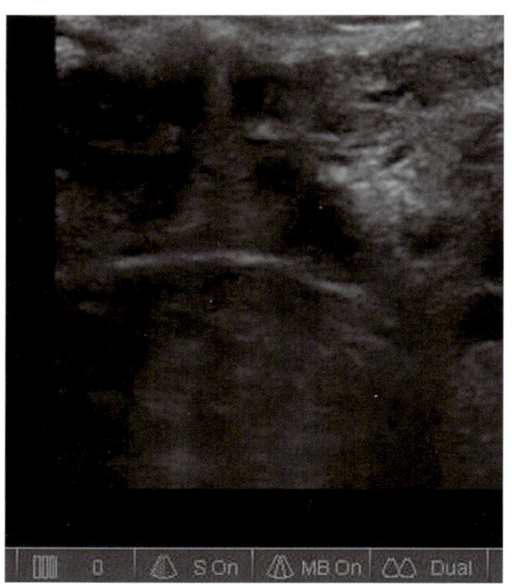

图 17-16 经气管横切面显示中线插管

在超声引导下可调整针位,保证中线穿刺。声影可以看做是两个角度的垂直线覆盖气管环的中部。

气管插管可在可视化下进行动态引导。要做到这一点,横向的中线得到一个纵向视图,穿刺针在皮肤中线穿刺;针引起的皮下组织压痕(图 17-15),接近针道。针的位置尾头部可以调整,直到这个压痕覆盖所需的穿刺部位。这就是所谓的纵向定位。一旦达到所需的纵向位置,探头可旋转 90°致引导针的横向位置(图 17-8)。横向位置比纵向位置重要,因为穿刺部位靠前。声像图的视图如图 17-16 看到。当针在正确的位置,插管可以顺利进行。置管后,特别注意的是支气管镜不仅用来验证管位置,记住扫描前胸两侧滑动胸膜;这能证实气管内的位置是否过低。在我们的实践中,超声并没有取代支气管镜对 PDT 的指导。运用支气管镜有一定的优势,包括直接可视化的 ETT 位置,退出后的气管壁中针插管扩张过程可视化。此外,在 ETT 拔管时,很容易用支气管镜控制导管。

总 结

在 ICU,超声检查运用于颈部和上呼吸道较实用。上颌窦炎常被忽视,有时不需要 CT 也容易用超声识别。ETT 位置的确认,一般在 ICU 中使用便携式 X 射线胸片也可使用超声进行确认。通过进行一些简单的扫描,以判断异常的解剖和进行穿刺点的定位,经皮气管切开术可以更安全。利用这项技术可以为患者提供及时、经济、安全的医疗。

参考文献

1. Sustic A. Role of ultrasound in the airway management of critically ill patients. *Crit Care Med*. 2007; 35: S173 - S177.
2. Abdurasulov DM, Amilova AA, Fazylov AA, et al. On the use of ultrasonics in the diagnosis of diseases of the maxillary sinuses. *Nov Med Priborostr*. 1964; 24: 30 - 33.
3. Lichtenstein D, Biderman P, Meziere G, et al. The sinusogram, a real-time ultrasound sign of maxillary sinusitis. *Intensive Care Med*. 1998; 24: 1057 - 1061.
4. Hilbert G, Vargas F, Valentino R, et al. Comparison of B-mode ultrasound and CT in the diagnosis of maxillary sinusitis in mechanically ventilated patients. *Crit Care Med*. 2001; 29: 1337 - 1342.
5. Vargas F, Boyer A, Bui HN, et al. A postural change test improves the prediction of a radiological maxillary sinusitis by ultrasonography in mechanically ventilated patients. *Intensive Care Med*. 2007; 33: 1474 - 1478.
6. Vargas F, Bui HN, Boyer A, et al. Transnasal puncture based on echographic sinusitis evidence in mechanically ventilated patients with suspicion of nosocomial maxillary sinusitis. *Intensive Care Med*. 2006; 32: 858 - 866.
7. Jönsson P, Sahlstrand-Johnson P, Holmer NG, et al. Feasibility of measuring acoustic streaming for improved diagnosis of rhinosinusitis. *Ultrasound Med Biol*. 2008; 34(2): 228 - 238.
8. Holzapfel L, Chastang C, Demingeon G, et al. A randomized study assessing the systematic search for maxillary sinusitis in nasotracheally mechanically ventilated patients. *Am J Respir Crit Care Med*. 1999; 159: 695 - 701.
9. Marik PE. Fever in the ICU. *Chest*. 2000; 117: 855 - 869.
10. Rouby JJ, Laurent P, Gosnach M, et al. Risk factors and clinical relevance of nosocomial maxillary sinusitis in the critically ill. *Am J Respir Crit Care Med*. 1994; 150: 776 - 783.
11. Kundra P, Kumar K, Allampalli V, et al. Use of ultrasound to assess superior and recurrent laryngeal nerve function immediately after thyroid surgery. *Anaesthesia*. 2012; 67: 301 - 302.
12. Wang CP, Chen TC, Lou PJ, et al. Neck ultrasonography for the evaluation of the etiology of adult unilateral vocal fold paralysis. *Head Neck*. 2012; 34(5): 643 - 648.
13. Amis RJ, Gupta D, Dowdall JR, et al. Ultrasound assessment of vocal fold paresis: a correlation case series with flexible fiberoptic laryngoscopy and adding the third dimension (3 - D) to vocal fold mobility assessment. *Middle East J Anesthesiol*. 2012: 21(4): 493 - 498.
14. Ng SK, Yuen HY, van Hasselt CA, et al. Combined ultrasound-endoscopy-assisted vocal fold injection for unilateral vocal cord paralysis: a case series. *Eur Radiol*. 2012; 22(5): 1110 - 1113.
15. Raphael DT, Conard FU 3rd. Ultrasound confirmation of endotracheal tube placement. *J Clin Ultrasound*. 1987; 15: 459 - 462.
16. Uya A, Spear D, Patel K, et al. Can novice sonographers accurately locate an endotracheal tube with a saline-filled cuff in a cadaver model? A pilot study. *Acad Emerg Med*. 2012; 19(3): 361 - 364.
17. Milling TJ, Jones M, Khan T, et al. Transtracheal 2 - D ultrasound for identification of esophageal intubation. *J Emerg Med*. 2007; 32: 409 - 414.
18. Werner SL, Smith CE, Goldstein JR, et al. Pilot study to evaluate the accuracy of ultrasonography in confirming endotracheal tube placement. *Ann Emerg Med*. 2007; 49: 75 - 80.
19. Ma G, Davis DP, Schmitt J, et al. The sensitivity and specificity of transcricothyroid ultrasonography to confirm endotracheal tube placement in a cadaver model. *J Emerg Med*. 2007; 32: 405 - 407.
20. Pfieffer P, Bache S, Isbye DL, et al. Verification of endotracheal intubation in obese patients — temporal comparison of ultrasound vs. auscultation and capnography. *Acta Anaesthsiol Scand*. 2012; 56(5): 571 - 576.
21. Chun R, Kirkpatrick AW, Sirois M, et al. Where's the tube? Evaluation of hand-held ultrasound in confirming endotracheal tube placement. *Prehosp Disaster Med*. 2004; 19: 366 - 369.
22. Pfieffer P, Rudolph SS, Borglum J, Isbye DL. Temporal comparison of ultrasound vs. auscultation and capnography in verification of endotracheal tube placement. *Acta Anaesthesiol Scand*. 2011; 55(10): 1190 - 1195.
23. Brun PM, Bessereau J, Cazes N, et al. Lung ultrasound associated to capnography to verify correct endotracheal tube positioning in prehospital. *Am J Emerg Med*. 2012; 30(9): 2080 - e5 - 6.
24. Sim SS, Lien WC, Chou HC, et al. Ultrasonographic lung sliding sign in confirming proper endotracheal intubation during emergency intubation. *Resuscitation*. 2012; 83 (3): 307 - 312.
25. Weaver B, Lyon M, Blaivas M. Confirmation of endotracheal tube placement after intubation using the sliding lung sign. *Acad Emerg Med*. 2006; 13: 239 - 244.
26. Lakhal K, Delplace X, Cottier JP, et al. The feasibility of ultrasound to assess subglottic diameter. *Anaesth Analg*. 2007; 104: 611 - 614.
27. Gupta D, Srirajakalidindi A, Hable N, Haber H. Ultrasound confirmation of laryngeal mask airway placement correlates with fiberoptic laryngoscope findings. *Middle East J Anesthesiol*. 2011; 21(2): 283 - 287.
28. Ezri T, Gewurtz G, Sessler DI, et al. Prediction of difficult laryngoscopy in obese patients by ultrasound quantification

of anterior neck soft tissue. *Anaesthesia*. 2003; 58: 1111 - 1114.

29. Komatsu R, Sengupta P, Wadhwa A, et al. Ultrasound quantification of anterior soft tissue thickness fails to predict difficult laryngoscopy in obese patients. *Anaesth Intensive Care*. 2007; 35: 32 - 37.
30. Wojtczak JA. Submandibular sonography: assessment of hyomental distances and ratio, tongue size, and floor of the mouth musculature using portable sonography. *J Ultrasound Med*. 2012; 31(4): 523 - 528.
31. Lahav Y, Rosenzweig E, Heyman Z, et al. Tongue base ultrasound: a diagnostic tool for predicting obstructive sleep apnea. *Ann Oto Rhinol Laryngol*. 2009; 118(3): 179 - 184.
32. Ugur KS, Ark N, Kurtaran H, et al. Subcutaneous fat tissue thickness of the anterior neck and umbilicus in patients with obstructive sleep apnea. *Otolaryngol Head Neck Surg*. 2011; 145(3): 505 - 510.
33. Ding LW, Wang HC, Wu HD, et al. Laryngeal ultrasound: a useful method in predicting post-extubation stridor. A pilot study. *Eur Resp J*. 2006; 27: 384 - 389.
34. Bertram S, Emshoff R, Norer B. Ultrasonographic anatomy of the anterior neck: implications for tracheostomy. *J Oral Maxillofac Surg*. 1995; 53: 1420 - 1424.
35. Sustic A, Zupan Z. Ultrasound guided tracheal puncture for non-surgical tracheostomy. *Intensive Care Med*. 1998; 24: 92 - 98.
36. Bonde J, Norgaard N, Antonsen K, et al. Implementation of percutaneous dilation tracheotomy-value of preincisional ultrasonic examination? *Acta Anaesthesiol Scand*. 1999; 43: 163 - 166.
37. Hatfield A, Bodenham A. Portable ultrasonic scanning of the anterior neck before percutaneous dilational tracheostomy. *Anaesthesia*. 1999; 54: 660 - 663.
38. Muhammad JK, Patton DW, Evans RM, et al. Percutaneous dilational tracheostomy under ultrasound guidance. *Br J Oral Maxillofac Surg*. 1999; 37: 309 - 311.
39. Sustic A, Zupan Z, Eskinja N, et al. Ultrasonographically guided percutaneous dilational tracheostomy after anterior cervical spine fixation. *Act Anaesthesiol Scand*. 1999; 43: 1078 - 1080.
40. Muhammad JK, Major E, Patton DW. Evaluating the neck for percutaneous dilational tracheostomy. *J Craniomaxillofac Surg*. 2000; 28: 336 - 342.
41. Shlugman D, Satya-Krishna R, Loh L. Acute fatal haemorrhage during percutaneous tracheostomy. *Br J Anaesth*. 2003; 90: 517 - 520.
42. Gwilym S, Cooney A. Acute fatal haemorrhage during percutaneous trachestomy. *Br J Anaesth*. 2004; 92: 298.
43. Muhammad JK, Major E, Wood A, et al. Percutaneous tracheostomy: hemorrhagic complications and the vascular anatomy of the anterior neck. A review based on 497 cases. *Int J Oral Maxillofac Surg*. 2000; 29: 217 - 222.
44. Sustic A, Kovac D, Zgaljardic Z, et al. Ultrasound guided percutaneous dilational tracheostomy: a safe method to avoid cranial misplacement of the tracheostomy tube. *Intensive Care Med*. 2000; 26: 1379 - 1381.
45. Reilly PM, Sing RF, Giberson FA, et al. Hypercarbia during tracheostomy: a comparison of percutaneous endoscopic, percutaneous Doppler, and standard surgical tracheostomy. *Intensive Care Med*. 1997; 23: 859 - 864.

18

胸膜超声评估

刘易斯·艾森　皮特·德尔肯　萨哈尔·艾哈迈德

引　言

超声评估胸腔在 ICU 的应用极为广泛，早在 1967 年就有人指出超声能够很清晰地探测到胸腔积液。除此之外，超声还能探测到少见的胸膜病变，并在超声引导下完成胸膜穿刺等胸腔诊疗操作。因此其在内科急诊中扮演的角色也越来越重要。

胸膜超声概述

胸膜超声检查会受到周围组织的干扰。肋骨完全吸收超声波，妨碍超声探查深部组织。相反的，气体完全反射超声波，因而肺脏会反射大部分超声波，且反射点位于胸膜下。尽管如此，当发生肺实变或肺不张时，都可以被清晰地看到。

除了普通的超声影像，胸膜超声仍有特殊的表现，如肋骨影可以在大部分胸膜超声中探及。起源于胸膜的气体反射波也是常可以被医师探及的一种典型超声征象。由于患者呼吸或机械通气超声的平移征象经常会干扰到检查者，患者肥胖和皮下气肿会降低超声检查质量。明显水肿还会影响超声的穿透能力，同样的皮下气肿会影响深部组织的探查。检查时于皮肤表面加压或调节媒介可以减少伪影干扰。伪影有时仅在一个层面探及，改变探头方向可以使伪影消失。另外，伪影不会随呼吸周期消失，因此检查时需要在多个呼吸周期中观察。

超声机器要求及操作

2D 超声机即可行多种类型的胸膜超声检查，不需要有多普勒功能。小的探头可以更好地适应肋间隙的检查。理想的探头是 2～5 MHz（通常为 3.5 MHz），配有转换器或曲线阵矩的探头，高频率的探头虽然能很好地探及胸膜，但由于其穿透能力欠佳，难以满足对其他很多种病变的探查。

为了巩固对单方面知识的掌握，现在已经有专用探头及屏显模式，这样可以更好地对比检查结果。除此之外，检查结果及图像需要标准化。检查的图像标志需要位于屏幕左上角，探头标记始终位于屏幕左侧。

在进行临床诊断前，检查者需要调节仪器的增益与深度。增益需要调节到可以探及胸壁及胸膜，同时还需要调节到可以清晰地看到深部组织，如肝脏、脾脏。深度的调节建议调至最大深度，可以看到整个检查区域，防止忽略探查深部组织。当需要更好地看到胸膜或上方的组织时，调节深度至可以显示邻近区域组织结构即可。

常规胸膜检查

胸膜检查需要在系统检查时完成，探头纵向垂直于皮肤表面，胸膜呈现一条高回声线，位于上层胸壁与下方气体产生的伪影之间。探头垂直于胸壁滑动，可以探及肋间隙组织。完成常规区域的探查后，可以将探头置于中央或两侧进行其他区域的检测，完善各区域胸膜的检测。

通过肝脏可以看到膈膜。患者的左侧如果没有胸腔积液，可能会因为气体的反射不能看到完整的膈膜线。尽管如此，还是可以通过普通检查获得大部分临床所需要的影像结果。纵膈膜不能通过经胸超声探头看到。肋下脏层胸膜可能会被肋骨遮挡，但有经验的医师可以通过改变探头方向或患者体位来解决此类问题。

正常胸膜厚度约 0.2～0.4 mm，尽管一般超声检查的探头频率不能观察壁层和脏层胸膜，这并对于超声医师没有任何临床意义。一个完整的门诊胸膜超声检查患者通常是直立位。对于超声医师有个特殊情况，机械通气和镇静的患者应取仰卧位。幸好许多异常情况在患者仰卧位可经由前胸和侧胸被发现。如果必须检查后胸部，仰卧位患者必须换为侧卧位。如果一个患者在胸膜超声检查时，需要改变体位，则超声医师必须仔细注意支撑线和管路，以避免意外的设备损坏。

胸腔积液

胸腔积液在 ICU 中是一个常见的问题。马蒂森(Mattison)等报道胸腔积液在内科 ICU 患者中的患病率约为 62%。常见的原因是心脏衰竭，肺不张，肺炎渗出和肝性胸水。恶性肿瘤占 3.2%，脓胸占 1.6%。与无积液的患者相比，有积液的患者病情更重，并需要更长的 ICU 留观和机械通气时间。

超声是非常适合用于识别和评估液体的，因为液体的回声比软组织少。许多研究已经证明了超声在此方面的用途。胸膜腔积液最少有 3～5 mL 可被超声检测发现。目前的临床检查对于胸腔积液既不敏感也无特异性，对于已存在的胸腔积液，超声检查优于标准胸片检查，并可鉴别肺不张引起的胸腔积液与胸膜增厚。相比 CT 的“金标准”，超声对于胸腔积液具有 93% 的灵敏度和特异性，当患者有单侧胸腔的完全混浊性胸腔积液时，超声有 95% 的敏感性。

ICU 患者的仰卧胸片对胸腔积液的检测不是很理想。ICU 的射线检查存在穿透、旋转及放大问题。在仰卧位患者中，胸腔积液积累于依赖区。仰卧位胸片出现不透明可能由胸腔积液，肺不张，肺实变或这些疾病联合引起。例如，对于急性患者呼吸窘迫综合征可能拥有全部的 3 个这些病变。胸腔超声优于射线检查，当与胸部 CT 对比病变征象的改变时。ICU 射线检查往往不能区分胸膜和实质的异常改变。在一系列 ICU 患者的研究中发现，仰卧位 X 射线片检测对于胸腔积液的检查相比超声只有 61.4%。

自由流动的胸腔积液在仰卧患者的胸腔将会与后出现的胸腔积液形成分层。存在多层或血流动力学受累和氧合异常的患者将很难坐立在床上。如果患者是仰卧，床上的垫子可以阻碍少量胸腔积液的可视化。一个选择是放置传感器在腋后线，而调整探头角度向上，朝向身体的中心从而显示少量的积液。对于有积液且不稳定的患者，侧卧位可能会有帮助。超声医师应始终要观察 3 个方面(图 18－1)以确定胸腔积液的存在。

1. 解剖界线：这要求明确区分胸腔积液与膈肌、膈下脏器(肝或脾，取决于体位)、心脏(在左侧)、胸壁和肺的表层(图 18－1，视频 18－1)。

2. 低回声区：由典型解剖边界包围形成的相对低回声区就是胸膜积液(图 18－2 和视频 18－2)。

3. 动态变化：这要求鉴别动态改变是否为胸腔积液所特有(视频 18－3 和视频 18－4)。

确定膈肌位置是确定胸腔积液位置的基础，也是安全的胸腔穿刺的基础，膈肌下图像的忽视将可能导致灾难性的胸腔穿刺并发症。在腋中线及腋后线之间的扫描中，膈肌是在肝脏或者脾脏之上的曲线结构，其随呼吸运动而改变(图 18－3 和视频 18－5)。年轻的超声医师偶然情况下会误以为肝肾间隙或者脾肾间隙是膈肌，或者覆盖在肝脏或者脾脏上的具有回声的积脓是膈肌。但是仔细辨别超声下的解剖结

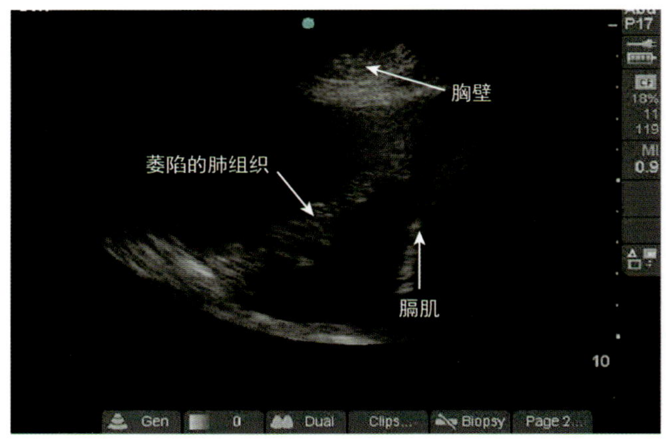

图 18－1 典型的胸腔积液低回声区的解剖边界

其由 3.5 MHz 的探头纵向垂直于右侧腋中线第 8 肋间胸壁扫描得出。

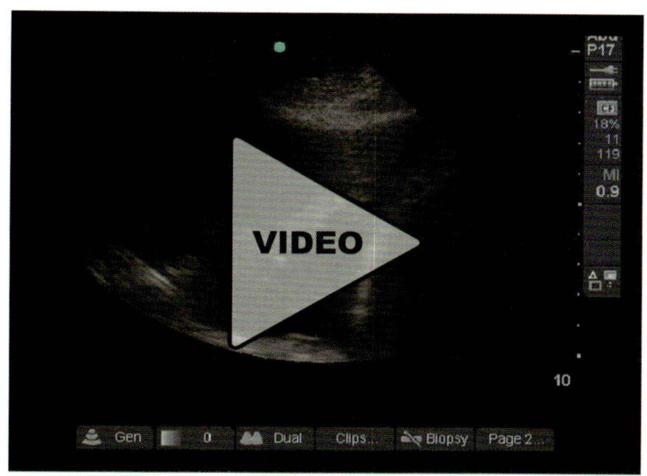

视频 18-1 典型的胸腔积液低回声区的解剖边界

其由 3.5 MHz 的探头纵向垂直于右侧腋中线第 8 肋间胸壁扫描得出。

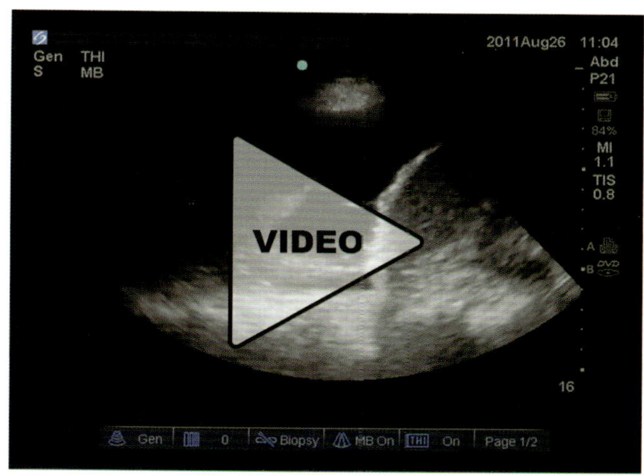

视频 18-2 典型的胸腔积液低回声区的解剖边界

其由 3.5 MHz 的探头纵向垂直于右侧腋中线第 8 肋间胸壁扫描得出。

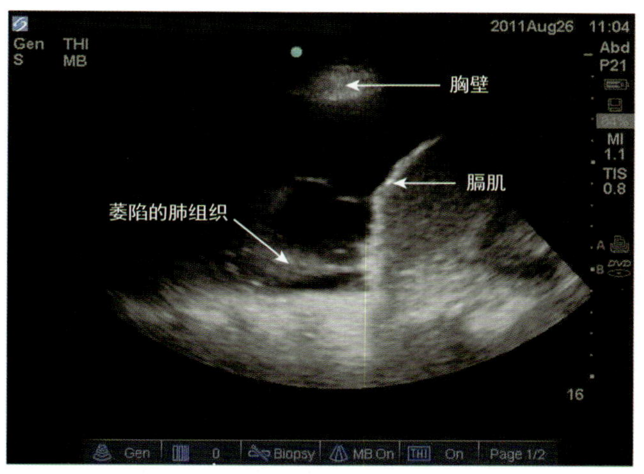

图 18-2 相对低回声区周围的典型解剖边界：胸壁、肺表面以及膈肌

其由 3.5 MHz 的探头纵向垂直于右侧腋中线第 8 肋间胸壁扫描得出。

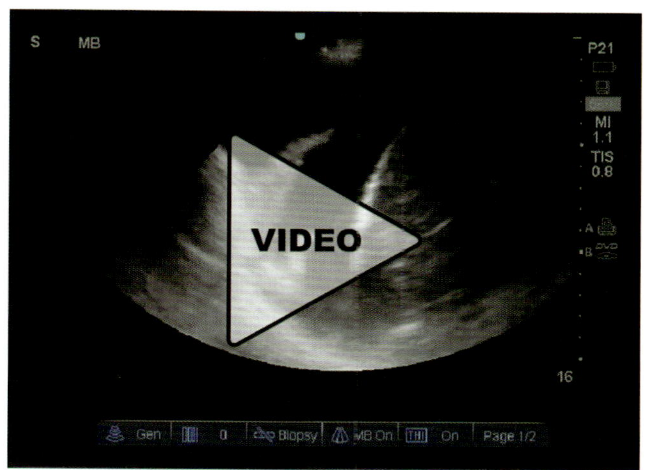

视频 18-3 胸腔积液肺不张伴随呼吸和心脏运动而运动

其由 3.5 MHz 的探头纵向垂直于右侧腋中线第 7 肋间胸壁扫描得出。

构可以避免这些失误。

通常，胸膜液会比相邻的肝脏或脾脏回声小。少数情况下，复杂的胸腔积液将有类似的这些器官的回声。胸壁的内部是一个固定的结构，不应该随呼吸运动发生动态变化。当肺组织被相邻的胸腔积液压缩便出现肺不张，进而现超声检查中显示出组织密度（图 18-4 和视频 18-6）。这被称为肺部超声肝样变，肺不张的肺有肝样超声回声。压缩肺可以被直接观察到在胸水中浮动。这已被称为“肺扑动征”或“水母征”（视频 18-7）。在呼吸周期内，充气的肺可以移动到扫描区。充气的肺介入扫描平面将阻止深层结构的可视化。这被称为“窗帘征”（视频 18-8）。如果操作者熟悉 M-型超声，检查胸膜表面通常会表现出正弦信号标志，指示胸膜在充满液体中运动（图 18-5）。

胸腔积液的其他特点有浮游生物符号，这是由通过心脏或者呼吸运动搅拌胸腔积液中的碎片造成的（视频 18-9）。纤维蛋白条索可以看出与心脏脉动或呼吸运动同步运动（视频 18-10）。这些条索可见明显连接到一个或更多的胸膜表面。在不同病因的胸腔积液中，该血细胞征可以被明显观察。积液由于重力分为两层，且具有不同的回声（视频 18-11）。

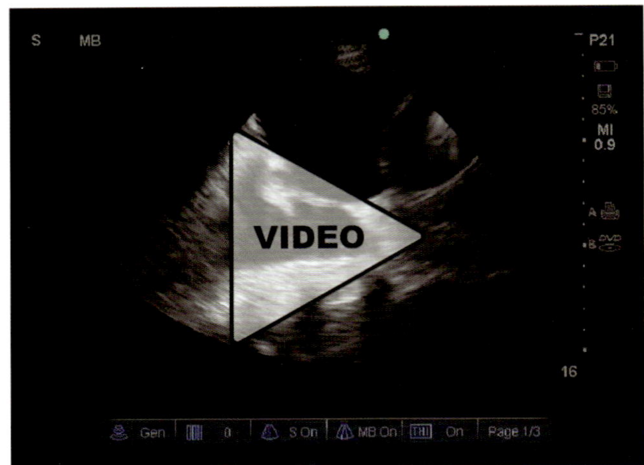

视频 18－4 呼吸周期和心跳周期胸腔积液的超声改变图像由 3.5 MHz 的探头纵向垂直于左侧腋中线第 6 肋间胸壁扫描得出。

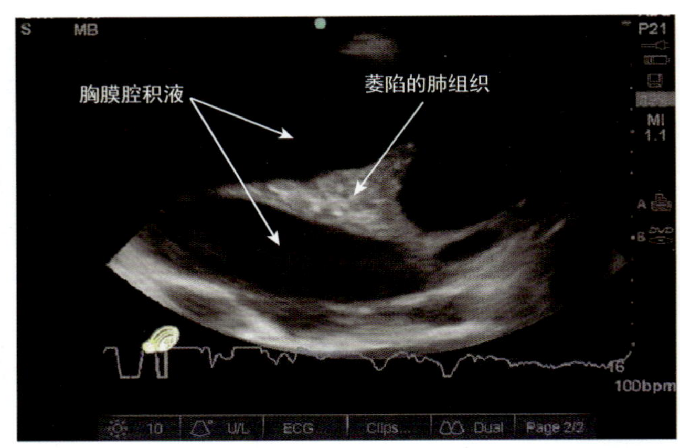

图 18－4 大量胸腔积液和肺不张(萎陷肺)图片由 3.5 MHz 的探头纵向垂直于左侧腋中线第 6 肋间胸壁扫描得出

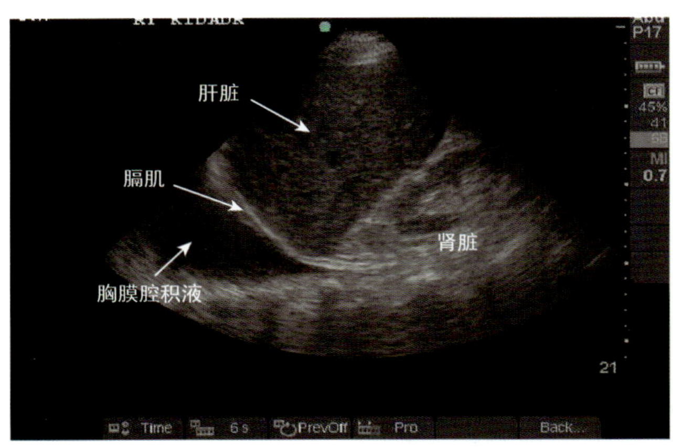

图 18－3 膈肌、肝、肝肾间隙和肾脏上的胸腔积液图片由 3.5 MHz 的探头纵向垂直于右侧腋中线第 9 肋间胸壁扫描得出

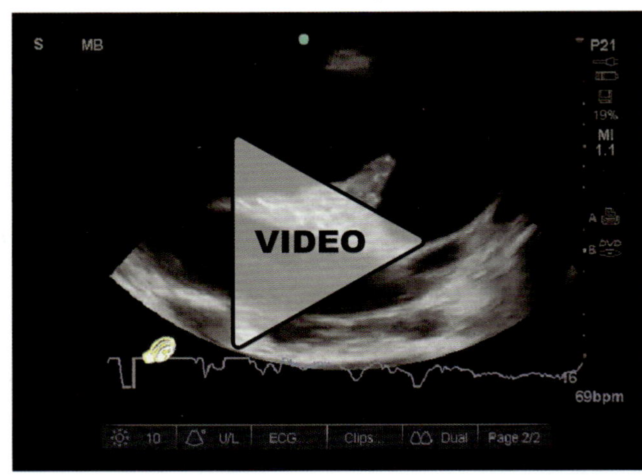

视频 18－6 胸腔积液和肺不张图像由 3.5 MHz 的探头纵向垂直于右侧腋中线第 6 肋间胸壁扫描得出。

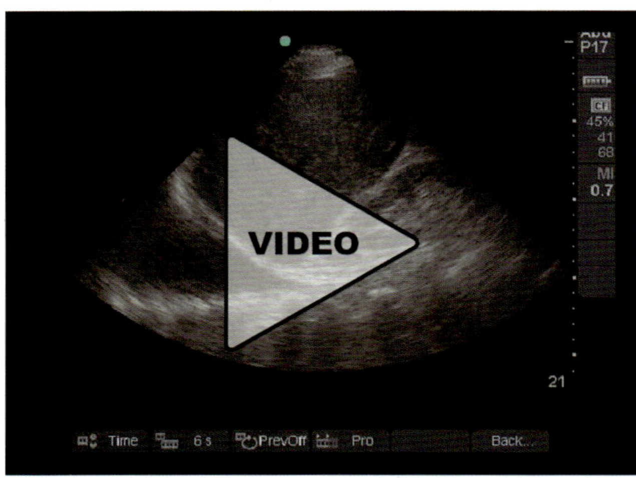

视频 18－5 胸腔积液、膈肌、肝脏和肾脏，图像由 3.5 MHz 的探头纵向垂直于右侧腋中线第 9 肋间胸壁扫描得出。

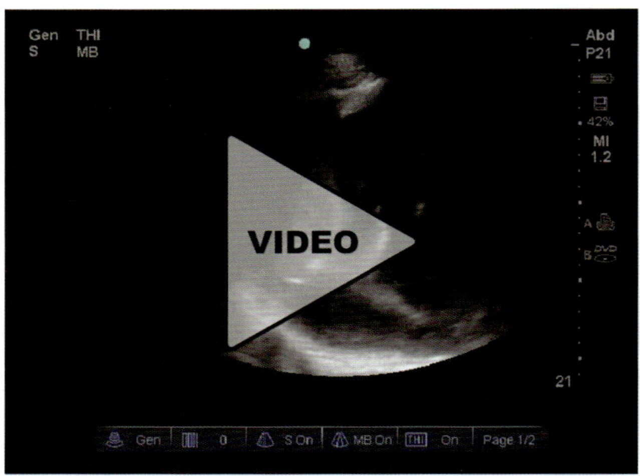

视频 18－7 胸腔积液和移动性肺不张，也称肺扑动或水母征，图像由 3.5 MHz 的探头纵向垂直于右侧腋中线第 7 肋间胸壁扫描得出。

21. Chen HJ, Tu CY, Ling SJ. Sonographic appearances in transudative pleural effusions: not always an anechoic pattern. *Ultrasound Med Biol*. 2008; 34: 362-369.
22. Chian CF, Su WL, Soh LH, et al. Echogenic swirling pattern as a predictor of malignant pleural effusions in patients with malignancies. *Chest*. 2004; 126: 129-134.
23. Tu CY, Hsu WH, Hsia TC, et al. Pleural effusions in febrile medical ICU patients chest ultrasound study. *Chest*. 2004; 126: 1274-1280.
24. McLoud TC, Flower CD. Imaging the pleura: sonography, CT, and MR imaging. *Am J Roentgenol*. 1991; 156: 1145-1153.
25. Fartoukh M, Azoulay E, Galliot R, et al. Clinically documented pleural effusions in medical ICU patients: how useful is routine thoracentesis? *Chest*. 2002; 121: 178-184.
26. Gervais DA, Petersein A, Lee MJ, et al. US-guided thoracentesis: requirement for postprocedure chest radiography in patients who receive mechanical ventilation versus patients who breathe spontaneously. *Radiology*. 1997; 204: 503-506.
27. Godwin JE, Sahn SA. Thoracentesis: a safe procedure in mechanically ventilated patients. *Ann Intern Med*. 1990; 113: 800-802.
28. Mayo PH, Goltz HR, Tafreshi M, et al. Safety of ultrasound-guided thoracentesis in patients receiving mechanical ventilation. *Chest*. 2004; 125: 1059-1062.
29. McCartney JP, Adams JW, Hazard PB. Safety of thoracentesis in mechanically ventilated patients. *Chest*. 1993; 103: 1920-1921.
30. Lichtenstein DA. Ultrasound in the management of thoracic disease. *Crit Care Med*. 2007; 735: S250-S261.
31. Ahmed SH, Ouzounian SP, Dirusso S, et al. Hemodynamic and pulmonary changes after drainage of significant pleural effusions in critically ill, mechanically ventilated surgical patients. *J Trauma*. 2004; 57: 1184-1188.
32. Chen WL, Chung CL, Hsiao SH, Chang SC. Pleural space elastance and changes in oxygenation after therapeutic thoracentesis in ventilated patients with heart failure and transudative pleural effusions. *Respirology*. 2010; 15(6): 1001-1008.
33. Doelken P, Abreu R, Sahn S, et al. Effect of thoracentesis on respiratory mechanics and gas exchange in the patient receiving mechanical ventilation. *Chest*. 2006; 130: 1354-1361.
34. Kupfer Y, Seneviratne C, Chawla K, Ramachandran K, Tessler S. Chest tube drainage of transudative pleural effusions hastens liberation from mechanical ventilation. *Chest*. 2011; 139(3): 519-523.
35. Qureshi NR, Rahm an NM, Gleeson FV. Thoracic ultrasound in the diagnosis of malignant pleural effusion. *Thorax*. 2009; 64: 139-143.
36. Suzuki N, Siatoh T, Kitamura S. Tumor invasion of the chest wall in lung cancer: diagnosis with US. *Radiology*. 1993; 187: 39-42.
37. Sugama Y, Tamaki S, Kitamura S. et al. Ultrasonographic evaluation of pleural and chest wall invasion of lung cancer. *Chest*. 1988; 93: 275-279.
38. Mayo PH, Doelken P. Pleural ultrasonography. *Clin Chest Med*. 2006; 27: 215-227.

19

肺部超声评估

皮埃尔・科里　保罗・H.梅奥

引　言

肺部超声是一项简单易学、易于操作的检查手段，具有较强的临床应用意义。有趣的是，肺部超声并没有引起影像学科医师的重视，这或许是因为肺部超声是一项应用于 ICU 的床旁检查技术，需要 ICU 医师来探索肺部超声的应用领域。丹尼尔・斯坦博士在重症肺部超声的应用与发展领域有着不可估量的建树。20 世纪 90 年代，他发表了一系列具有里程碑意义的文章，建立了肺部超声的操作的规范、应用原理以及目前使用正在被广泛使用的肺部超声记录规则。基于此，在过去的几年里已经有不少团队进行相关研究，发表此研究领域的论述，不断推动肺部超声领域的研究与应用。本节将介绍肺部超声在重症监护中的应用。

肺部超声的基本原则

既往认为空气是超声检查的干扰因素。组织与气体之间的声阻抗和速度差异较大，从而在组织和空气交界处产生不同的超声波。这导致超声波会在任何空气——组织界面产生反射。当超声波与气体相遇，空气的声波系数会产生占据超声屏均匀的、无边界的灰色影像图像，同时掩盖住更深层次的组织成像。

正常肺泡肺实质填充有空气，使肺不能像实质结构一般显而易见。气体将正常肺脏组织限定在一个范围内。当疾病发生时肺内含气量减少，超声可通过含气量的改变观测到肺部组织病变。例如：发生肺不张时，由于肺内含气量减少，肺的超声显影接近于实质组织；相同地，肺部炎症会导致肺组织实变，从而超声呈现出增强的回声影像学表现；肺水肿时，尽管肺内仍含气，超声检查却能显示出不同于正常充气的肺部影像。肺部超声不能探测到除肺脏表面以外更深层的肺部病变，这是肺部超声受限的一个方面。幸运的是，在 ICU，大多数引起重症医师感兴趣的疾病（如肺炎、肺水肿等）在疾病的发生过程中均会延伸到肺的外周组织，易于监测及观察。

设备要求

1990 年后生产的 2D 超声均可以完成肺部超声，只需配备一个 3.5～5.0 MHz 传感器的凸型探头即可，它的工作原理已全面的描述。更高频率的换能器，如血管探头也可用于肺部超声检查，但由于其穿透能力的限制，受试范围可能不太理想。小型凸型换能器非常适合肋间隙的检查。由于肺部超声检查通常在全身进行，许多监护室使将心脏探头用于一般的重症监护超声检查（肺部、胸膜、腹部），从而降低成本。可以使用线性换能器设计，但难以在较瘦的患者身体上实行纵向检查。最新生产的高端超声机器获得的肺部超声图像反而不如 20 世纪 90 年代的设备，复杂的成像技术更适用于高级心脏成像，而非肺部超声。

肺部超声成像

通常采用换能器在胸部多部位通过垂直皮肤表面行纵向扫描获得肺部超声影像。建议在胸腔标准区域探查胸腔，特定检查区域的检查结果可在相关文献中查阅。行肺部超声检查时单侧胸部被分为前区与侧区。前区位于胸骨旁线与腋前线之间；侧区位于腋前线与腋后线之间。在 ICU 中许多危重患者是仰卧位，从而使得肺部超声背侧胸部的检查难度增加，但背侧区通常是一个重要的检查区域，因为胸腔积液和肺实变多发生于胸腔重力依赖区。为了获得此区域的图像，往往需要以某一个角度将探头置于检查部位，患者侧卧位能帮助能更好地暴露检查区域。因此，肺部超声的检查结果通常包含：前、侧、后 3 个区域。另一种方式是沿着肋间隙逐一检查，这样有利于检查者可以通过 2D 图像构建出更直观的 3D 成像。

一份好的肺部超声图像要避免遗漏侧区对隔肌的检查以及后背区对积液、肺实变的检查，因此患者取坐立位并将双臂上抬能更充分暴露检查区域，但是这对于重症患者来说是不容易的。

肺部超声成像重要特点

肺部超声与胸部正后位 X 射线片、胸部断层 CT 相比，可以更好地探测到气胸、肺泡间质水肿、肺实变以及胸腔积液。肺部超声的初学者容易被肺脏周围组织，例如心脏、肾脏干扰，不能直观地获得肺部超声图像，或是误将伪影判断为肺部病变，但幸运的是通过指导与训练，初学者也能很快掌握肺部超声。下面将简述肺部超声的特征性表现。

▶ 肺滑动征

超声探头沿纵轴垂直于双肋间的皮肤表面，调节合适的深度，屏幕正中可以显现出胸模线（图 19 - 1）。同时在两侧肋骨回声中间有起自胸膜线深约 0.5 cm 的强回声影，脏壁层胸膜线同时显现。正常的检查结果可以看到“肺滑动征”，即胸膜线随着呼吸周期滑动（视频 19 - 1 和视频 19 - 2），并在吸气相时出现闪烁。最近的一项研究发现“肺搏动”这一征象（视频 19 - 3）。肺脏搏动与心脏搏动同步，考虑是由于强有力的心脏射血带动肺脏摆动，并将这一征象叠加在脏层胸膜而

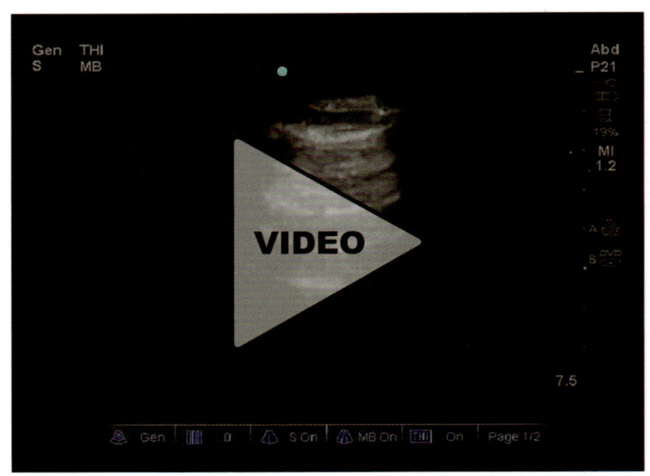

视频 19 - 1 肋骨胸膜线，肋骨阴影，A 线和肺滑动。图像由 3.5 MHz 探头纵向垂直于锁骨中线第 2 肋间扫描得到。

(A)

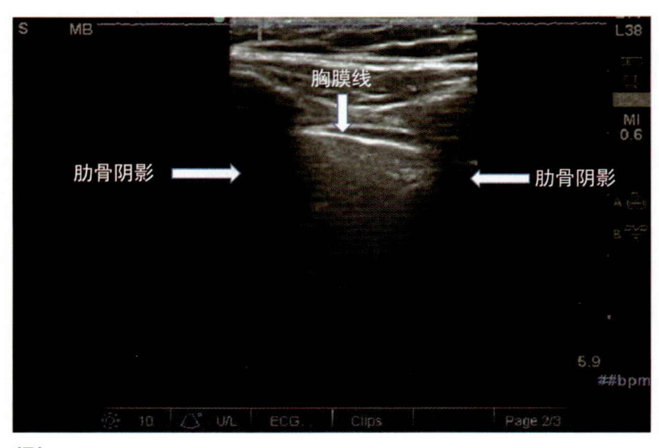

(B)

图 19 - 1 超声探头沿纵轴垂直于第 2 肋间扫描图

（A）由 3.5 MHz 探头纵向垂直于第 2 肋间隙扫描得出，其胸膜线、肋骨阴影以及 A 线清晰可见。（B）由 7.5 MHz 的血管探头在图（A）检查的位置扫描得出。

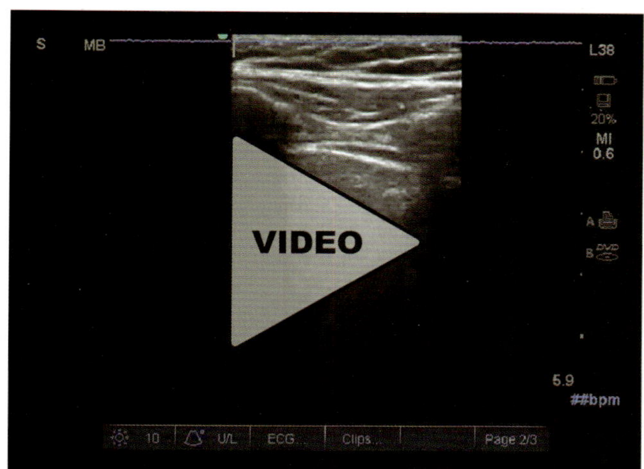

视频 19-2 存在肺滑动征，由 7.5 MHz 探头纵向垂直于锁骨中线第 2 肋间扫描得到，与 3.5 MHz 探头相比，高频 7.5 MHz 搏动对胸膜界面的分辨率更高，但穿透深度较小。

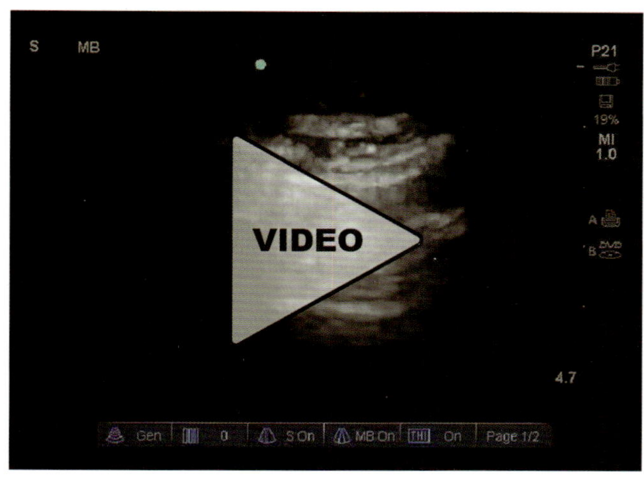

视频 19-3 存在肺搏动征，由 3.5 MHz 探头纵向垂直于锁骨中线第 2 肋间扫描得到。

出现的影像学表现。肺滑动征与肺脏搏动征都需要动态观察。有时可以通过 M 型来记录胸膜滑动。

存在肺滑动征与肺脏搏动征是排除气胸的最主要的征象。患者仰卧位时，能在前胸壁探及气胸被气填充的区域，这也是非常适合 ICU 患者的一项检查。两侧胸壁多区域的检查能够确诊及排外气胸。已有多个报道证实经胸壁 B 超比胸部 X 射线片更好地排外气胸。

存在肺滑动征与肺脏搏动征是排除气胸的最主要的征象，然而没有肺滑动征与肺脏搏动征并非是确诊气胸的方法（视频 19-4 和视频 19-5），因为多种原因可以导致没有肺滑动征与肺脏搏动征。任何一种能够显著降低气体进入肺脏从而导致肺脏活动减

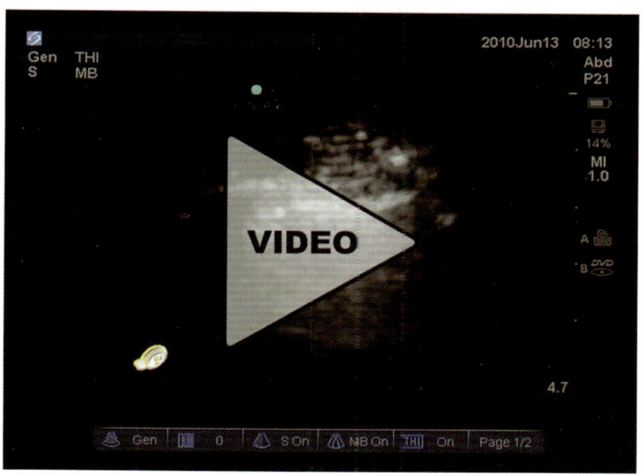

视频 19-4 视频中无肺滑动征该视频由 3.5 MHz 探头纵向垂直于锁骨中线第 2 肋间扫描得到。

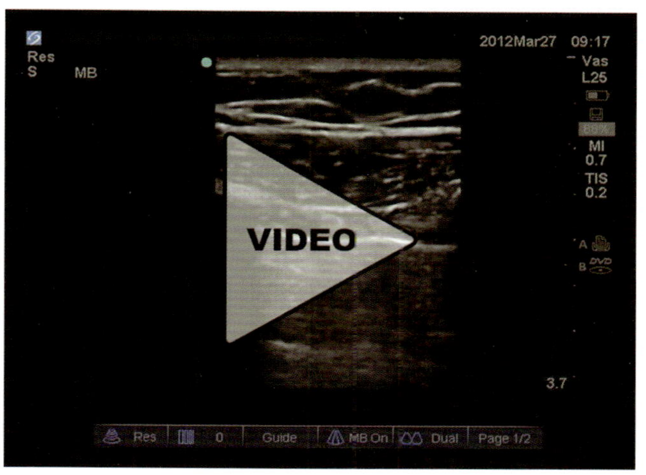

视频 19-5 视频中无肺滑动征

该视频由 7.5 MHz 探头纵向垂直于锁骨中线第 2 肋间扫描得到。

弱的原因都可以导致肺滑动减弱或消失。例如：气管插管时插入右主肺支气管或其他任何一种导致气管阻塞（如浓痰、血块、异物、肿瘤）都会导致左肺活动减弱。同理，任何一种影响肺复张的病因，如重症肺炎，ARDS 均会导致胸膜滑动消失。胸膜粘连（感染、肿瘤、瘢痕）均会导致肺滑动减弱，呼吸困难导致的胸膜滑动消失是短暂性的。因此，肺滑动存在具有诊断意义，它可以排外气胸，但是肺滑动消失的诊断意义并不大。

▶ 肺脏搏动征

在某些情况中，没有胸膜滑动时可能仍有肺脏搏动，例如：肺脏某一侧主支气管被阻塞导致通气量减少，从而影响胸膜滑动，但与此同时，心脏搏动仍能带动肺脏产生肺脏搏动征象。

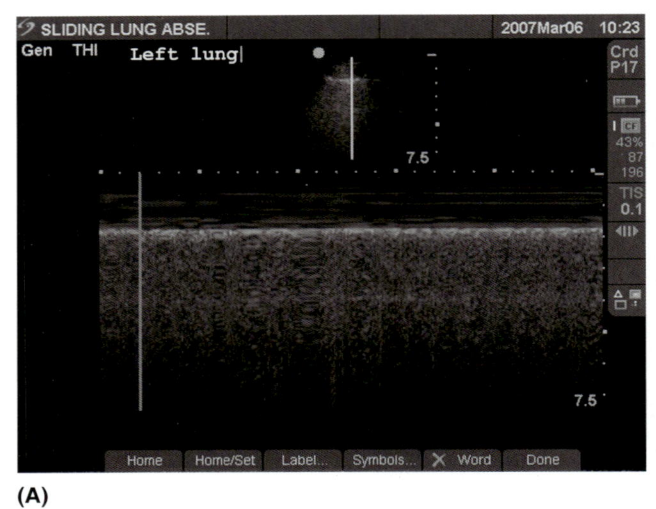

(A)

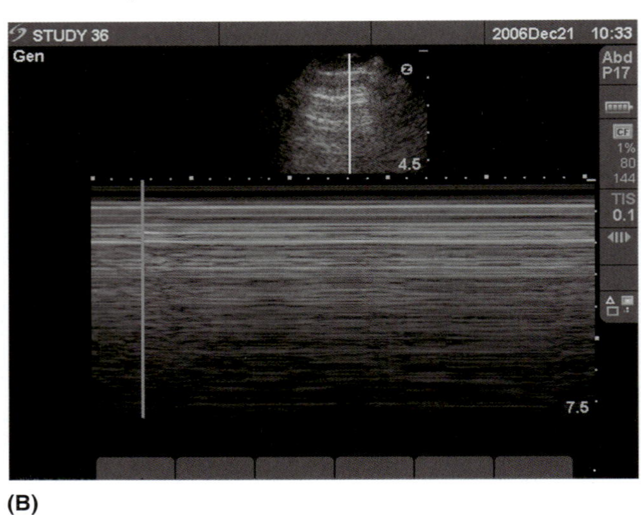

(B)

图 19-2 M-型超声显示海浪征

（A）符合肺滑动征以及平流征。（B）明显无肺滑动征。

▶ 肺点

如果说肺滑动消失在诊断气胸的时候缺乏特异性，但通过上述常规检查，气胸时还可以产生一个征象叫肺点，肺点的存在可以明确气胸的诊断。肺点产生于正常滑动的肺脏与气胸存在的区域的交界处。气胸时可能出现整体的肺脏塌陷，但大多数时候是部分塌陷区域与正常区域并存，侧区及后背区域的气胸取决于气胸范围的大小。某些情况下，气胸时整个肺脏塌陷，但脏层、壁层胸膜仍存在，经过仔细检查仍可发现这两层胸膜。因为塌陷的肺脏在肺复张时随着呼吸周期间断出现胸膜滑动。肺点也是诊断气胸的一个方法。但不幸的是，当气胸压缩区域达到100%时，肺点诊断的敏感性降低（视频 19-6 和视频 19-7）。敏感性有时还取决于检查者的经验。通过胸膜滑动征诊断是非常简单的。一个高频率的线性探头能够有助于发现肺点，当检查者发现肺滑动消失的时候要立即顺着肋间隙逐一检查去寻找肺点。

▶ A 线

通过常规检查方法，调节深度探及深部组织。正常通气区域会产生一个特征性征象为 A 线。A 线有一条或多线，与胸膜线水平（图 19-1 和视频 19-1）。A 线与胸膜线之间的距离取决于胸膜距皮肤表面的距离，因为 A 线是由于这两个组织界面产生的伪影征象。当肺滑动时，A 线是肺脏正常通气的表现，这一

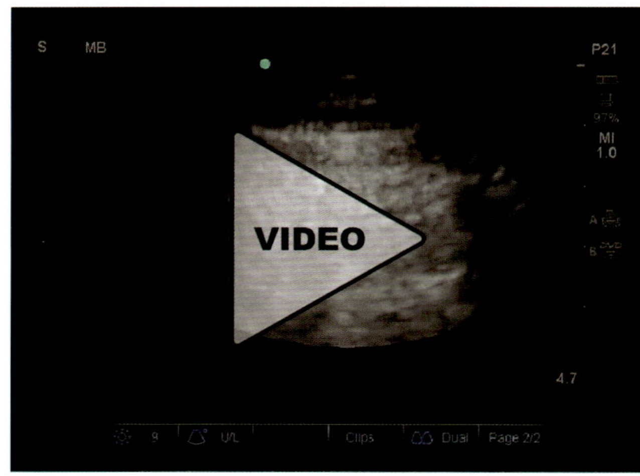

视频 19-6 存在肺点。部分塌陷肺进入含气的胸腔，识别肺点是诊断气胸的一种方法。图像由 3.5 MHz 探头纵向垂直于腋前线第 6 肋间扫描得到。

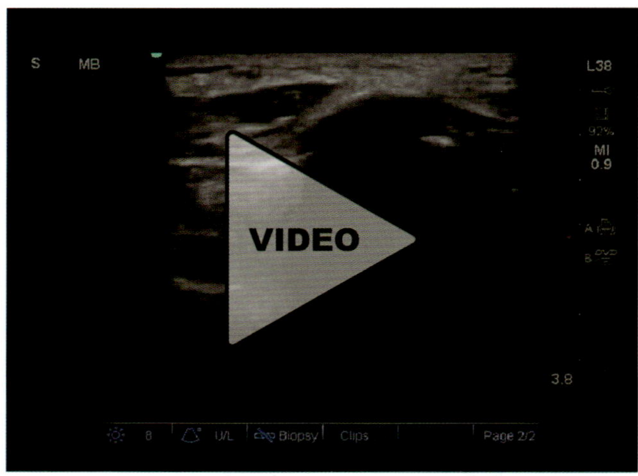

视频 19-7 存在肺点。在呼吸周期，气胸时可以看到在肋骨下面部分塌陷肺，肺点的鉴别是气胸的诊断之一。图像由 7.5 MHz 探头纵向垂直于腋前线第 5 肋间扫描得到。

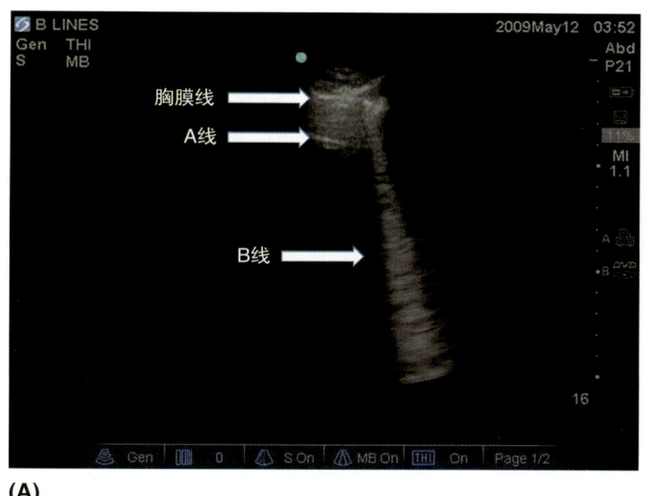

(A)

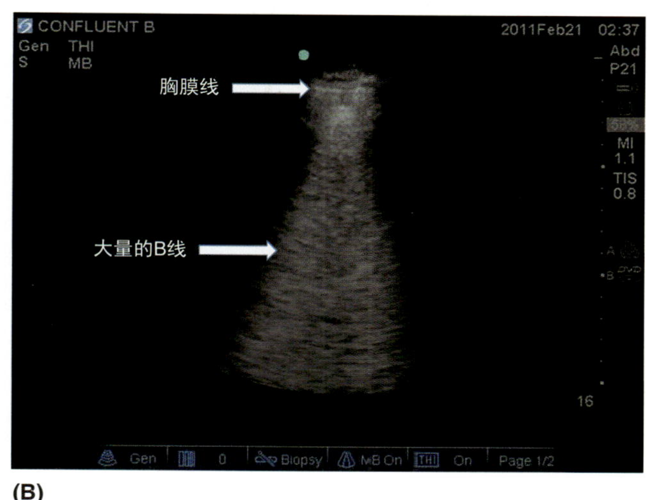

(B)

图 19-3 超声探头纵向于肋间扫描图

(A) 图像由 3.5 MHz 探头纵向于肋间扫描得到。(B) 图像由 3.5 MHz 探头纵向于 A 图相同位置肋间隙加压扫描得到，其大量 B 线混杂，不能识别单条 B 线。

点经过 CT 证实有很好的相关性，但是当肺滑动消失时，A 线的存在意义不大，因为气胸时 A 线仍可存在，其他导致肺滑动消失的原因仍可导致 A 线仍存在。CT 证实 A 线与肺滑动并存是正常通气区域的表现。

▶ B 线

通过常规检查方法，调节深度探及深部组织。肺水肿会产生 B 线。B 线有多种形式(图 19-3，视频 19-8 和视频 19-9)：

- B 线的方向垂直于胸膜，可以在每个区域出现一条或多条(彗尾征)。
- B 线起自于胸膜线。
- 呈放射状散射至屏幕底端。
- 掩盖 A 线。
- 通常跟随肺滑动同步摆动。当肺滑动消失时，B 线摆动与否并不重要。

B 线存在可以排除气胸。B 线是肺水肿或任何侵犯肺间质，例如感染、肿瘤、瘢痕等，由于胸膜下少量积液或改变组织密度产生的征象。B 线的产生与异常肺泡和肺间质相关，CT 已证实(毛玻璃影或网格状影)。B 线存在的临床意义如同胸部 X 射线片与胸部 CT 出现不正常的显影一样，都需要结合临床考虑。正常的后背区下肺组织可能有少量 B 线，这时候的 B 线是没有临床意义的。肺炎的时候，B 线多出现在是病灶周围；心源性肺水肿时多出现双侧弥漫性 B 线；

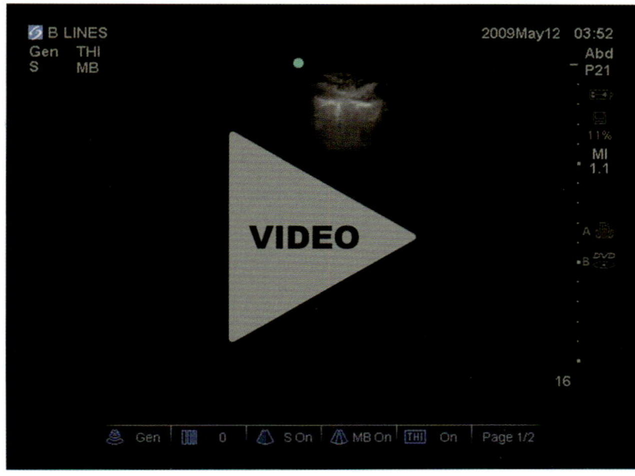

视频 19-8 存在单一的 B 线，图像由 3.5 MHz 探头纵向垂直于腋前线第 8 肋间扫描得到。正常情况下可见少量的 B 线。

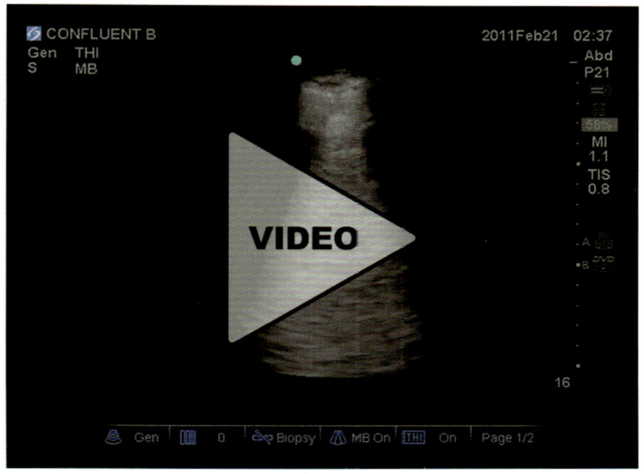

视频 19-9 大量 B 线存在，单个 B 像无法识别。图像由 3.5 MHz 探头纵向垂直于锁骨中线第 3 肋间扫描得到。

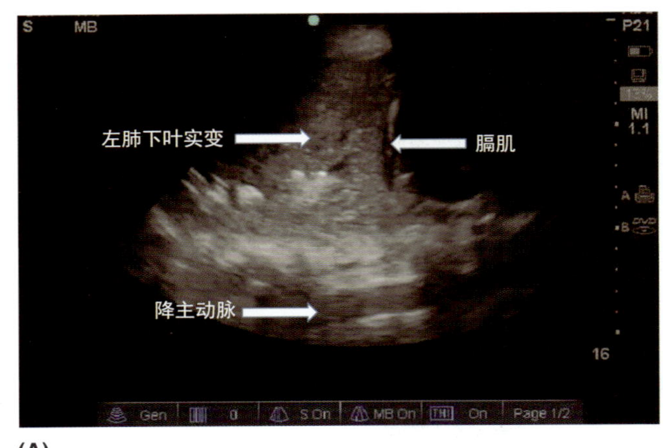

(A)

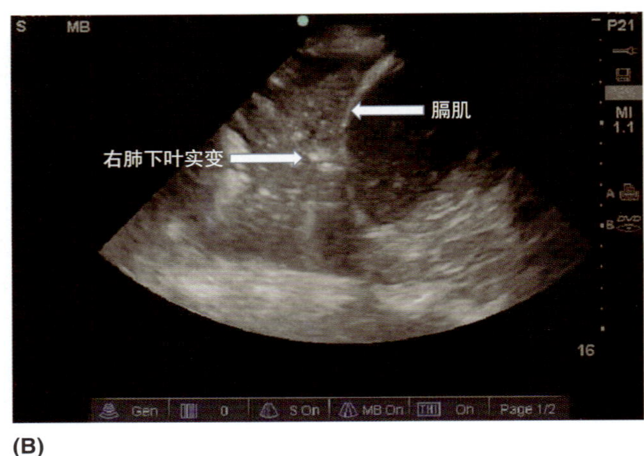

(B)

图 19 - 4 超声探头纵向于腋中线第 6 肋间扫描图

(A) 有左肺下叶实变，膈肌及降主动脉可见，该图由 3.5 MHz 探头纵向于左侧腋中线第 6 肋间扫描得到。(B) 显示右肺下叶实变，膈肌可见由 3.5 MHz 探头纵向于右侧腋中线第 6 肋间扫描得到。

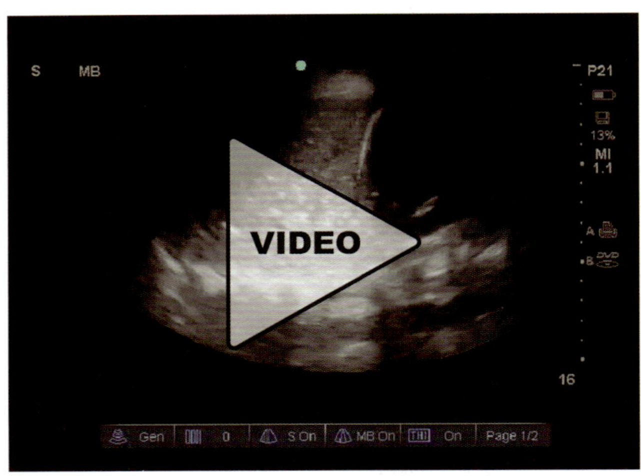

视频 19 - 10 左下肺叶实变，可见膈肌及降主动脉，图像由 3.5 MHz 探头纵向于左侧腋中线第 6 肋间扫描得到。

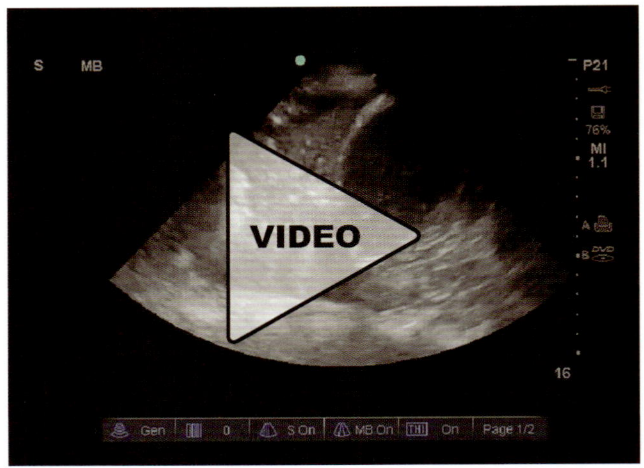

视频 19 - 11 右肺下叶实变，可见膈肌。图像由 3.5 MHz 探头纵向于右侧腋中线第 6 肋间扫描得到。

特发性肺纤维化时 B 线散在分布。需要注意的是 B 线数量超过两条才有临床意义。

▶ 实变

通过常规检查方法，调节深度探及深部组织(图 19 - 4，视频 19 - 10 和视频 19 - 11)。实变的肺组织与肝实质的组织密度相同。如果肺实变时显著侵及主支气管，气管内可能仅有少量气体，从而出现强回声的支气管征象。支气管征象在呼吸周期随着气体进入气管产生动态影像学表现(视频 19 - 12)，检查者很容易在局部肺叶探及到肺实变，根据临床经验确定病变累及的肺段。肺实变区域经 CT 验证，经胸壁 B 超探及肺实变，那么在 CT 或 X 射线片上是一样可以找到病变组织。任何导致肺泡内含气量减少的疾病进

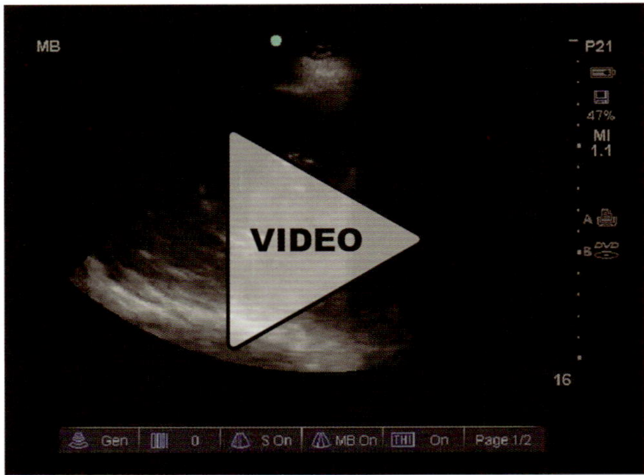

视频 19 - 12 右下肺叶实变，肺内有点状高回声在呼吸周期随着气体进入气管产生动态表现，这代表支气管内有气体。图像扫描位置位于腋前线第 6 肋间隙。

20

腹部超声评估

沙拉·C.沙夫斯　海蒂·L.弗兰克尔

引　言

当重症监护医师评估危重患者状况不佳时，常常会考虑腹部病变的病因。患者的症状、生命体征、实验室检查和体格检查可能留给临床医师广泛的鉴别诊断。影像学是一个经常使用来完善鉴别诊断的工具。腹部平片可显示梗阻性肠道气体形态或游离的气体，脏器肿大或腹水的占位效应，但只能给实质脏器有限的信息。CT 是对腹膜后，肠道或实质脏器损伤更好的检查手段，但既不便携也不能像床旁超声快速获得。磁共振成像检查一般相对费时，禁用于有心脏起搏器或其他植入式设备的患者，且往往不容易取得。但是，超声是快速可用的，可以常常有助于识别问题或排除诊断和协助治疗的一种手段。

AIUM 列出了 13 个腹部超声检查的适应证（表 20-1），许多这些适应证可以是患者疾病的诱因，也可能是其他复杂化的医疗状况。例如寻找疼痛的原因可以用超声评估，可以检测由急性胆囊炎或输尿管梗阻而疼痛，脓肿引起的腹膜炎而疼痛，或血管闭塞引起的疼痛。胆道梗阻的原因和血细胞比容迅速下降的解释可能被识别。明显的异常可以被证实。尿路梗阻可以是明显的肾功能不全的原因。腹水可通过连续检查而进一步诊治。肝转移瘤可能是肝功能升高的原因或解释肺栓塞的发生及风险评估。膀胱扩张可作为评估脊柱裂患者的神经源性膀胱的方法。外伤患者游离液体的重点检查可以影响手术的决定，移植器官行超声检查可以对早期并发症进行评估，超声引导也可以减少与血管和穿刺相关的风险。对于危重症患者，适时床旁超声检查结合腹部器官，血管结构和腹膜间隙的液体，可引起医师对患者健康不佳最可能的病因的注意。

表 20-1　美国医学超声学会腹腔和腹膜后超声检查指征

A. 腹部，侧腹和（或）腰痛。
B. 症状或体征提示来自腹部和（或）腹膜后的区域，如黄疸或血尿。
C. 触诊的异常，如腹部肿块或脏器肿大。
D. 异常实验室值或发现其他影像学检查异常提示的腹部和（或）腹膜后病变。
E. 腹部和（或）后腹膜腔后续已知或可疑异常。
F. 搜索转移性疾病或隐匿的原发性肿瘤。
G. 评估怀疑先天性异常。
H. 腹部外伤。
I. 移植前和移植后的评估。
J. 规划和指导侵入性操作。
K. 搜索存在游离或包裹的腹膜和（或）腹膜后的液体。
L. 怀疑肥厚性幽门狭窄或肠套叠。
M. 评估尿路感染。

来源：http://www.aium.org/resources/guidelines.aspx。© 2012 年

超声探头选择和设备

▶ 探头（换能器）选择

两个探头构成腹部评估的基础。低频曲线 5.2 MHz 换能器为腹部脏器和腹腔间隙提供良好的穿透性和大的远场。小面积阶段阵列换能器（4.2 MHz microconvex

探头)对于肋间隙,肥胖以及在绷带和其他紧凑的区域是有用的。线性探头识别胸膜或阴囊只有几厘米或其他比更小的器官是有用的。它不需要提供许多厘米的穿透而只需要通过肝脏可视化即可。

▶ 超声耦合剂

超声凝胶涂于探头或患者身体将提供清晰的声学窗口。如果有污染,它可与探头套一起使用。现在有不同尺寸的探头护套在市面上销售。首先,将凝胶慷慨的用于探头接触面,用护套覆盖探头,然后在探头外应用另一层凝胶。当套探头套时应注意避免形成探头和保护套之间的气泡,将导致图像中的反射伪影。如果出现,可将它们手动挤到一边。

▶ 清洁腹部超声换能器

根据超声换能器指南的描述,探头使用前和患者之间必须清洁传感器。AIUM 建议每次使用后应将探头用肥皂和水清洗,制造商的操作手册中指示用季铵盐喷雾剂或湿巾清洁。血液或肠道内容物严重污染可能需要额外清洁。如果污染可能性大,探头应包裹保护套。探头包括线即使有保护套也必须使用后清洗,因报道有泄漏率。严格遵守清洁指南可以防止一名患者的感染传播给另一个,并可以确保设备使用寿命。

基本装置

重症监护病房使用的理想的超声仪装置应该是便携式,易于使用,高度可靠,相对牢固,且便宜的。迷你型仪器,尽管有直观的吸引力,特别是在空间有限的地方,容易携带,当需要时在重症监护室不能随时可用。我们发现,即使较大的超声仪,特别是易于使用和具有良好的分辨率的超声仪,也常常被我们移出 ICU。在 ICU,解决这一问题是通过分配更便宜的设备给执行简单的操作(即血管通路),留下更复杂的设备用于躯干成像。最受关注的 ICU 腹部超声检查不依赖多普勒成像的应用,而依赖于可靠多普勒超声单元的能力,这种能力可能是混杂大小、费用和需要额外的培训的问题。

数据捕获

便携式打印机可以添加到 ICU 超声设备为存档目的捕获所选图像。图像和视频可以通过视频卡捕获。数字信息可以通过基于云的电子健康记录或图片的使用,不需要物理记录的归档系统,这可以很容易地丢失或销毁。

图像方向和解剖相关性

重症监护病房腹部超声评估里大多数在纵或横切面进行扫描。按照惯例,在横向切面上探头指示器指向患者的右侧,这对应显示屏的左侧就像 CT 扫描常规。在纵向切面上,探头上的指示器指向患者的头同时对应显示屏左侧,脚趾朝向右边。在实际操作中,探头横向取向的离轴成像或相对于被成像结构的纵向平面(不一定与矢状窦或真横向平面通过患者),经常使用定位胆管或评估肾脏时长轴。患者通常仰卧位,医师站在患者的右侧,用右手扫描。房间的灯应该调暗,提高屏幕的可视化。

术 语

腹部结构以内部回声介绍。黑色或无回声的外观可以表示简单的液体,如腹水、胆汁或尿。一个长的伪影位于在肋骨或石头后面也可以无回声。血液或脓液以低回声为主,比周围的结构暗,蜂窝组织造成的低回声;在胆囊中的泥沙样结石或膀胱中的碎片也可能导致低回声。肝、脾通常被描述为具有中等内部回声。肾脏回声通常低于肝脏。脂肪例如在腹膜后或汇管区有回声,但比周围组织回声更明亮,但不会是阴影。高超声吸收结构,如肋骨、肾结石或胆结石,会出现明亮回声同时身后的声影就会削弱造成一个阴影的伪影;肠内的气体会反射由于混合液体会显示"模糊的阴影",由于传送声波和气体并导致条纹状阴影。

▶ FAST

FAST 协议起源于有限的超声检查来快速评估腹部游离液体或心包积液,作为一种非侵入性的替代诊断腹腔穿刺(最初是在创伤聚焦腹部超声检查)。这个高度敏感的检查扩大到包括评估胸腔如扩展的 FAST 检查,或 eFAST,气胸。除了这些重要的发现,eFAST 可以为必要的干预减少时间,如胸腔置管或急诊手术探查。

进行 eFAST 协议的患者常规是仰卧位。超声检查采用这种方式对游离液体的检测具有较高的灵敏度;少则 100 mL 的液体(高品质的机器可能更少)可

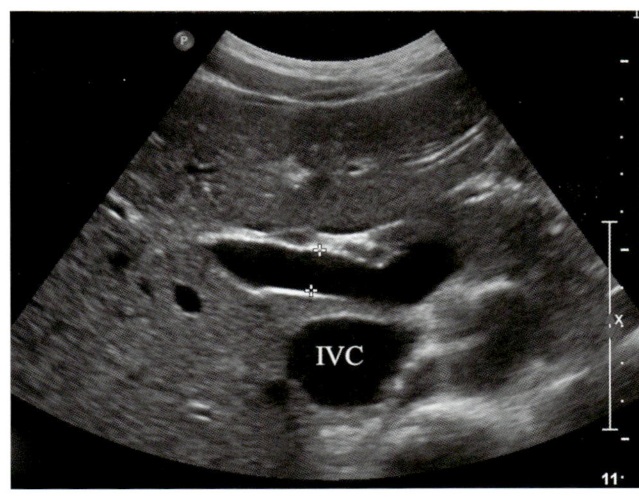

图 20－14　测量门静脉主干（光标），位于 IVC 之前

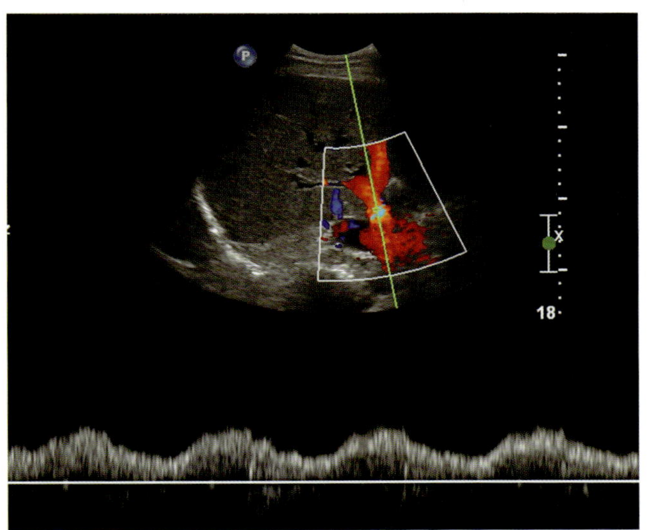

图 20－15　门静脉主干血流显示朝向肝脏的多普勒血流（基线以上的）与相变性

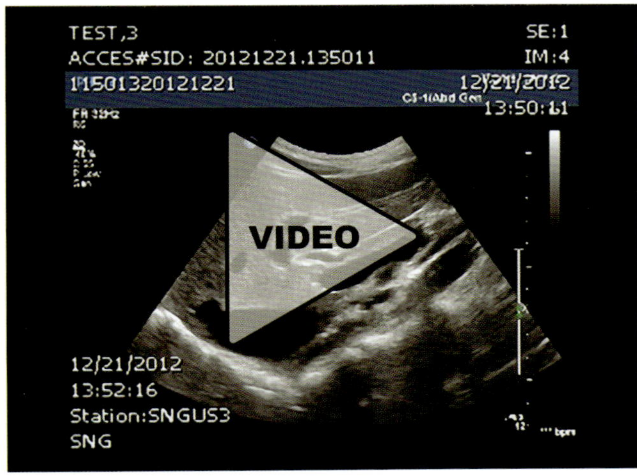

视频 20－4　下腔静脉在肝脏后方的视频剪辑显示呼吸相变性

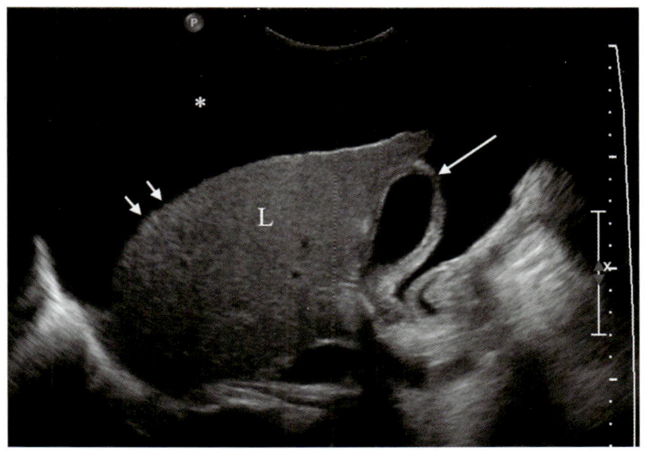

图 20－16　肝硬化（L）与结节的轮廓（双箭头）

增厚胆囊壁（箭头）和腹水液（*）指示门静脉高压症。

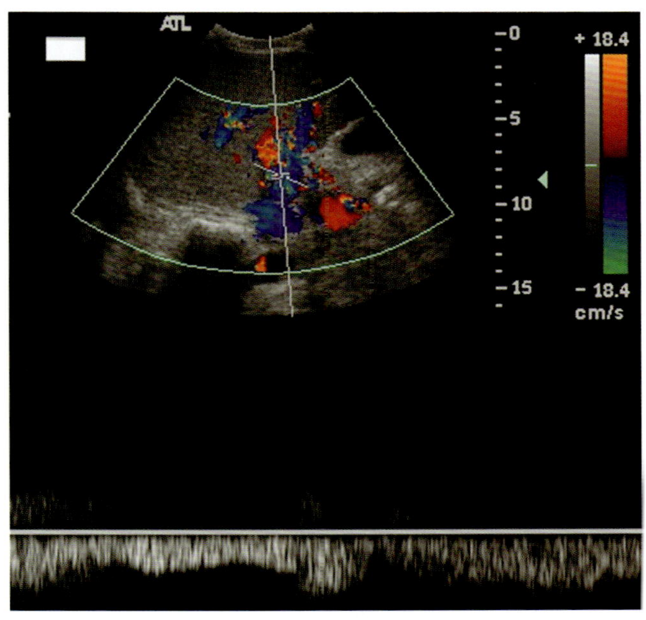

图 20－17　肝硬化患者的离肝多普勒血流（在基线之下）

肝淤血在如肝炎或右心衰竭中可见，三支肝静脉在由于水肿造成的低回声肝脏相衬下显得更加明显（“繁星”效应），这可能与肝静脉和 IVC 增粗扩大（图 20－19）有关。肝肿瘤低回声比高回声更常见。虽然最常见的是肝脏良性肿块，但血管瘤正如肝细胞癌，通常呈强回声（图 20－20 和图 20－21）。肝脓肿可能显示为低回声或不均匀包块，往往由于脓液或化脓的肝脏同时存在导致增强不明显（视频 20－5）。虽然 CT 是评估肝损伤更加敏感的检查，但是不连续的强回声往往提示创伤患者的急性肝挫裂伤，后来可能红细胞的破坏溶解，就可以看到低回声血肿（视频 20－6）。

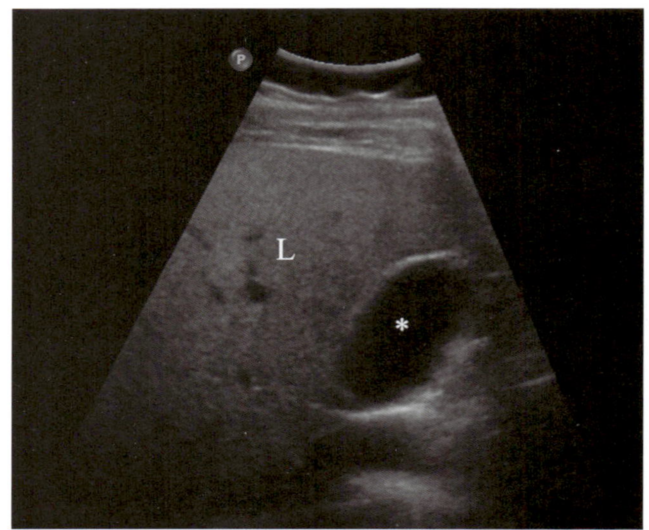

图 20－18 脂肪变性患者的肝回声(L)。胆囊(＊)

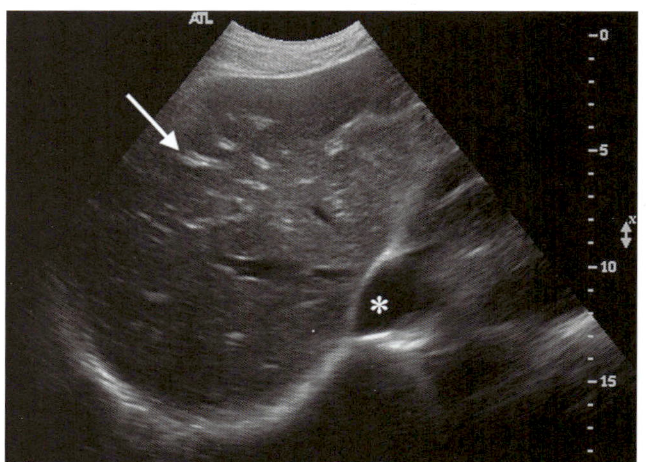

图 20－19 肝瘀血患者的汇管区回声(箭头)。IVC(＊)

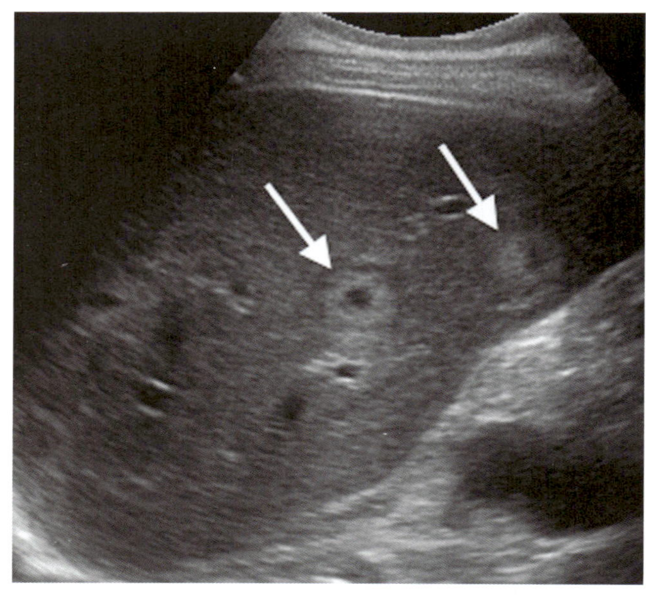

图 20－20 前列腺癌的强回声转移(箭头)

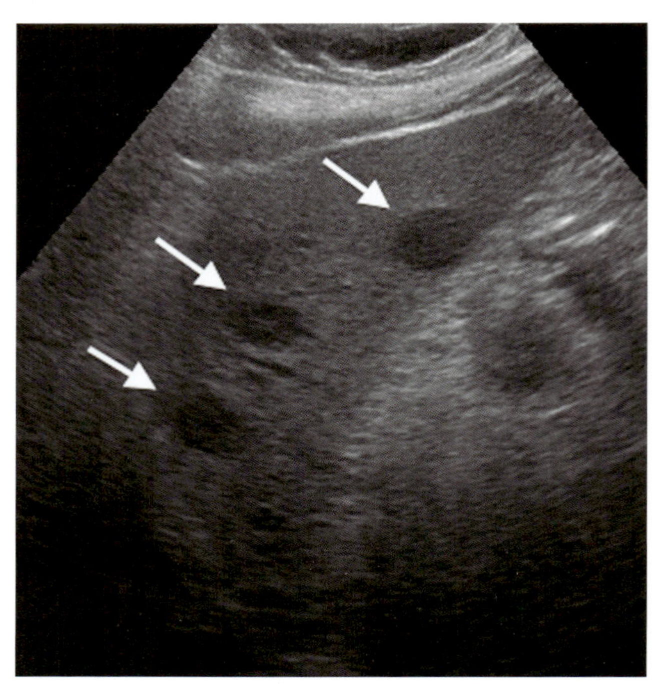

图 20－21 食管癌的低回声转移灶(箭头)

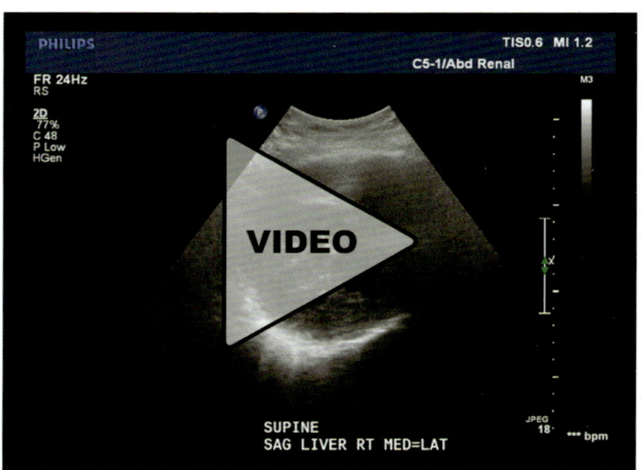

视频 20－5 低回声肝脓肿的视频剪辑

门静脉积气不容易被发现，B 超显示为强回声灶随血流移动到肝脏外围，在那里它被看做有回声的分支结构。最后，在移植肝动脉和静脉流入流出可以用多普勒技术评估，虽然这不是重症监护医师重点检查的一个常规要求。

脾超声

脾的回声是均匀的，在成人的矢状面长轴长度少于 12～14 cm(图 20－22)。脾超声通常不会给重症医师提供重要的临床指导。然而，脾肿大可能解释血小板减少，说明转移性疾病，或确认怀疑潜在的门静脉高

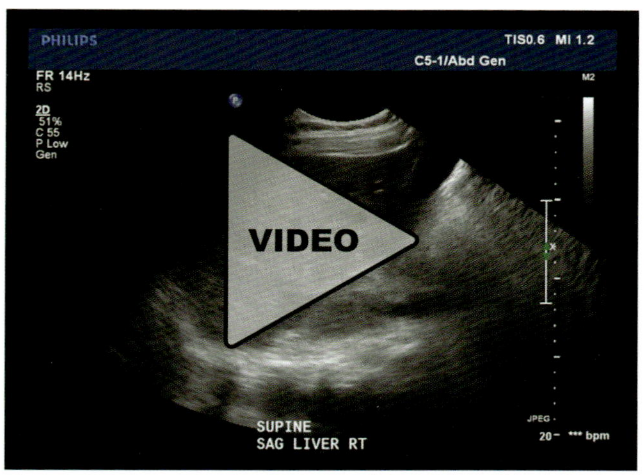

视频 20－6 由于肝挫裂伤引起血肿的视频剪辑

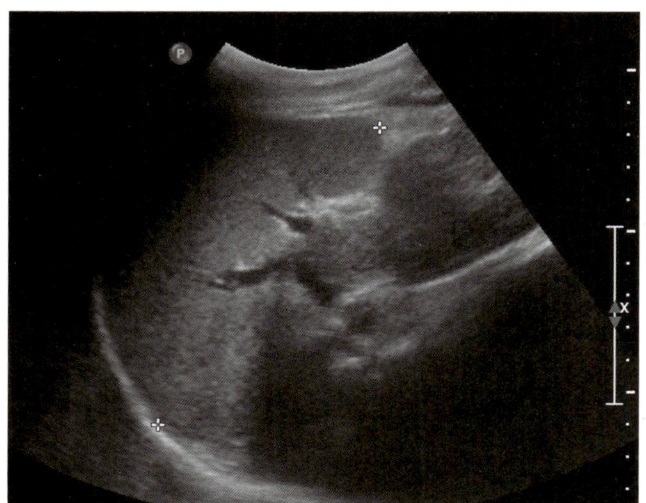

图 20－22 测量脾的长轴长度(光标)

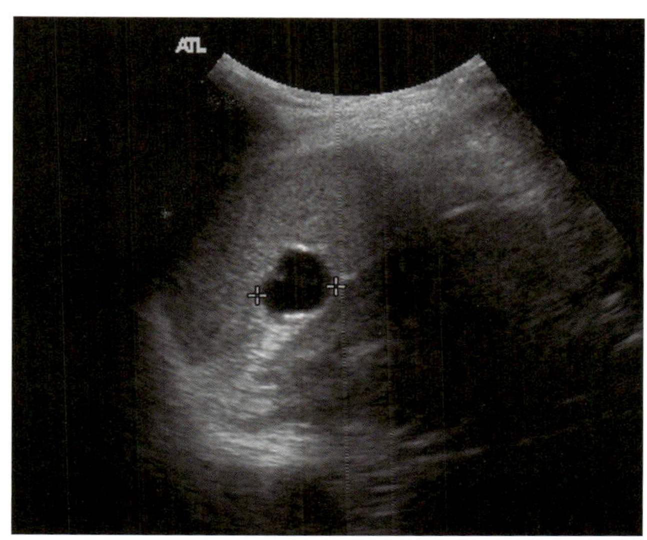

图 20－23 无回声的脾囊肿(光标)

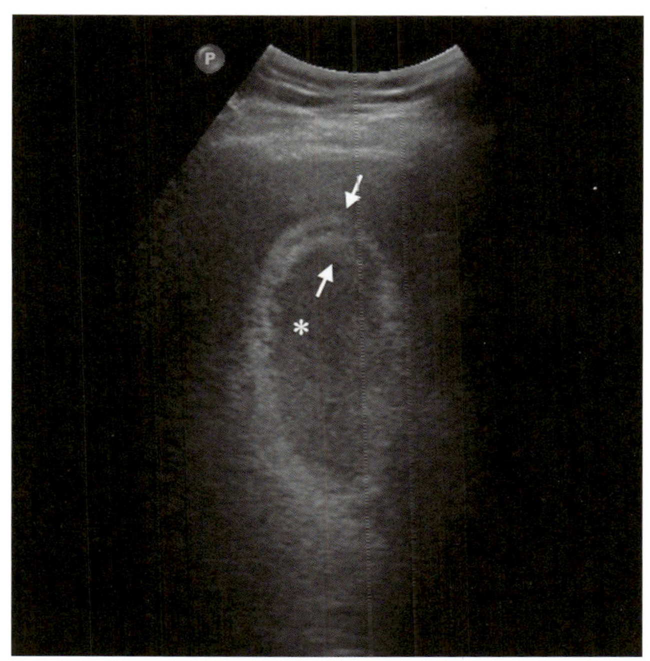

图 20－24 急性胆囊炎有沉积物(＊)和胆囊壁增厚(箭头)

压症。脾脓肿或假性囊肿可能作为低回声病灶被看到，否则通常脾是中等均质回声的器官(图 20－23)。脾的转移不如肝脏中常见，但它们通常也呈低回声。CT 是一个更敏感的检查。用于检测脾脏外伤并且正常超声的表现不排除挫裂伤的可能性。在进行穿刺时定位脾也可以防止损伤。

胆囊、胆道、和胰腺的超声

超声对胆管系统的探查可能为重症监护医师提供右上腹疼痛或黄疸病因答案。胆囊在纵向和横向扫描(视频 20－7)成像。胆囊包含无回声液体和不超过 3 mm 的壁。胆囊的探查可以检测没有阴影的沉积物，有声影的石头，胆囊壁增厚和扩张，或胆囊旁积液(图 20－24 和视频 20－8)。胆囊壁大于 3 mm 和胆囊旁积液是急性胆囊炎的继发的征象，但不是特异性的。胆囊壁增厚也可见于多种病因，如肝炎，肝硬化，右心衰竭或艾滋病患者的巨细胞病毒感染(视频 20－9)。

当有超声墨菲征应该评估患者探头下方的胆囊疼痛。有时胆囊可见充满声影的石头和没有无回声的胆汁。在这些情况下，胆囊有由壁-回声-声影三合征(壁-结石-声影)或 WES 征标识(图 20－25)。胆囊结石与超声墨菲征的组合对急性胆囊炎的阳性预测值

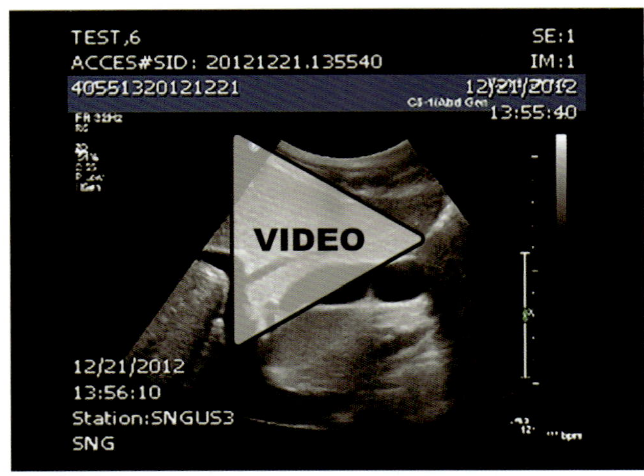

视频 20－7 正常胆囊的视频剪辑

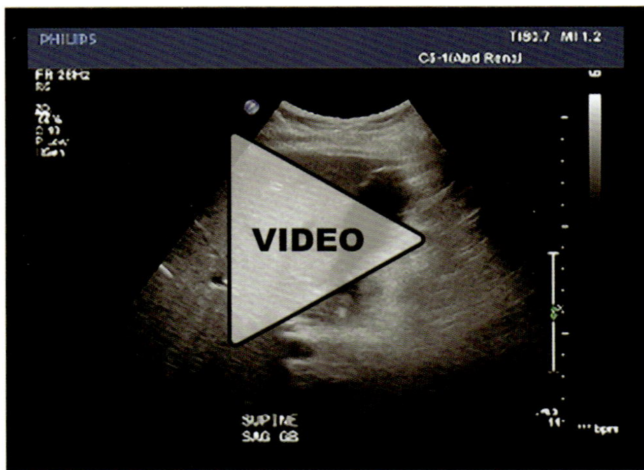

视频 20－8 胆囊中有石头的阴影

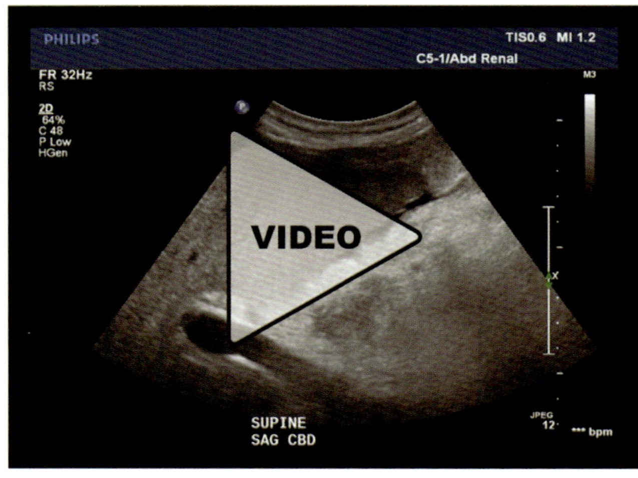

视频 20－9 肝硬化患者的胆囊壁增厚

是 92%。由于受到胆囊颈部或胆囊管结石的影响，胆囊通常增大，所以在没有胆囊增大的情况，应考虑其他原因导致的疼痛。

非结石性胆囊炎最常见于胆囊缺血的 ICU 患者，及那些易感血管功能不全、糖尿病、创伤或烧伤，或长时间的空腹状态的患者。超声结果可能为非特异性，如果怀疑非结石性胆囊炎，增大的胆囊往往提示要经皮穿刺引流。

平行于门静脉的肝内胆管，如果它们是大于 2 mm 或大于 40%汇管区的邻近静脉就认为是扩张的（图 20－26）。左、右肝管测量不超过 6 mm。彩色血流可以确认平行管状结构为无血流胆管。60 岁以下的人胆总管≤6 mm，随着年龄的增加有微小的增加（60 岁以上，大约每 10 年增加 1 mm）。做了胆囊切除术的人可能是更宽。胆总管在动脉的左边（图 20－27）。胆管扩张或血清胆红素异常的患者，其胆管阻塞的原因应该在肝内，在肝门部胆管或胰腺周围寻找（结石、狭窄，肿块），超声可能无法检测胆总管结石或由十二指肠气体导致伪影的其他病变（图 20－28）。胆道积气显示为汇管区后强回声伴条纹声影，通常位于中央，静态，偶尔分支（图 20－29）。移植后或术后胆道并发症如胆汁瘤同样可以用超声来评估。

在肠梗阻导致肠道充满气体的患者，胰腺可能很难确定。正常胰腺实质内部为均质的回声并且胰管

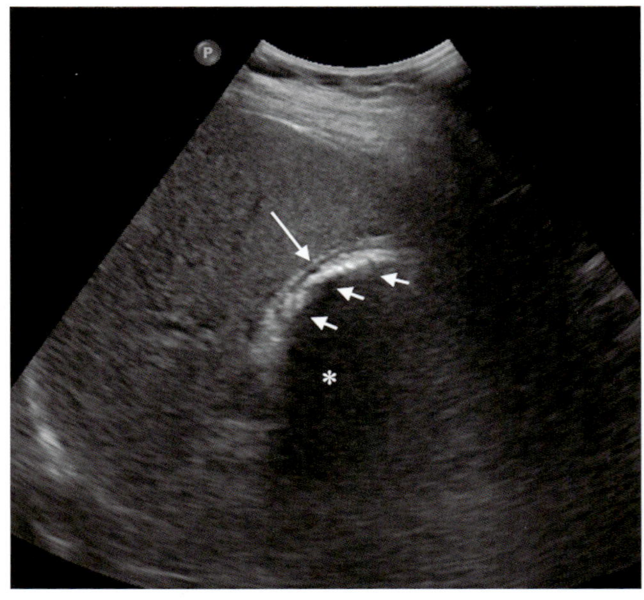

图 20－25 胆囊装满石头显示为壁-回声-声影（WES）征

胆囊壁（长箭头），胆结石（短箭头），阴影（＊）。

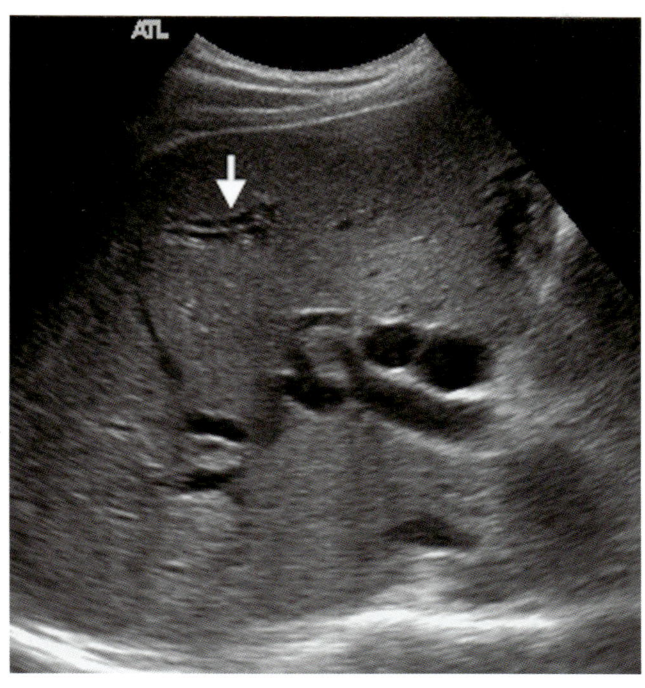

图 20 - 26 扩张的肝内胆管(箭头)

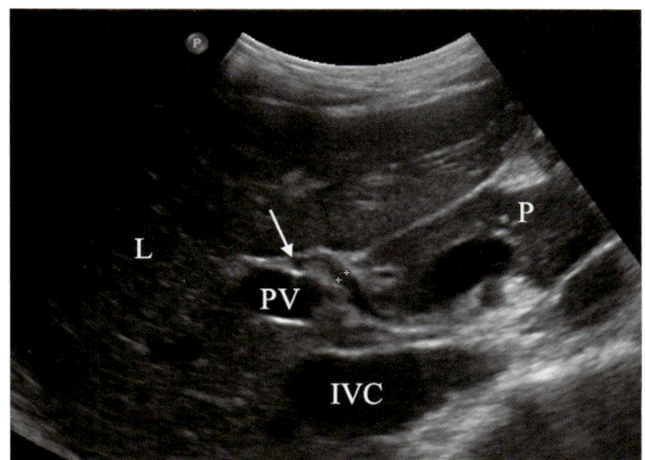

图 20 - 27 胆总管(光标)在更大的门静脉(PV)前方并且在肝动脉(箭头)左边

L：肝；P：胰腺；IVC：下腔静脉。

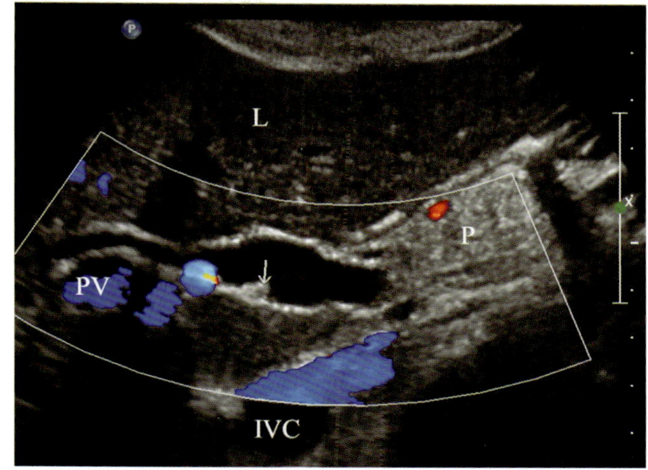

图 20 - 28 扩张的胆总管含泥沙样结石(箭头)位于门静脉(PV)之前

IVC，下腔静脉；P，胰腺；L，肝。

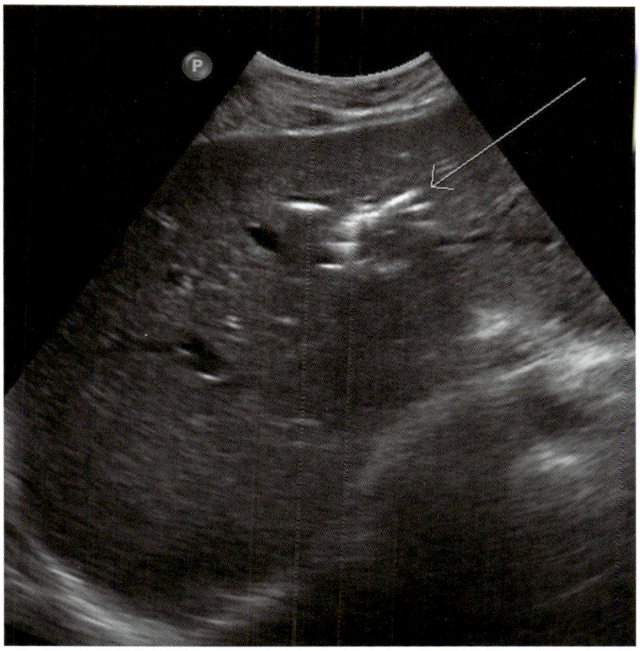

图 20 - 29 肝脏中的中央胆管积气(箭头)

直径不应超过 4 mm(图 20 - 30)。胰腺炎可能会导致低回声区的腺体肿大，但这并不是普遍的，也可能见胰周水肿或假性囊肿(图 20 - 31)。慢性钙化性胰腺炎可能既有钙化影又有狭窄导致的扩张的导管(图 20 - 32)。到目前为止，在稳定患者中更好的胰腺影像诊断工具是 CT 扫描。

胃肠道的超声检查

尽管胃肠道的超声成像也进入了先进技术领域，但很少对重症医师排除特定的情况有帮助，虽然一个阳性的结果可能有助于患者。可以评估鼻饲管(通过声影的存在和胃的减压)的位置(图 20 - 33)。

病理性肠管可能静止不动或活动过度，有厚壁大于 4 mm，直径增大，或有无回声的充满液体内容物(图 20 - 34)。鉴别诊断取决于超声检查结果和临床特征，包括肠梗阻、机械性肠梗阻，肠系膜缺血或炎症过程。一个不可压缩增厚的发炎的阑尾在横截面上有靶征，通常不见于成人(图 20 - 35 和图 20 - 36)。由于肠道气体声影干扰，肠道病变 CT 评估更好(图 20 - 37)。

显示肠跨越腹壁可证实疝或裂开。

腹部血管超声

主动脉和 IVC 可在后腹膜腔评估，由于肠道气体会有一些变异。要获得纵切面和横切面。主动脉通常是圆的位于中线的左侧。其肌层有回声 1～2 mm

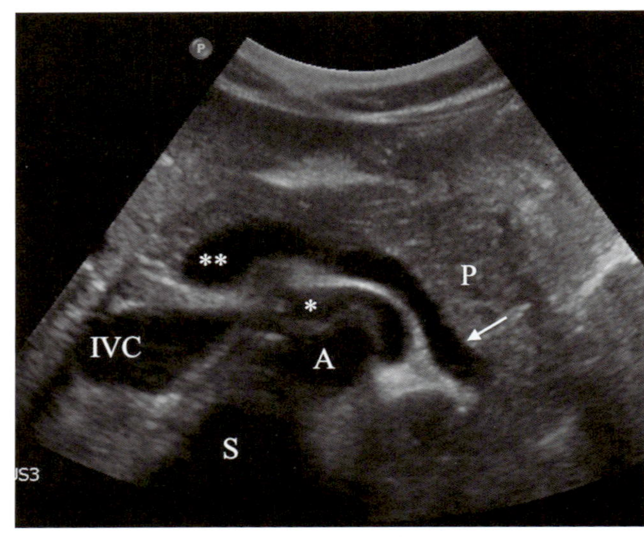

图 20－30 胰腺(P)位于脾静脉(箭头)和门静脉汇合处的前方(＊＊)

肠系膜上动脉(＊)在脾静脉和主动脉(A)之间。下腔静脉(IVC)位于主动脉和脊柱(S)的右侧，在右侧主动脉之后。

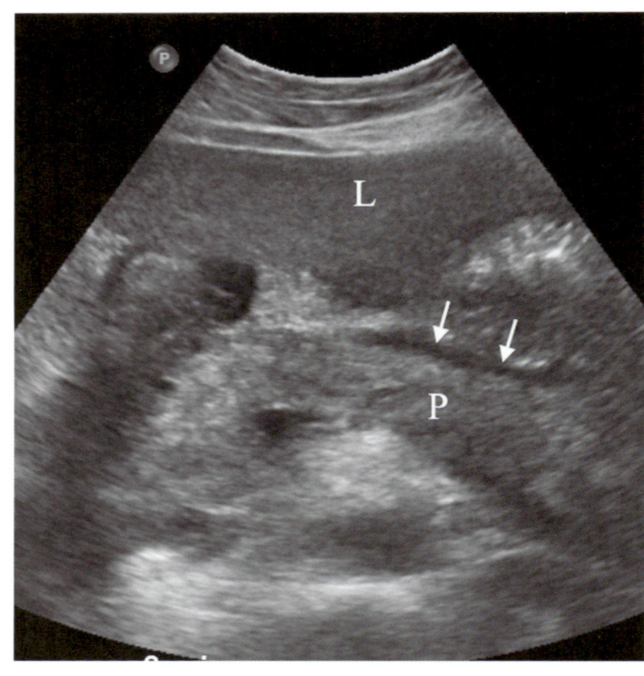

图 20－31 急性胰腺炎导致胰腺(P)周围水肿(箭头)

L：肝。

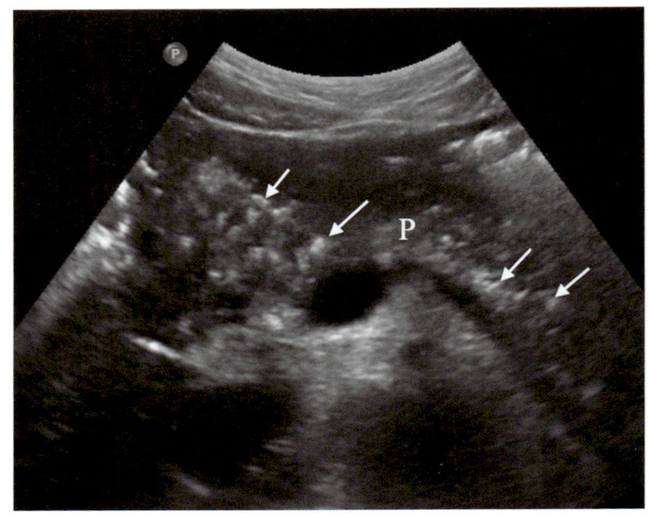

图 20－32 在慢性胰腺炎中胰腺(P)钙化(箭头)

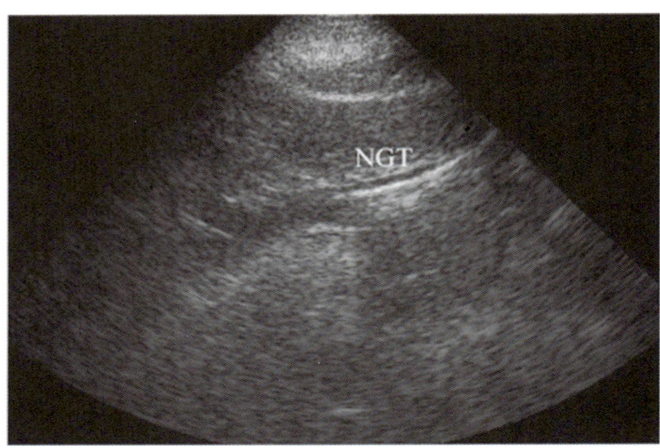

图 20－33 鼻胃管(NGT)周围的胃塌陷

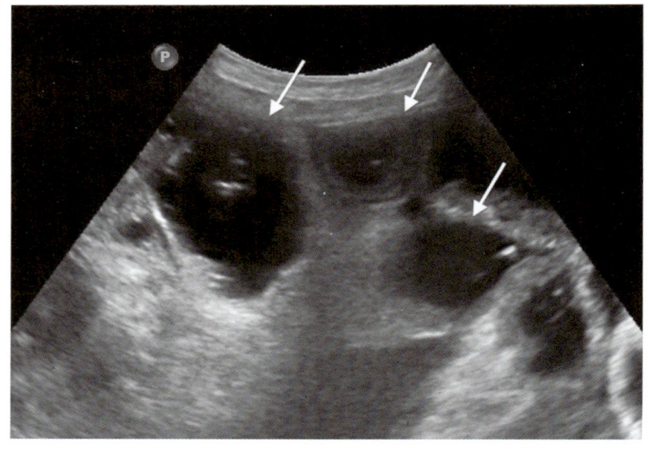

图 20－34 扩张充满液体的肠袢(箭头)

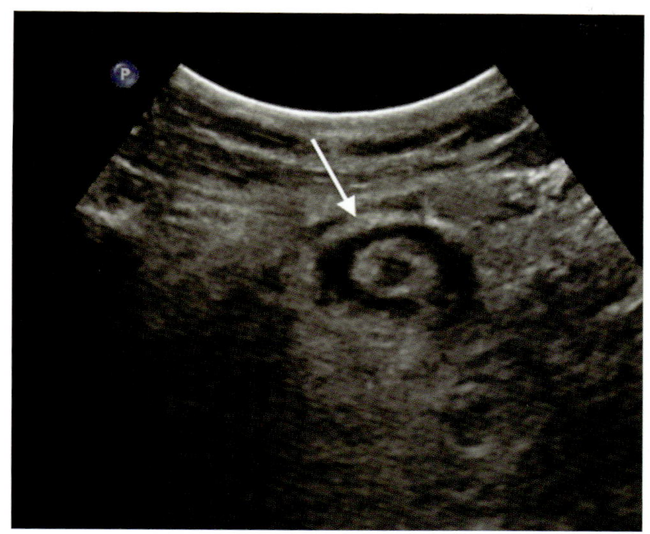

图 20－35 阑尾炎的靶征(箭头)

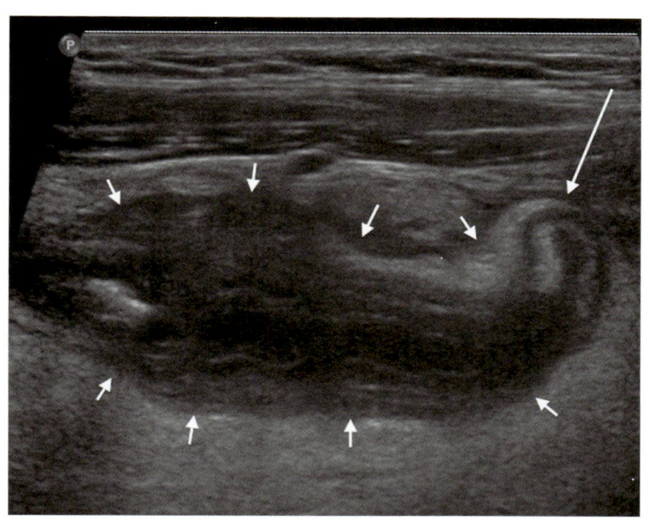

图 20－36 阑尾(短箭头)增厚水肿的盲端(尖端的长箭头)

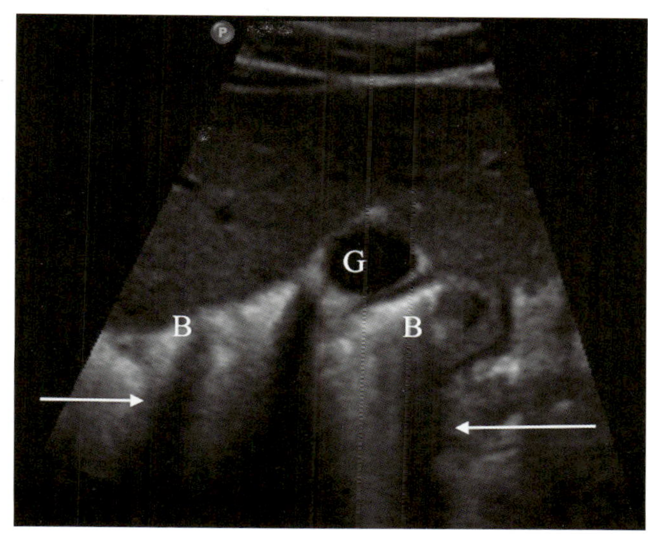

图 20－37 肠道(B)气体产生的边缘模糊的声影(长箭头)

G：胆囊。

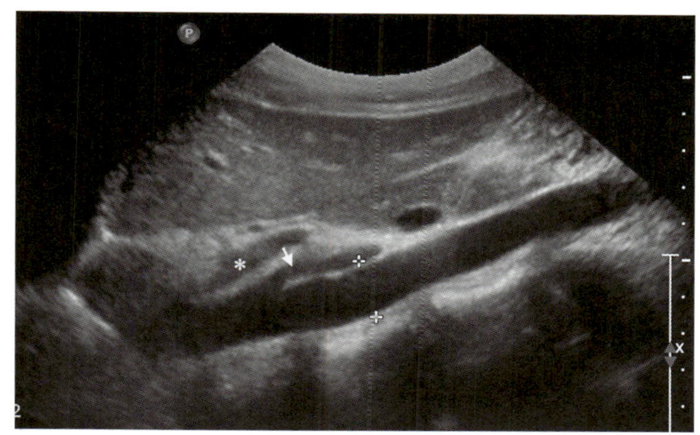

图 20－38 主动脉(光标)，肠系膜上动脉(箭头)和腹腔干(＊)的矢状切面

厚。可见搏动，直径不随呼吸改变。正常直径为 2～2.5 cm。来自主动脉的第一个血管腹腔干出现在 T12 水平，在肾动脉之上，分支分为朝向肝的肝总动脉，到脾的脾动脉，以及朝向头侧的胃左动脉。之后肠系膜上动脉出现在 L1，并且经常在纵切面上平行于主动脉，最后末端进入小肠系膜(图 20－38)。

肾动脉在横切面上最好可见于 L1 和 L2 水平之间。右侧肾动脉在下腔静脉之后。肠系膜下动脉因为小而更难以看到，在肾动脉和 L3 水平主动脉中间分叉之间分出。在 L4 水平相当于脐水平分叉主动脉分出髂总动脉。

大多数主动脉瘤发生在肾动脉水平以下。通常它们的形状为梭形多于囊状。主动脉必须横切面测量，因为许多动脉瘤宽度大于高度。测量主动脉从外壁到外壁大于 3 cm 的动脉瘤样扩张，可能有无回声腔或相关的低回声管腔内血栓。主动脉瘤破裂可见到由一个新的游离液体的高回声腹膜后血肿而确定。怀疑有动脉瘤图像的休克患者治疗不能延误。肠系膜缺血有可能 3 个肠系膜血管中的只有 2 个发生(腹腔，肠系膜上动脉和肠系膜下动脉)闭塞。动脉粥样硬化血管会增加血流速度与湍流。由于邻肠气体的干扰而造成这些都是难以做出诊断。

下腔静脉比主动脉扁平而且位于中线右侧。它受心动周期和呼吸时相(视频 20－10)影响而显示为双向血流。吸气时下腔静脉长轴在进入右心房前的可压缩性提供 ICU 患者容量的快速评估。做 Valsalva 动作时它的直径将显著减少(视频 20－11)。除了在 B 超上测定，这也可以用 M－型超声测定。正压通气的存在可以改变这些评估(见第 10 章)。

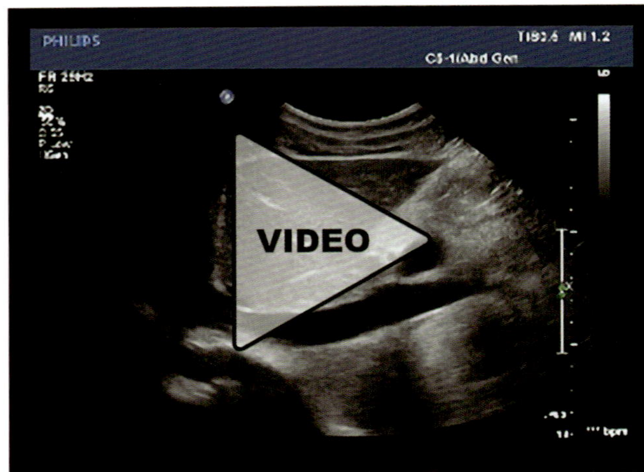

视频 20－10 随着呼吸而不同的下腔静脉腔直径的视频剪辑

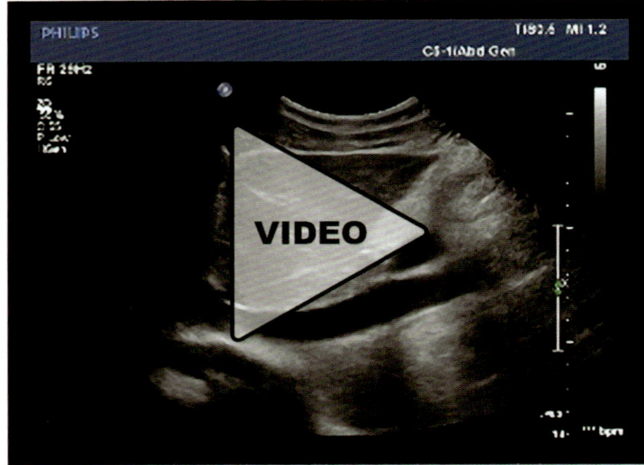

视频 20－11 下腔静脉无或有 Valsalva 动作的视频剪辑

总 结

ICU 医师在危重和创伤患者中可以通过腹部超声的使用获取有用的信息。腹水的存在与性质可能被视作疼痛的病因，可触及的肿块和异常的实验室检查，如白细胞计数或胆红素升高的评估。肠梗阻、容量过多和皮下气肿的存在可能使检查困难。然而，在大多数情况下，床旁超声能很好地完成筛查。随着设备的不断改进将变得更加好用，腹部超声在 ICU 适应证将继续扩大。

建议阅读

1. Benter T, Klühs L, Teichgräber U. Sonography of the Spleen. *J Ultrasound Med*. 2011; 30(9): 1281－1293.
2. Draghi F, Rapaccini GL, Fachinetti C, et al. Ultrasound examination of the liver: normal vascular anatomy. *J Ultrasound*. 2007; 10(1): 5－11.
3. Hangiandreou NJ. AAPM/RSNA Physics Tutorial for Residents. Topics in US: B-Mode US: basic concepts and new technology. *Radiographics*. 2003; 23(4): 1019－1033.
4. Middleton WD, Kurtz AB, Hertzberg BS. Ultrasound: the Requisites. 2nd ed. St. Louis: Mosby; 2003.
5. Alexander NG. Trauma Ultrasonography The FAST and Beyond.Trauma.Org. Karim Brohi, Director. http://www. trauma. org/archive/radiology/FASTintro. html. Accesed January 25, 2014. 〈http://www. trauma. org/archive/radiology/FASTintro.html〉.
6. O'Connor OJ, Maher MM. Imaging of Cholecystitis. *AJR*. 2011; 196(4): W367－W374.
7. Cheng PM, Moin P, Dunn MD, Boswell WD, Duddalwar VA. What the radiologist needs to know about urolithiasis: part 1 — pathogenesis, types, assessment, and variant anatomy. *AJR*. 2012; 198(6): W540－W547.
8. Practice Guidelines. American Institute of Ultrasound in Medicine. Alentus. com. http://www. aium. org/resources/guidelines.aspx. Accessed January 25, 2014.
9. Rumack CM, Wilson SR, Char boneau JW, Levin D. Diagnostic Ultrasound. 4th ed. 2 vols. Philadelphia: Mosby, Elsevier; 2011.
10. Tchelepi H, Ralls PW, Radin R, Grant E. Sonography of Diffuse Liver Disease. *J Ultrasound Med*. 2002; 21: 1023－1032.

21

肾脏系统与膀胱的超声评估

叶菲姆·R.希恩金

扫描二维码
获取本章视频

引　言

超声是一个功能强大且价格低廉的工具，尤其是适合诊断和监测危重患者。虽然便携式床旁超声检查可能不是详细检查的首选工具，但便携式超声的多功能的发展显著提高了它的实用性和临床准确度。

对泌尿系统主要器官的检查手段，超声使用方便，使其成为危重患者常用的检查手段。超声对肾脏和膀胱在危重病中的有多方面的应用，包括评估少尿或无尿，复杂尿路感染，不明原因发热，肾创伤及特发性血尿。这是肾移植术后早期或晚期最有用的初步检查。超声影像学常为临床医师提供一个诊断或指导，为那些需要快速决定治疗的危重患者。超声评估泌尿系统最重要的目标是，确定或排除一个需要及时的目标导向的手术或医疗干预，改善患者的病情的问题。虽然不能作为一个全面正式的检查，但超声仍是在ICU中使用起来非常方便的床边监测工具。

此外，在超声评估肾脏和膀胱过程中可能发现许多附带异常，但他们可能不需要做立即治疗，医师应该能够识别并且如果需要能给予适当的关注。

泌尿道超声解剖

正常成人肾脏是一个豆状结构，被代表肾筋膜和肾周脂肪的明确而光滑的强回声包绕。肾脏具有凸起的侧边和被称为肾门的凹内侧边缘处。下极比上极位置更位于外侧和前方。超声测量正常成人的肾长在9～12 cm和约4～5 cm宽。

肾实质包绕位于中心的高回声脂肪肾窦，其中包含肾盂、肾盏、肾动脉和肾静脉的主要分支及淋巴管。实质对应的肾窦和肾表面之间的区域主要有两部分组成：位于周围稍强回声的皮质和位于中心的低回声髓质，其中包含肾锥体(图21－1)。正常肾实质为1～1.8 cm厚。可见皮质和髓质的区别是一个正常肾脏的标志。虽然在儿童和年轻患者中容易辨认，但在老年人中它可能不大能看到。

与相邻的肝脏和脾脏比较，肾脏实质均质是确定的。通常情况下，肾皮质为低回声，或与肝脏等回声(右肾)和为脾脏低回声(左肾)。肾脏的集合系统通常在超声是不可见的，因为在肾窦内肾盂和肾盏都折叠了。正常输尿管约为8 mm宽而很难用超声评估。然而，近端或远端输尿管明显扩张的输尿管(积水)可以看到。

正常膀胱的形态和外观取决于充盈的程度。空虚时膀胱位于耻骨联合后。经腹纵轴切面，充盈的膀胱呈泪滴形，无回声的外观，具有清晰的壁，而横轴切面呈现矩形。膀胱壁厚度随膀胱充盈程度变化。当轻度肿胀或空虚时，膀胱壁厚不规则。随着充分的充盈，正常的膀胱壁薄，光滑，厚度不超过4～5 mm(图21－2)。

成像技术

泌尿系超声频谱包括灰阶和多普勒评估肾脏及膀胱。根据ALUM实践指南，肾脏检查应包括纵切面

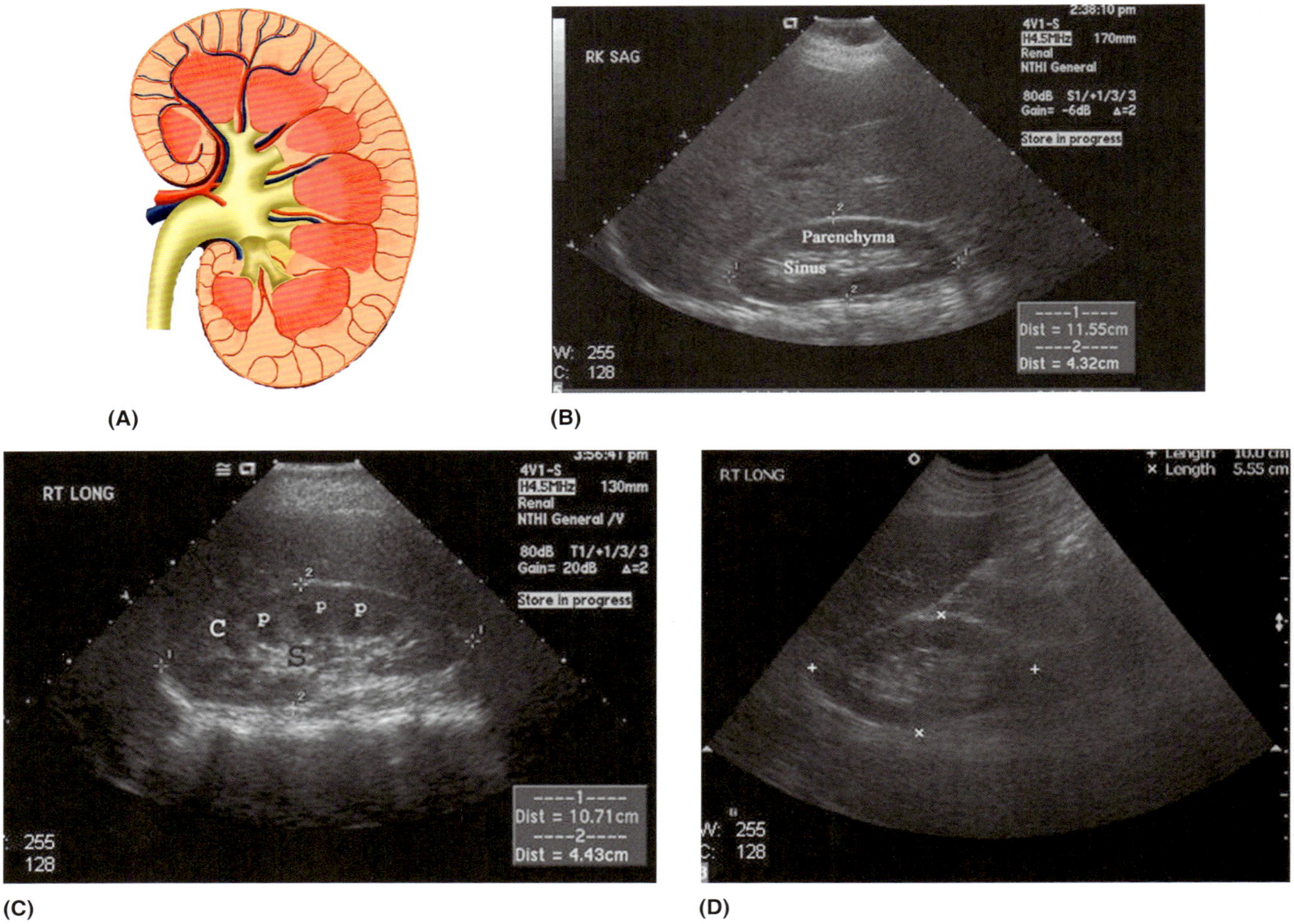

(A) (B)

(C) (D)

图 21－1 肾脏解剖及超声图

（A）正常肾的解剖。C 为肾盂；P 为锥体；RA 为肾动脉主干；RV 为主要肾静脉。（B）正常肾脏。肾脏的纵向切面显示外周普遍低回声厚实质和中央高回声肾窦。注意到白色回声肾筋膜。实质是回声低于肝。（C）皮质回声和肝脏相等。可见几个稍低回声肾锥体。C：皮质回声；L：肝。（D）正常右肾的便携式超声诊断。请注意外观对比少但肾轮廓，实质和肾窦明确辨认。

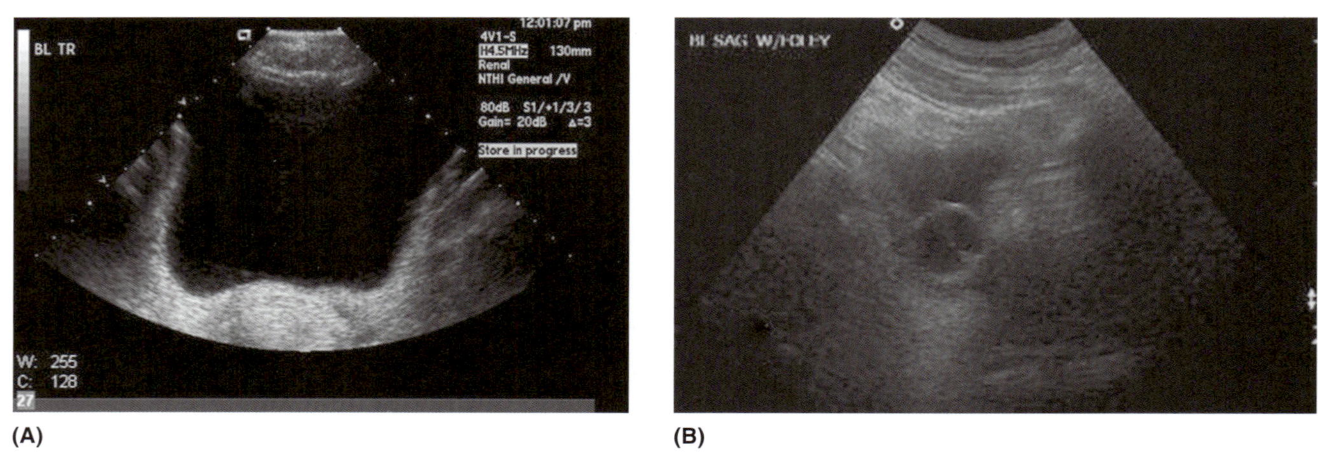

(A) (B)

图 21－2 膀胱超声图

（A）经腹超声（横向扫描）的正常充盈膀胱。（B）塌陷膀胱中的导尿管（便携式超声）。

和横切面，评估皮质和肾盂。肾实质回声可能与相邻的肝脏或脾脏回声相比，应评估肾脏和肾周围区域异常（表 21－1）。

对危重患者的超声评估通常受限于仰卧位，患者缺乏合作，监测设备的存在，组织变化（如肠气，水肿，腹水），术后切口以及敷料的影响。

肾脏表现出随呼吸显著的移动性（约 2～3 cm），这会对使用呼吸机的患者评估变复杂。

通常情况下使用一个扇形切面或曲面阵列换能器（3～5 MHz），而对评估儿童患者，消瘦的患者，移植肾患者应有更高的空间分辨率的更高频率探头（5～7 MHz）。尿路成像必须始终包括肾脏与膀胱两者的评估。

对右肾最好的检查是仰卧或左侧卧位，通过肝脏作为声窗。探头应放置在腋前线上右侧肋下缘，通过肝脏扫描定位右肾。当全肾可视化后，最佳纵切面成像是通过缓慢调整探头的位置向上和向下，或从一侧到另一侧。传统上测量肾脏长轴（长度和宽度），因为纵向直径观察者间的差异较小。如果需要，横切平面（短轴视图）可以通过旋转探头 90°来分别评估肾的上、中、下部。

表 21－1 危重患者的肾超声检查

参 数	描 述
纵径	容易获得，可再现肾间和肾内观察到的较少变化，平均长度在 9～12 cm。
肾实质厚度	在肾表面和肾窦之间测量，通常大于 1 cm，完整且规则。V 型缺口可能是持续性胎儿小叶。圆形的轮廓凹陷表示炎症或缺血性瘢痕。
实质回声	相比于肝脏或脾脏的皮层低回声或等回声通常是正常的，而高回声提示弥漫性实质性病变。髓质比皮质回声稍低。
集合系统	只有扩张时（肾积水）才可见，大多继发于机械性梗阻。
钙化	小的高回声病变是非特异性的，可能是小结石、血管或实质内钙化。后声阴影是较大结石的诊断特征。
肾/肾外的组织	实体肿块通常是肿瘤，需要完善 CT 或 MRI 进一步评估。单纯性肾囊肿为无回声、薄壁、占位性病变，穿透性好，无内部回声。
子宫血流阻抗指数	肾血流灌注的彩色多普勒研究。正常 RI<0.70。高电阻图形表示各种原因的灌注减少。

CT：计算机 X 射线断层；MRI：磁共振成像；RI：阻力指数。

左肾由于其在一个更高的位置通常是不可见的，因为缺乏肝脏产生的超声窗口和上方有小肠和胃内的气体。如果可能，让患者右侧卧位并且探头定位在腋后线，或左侧肋脊角可以提高可视化。如果肠气掩盖了肾脏（尤其是左侧）并反射了超声波，该换能器可以在腋中或腋后线定位。

膀胱只有当它膨胀时才可以检查。超声检查通常在患者仰卧位经腹部进行。探头置于耻骨联合 1 cm 角度向侧方、下方、上方。最常见首先获得的是横轴扫描。正常膀胱位于中线无偏移，显示对称，光滑，内部表面规整。在纵轴扫描，膀胱向脐方向并且前方逐步变小。横轴和纵轴扫描提供了膀胱内相当准确的尿量计算。如果需要，残余尿量可以自动计算。

详细膀胱超声可能对留置 Foley 引流尿管的危重患者应用有限。然而，它可以对尿量减少或无尿患者在床旁及时提供尿潴留的诊断。

彩色多普勒超声

复杂的多普勒研究不作为危重患者经常使用的床旁检查。然而，便携式彩色和能量多普勒设备超声波机的技术改进能够在重症监护病房使灰阶超声结合有限多普勒。肾实质灌注变化通常与不同的肾脏病变相关。彩色血流和频谱多普勒研究是能够为肾脏提供无创性、间接的整体评估肾血流量，识别肾门水平和肾实质的血管。因为灰阶超声的空间分辨率远低于频率分辨率，多普勒研究能够在血流的基础上而不是解剖大小检测到动脉。多普勒频谱追踪反映低血管阻力并且呈经典的滑雪斜坡的外观。有许多不同的指标引入量化血流，其中最常用的单个参数是阻力指数（RI），即舒张末期速率和收缩期峰值速率之间的比率。阻力指数是反映肾血管阻力程度的生理参数。正常的肾血流量具有低阻力模式，保持整个舒张期的血流。正常 RI 值是 0.58±0.10，RI 值>0.70 为异常，且可能是由于远端动脉开放，主要有临床意义的观察值>0.80。多普勒信号通常从肾动脉或在皮髓质交界处叶间弓形动脉和髓质锥体边界得到。然而，这些区域的识别需要多普勒超声操作者更多的经验。检查例行执行以评估移植肾。RI 已被提出协助梗阻性和非梗阻性肾积水之间的鉴别诊断，或当扩张尚未发展时诊断急性梗阻。少数患者梗阻性肾功能衰竭由于脱水或通过肾盏穹窿破裂造成的减压可能不显示肾积水。肾内高压和肾脏血流动力学改变，由于继发于梗阻释放血管活性物质和血管收缩引起肾动脉阻力增加并测量到更高的RI。由于较大范围的结果，RI诊断的准确性仍然存在争议，一个正常的RI可能仍然有助于排除梗阻的存在。彩色血流多普勒超声经常用来进行评估输尿管的通畅。膀胱内应出现喷尿现象，当尿由于周期性蠕动从输尿管被推进到膀胱腔（1～12喷/分钟）。输尿管喷尿通常在膀胱横轴扫描上见彩色从外侧后缘行经上方和内侧（图21-3）投射进入膀胱腔内。而大多数危重患者有留置Foley尿管，由于空的膀胱所以床旁评估输尿管喷尿可能会受到限制。

临床应用

▶ 肾功能衰竭

急性和慢性肾功能衰竭急性加重（ARF）在危重患者是相对常见的，有报告患病率范围在16%～23%。同时体检和实验室测试对于做出正确的诊断是非常宝贵的，超声迅速提供关于肾脏的有用的独立肾功能信息。美国放射学院适宜性标准建议超声作为急性肾衰主要的成像技术。

传统上，肾衰竭分为肾前性、肾性和肾后性。而肾前性肾衰将不会与特定的超声异常相关，肾性的，尤其是肾后性（阻塞性）原因通常会有可见的超声特征。超声评估可建立肾脏的存在，它们的大小，形状和回声。肾脏没有在正常解剖位置（骨盆肾通常位于靠近中线，正好位于膀胱上方）需要进一步检查。

肾实质损害是肾性肾功能衰竭的主要原因。超声评估提供肾脏疾病的精确诊断没有帮助。然而，它可以提供一些关于肾功能不全性质的信息。正常或增大肾脏可能与急性肾功能衰竭相关。实质和肝脏相比回声相等或更高。重要的是要记住肝回声在危重症患者中可能改变。在严重的情况下，肾实质的回声等于肾窦回声。

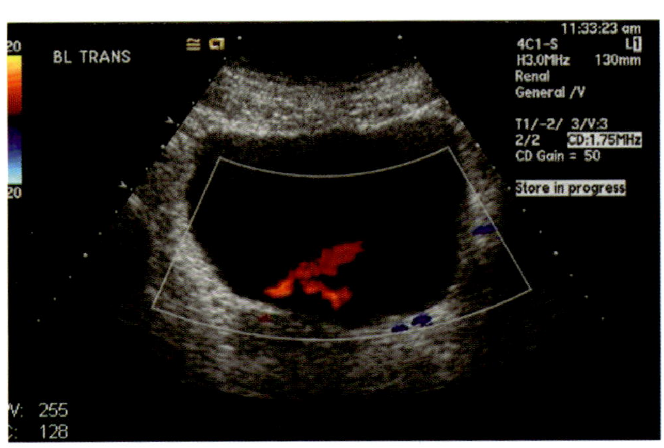

图21-3 膀胱的彩色多普勒超声显示跨越双侧输尿管开口喷尿

重症监护患者ARF最常见原因是急性肾小管坏死（ATN）。超声检查不是一种用于诊断ATN的方法，最近的研究提供了在危重患者可能使用的彩色多普勒监测肾血流动力学改善的支持。当利尿时无显著改变时，肾功能恢复的特征是RI的改善。

慢性肾功能衰竭与小（5～8 cm长）而收缩回声增强的肾脏相关。肾窦回声仍然清晰可见，但实质可显示局灶性损失的证据（图21-4）。

如果及时诊断肾性ARF可以有效地纠正。约5%的ARF患者患有梗阻性肾病（肾积水）。更常见于有某些诱发因素的患者，包括尿路结石、腹膜后肿瘤或

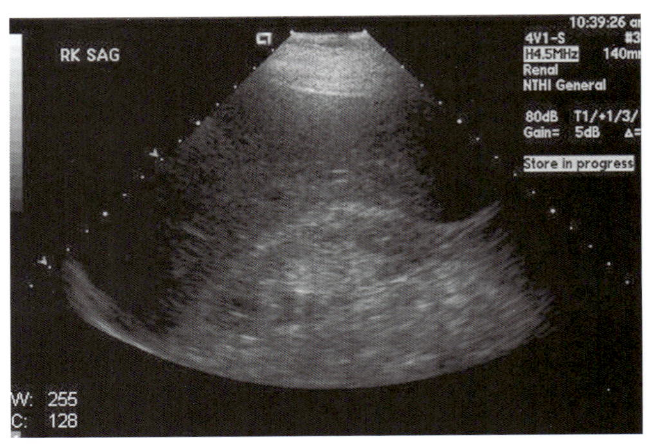

图21-4 慢性肾功能衰竭

小而收缩的右肾.实质回声等于肝脏略低于肾窦。

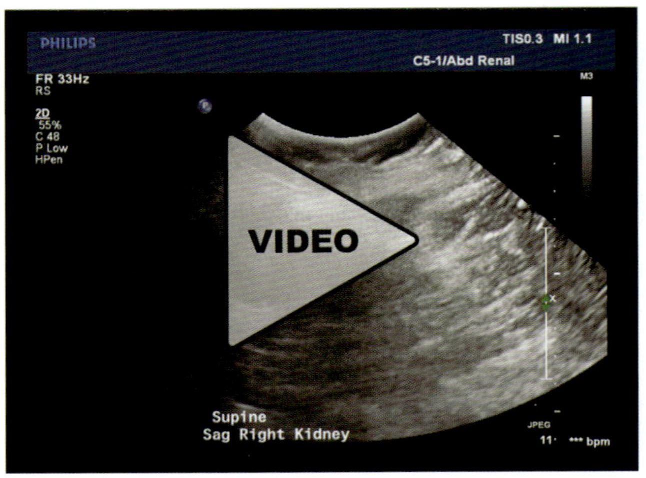

视频21-1 尿道梗阻导致的肾积水

请注意扩张的肾集合系统及实质厚度的损失。

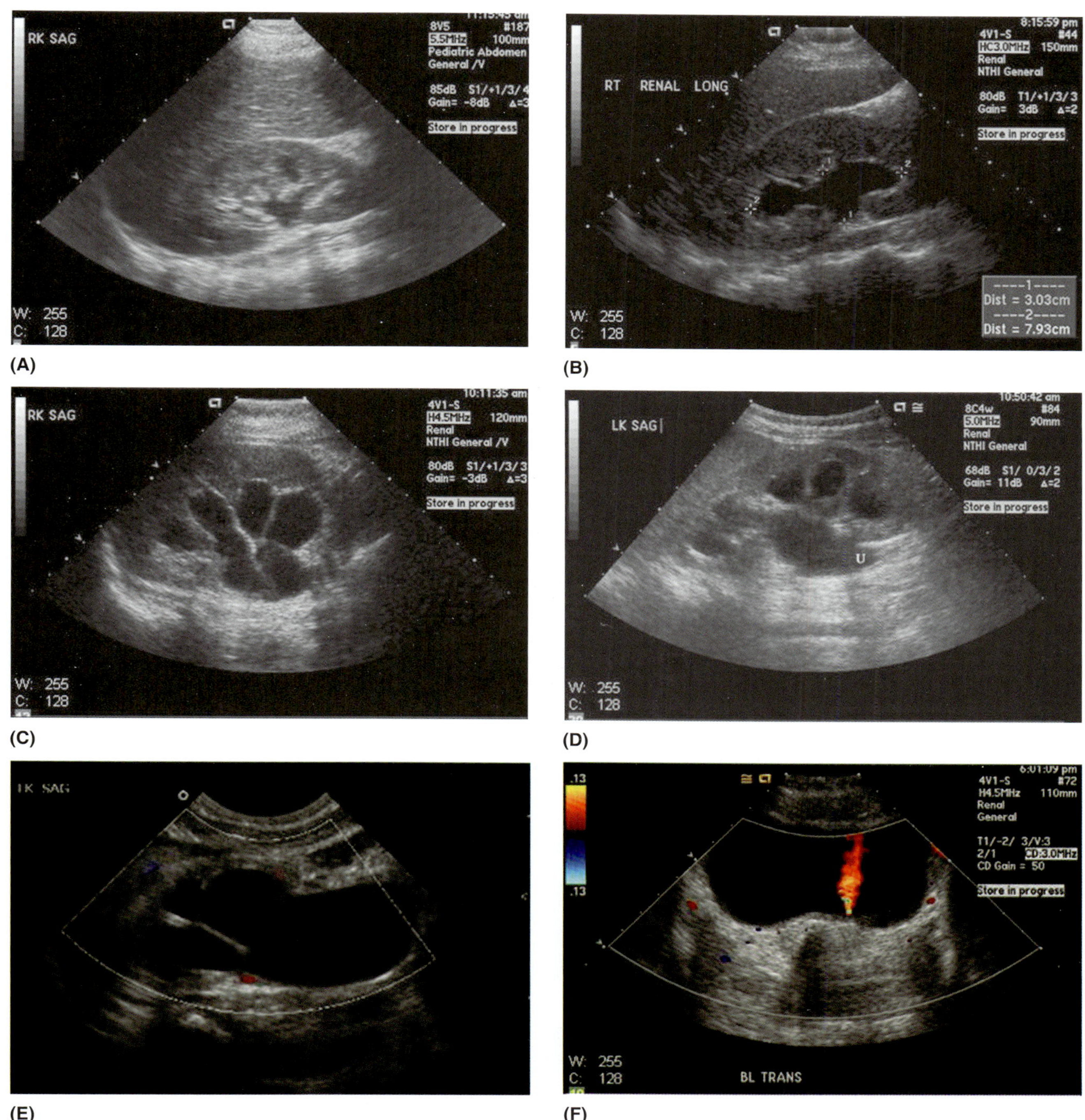

图 21－5 不同程度肾积水超声图

(A) 轻度肾积水和肾集合系统轻度扩大。(B) 中度肾积水。(C) 中度肾积水不伴肾实质厚度丢失。(D) 肾积水和输尿管近端积水(U)。(E) 严重肾积水伴实质变薄。(F) 右侧梗阻性肾积水患者右输尿管喷射的缺失。

孤立肾。无尿路梗阻危险因素的患者，超声检测只有大约 1%有肾积水。然而，尿路梗阻依然是最重要的发现，因为它很可能是可逆的，需要紧急治疗。另外，知道梗阻不存在也是如治疗梗阻一样重要的发现。

超声通常能快速和简单的诊断梗阻，其敏感性约 95%。肾集合系统扩张(肾积水)是尿路梗阻最重要的超声特征(视频 21－1)。肾盂、肾盏扩张是由具有穿透性的无回声分支结构的肾窦脂肪消退为特征。肾积水通常分为轻度、中度和重度。肾损伤的程度可在实质厚度减少的基础上量化。轻度肾积水(Ⅰ级)指集合系统最小的扩张称为张开。中度肾积水(Ⅱ级)显示肾盏变圆与肾乳头闭塞。中度肾积水的皮质变薄是最小的。重度肾积水(Ⅲ级)指的是大规模扩张的肾盂和肾盏同时皮质变薄(图 21－5)。

然而，扩张的程度并不一定与梗阻的存在或严重程度相关。早期超声对急性的上端的梗阻在集合系统显著扩张之前可能只检测出少量的肾积水。这个问题常见于肾功能不全的危重患者。肾积水并不一定等同于阻塞，因为还有其他因素（例如感染、持续利尿、反流）引起的肾盏系统的扩张。多普勒评估提出疑似肾梗阻。正常 RI 提示没有梗阻，而 RI 大于 0.70 提示肾积水的梗阻性病因。然而，这种方法仍然存在争议，因为在检测急性或部分梗阻中有模糊和冲突的结果。

多普勒检查输尿管喷尿的分析是输尿管梗阻的另一种诊断方法。检测间歇性闪烁的多普勒彩色（喷流）表示上尿路通畅。单侧的输尿管喷射的缺失是非常重要的梗阻的迹象。输尿管喷射的存在或不存在与肾积水程度不对应。双侧输尿管喷射的缺失无特异性，可能提示进入膀胱的尿液和膀胱中的尿液比重无差异。联合多普勒研究（RI 和输尿管喷射）提高肾超声检查梗阻诊断的准确性。

梗阻病变的识别仍然是确定肾积水意义的最好方法。然而，对危重患者有限的超声评估并不总是可能的。双侧肾积水的 ARF 患者，无论其病因，都需要紧急肾减压以恢复尿量。

类似肾积水的某些超声表现包括肾囊肿、肾外肾盂，多囊性肾病（图 21－6）。无尿患者可疑的发现可能需要超声评估来确诊梗阻。

肾囊肿是最常见的肾脏肿瘤。单纯性囊肿的超声特征包括球形外观，无回声的腔，也无内部回声，一个清晰的后壁，壁有明确的边界，没有可测量的壁厚度和囊肿后方回声增强。单个或多个囊肿可能位于肾脏的任何部位。肾窦称为肾盂旁囊肿占肾囊肿的 6%。肾盂旁囊肿不与肾盂、肾盏沟通。不像扩张的肾盂有花椰菜的外观，肾盂旁囊肿是圆的，具有良好的穿透性。超声在肾积水和肾盂旁囊肿的鉴别诊断可能是困难的，特别如果囊肿是双侧。复杂囊肿不符

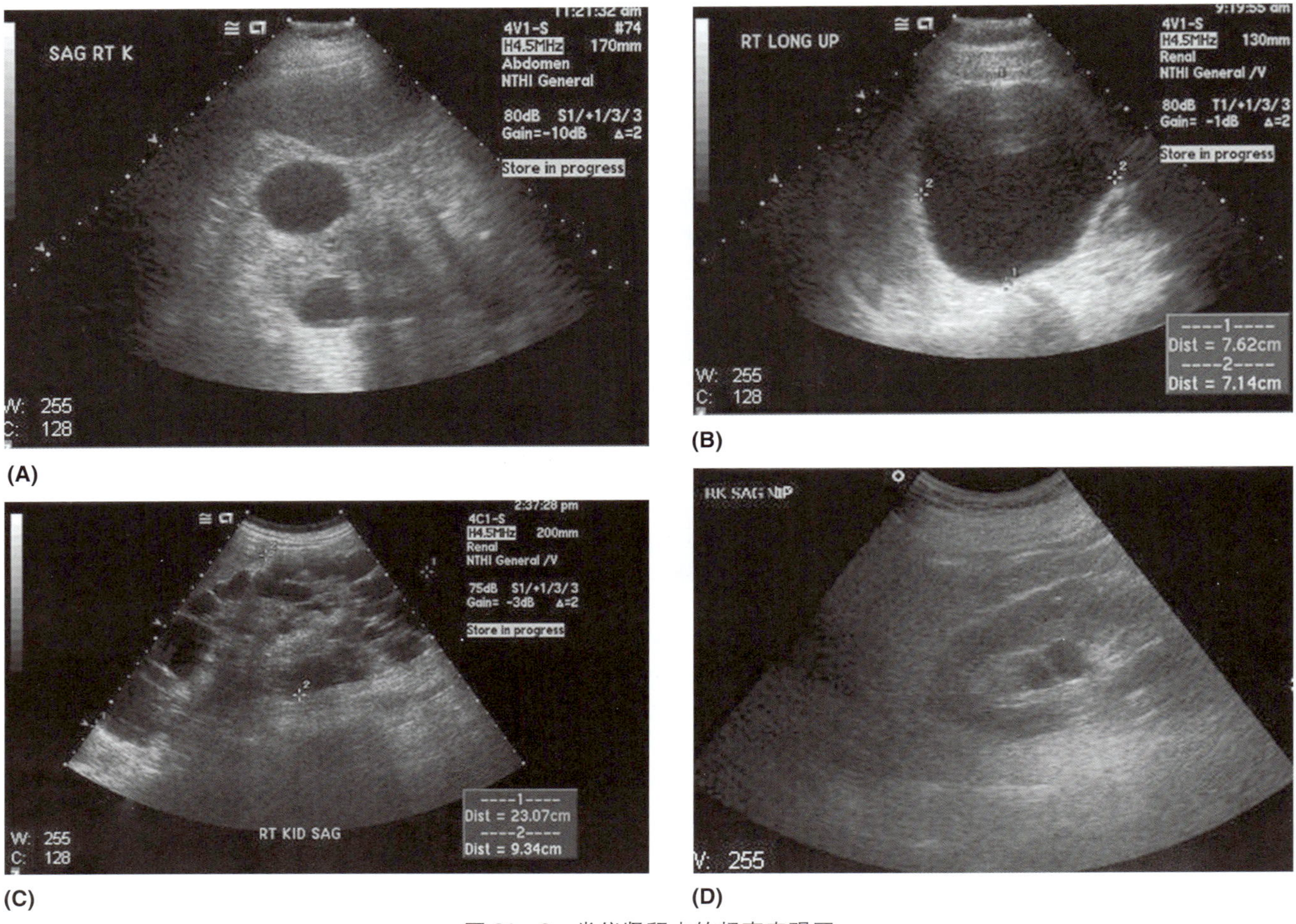

图 21－6 类似肾积水的超声表现图

（A）肾囊肿可能是单个或多个，边界是明确的，没有内部回声。（B）大而位于肾中的肾囊肿。（C）多囊肾通常是双侧的。扩大的肾的正常肾实质被多发不同大小的囊肿取代。（D）两个肾盂旁囊肿不与肾集合系统沟通（便携式超声）。

合单纯性囊肿的超声诊断标准。它们可能是分隔和多小腔形成。而单纯囊肿的超声诊断是大而位于肾中的肾囊肿。复杂的囊肿可能需要额外的影像学检查(例如CT或磁共振成像)排除恶性肿瘤。

常染色体显性多囊肾病是终末期肾衰竭的一个病因。多个不同大小的囊肿位于皮质和髓质是这种双侧病变的特征。肾脏增大且实质可识别或完全由众多的囊肿取代。肾外肾盂在肾脏外而不是通常的肾脏中心的位置。通常肾盏的扩张与非梗阻不相关,而是肾外肾盂扩张。

肾移植

移植后肾功能下降是超声评估的重要指标。移植肾的位置较表浅,需要5～7 MHz的换能器。对肾脏纵向和横向的扫描能得到肾脏大小、回声、形态和肾积水证据、膀胱声像图的精确量值,以及对彩色多普勒进行研究。

正常移植肾的形态与原肾形态相似。它有一个光滑的轮廓和均匀的实质。膀胱应尽可能地可视化。通常情况下,它应该是空虚的,因为膀胱充盈可引起肾积水(图21-7)。

移植肾超声检查的主要目的是区分梗阻性肾脏病变和全身或内在原因引起的肾脏功能降低(急性排斥反应[AR]或ATN),并确定肾周积液。

AR和ATN没有特异性的超声声像特征。超声诊断在ATN或AR是有限的。肾脏可能增大,伴随有皮质回声增强及偶然的肾轮廓变形。而AR和ATN的鉴别诊断是不可能利用超声来完成的,梗阻(肾积水)是非常特异的、重要的排除征象(图21-8)。

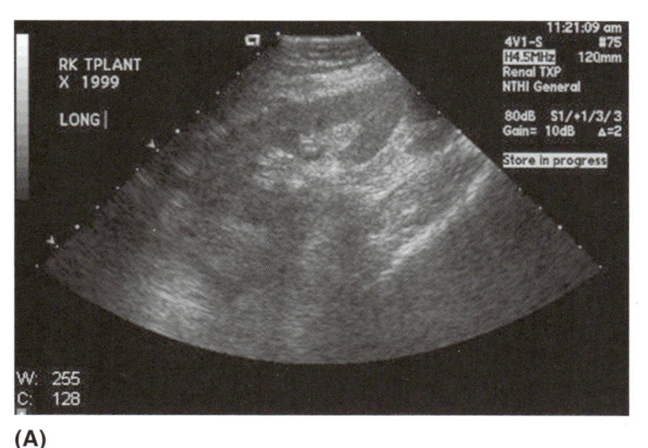

(A)

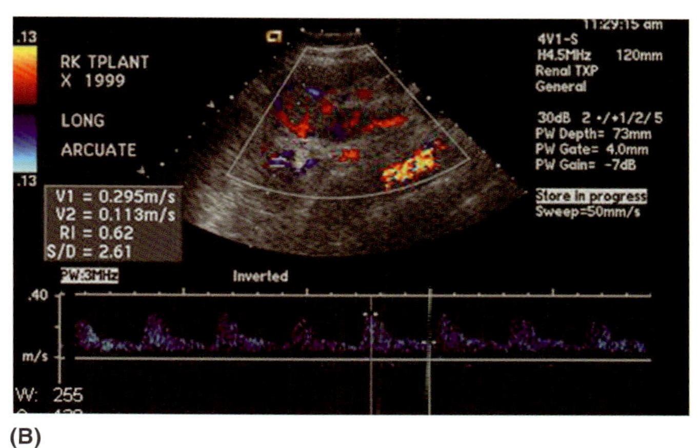

(B)

图21-7 移植肾的超声图

(A)移植肾的纵向观。肾实质清晰可见,中央肾窦回声清晰。(B)移植肾的彩色多普勒超声图像。谱门置于弓状血管之上。许多指标可以同时测量。阻力指数<0.7被认为是正常的。

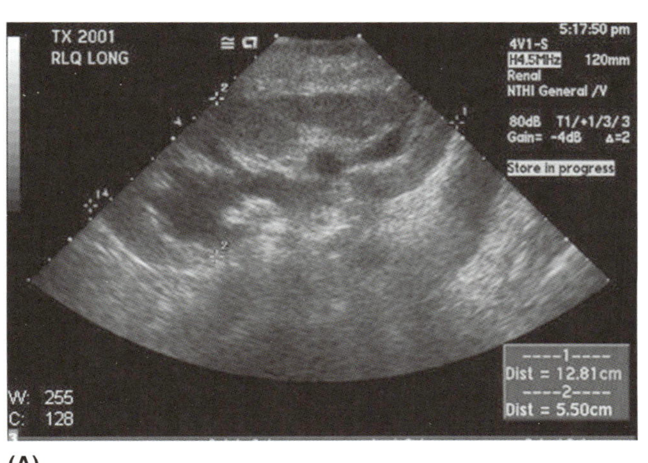

(A)

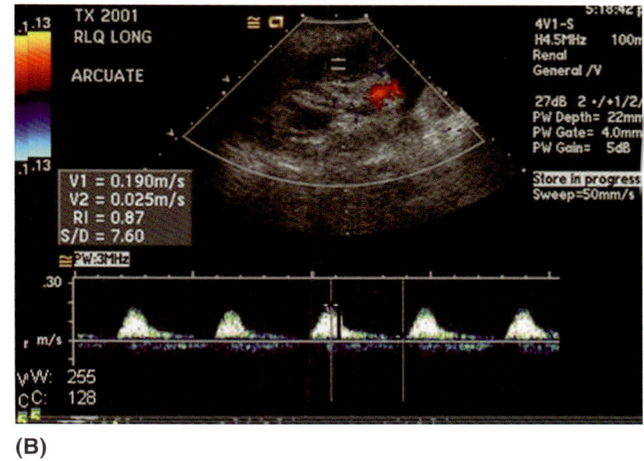

(B)

图21-8 移植肾肾积水超声图

(A)移植肾肾积水。(B)彩色多普勒研究显示弓状动脉阻力指数升高。

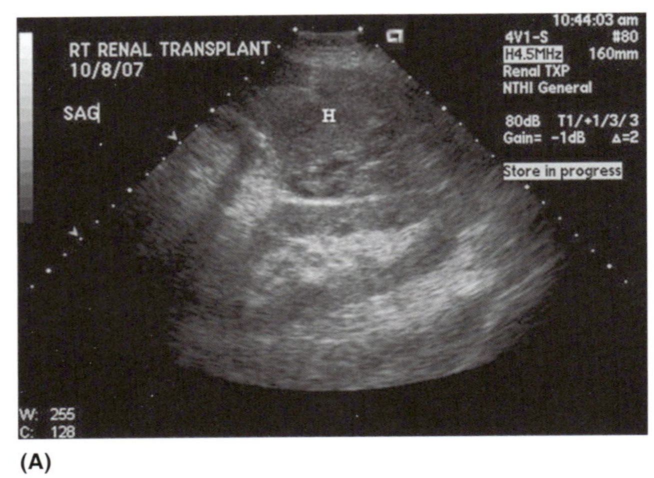

(A)

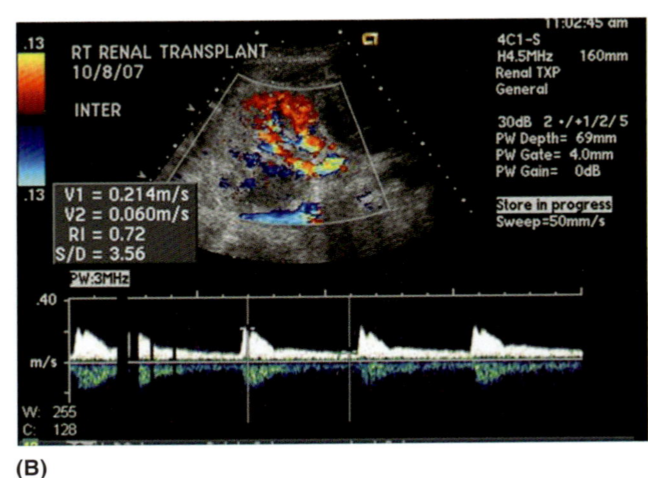

(B)

图 21 - 9 移植肾超声图

(A) 肾移植前方的大血肿，不影响肾功能。肾实质回声显示正常。(B) 叶间动脉的阻力指数正常。

超声检查可及时识别肾盂积水，而获得手术适应证或密切随访。肾积水在移植肾中与原肾一样有相同的外观，可能继发于吻合失败或由于漏尿(尿性囊肿)引起的积液、淋巴漏(积液)或出血(血肿)。报道称肾周积液已高达肾移植 50%。这些因素的临床意义很大程度上是由它们的大小、位置和可能的肿块。超声下肾周积液是很容易被检测到的。不知道其性质(尿液、血液、淋巴)的情况下行超声检查，它们可能会出现有或无分隔的明确的无回声区，但急性血肿可能会有回声。内部回声多见于那些已成为血栓组织的血肿(图 21 - 10)。

应用彩色多普勒对移植肾进行常规评估。然而，虽然 RI 可能有助于确定梗阻性肾积水，但它本身不是移植并发症鉴别诊断的特异指标。在没有阻塞或感染的情况下，RI 升高最常见的原因(大于 0.70)是 AR。RI 的值升高，则 AR 的可能性越大。

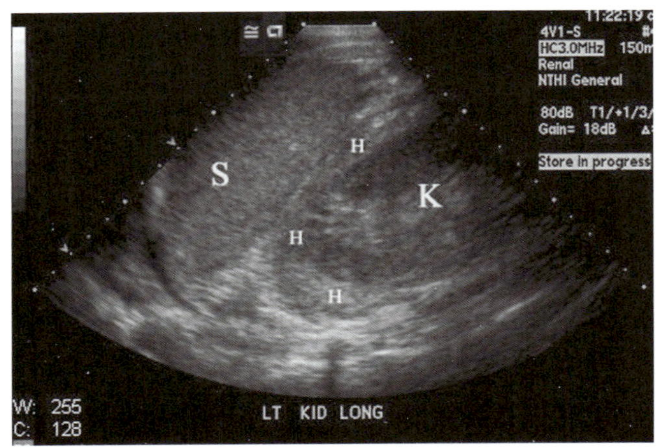

图 21 - 10 左肾裂伤患者的肾周血肿

H：血肿；K：脾；S：肾。

肾外伤

FAST 已经成为腹腔积血不稳定患者的准确检测方法。然而，由于超声对肾损伤诊断和分级的敏感性仍然很低，目前不主张将它作为肾外伤的第一线成像手段。正常的结果并不能排除有肾脏损伤，且严重的损伤可能难以识别到。

肾脏超声可以显示肾包膜下或肾周积液，但它不能确切区分血液、外渗的尿液以及其他性质的液体。彩色多普勒超声有助于对肾血流量的评估，能评估整个肾脏或任何部分的灌注情况。如果肾脏超声提示损伤或患者肾脏受累的临床证据为阴性(血尿)，那么病情平稳的患者应完善增强 CT 以做进一步评估。

然而目前在重症监护病房，严重的孤立性肾损伤的管理大多是保守的，超声则就成为一种具有分辨率、能监测血肿变化、非常有用的床旁工具(图 21 - 10)。

泌尿道感染

尿路感染(UTI)是最常见的医院获得性感染和危重病患者最常见的医院内感染。

复杂性 UIT 的情况并不少见，ICU 患者由于存在多种诱发因素，包括免疫系统受损、相关的医源性因素以及留置导尿管。UTI 的范围从伴有或不伴有尿路梗阻的急性肾盂肾炎到肾及肾周脓肿。

肾盂肾炎通常没有具体的声像图特征，然而可以看到肾脏肿大，肾实质充血并偶有的局灶性改变（肾病）（视频 21－2）。超声可以诊断出肾积水、脓性肾病、肾和肾周脓肿或气肿性肾盂肾炎。

黄色肉芽肿肾盂肾炎（XGP）是一种严重的慢性炎症性疾病，具有肾实质破坏性肿块的超声特征。XGP 最常见的病因是变形大肠杆菌和假单胞感染。XGP 的治疗通常是对呈现无功能的患肾行肾切除术。大多数病例均为单侧，但也有双侧病例的报道。XGP 的总体预后良好，双肾患病者需要行透析治疗（视频 21－3）。

脓性肾病表现为脓液积聚在梗阻和感染的集合系统。这是一个紧急医疗情况，需要立即行肾脏减压。肾积水、尿路感染以及在扩张集合系统相关位置出现低回声、偶尔分层的超声表现的患者应怀疑有肾积脓可能。

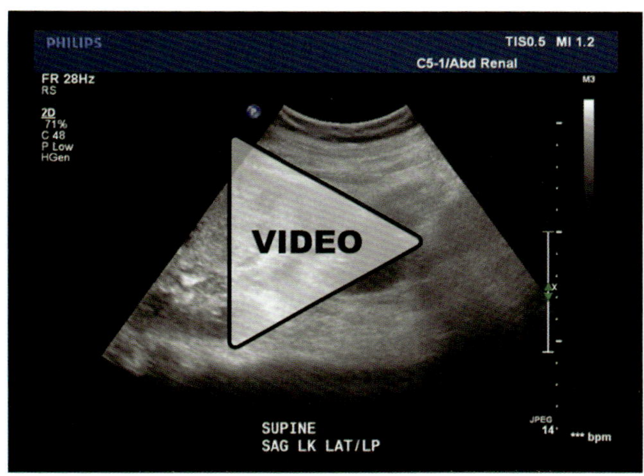

视频 21－2 肾盂肾炎肾充血

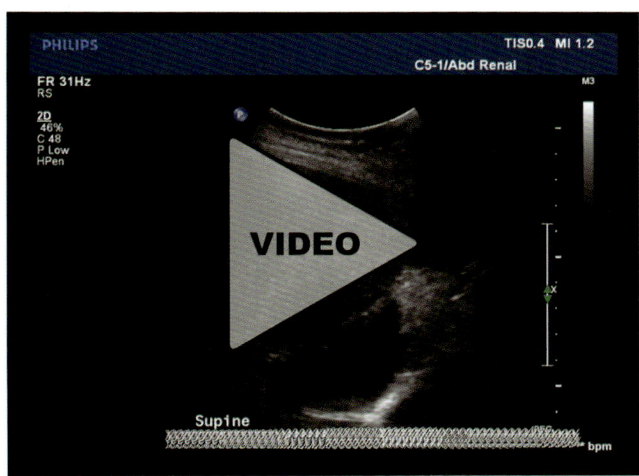

视频 21－3 黄色肉芽肿肾盂肾炎（XGP）

注意位于肾实质的破坏性低回声肿块。

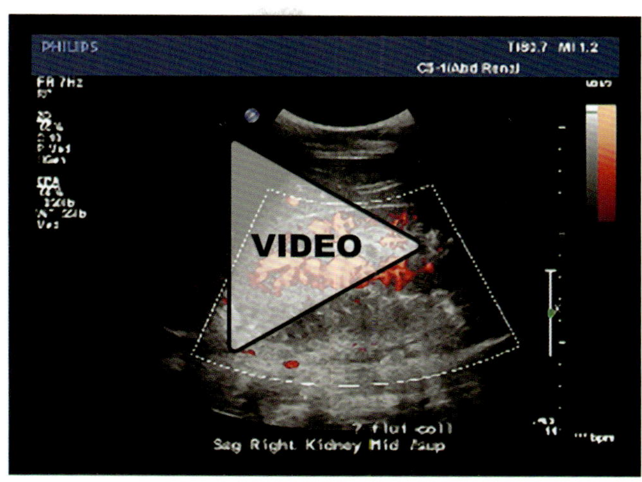

视频 21－4 肾周脓肿

注意肾周围不均质的、低回声的、新月形积液。

肾实质内脓肿呈一种复杂的、不规则低回声厚壁肿块，且偶有液体碎屑层。肾周脓肿会在肾周围出现异构的新月形积液，这些积液可能使肾皮质变形（视频 21－4）。而额外的检查（CT）有助于区分脓肿及肿瘤，超声是能在医疗过程中进行脓肿或灶性肾盂肾炎监测的宝贵工具（图 21－11）。

气肿性肾盂肾炎是一种罕见的，由产气细菌引起的肾实质弥漫性感染的危及生命的疾病。大多数患者为女性，90% 有糖尿病。患者病情通常非常严重，常有中毒症状，表现为发热、侧腹部痛、酸中毒、高血糖、脱水和电解质紊乱。超声通常显示在一个增大的肾脏内，出现与低级别后方声影相关的肾实质或肾窦内的高振幅回声。必要时完善 CT 检查以明确肾实质内空气的存在。

其他的超声表现

筛查、观察或聚焦超声评估危重患者往往显示出附加的超声发现，这对患者的病情没有直接的影响，并不会改变即时的处理方法。然而在患者平稳时，这些的偶然发现需要完善额外的影像学检查来进一步评估，以建立正确的诊断（图 21－12）。

一个实性的肾肿瘤是一种异质性、等回声、大小多变、毗邻于正常肾实质的低回声病灶。超声主要用于从单纯囊肿中区分实性肿块。所有成人的实性肿块应被视为恶性，除非另有证明。明确诊断需要完善 CT 扫描以进一步评估。

肾结石是最常见的肾脏疾病。肾结石呈强烈的高回声线或其后有声影病灶（视频 21－5）。

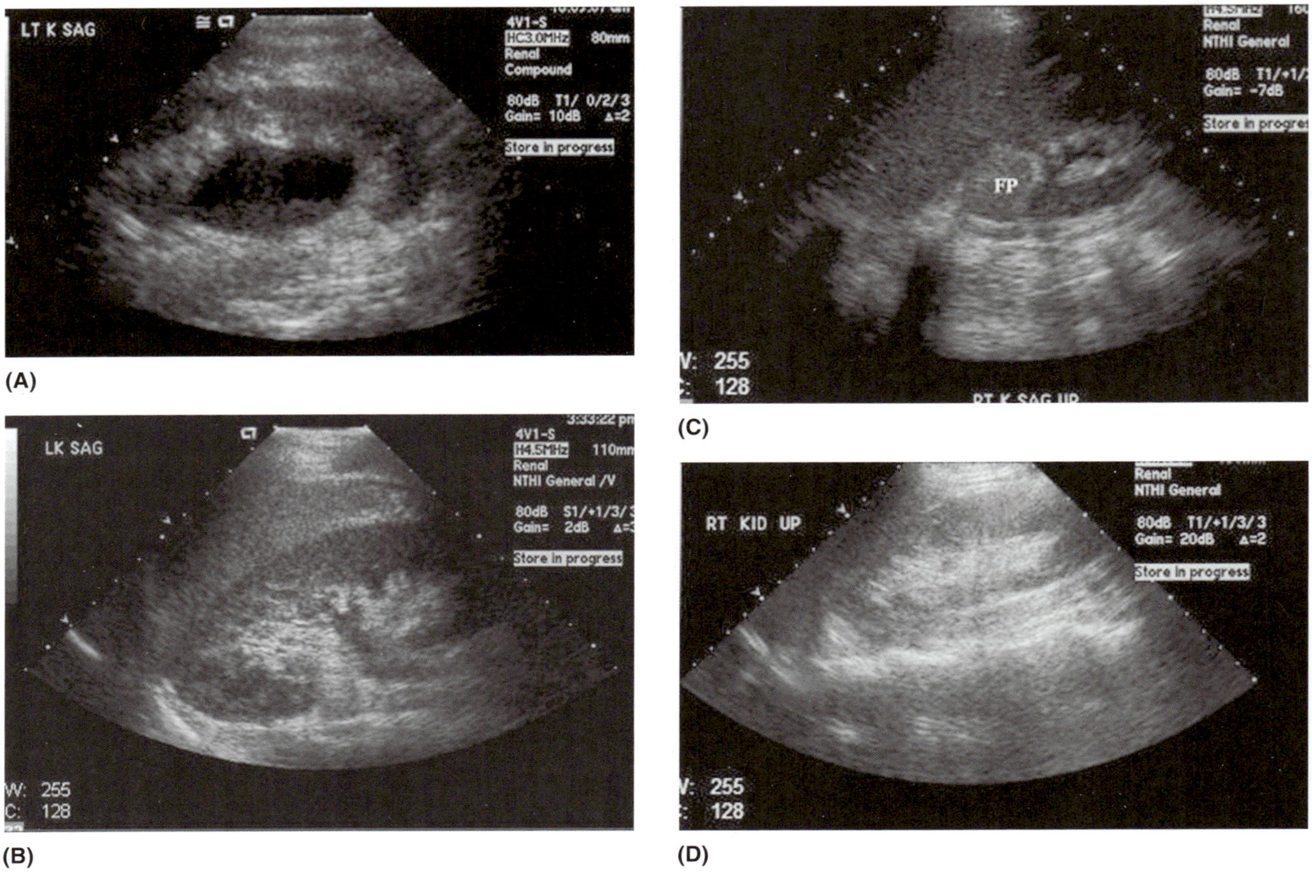

图 21－11 肾内脓肿及灶性肾盂肾炎超声影像图

（A）肾积脓。肾集合系统中中度至重度肾积水伴细小碎屑。（B）急性肾盂肾炎的临床表现为非特异性肾脏扩大。（C）泌尿道感染患者的强回声病变表示肾实质内的肾盂肾炎（FP）病灶。（D）随访超声显示病灶在治疗后完全消失。

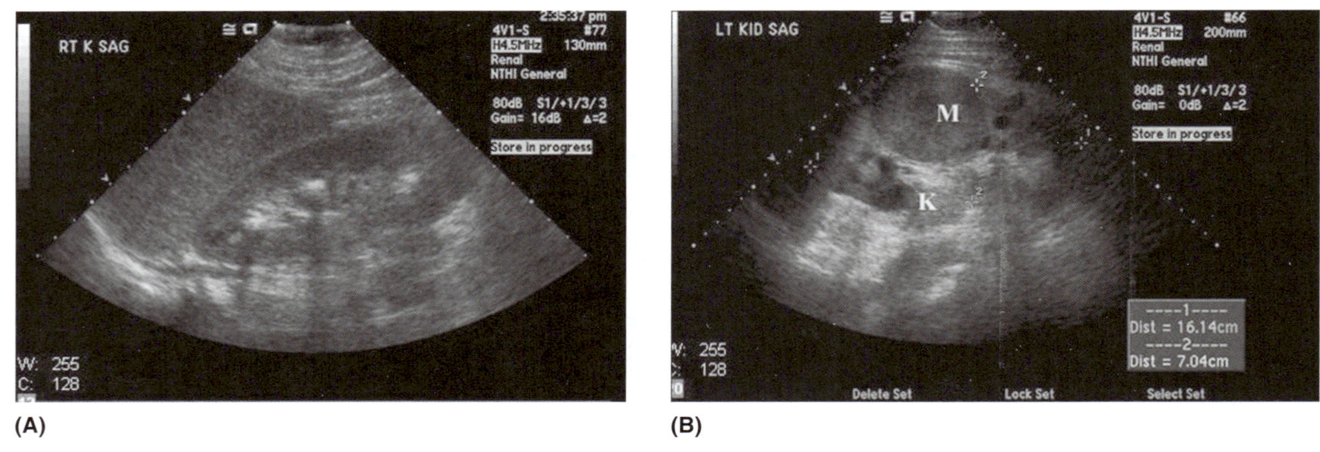

图 21－12 肾结石超声影像图

（A）多发性肾结石。非梗阻性肾结石含有强回声伴声影（白）钙化。（B）大体积肾实质（M）扭曲了肾集合系统（K）。

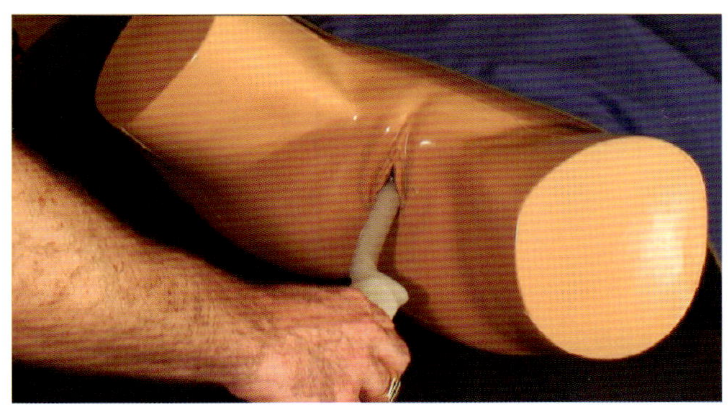

图 22－4　探头进入阴道穹窿

超声探头逆时针旋转 90°探头标志向右，扫描子宫和双侧卵巢的短轴切面。

是在髂内动脉和静脉前内侧。EV 检查时相对容易发现这些血管结构和定位标志（图 22－5）。可以看到输卵管离开子宫底部，宫角两侧伴行几乎双侧卵巢（图 22－6）。充满液体时输卵管很明显，但随着现代设备的发展还是很容易在大多数患者找到此结构。

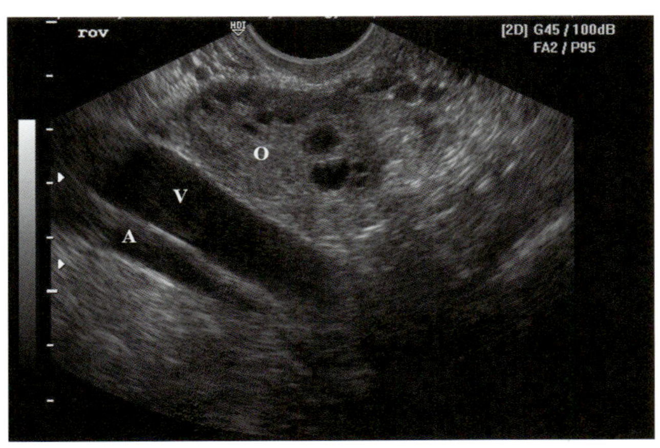

图 22－5　右侧卵巢（O）毗邻髂静脉（V）和动脉（A）

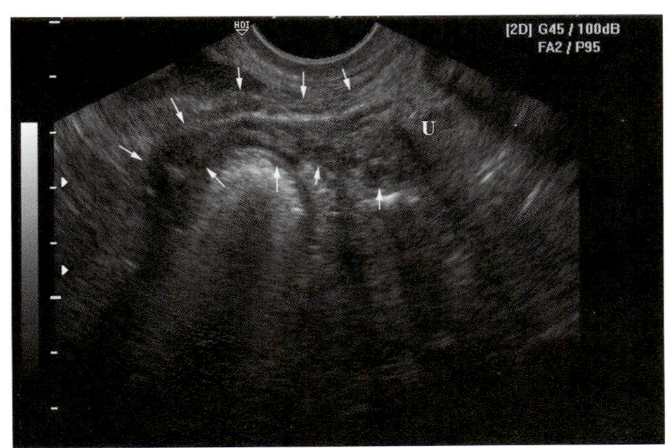

图 22－6　输卵管（箭头）远离子宫（U）和延伸至到附件的卵巢（没有在这个图像中看到）

怀孕出血

最好的排除异位妊娠方法之一为获得子宫内怀孕（IUP）的图片。虽然有宫外孕与 IUP 共存，传统上认为它们在普通人群是极其罕见的，接近三万分之一。然而，现代研究估计发生率为 8 000 ∶ 1。接受任何生育治疗的很多患者有更多异位妊娠风险，研究表明在不孕不育的专业治疗中发生风险为 100 ∶ 1。重要的是要注意，高达 70%的异位妊娠可以避免和早期治疗的。因此，在无破裂或者异位妊娠囊很小识别异位妊娠，意味着能避免需要的手术治疗。除了心跳，确定胚胎（胚芽）是最好诊断 IUP 的方法，早期胚胎结构有利于 IUP 诊断确立。具体地说，最早最可靠的是卵黄囊胚胎结构（图 22－7）。一个妊娠囊不足于是 IUP 的诊断。有一个双蜕膜标志使 IUP 诊断可能性增加 80%，但仍然不能可靠的排除异位妊娠。双蜕膜迹象指的是在正常的妊娠囊边缘绕有两层膜，组成孕产妇与胎儿蜕膜。一个明显的妊娠囊，实际上很有可能是假妊娠囊，它只是异位妊娠的一部分，是由激素刺激的作用，液体向子宫内膜聚集所致（图 22－8）。重要的是，许多放射科医师会基于双蜕膜轻易地诊断早期 IUP，这是他们领域的诊断标准，但医师诊断需要更高的确定性，只有当胚胎结构如卵黄囊被发现，才能降低误诊 IUP 的风险。

TAS 利用超声设备可以清晰、理想的看到胎龄为 6～8 周的胚胎结构。EV 方法通常会可靠地显示 4.5 周的卵黄囊。正常妊娠囊位于子宫底中部子宫内内膜处。旁边的胎儿靠近卵黄囊，但如果检查，卵黄囊常常未被发现。如果 TAS 没有确认 IUP，意味着异位妊娠未排除。TAS 检查发现异位妊娠包括未确诊

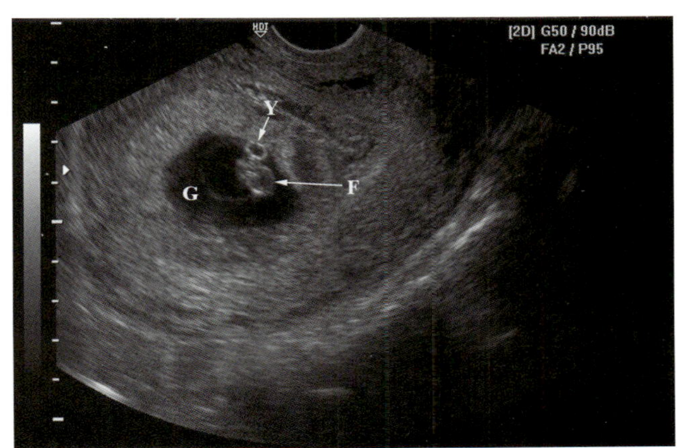

图 22－7　经阴道超声显示妊娠子宫、妊娠囊（G）、卵黄囊（Y）和胚芽（F）

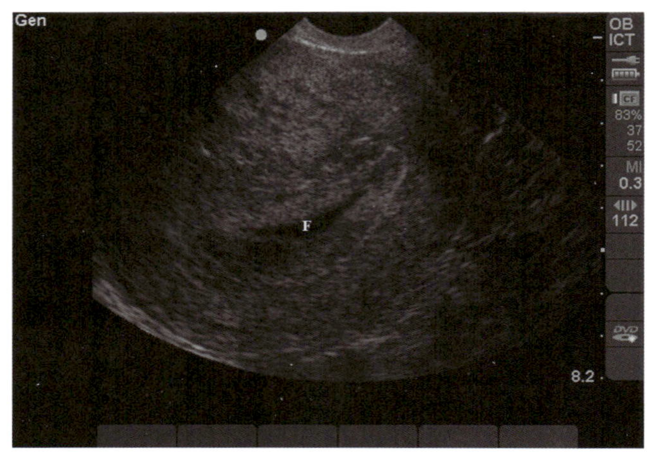

图 22-8 稀薄的液体(F)是异位妊娠患者的假妊娠囊

IUP(在大多数情况下)、道格拉斯窝液体回声的存在、骨盆内大量流动的液体或者一个残留的附件,实际可能就是胚芽。然而这是更有可能在 EV 检查发现(图 22-9)。报道的异位妊娠从 3%~10%不等。确诊异位妊娠取决于超声检查,加上临床病史。显然,有一个阳性的怀孕测试对异位诊断很重要,但仍确实存在怀孕测试阴性,出现异位妊娠破裂的案例。因此,永远不能说排除异位妊娠。最早的一个 EV 的迹象通常是中心为空的圆形小肿块,位于卵巢旁边。这种结构被称为"输卵管环标志",代表异位妊娠植入输卵管(图 22-10)。在相反的一方面,输卵管环可以非常隐蔽,有时与卵巢黄体很难区分开来(在大多数情况下应该位于同一侧的异位)。通常用 EV 探头导致卵巢和输卵管环的自由移动是区分黄体和输卵管环一个可靠的标志。在骨盆里有大量靠近卵巢有回声的液体应高度怀疑异位妊娠。有时候,可能一个卵黄囊或

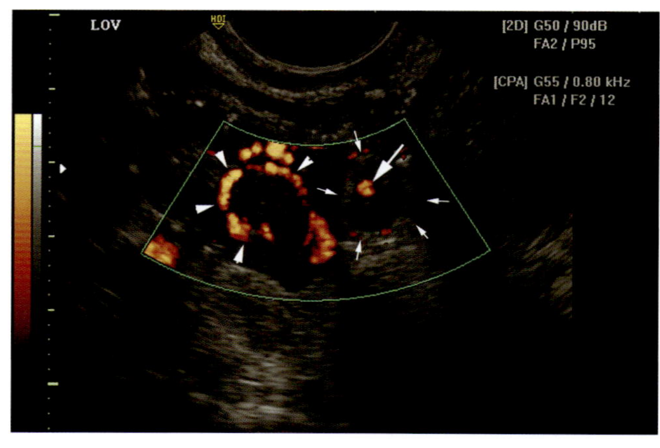

图 22-9 异位妊娠心脏血流(大箭头)

异位肿块(小箭头毗邻左侧卵巢),内含固体在能量多普勒血流灌注黄体(窄箭头)。

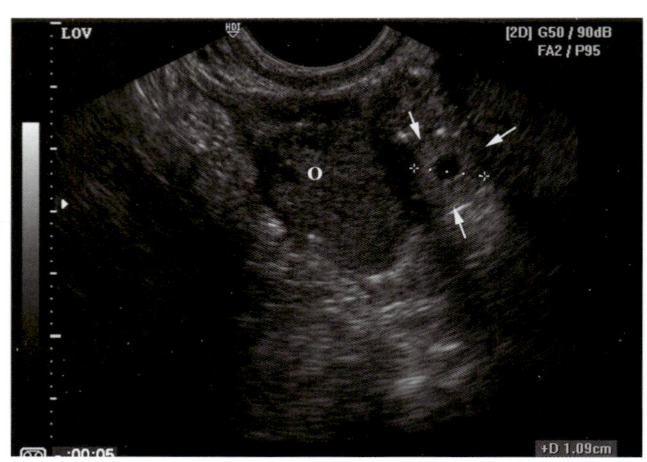

图 22-10 输卵管环(箭头)显示靠近左侧卵巢(O)和测量直径超过 1 cm

胚芽、输卵管环将有利于宫外孕的诊断。

没有怀孕出血的患者

失血还可以来源于卵巢囊肿或肿块。出血性囊肿偶尔导致明显的失血,尤其是动脉出血。典型的图像包括盆腔液体和一个复杂的卵巢囊肿,里面可以发现血栓(图 22-11)。偶尔可能看到受到侵犯的血管,血液流入囊肿和骨盆。肿块尤其是恶性肿块量,也可能出血,但这是不太常见的。肌瘤也可以是大出血的来源,但多不流入到骨盆,通常会存在阴道出血。肌瘤影像学形态多样,使超声检查变得复杂,很难看到其他子宫周围的结构(图 22-12)。中间液化可能在某些情况下视为纤维状的退化。

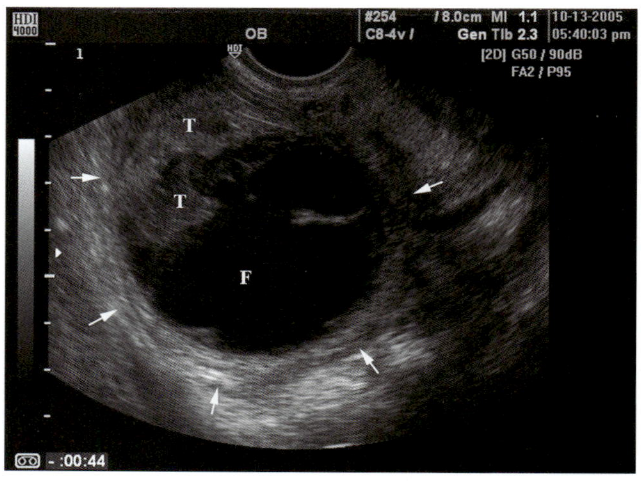

图 22-11 卵巢旁大囊肿

箭头勾勒出卵巢的外缘。囊肿含有不同密度(T)的血栓和游离液(F)为血液。

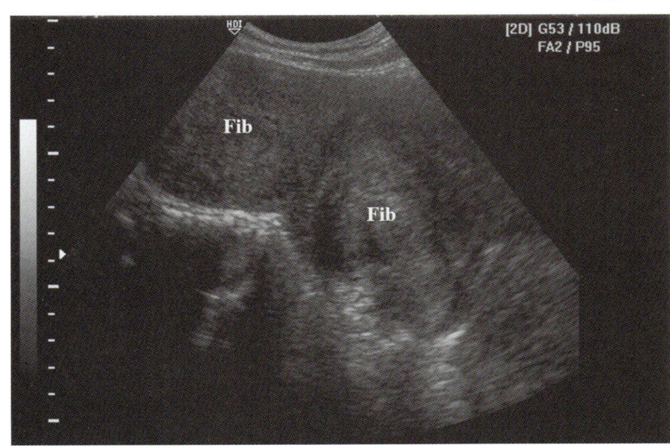

图 22-12 纵向显示两个不同的子宫肿块图像，均为肌瘤(FIB)

特征影像均是不同角度的投射所致。该患者有盆腔疼痛，几周来疼痛恶化加剧。

感染源

由盆腔引起的感染最常见的包括 PID，还可能涉及脓肿形成，如 TOA。分娩并发症的产褥感染也应该被认为是一个可能的感染因素。子宫内膜炎或子宫内膜感染是脓毒症的原因。在美国，女性 PID 发病率大约 10%～15%，多达 275 000 名 PID 妇女每年住院治疗，超过 100 000 人需要手术。盆腔脓性成分表现为混合回声的液体。它可以与黏稠的血液混淆。少量或大量的液体首先出现在道格拉斯窝中，随着量的增多，沿子宫进一步扩展。因此往往以单侧，偶尔双侧出现。超声对 TOA 与 PID 的不同阶段的鉴别是有用的。PID 最常见的超声表现包括增厚，异构的子宫内膜，增大的子宫，子宫内膜液和输卵管官腔充满液体。输卵管卵巢复合体(TOC)是肿块内无任何脓腔的炎症性盆腔肿块。B 超上仍然可以观察到由水肿、粘连、感染的卵巢和输卵管组成，但不能用 EV 探头分清。在 TOA 中输卵管和卵巢之间由于炎症、水肿、组织间充满脓液而边界不清。TOA 可以呈现超声的各种表现。典型的 TOA 超声表现为复杂的碎片，附件肿块分隔，边缘不规则(图 22-13)。TOA 其他超声表现为输卵管积脓、粘连，局部形成有回声的液体无效腔(图 22-14)。残留附件、不完整胎盘或不完全流产可危及生命，或脓毒症的来源，子宫内膜管的检查可能排除残余物作为感染可能来源。图 22-15 显

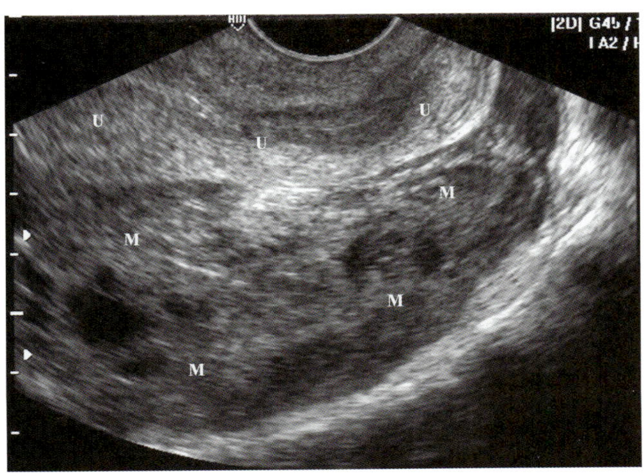

图 22-13 一个复杂肿块(M)从右侧附件的后方伸入子宫(U)

这个 TOA 患者需要手术引流。

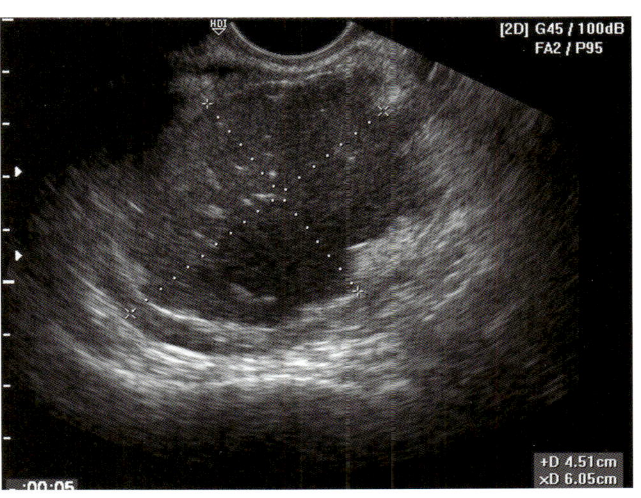

图 22-14 左输卵管扩张并充满有回声的物质

右下角测量显示其大小。

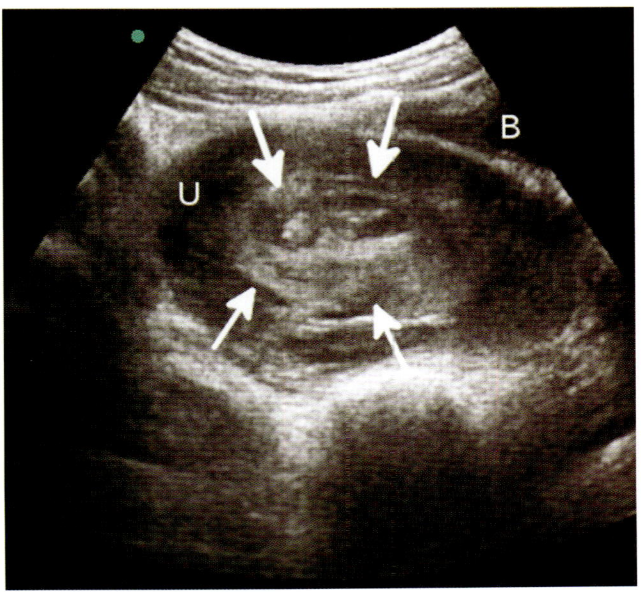

图 22-15 子宫(U)纵向图像

膀胱(B)在图像上方，箭头指向子宫内膜腔有回声的物质。

示不完全流产的患者的子宫内膜物，导致脓毒性休克和盆腔疼痛。

疼痛的来源

卵巢囊肿、肿块和蒂扭转可能是除感染或出血外最常见的盆腔疼痛的来源。大肌瘤，特别是退化性的，会引起剧烈的疼痛，EV 检查在其很小时就容易发现，TAS 则在其更大时才能发现。通常情况下，大的肌瘤比小的肌瘤会给患者造成更多的痛苦，卵巢囊肿或肿块随着不断增长可引起疼痛。破裂的囊肿可引起外科急腹症，通常是自限性。此外，卵巢囊肿或相关的肿块偶尔可能导致扭转，这将导致严重的疼痛，甚至最终导致卵巢和输卵管功能丧失。通常情况下，要弄清楚扭转的来源。如果卵巢或邻近不存在一个相当大的囊肿或肿块，扭转不太可能。如果存在一个大囊肿或肿块，然后出现临床症状，卵巢可能有蒂扭转的危险。由于双动脉供应卵巢和子宫动脉，超声更容易确诊卵巢扭转。如果 EV 检查应用多普勒显示卵巢内血流缺失，内有大囊肿或肿块，那么扭转很有可能。然而，即使 EV 显示卵巢内有血流，有囊肿或肿块，但临床高度怀疑，仍不能完全排除扭转，可能需要腹腔镜评估。单纯性囊肿破裂可能引起剧烈的疼痛，疼痛强度逐渐减弱，应在一天内完全消失。EV 检查可能显示道格拉斯窝少量液体聚集，偶尔会发现邻近病变的卵巢。

参考文献

1. Lambert M, Villa M. Gynecologic ultrasound in emergency medicine. *Emerg Med Clin North Am*. 2004; 22: 683 - 696.
2. Kaplan BC, Dart RG, Moskos JM. Ectopic pregnancy: prospective study with improved diagnostic accuracy. *Ann Emerg Med*. 1996; 28: 10 - 17.
3. DeVoe P. Simultaneous intrauterine and extrauterine pregnancy. *Am J Obstet Gynecol*. 1948; 56: 1119 - 1126.
4. Bright DA, Gaupp FB. Heterotopic pregnancy: a reevaluation. *J Am Board Fam Pract*. 1990; 3: 125 - 128.
5. Berger MJ, Taymor ML. Simultaneous intrauterine and tubal pregnancies following ovulation induction. *Am J Obstet Gynecol*. 1972; 113: 812 - 813.
6. Elson J, Tailor A, Banerjee S, Salim R, Hillaby K, Jurkovic D. Expectant management of tubal ectopic pregnancy: prediction of successful outcome using decision tree analysis. *Ultrasound Obstet Gynecol*. 2004; 23: 552 - 556.
7. Yeh HC, Goodman JD, Carr L. Intradecidual sign: a US criterion of early intrauterine pregnancy. *Radiology*. 1986; 161: 463 - 467.
8. Dart R, Howard K. Subclassification of indeterminate pelvic ultrasonograms: stratifying the risk of ectopic pregnancy. *Acad Emerg Med*. 1998; 5: 313 - 319.
9. Nyberg DA, Hughes MP, Mack LA, Wang KY. Extrauterinefindings of ectopic pregnancy of transvaginal US: importance of echogenic fluid. *Radiology*. 1991; 178: 823 - 826.
10. Adhikari S, Blaivas M, Lyon M. Diagnosis and management of ectopic pregnancy using bedside transvaginal ultrasonography in the ED: a 2-year experience. *Am J Emerg Med*. 2007; 25(6): 591 - 596.
11. Blaivas M, Lyon M. Reliability of adnexal mass mobility in distinguishing possible ectopic pregnancy from corpus luteum cysts. *J Ultrasound Med*. 2005; 24: 599 - 603.
12. Gjelland K, Ekerhovd E, Granberg S. Transvaginal ultrasound-guided aspiration for treatment of tubo-ovarian abscess: a study of 302 cases. *Am J Obstet Gynecol*. 2005; 193 (4): 1323 - 1330.
13. Policy Guidelines for Prevention and Management of Pelvic Inflammatory Disease. U. S. Department of Health and Human Services, Public Health service, Centers for Disease Control, National Center for Prevention Services, From MMWR 1991; Vol. 40(RR5).
14. Pastorek JG. Pelvic inflammatory disease and tubo-ovarian abscess. *Obstet Gynecol Clin North Am*. 1989; 16(2): 347 - 361.
15. Timor-Tritsch IE, Lerner JP, Monteagudo A, Murphy KE, Heller DS. Transvaginal sonographic markers of tubal inflammatory disease. *Ultrasound Obstet Gynecol*. 1998; 12: 56 - 66.
16. Ignacio EA, Hill MC. Ultrasound of the acute female pelvis. *Ultrasound Q*. 2003; 19(2): 86 - 98.
17. Horrow MM. Ultrasound of pelvic inflammatory disease. *Ultrasound Q*. 2004; 20(4): 171 - 179.
18. Webb EM, Green GE, Scoutt LM. Adnexal mass with pelvic pain. *Radiol Clin N Am*. 2004; 42(2): 329 - 348.
19. Varras M, Polyzos D, Perouli E, Noti P, Pantazis I, Akrivis C. Tubo-ovarian abscesses: spectrum of sonographic findings with surgical and pathological correlations. *Clin Exp Obstet Gynecol*. 2003; 30(2 - 3): 117 - 121.

23

外周血管系统超声评估

詹姆斯·E.福斯特　凯文·维斯曼

扫描二维码
获取本章视频

引　言

外周动静脉多普勒超声检查的精细化已使其成为首选的血管形态学诊断技术。技术的进步提高了诊断的准确性，例如以前的介入治疗取决于血管造影，现在完全可以基于无创检查。无创血管超声最确切的应用于深静脉血栓形成（DVT）的诊断，同时也较为普遍地应用于颈动脉闭塞、动脉粥样硬化性的疾病管理中。

外周静脉系统超声检查

DVT 相关危险因素评估是重症监护常见的至关重要的一部分。Virchow 三联征、内皮损伤和凝血改变容易出现在今天的 ICU 里。临床因素如大的创伤，其中包括神经损伤，骨盆和长骨骨折；由于精神状态改变引起的长期固定一个姿势，瘫痪，病态肥胖；多部位静脉通路和中央监测以及年龄因素，都不断增加静脉血栓风险。

ICU 中急性 DVT 的真实发病率一直不详。由于患者人群、检测方法和监控程序的应用，报道的发病率变化很大（4%～60%）。尽管提高认识和积极应用预防深静脉血栓形成指南，后期的研究表明亚临床、未被发现的深静脉血栓形成与肺栓塞继续存在。此外，许多 ICU 患者有再出血的风险，而不是抗凝治疗的对象。

侵入性血流动力学监测或长期静脉输液在 ICU 是常见的状态。导管相关血栓发生由正常静脉内皮损伤和导管改变血流引起的。这可能在儿童更加显著，小直径功能血管通过导管堵塞。

虽然 DVT 最常见的后遗症是晚期静脉功能不全和淤积处溃疡，但急性肺栓塞是监护中的首要问题。目前强调预防 DVT 已得到认可，PE 是最可预防的死亡原因之一，也主要在住院患者中发病。因为大多数临床 PE 来自下肢深静脉，一些中心主张常规超声监测 ICU 停留的患者（视频 23－1）。

连续波多普勒超声技术在 20 世纪 70 年代引入临床实践。虽然当时没有图像，这些设备允许检查者利用听觉波形分析仪评估静脉血流模式。超声成像

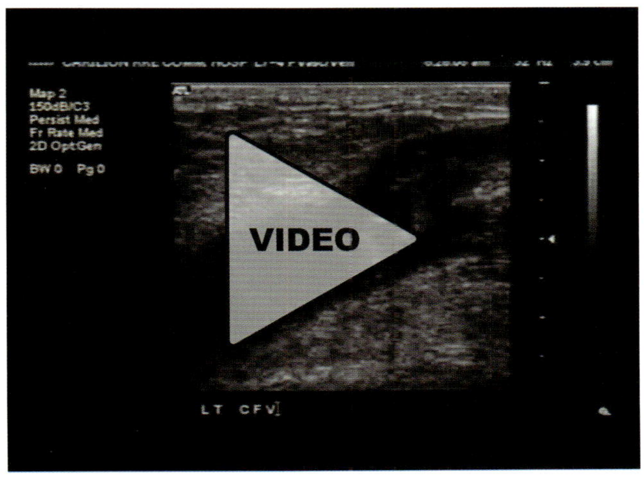

视频 23－1　静脉血栓栓塞

长轴观血栓沿大隐静脉汇入股总静脉。注意在 18 s 血栓移位和迁移（肺栓塞）。患者进行了仔细的监测临床，但没有发现什么异常。

和多普勒的结合联合应用双谱分析提供了超声波技术依据。到 20 世纪 90 年代初，静脉多普勒超声代替诊断 DVT 的金标准的静脉造影。

标准的做法需要一个专业的超声检查师将超声波机（便携但笨重）到 ICU，在那里进行一个完整的下肢检查，在录像带或数字媒体上进行和记录。这项报告是由管床医师生成一个报告，转录和返回患者的病历。这个过程虽然非常准确，但耗费时间，可能不适用于监护环境嘈杂和病情变化的 ICU。

最近开发的便携式、手持、双频、多功能传感器和彩色血流多普勒扫描仪为床旁系统检查静脉带来可能性。临床医师现在能够迅速获取诊断信息，并结合临床解释患者整体病情。床旁检查可以减少将患者转运至超声科或 CT 室进行 CT 扫描的需要，对危重患者，通常是一个巨大的任务和风险。一个正式的诊断报告可以协助明确诊断，而 CT 结果往往是不确定的或模棱两可的。随着适当的超声培训和结合临床经验，熟悉静脉解剖学、静脉血流特点及多普勒超声的基础知识，任何 ICU 医师都可使用床边系统静脉多普勒检查。

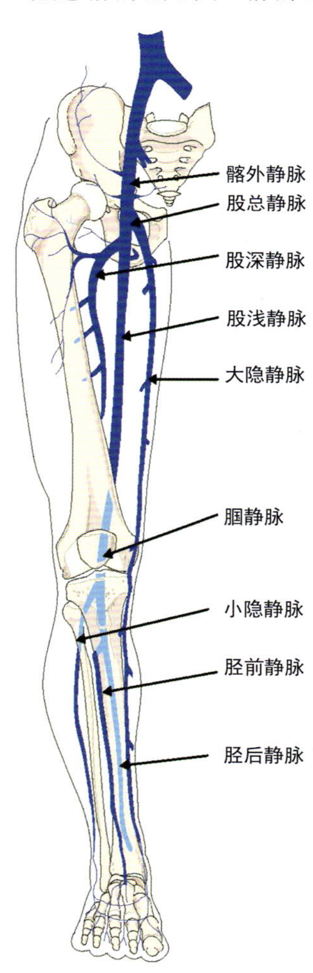

图 23－1 下肢静脉解剖图

▶ 静脉解剖

上、下静脉系统由深层和浅层组成。这个深静脉系统由回流的静脉组成，与命名动脉配对。浅表系统引流皮肤结构，在皮下运行。这些浅静脉与毗邻动脉无关。

在下肢深静脉系统包括髂外静脉，股外侧静脉，浅静脉，深静脉，股静脉，腘静脉，胫骨前静脉，胫骨后静脉，腓骨静脉，比目鱼肌静脉，腓肠肌静脉（图 23－1）。所有的深静脉都伴有同名动脉，除了小腿肌间静脉。两个主要的静脉浅静脉系统是大隐静脉和小隐静脉。小隐静脉位于小腿外侧，并流入深部静脉系统。大隐静脉沿着腿内侧从脚踝到大腿近端，它穿过卵圆窝流入股静脉。传统解剖命名法的一个不良后果是，股浅静脉实际上是一个深静脉结构，往往是急性 DVT，易导致血栓形成所有的并发症，包括 PE。因此，重要的是要理解股静脉（或浅或深或共同）的任何部分都可以形成了深静脉血栓，所以应该确定诊断和治疗目的。

在上肢深静脉系统包括颈内静脉，锁骨下静脉，腋静脉，肱静脉，桡静脉和尺静脉（图 23－2）。这些静脉各有一个同名动脉。浅静脉的主要组成为头静脉，

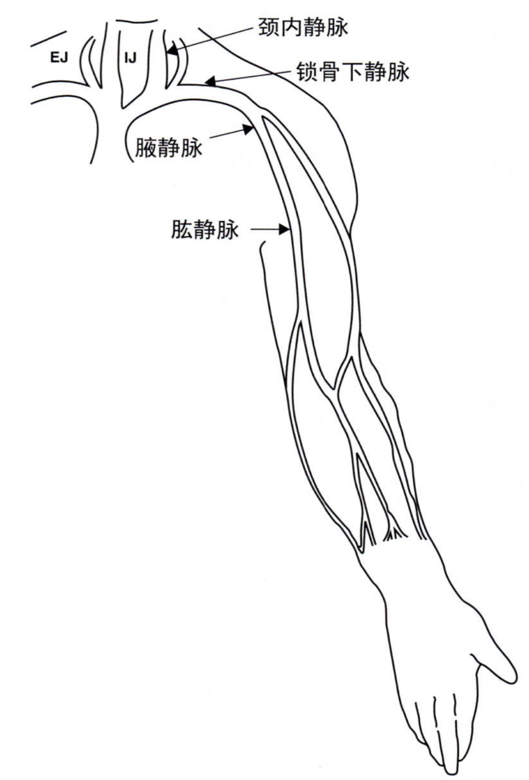

图 23－2 上肢静脉解剖图

从手腕到肩膀侧行，并排入锁骨下静脉，贵要静脉内侧，走形从肘窝到腋窝，在那里汇入腋静脉。

超声显像采用 B 超扫描，经常用彩色血流成像获得更多的信息。髂外动脉和髂外静脉出骨盆深部在腹股沟韧带成为常见的股血管。股总静脉位于动脉的内侧，直径略大。在横向平面扫描腹股沟皱褶，这些关系很容易识别(图 23－3)。横向平面使用评估静脉为挤压(见下文)。沿股总静脉远端移动可以识别，因为它通过从浅平面引流到股静脉。再次，没有动脉伴随大隐静脉。微微移动股骨远端多为股浅血管和股深血管。在这个层面上，4 条血管出现在横截面(图 23－4)。

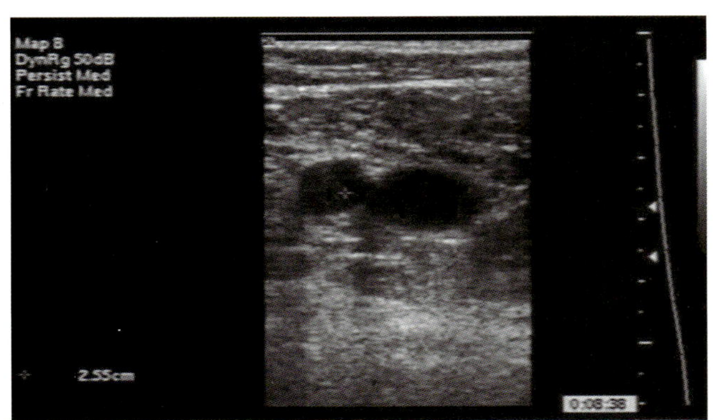

图 23－3 股血管普通横切面

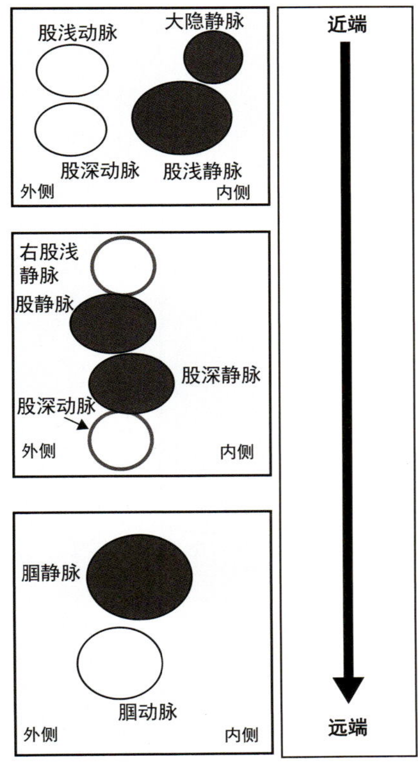

图 23－4 血管的 3D 关系图

从这一点远侧，股浅动脉和静脉继续在肌管内走行，进入腘窝并命名为腘血管(图 23－1)。

一旦在腹股沟韧带发现远端髂外静脉，旋转探头 90°提供了纵向图像。这种方法是最适合快速的检查静脉，及允许的范围和性质可见的血栓评估(图 23－5)。在纵向平面扫描时，静脉受压不可靠。压缩性必须在横向视图中确认。

▶ 诊断标准

确定 DVT 的诊断标准可分为血管特性和血流特性。血管的特点是可压缩性，在横切面使用超声探头用足够的压力挤压并行的动静脉。适当的压力是通过观察相邻动脉轻度变形确定(图 23－6)。不可压缩表明管腔内的血栓阻止血管壁塌陷。重要的是要记住，新鲜的、不稳定的血栓可能没有反射波，因为新形成的血栓有类似血流的声阻抗。血管的第二个特点是管腔内物质的识别。这在静脉系统的初步检查中经常可以看到，并应提醒临床医师血栓的存在。在成像平面应确认管腔内回声的物质，当确定为血栓，压

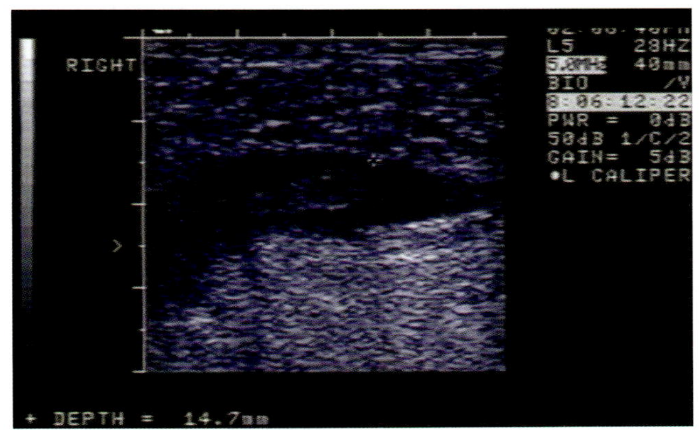

图 23－5 急性深静脉血栓形成(DVT)，常见的股静脉(纵切面)

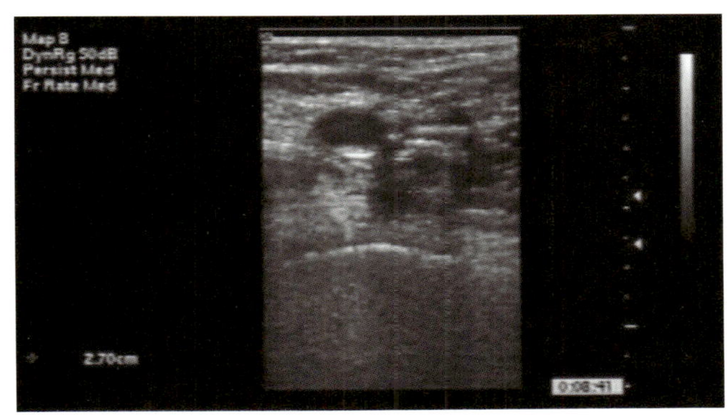

图 23－6 股动脉和压瘪的股静脉(与图 23－3 比较)

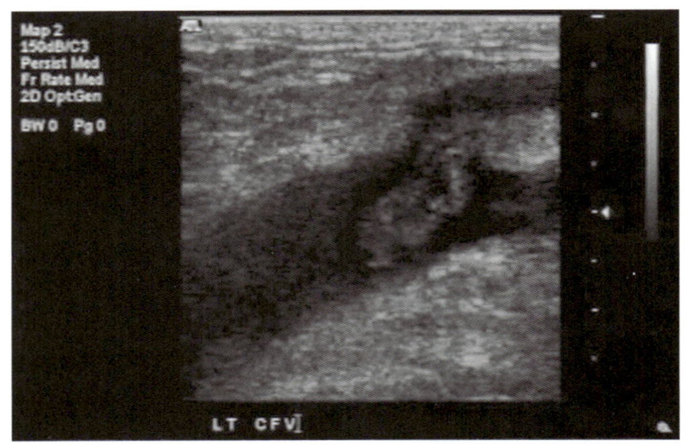

图 23－7 漂浮血栓延伸至大大隐静脉入股总静脉

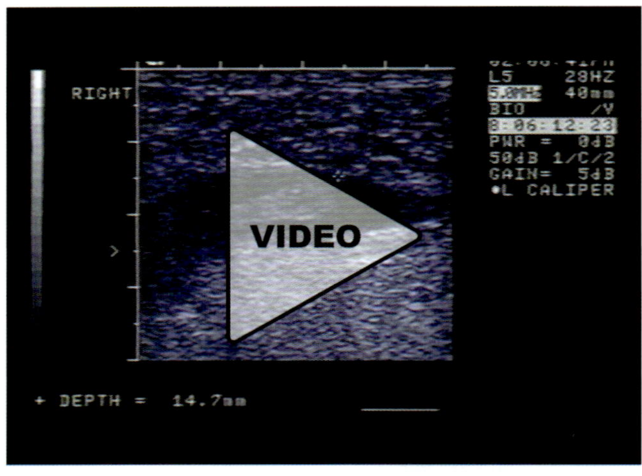

视频 23－2 股静脉长轴观

注意腔内回声物质(血栓)。它是移动和未完全附着于血管壁。彩色多普勒图像显示血栓周围静脉血流受限。

缩可能有限。纵向成像提供了最好的视图,来确定血栓长度和程度是否附着到血管壁,或可能有一个的浮动提示(图 23－7 和视频 23－2)。第三个特点为评估静脉瓣的功能。偶尔,静脉瓣膜是可见的,可以使用更高的频率传感器(如瘦弱的患者、儿童)。正常的静脉瓣打开和关闭与静脉血流融合。然而,由于静脉瓣瓣尖往往是血栓形成的部位,一个固定瓣尖可能是存在血栓的线索。

评估急性 DVT,静脉血流特点也很重要。正常静脉血流图像显示的变化与呼吸相适应。正常吸气情况下,胸廓内的压力减少和静脉血流增加。同样,呼气情况下增加胸腔内压力,减少静脉内血流。Valsalva 动作增加胸腔压力足以完全阻断静脉血流,这与 Valsalva 动作阻断静脉血流回流有关。这些变化很容易通过观察多普勒波形或连续波多普勒超声识别。任何胸腔与胸腔之间的阻塞过程与下肢的静脉正常图像的改变都与呼吸变化有关。无连续流动阶段性改变或深吸气的血流增加均表明静脉系统阻塞。额外的动作,包括压缩小腿肌肉和压迫远端大腿在现场演示超声血流增加。压缩血管缺乏正常的血流增加也暗示了存在静脉系统阻塞。血管特性和静脉血流量的评估特点导致超声检测 DVT 高度精确并可靠。正常的血管和流动特性对 DVT 的阴性预测价值也很高。

▶ 检查操作

静脉多普勒检查的设备要求包括高分辨率灰度成像,彩色多普勒能力,多普勒定向频谱分析。探头的选择应允许最佳的成像和多普勒分析,对大多数患者一般意味着使用线性阵列,高频(7～10 MHz)探头,偶尔低频(3～5 MHz)。如果患者肥胖或有严重的水肿,凸阵探头将是必要的。

患者的体位是非常重要的,体位的准备可以提高异常的发现、缓解超声检查的压力、减少完成检查时间。对于下肢检查,如果可能的话,患者仰卧位,头部大约抬高 30°,扫描的腿是外旋和膝关节屈曲(图 23－8)。对于上肢的检查,患者采用平仰卧,用头转到侧面检查扫描。下巴应抬起(伸直颈部)(图 23－9)。

下肢检查原则的第一部分是横向压缩在灰阶成像中的应用模式。开始在股骨弯折处,探头在横向(横截面)的方向,扫描股总静脉。应该有一个动脉和隐股交界处是可见的。用探头轻柔的向股骨中度施压,观察股静脉是否被压瘪,识别血管管腔内回声。如果压缩简单完成,探头可以移动远端数厘米,观察到股深静脉与股浅静脉的分支。每隔 5 cm

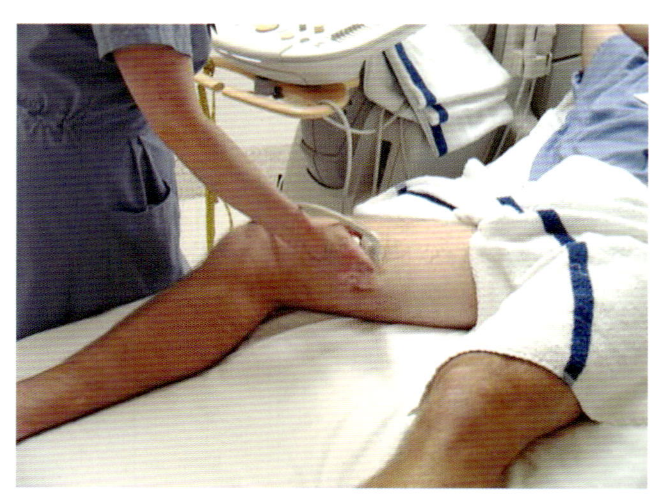

图 23－8 患者下肢静脉的检查位置

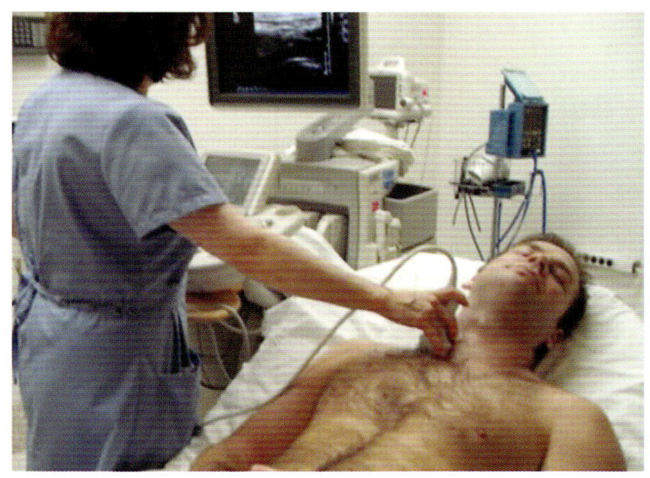

图 23-9 患者上肢静脉的检查位置

重复压缩手法，沿表面向远端股静脉移动。在大腿远端，静脉穿过收肌管入腘间隙。在这点，将探头放置在腘间隙，并紧紧地贴住并挤压静脉，确定动脉和静脉。

第二阶段检查是采用多普勒成像与多普勒频谱分析评估血流特征。这个探头返回到腹股沟和在常规横向视图中再次识别股静脉。然后探头旋转 90°获得纵向(矢状)的静脉图像(图 23-10)。观察血流的自发和相位性的多普勒信号。Valsalva 动作血液停止流动，当呼吸恢复并会显示血流增大。血流增强也可以通过挤压小腿肌肉。这应该产生谱信号尖峰。这些检查是在股浅动脉和静脉超声扫描时完成的(视频 23-3 和视频 23-4)。

一个类似的原则用以评估上肢。横向压迫颈内静脉，臂静脉应显示。锁骨下动静脉因为锁骨不能受压。因此，彩色多普勒和光谱分析用于获得锁骨下静脉及其融合的颈内静脉的图像。在锁骨下和颈内静

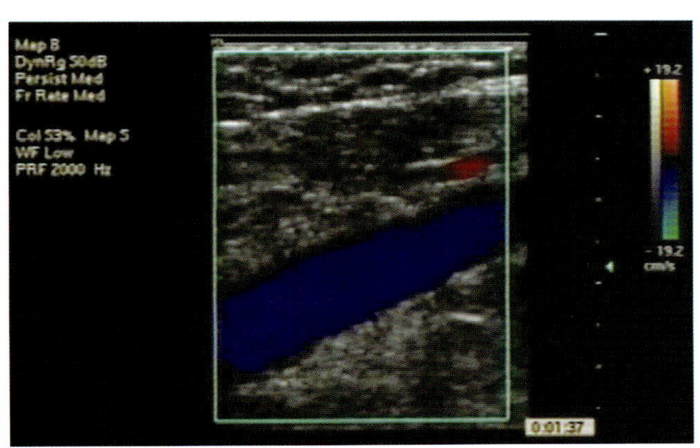

图 23-10 正常股静脉常见彩色血流图像

注：血流方向远离探头。

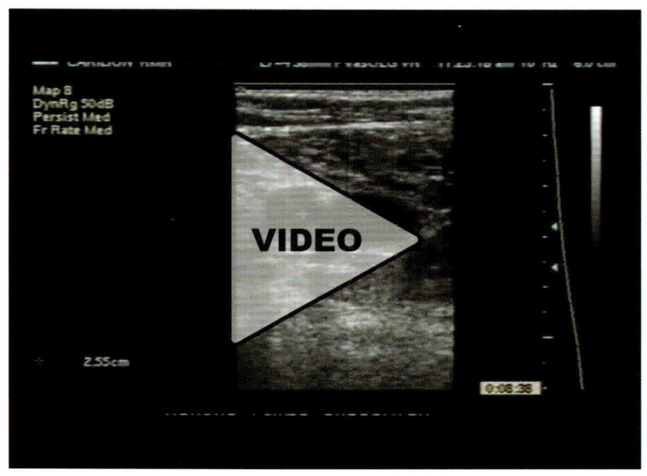

视频 23-3 正常静脉(2D 和脉冲多普勒)

时间特征：

0～0：05 秒：在股静脉受压短轴(横向)平面。

0：06～0：14 秒：长轴正常呼吸(纵向)视图。

0：15～0：18 秒：Valsalva 动作造成的静脉血流停止。

0：19～0：27 秒：Valsalva 动作的释放阶段导致流增强，其次是返回正常呼吸时相。

0：27～0：30 秒：挤压小腿和大腿的导致静脉回流增强(分别)。

0：31 秒：视频股静脉压迫结束时短轴(横向)视图。

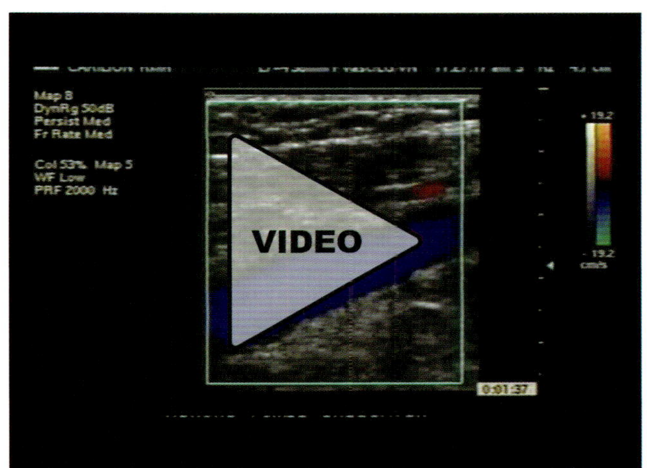

视频 23-4 正常静脉测量检查(彩超)

时间框架：

0～0：07 秒：呼吸正常静脉血流变化。

0：08～0：11 秒：Valsalva 动作造成的静脉血流停止。

0：12～0：20 秒：从小腿和大腿的挤压导致静脉回流增强(分别)。

0：20 秒：结束视频混乱由于太低滤栅设置(静脉检查)。

脉的流动应该是自发的，有点搏动。这些间接发现证实头臂静脉和上腔静脉，不能常规作为直接成像的超声检查(视频 23-5)。

解释的结果

表 23-1 显示了敏感性、特异性、血管的阳性和阴

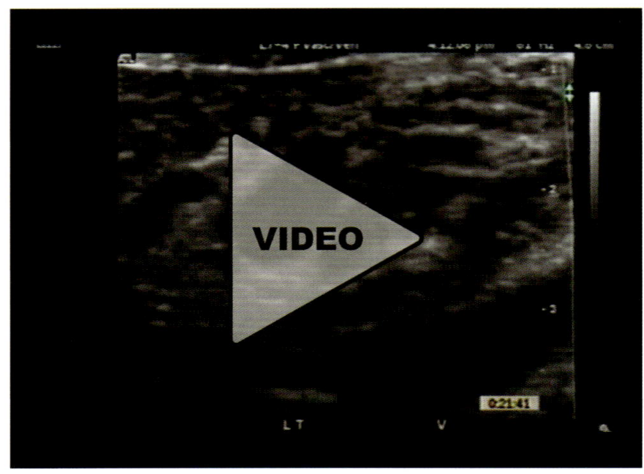

视频 23－5 锁骨下静脉血栓形成与中心静脉导管

时间框架：

0～0：10 秒：注意左锁骨下静脉移动的有回声物质。

0：11～0：28 秒：腔内留置中心静脉导管（回声），血栓附着在外表面。

注意：在导管尖端的移动回声团是由于涡流，静脉输液中低渗液流入血液中。

表 23－1 急性 DVT 诊断的静脉 2D 参数诊断值

标　准	敏感性	特异性	PPV	NPV
血栓出现	50	92	95	37
不可压缩性	79	67	88	50
无自发血流	76	100	100	57
没有局部血流	92	92	97	79

DVT：深静脉血栓形成；NPV：阴性预测值；PPV：阳性预测值

性预测值，及检查中静脉血流特征。联合腔内强回声物质和不可压缩的异常血流特征很容易诊断 DVT。没有这些异常，提示静脉无病变。

静脉双功能超声学习很简单，容易在床旁完成，但除了静脉病理知识，各种各样的附加信息在这些检查都可以获得。由于邻近动脉疾病经常被发现，动脉很容易用相同的方式观察。动脉粥样硬化、动脉损伤、假性动脉瘤、动脉栓塞可能是显而易见的，下面会充分描述。血流异常可能是中央静脉压力升高或心脏瓣膜异常的线索。与外部压缩容积效应可能会显示变化的血流模式，无腔内病变的证据。中央静脉导管很容易识别和显示导管相关血栓。颈内静脉检查提示可能有甲状腺异常。

优质便携式床旁实用多普勒双功能超声扫描具有先进的精确诊断能力可提高 ICU 医师应对急性 DVT 患者的处理能力。基本的超声知识和熟练的超声技能也是目前 ICU 医师技能扩展的要求，不言而喻，谁拥有最好的解读 B 超的能力，谁就能有发现病情的能力，将这些结果和患者病情变化联系起来，恰当处理患者。

外周动脉系统的超声检查

超声在动脉系统评估中的最常用的应用是评估周围血管病变动脉粥样硬化的程度。动脉粥样硬化斑块和动脉壁钙化很容易通过灰度成像显示。双功能成像、多普勒波形分析为血流特征和动脉狭窄提供了可靠的信息。也许最常见的超声基础评估是利用连续波测定肱踝比。多普勒超声利用血压得到计算指数以确定动脉血流。虽然周围血管疾病的基础评估是有价值的，但在 ICU 中最经常地进行超声筛查检查，以确定有无血流和动脉损伤的迹象，如动脉夹层，假性动脉瘤或动静脉瘘。这些病变的诊断是基于准确评估血流特征，并需要基本了解动脉解剖、血流动力学和脉冲多普勒超声优化基础结果。由于床旁动脉检查可能在技术上具有挑战性，怀疑异常最好行正式完整超声检查或血管造影检查。

上肢动脉解剖和一般超声检查是一致的。大血管的检查最好采用经食管入路（见第 8 章）。外周血管超声评估适合包括供给头部、脸部和大脑的颈动脉和椎动脉，以及锁骨下、上肢的腋动脉、肱动脉、桡动脉、尺动脉。四肢的下肢动脉供应包括髂外血管，常见的深部的股浅动脉在大腿，腘动脉和胫前动脉和随着腓动脉的胫后动脉分支（图 23－11）。

颈总动脉在颈部通常容易识别，外侧至气管，深至颈内静脉。右侧颈总动脉起自无名动脉。左颈总动脉直接从主动脉弓。在喉的水平，颈总动脉分为颈内、颈外动脉血管。颈外动脉偏内侧，有多个分支，供应面部和头皮。颈内动脉是横向的，在颈部没有分支，供应大脑。

正常外周动脉血流动力学特点是在高阻力系统中的层流，可形成特征性的三相波形（图 23－12）。最初向前的血流由心室收缩形成的（第一时相）。第二时相发生在主动脉瓣关闭时，形成一个短暂的反向血流。第三时相是因正常动脉壁的弹性回缩而形成的向前的血流。正常三相的波形很容易被多普勒光谱分析或彩色血流成像所识别（视频 23－6 和视频 23－7）。此外，典型的听觉信号很容易被没有成像能力的连续波多普勒仪器识别。动脉血流在低阻系统中，如颈内动脉和椎动脉，由于如大脑这样的高需求器官对连续向据表明脑死亡，但仍能解释分离前或后的循环血流。虽然 TCD 在患者接受镇静药物时是有用的，但其只是作为一种对脑的辅助诊断。

总 结

高品质且实用的便携式床边双向扫描仪，给每个处理危重病患者医师带来准确诊断急性 DVT 的能力，这种能力现在逐步被 ICU 医师掌握及要求。培训和技能要求变得轻松因为基本上是物理检查技能的扩展。同时可不证自明的是，解释结果最佳的人就是日常负责照顾患者，并能将结果和临床紧密联系的人。对动脉解剖的知识和动脉血流动力学的基本理解为床旁超声医师提供了解释动脉双向超声的坚实基础。目前的便携式双向设备提供了高质量的信息，同时每个临床医师也愿意用这种方式获取必要的经验。

参考文献

1. Blaivas M. Ultrasound in the detection of venous thromboembolism. *Crit Care Med*. 2007; 35(Suppl 5): S224 - S234.
2. Knudson MM, Collins JA, Goodman SB, et al. Thromboembolism following multiple trauma. *J Trauma*. 1992; 32: 2 - 11.
3. Kudsk KA, Fabian TC, Baum S, et al. Silent deep vein thrombosis in immobilized multiple trauma patients. *Am J Surg*. 1989; 158: 515 - 519.
4. Cook D, Attia J, Weaver B, et al. Venous thromboembolic disease: an observational study in medical-surgical intensive care unit patients. *J Crit Care*. 2000; 15: 127 - 132.
5. Burns GA, Cohn SM, Frumento BJ, et al. Prospective ultrasound evaluation of venous thrombosis in high-risktrauma patients. *J Trauma*. 1993; 35: 405 - 408.
6. Harris LM, Curl GR, Booth FV, et al. Screening for asymptomatic deep vein thrombosis in surgical intensivecare patients. *J. Vasc Surg*. 1997; 26: 764 - 769.
7. Marik PE, Andrews L, Maini B. The incidence of deep venous thrombosis in ICU patients. *Chest*. 1997; 111: 661 - 664.
8. Stein PD, Henry JW. Prevalence of acute pulmonary embolism among patients in a general hospital and atautopsy. *Chest*. 1995; 108: 978 - 981.
9. Massicotte MP, Dix D, Monagle P, et al. Central venous catheter related thrombosis in children: analysis of the Canadian Registry of Venous Thromboembolic Complications. *J Pediatr*. 1998; 133: 770 - 776.
10. Strandness DE. Ultrasonic duplex scanning. In: Ascher E, ed. Haimovici's Vascular Surgery. Malden, MA: Blackwell Science, Blackwell Publishing Co; 2004: 7 - 34.
11. Beaulieu Y, Marik PE. Bedside ultrasonography in the ICU: part 2. *Chest*. 2005; 128: 1766 - 1781.
12. Panetta TF, Sales CM, Marin ML, et al. Natural history, duplex characteristics, and histopathologic correlation of arterial injuries in a canine model. *J Vasc Surg*. 1992; 16: 867 - 874.
13. Tola M, Yurdakul M, Cumhur T. B-flow imaging in low cervical internal carotid artery dissection. *J Ultrasound Med*. 2005; 24: 1497 - 1502.
14. Davison BD, Polak JF. Arterial injuries: a sonographic approach. *Radiol Clin North Am*. 2004; 42: 383 - 396.
15. Imsand D, Hayoz D. Current treatment options of femoral pseudoaneurysms. *Vasa*. 2007; 36: 91 - 95.
16. Hanson JM, Atri M, Power N. Ultrasound-guided thrombin injection of iatrogenic pseudoaneurysm: Doppler features and technical tips. *Br J Radiol*. 2008; 81: 154 - 163.
17. Kohler TR, Nance DR, Cramer MM, Vandenburghe N, Strandness DE Jr. Duplex scanning for diagnosis of aortoiliac and femoropopliteal disease: a prospective study. *Circulation*. 1987; 76: 1074 - 1080.
18. Aaslid R, Markwalder TM, Nornes H. Noninvasive transcranial Doppler ultrasound recording of flow velocity in the casal cerebral arteries. *J Neurosurg*. 1982; 57: 769 - 774.
19. Otis SM, Ringelstein FB. Transcranial Doppler sonography. In: Zweibel WJ, ed. Introduction to Vascular Ultrasonography. Philadelphia: WB Saunders; 1992: 145 - 171.
20. White H, Venkatesh B. Applications of transcranial Doppler in the ICU: a review. *Intensive Care Med*. 2006; 32: 981 - 994.
21. Springborg JB, Frederikson HJ, Eskesen V, et al. Trends in monitoring patients with aneurysmal subarachnoid haemorrhage. *Br J Anaesthesia*. 2005; 94(3): 259 - 270.
22. Ducrocq X, Braun M, Debouverie M, et al. Brain death and transcranial Doppler: experience in 10 cases of brain dead patients. *J Neurol Sci*. 160: 41 - 46.

第四部分

超声引导下的操作

24

超声引导下的经胸操作

彼得·德尔肯　保罗·H.梅奥

引　言

超声引导下胸腔穿刺引流及活检极有可能替代CT或X射线放射检查。虽然CT扫描是所有恶性肿瘤和许多非恶性的情况下，对胸部整体的成像，但超声可以用于对这个过程的引导。超声引导避免了更多辐射，对患者来说用时更少，更舒适。从事胸部治疗的重症监护医师，必须具备胸腔和肺部超声所需的认知和操作技能；同时，在前纵隔活检的情况下，必须熟悉纵隔器官的超声解剖。除了胸腔穿刺术和一些简单的活检操作技术，插入可视化硬件，识别并解释硬件呈现的混叠伪影是所有引导操作医师都需要掌握的技能。

硬　件

凸阵或扇形扫描探头，频率在2～5 MHz（通常为3.5 MHz）最适合胸部超声检查，也是胸部手术中运用最广泛的探头。高频换能器以穿透深度为代价，获得了更好的近场分辨率。胸廓干扰成像是个常见问题，一般不推荐使用胸部操作的活检探头。相反，一种结合成像与传统骨性标志检测的方法即为首选，在插入其他硬件之前先用小针找到上部肋缘。作为正常的胸部超声检查，探头上的标志指向头侧，同时屏幕上相应的标记置于图像左上角。因此，纵轴成像标准图像的方向，在屏幕上头部为左侧，足部为右侧。然而，在手术规划和硬件可视化期间，非标准成像平面经常使用。

定位程序

恰当的患者体位是介入胸部超声检查必需的。自由流动的胸腔积液遵循重力梯度，同时在胸腔最依赖重力的部分聚集。坐直的患者，积液将聚集在胸部下后方，最好从患者后方位置穿刺进入。危重患者定位的方法因渗出液多少、是否存在肥胖、支持设备的数目和类型以及如血流动力学不稳定而不同。大量积液患者选取仰卧位最佳，几乎不会出现问题。即使是肥胖患者也可以顺利进行，同侧手臂内收可减少穿刺难度，应提供这种穿刺。后面穿刺最好让患者保持在坐位，同时可以尝试把患者置于床的边缘甚至在全侧卧位上。这些体位需要助手保证安全，防止患者无意中的移动。偶尔，简单地抬高床头有利侧方穿刺，即使患者不能完全仰卧位的情况下。在患者定位的期间，需要仔细监测气管导管和血管通路设备。

肺或胸膜病变活检患者的定位取决于病变的位置。患者手术期间保持舒适体位是手术成功实施并保持无菌必不可少的。超声引导手术定位的总指导原则是制订个体化的方法，充分利用灵活的超声成像。

胸腔穿刺术

超声引导使胸腔穿刺的成功率提高，同时并发症减少，可能是通过消除无积液时无意中尝试引流积液。因此，对胸腔积液的超声诊断水平是超声引导胸腔穿刺成功的前提(见第 18 章)。特别是超声引导有关的问题，如患者定位和穿刺部位的选择。胸腔穿刺较常见的并发症包括气胸、疼痛、呼吸急促、咳嗽和迷走反应。其他已报道的并发症是复张性肺水肿、肝或脾损伤、血胸、感染、皮下气肿、空气栓塞、胸壁或皮下血肿。在所有的并发症中，超声引导下的创伤性气胸发生率较低；临床引导胸腔穿刺下发生率在 5%～18%超声引导下为 1%～5%。很明显，创伤性气胸的发生可能在机械通气患者中尤其重要，因为其张力性气胸的风险比自主呼吸的患者高。

没有接受机械通气的患者，由放射科医师胸腔穿刺操作相关的风险是 2.7%；在外科重症监护病房，发生率为 2.4%。超声引导治疗性胸腔穿刺看似几乎消除了针头损伤，成为直接导致自发性呼吸患者术后气胸的原因。据报道，在这种情况下，几乎所有都和非复张肺以及脏层胸膜无撕裂相关。放射科医师报道的机械通气患者气胸发生率要高于自主呼吸的患者，总体的发病率仅为 2%，但气管插管患者的发病率为 7%。然而，Godwin 和 Sahn 报道接受机械通气与自主呼吸的患者相比，患者气胸的风险类似。其他研究报道则称机械通气患者气胸发病率低。虽然没有与无超声引导穿刺进行比较，但 Diacon 等人发现使用超声给胸腔穿刺定位比标准的定位更准确。

除了气胸超声引导下胸腔穿刺显然较安全，医师进行床旁超声引导还可能避免转运危重患者行介入放射检查，从而消除了与危重患者转运相关的间接风险。

因为肺部和重症监护医师已经熟悉基本程序，胸腔穿刺术非常适合初始采用超声引导胸部介入的患者。胸腔积液的超声诊断与胸腔积液的探测、性质及积液的量有关，超声引导选择合适的穿刺部位和避免脏器刺穿是首要目标。

为了超声引导下穿刺安全和成功的实施，应特别注意患者和操作者相对超声机的位置，在不影响无菌操作的情况下，允许无阻碍使用设备。手术区域需设监测和支持设备。确定一个合适穿刺点需要胸腔积液紧邻胸膜，及在整个呼吸周期与器官有足够距离。横膈膜、肝脏或脾脏应明确地显示。这是必要地以免混淆位于肝和肾之间 Morrison's 凹陷(肝肾隐窝)的曲线和横膈膜(图 24－1 和视频 24－1)。在左边也可见一条脾肾之间的曲线，而这条线也可能被经验不足

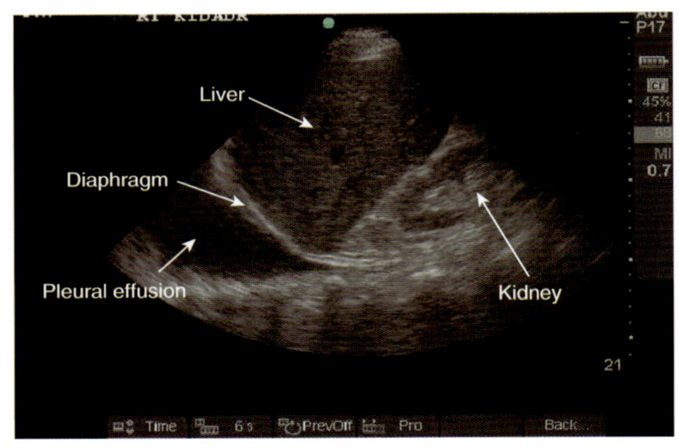

图 24－1 膈上的胸腔积液，肝脏，肝肾隐窝和肾脏

经验不足的扫描者可能会将隐窝辨认为膈膜，并将肝脏辨别为钙化的胸腔积液。当探及胸腔积液时，应积极识别肾脏、肝脏或脾脏和膈膜。位于纵向方向的 3.5 MHz 换能器，并垂直于胸壁，从右侧腋窝线上扫描 9 肋间隙。

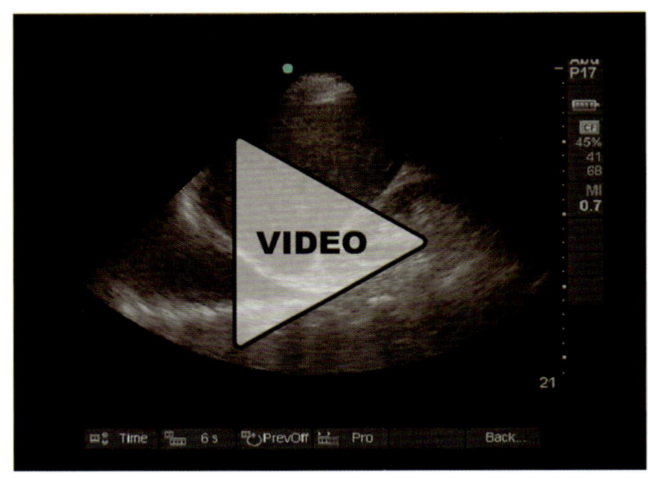

视频 24－1 膈上的胸腔积液，肝脏，肝肾隐窝和肾脏

经验不足的扫描者可能会将隐窝辨认为室间隔，并将肝脏辨别为钙化的胸腔积液。当探及胸腔积液时，应积极识别肾脏、肝脏或脾脏和膈肌。位于纵向方向的 3.5 MHz 换能器，并垂直于胸壁，从右侧腋窝线上扫描 9 肋间隙。

的超声医师误认为是横膈膜。这些线的错误识别可以导致肝脏、脾脏损伤。

标记穿刺点后，标记位置应再次用超声证实。超声允许测量壁层胸膜和各种潜在器官之间的距离。只要患者在手术过程中不改变超声检查与穿刺针的体位，同时不咳嗽，这些距离测量是可靠的，作为胸壁厚度的测量不受压缩伪影影响，就像测量胸壁厚度一样。当针在抽吸下进针时，壁肠膜的深度以胸腔积液返回来表示。测量壁肠膜与下面脏器之间的距离只衡量在什么角度可安全进针。一个重要的警告是血凝块或复杂积液的固体内容物可能会与针腔阻塞有

关。通过牢记预计大约穿过下肋骨上缘 5 mm 后积液回流。如果怀疑堵塞，通过注射小剂量的局部麻醉药也可疏通针腔。

穿刺期间一般不使用实时可视化的胸腔穿刺针。实时可视化增加了复杂性，因其需要一个无菌套，并可能干扰保持适当的穿刺角度。

如果进行大量的胸腔穿刺，实施适当的局部麻醉，见到胸腔积液流出后针退出，然后切一个小切口允许插入胸腔穿刺导管。必须注意在导管插入和连接引流装置的过程中，没有空气进入。如果只必须诊断样本，直到积液流出停止才拔出肋间隙内的针。接着用干净的注射器和含局部麻醉药的注射器交换，同时再插入针至之前获得胸腔积液同样的深度开始取样本。术前可以记录之前的肺滑动，术后其持续存在，能立即可靠地排除术后气胸。

超声引导下胸腔引流

超声引导下胸腔闭式引流术的适应证包括复杂性肺炎胸腔积液，脓胸，恶性胸腔积液，气胸。胸腔引流管的类型和大小取决于基础条件。急性血胸或机械通气患者气胸和支气管胸膜瘘通常插入大口径导管；而小口径猪尾导管是用途最广的胸管，适用于其他大多数情况。对于恶性胸腔积液的慢性门诊患者，可用隧道式导管。无论采用何种类型的导管，超声引导的原则与简单的超声引导下穿刺相似。如果运用常规实时 B 超成像导丝位置，在用扩张器或导管插入前应先确定适当的位置（图 24－2 和视频 24－2）。为了获得图像，换能器沿其长轴旋转使导丝和导管在超

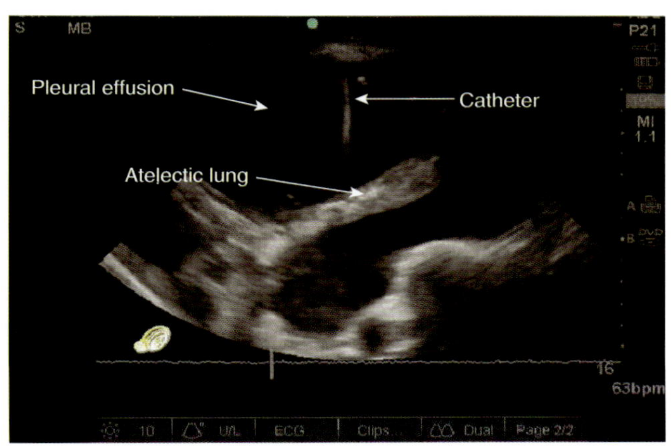

图 24－2　大量胸腔积液，肺不张，和位于积液中的引流管

图像由 3.5 MHz 换能器在纵轴方向和垂直于胸壁扫描，通过右侧腋中线通过第 6 肋肋间隙获得。

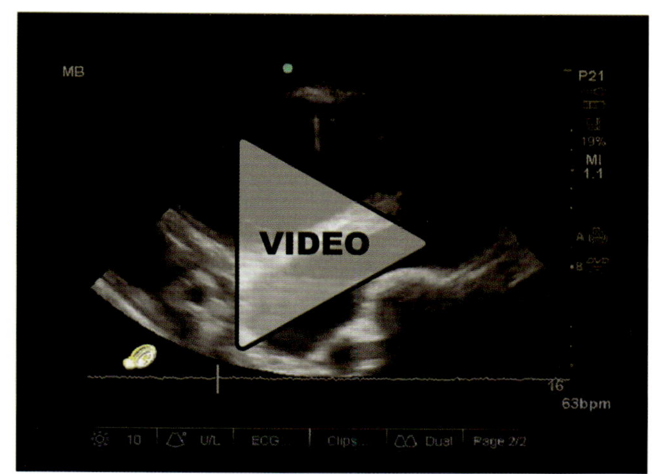

视频 24－2　大量胸腔积液，肺不张，和位于积液中的引流管

图像由 3.5 MHz 换能器在纵轴方向和垂直于胸壁扫描，通过右侧腋中线通过第 6 肋肋间隙获得。

声图像平面可见。超声检查最容易见到典型的 J 型导丝的尖端。

由于引流装置仍然保留，考虑到患者的舒适性，只要可行，装置最好在典型胸腔穿刺的侧面插入。当然，这不是总可能的，常常一个猪尾导管插入必须在后方。

超声在气胸留置导管的应用是有限的，因为胸膜腔内空气的存在使壁层和脏层胸膜之间的距离无法可视化。然而，超声检查有助于立即在预定的穿刺点排除接触壁层胸膜的器官。建议先前胸膜损伤或疾病形成粘连导致复杂的胸膜腔的气胸由 CT 引导。

肺活检程序

超声引导下穿刺活检适用于肺外周病变，前纵隔肿块，及胸膜本身病变。然而，任何病变必须紧邻胸膜穿刺区域而且必须容易在超声下可见（图 24－3 和视频 24－3）。活检的成功关键是操作者精通胸部超声检查，有能力将 CT 图像与超声结果结合。对计划手术而言 CT 必不可少，为了描述病变和记录范围和局部形态，如接近心脏或其他结构（图 24－4 和视频 24－4）。然而，由超声引导穿刺相对 CT 引导是首选，因为没有辐射暴露，且患者更舒适。

超声引导可通过病变组织的成像和清楚的进针方向从而避开空气，骨，器官或血管干预。然后确定进针的角度和穿刺的深度。穿刺深度的测量对皮肤压缩伪影敏感，这就需要使用与上述描述类似的策略（见胸腔穿刺的讨论）。

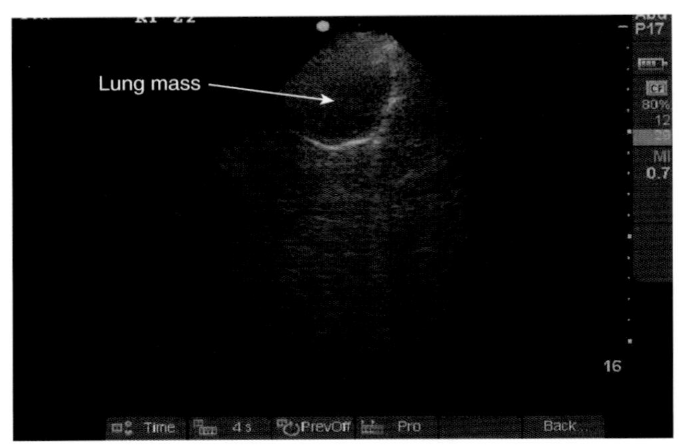

图 24－3　毗邻胸壁的肺部肿块

本图适用于超声引导下的穿刺或活检。3.5 MHz 换能器在纵轴方向和垂直于胸壁扫描，通过右侧腋后线上第 6 肋肋间隙。

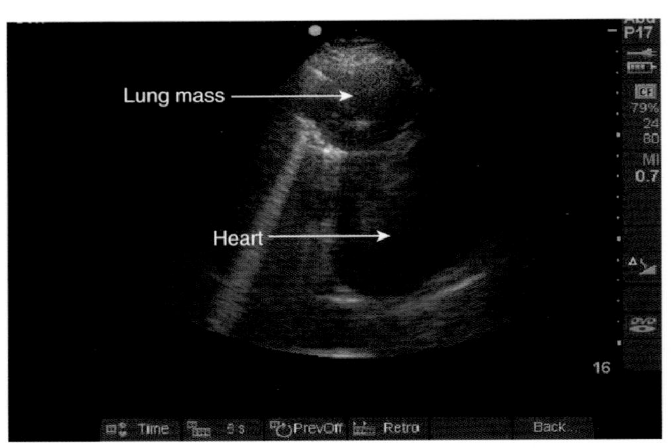

图 24－4　毗邻胸壁和心脏的肺舌叶肿块适合超声引导穿刺或活检

在该图中所示安全进针轨迹测定必须考虑到相邻的解剖结构。3.5 MHz 换能器在斜方向和垂直于胸壁进行扫描，通过左侧腋前线第 5 肋肋间隙。

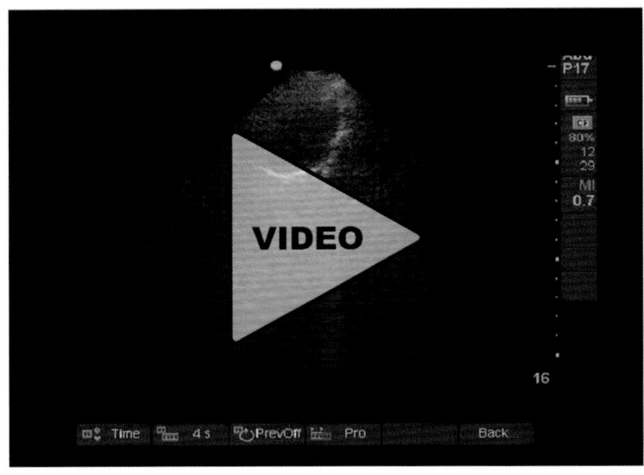

视频 24－3　毗邻胸壁的肺部肿块

本图适用于超声引导下的穿刺或活检。3.5 MHz 换能器在纵轴方向和垂直于胸壁扫描，通过右侧腋后线上第 6 肋肋间隙。

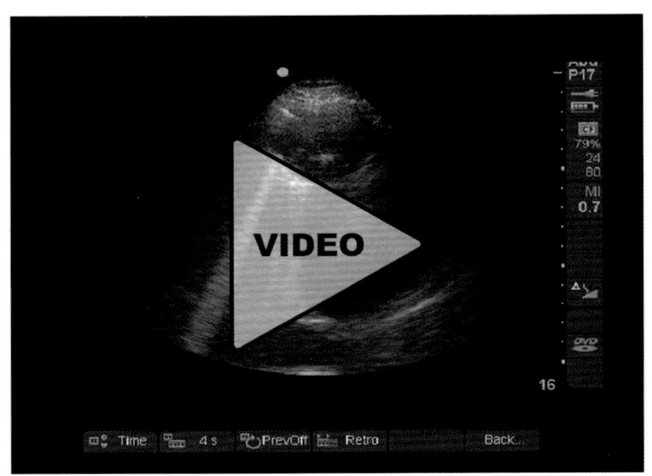

视频 24－4　毗邻胸壁和心脏的肺舌叶肿块适合超声引导穿刺或活检

在该图中所示安全进针轨迹测定必须考虑到相邻的解剖结构。3.5 MHz 换能器在斜方向和垂直于胸壁进行扫描，通过左侧腋前线第 5 肋肋间隙。

虽然针可以在插入后被实时追踪，通过保持扫描切面平行于进针路径，但由于胸壁的解剖特别在活检浅表病变时这是困难的。滚针导轨可保持针在扫描切面，从而简化了实时可视化。然而，这个获益被进针角度受更烦琐的装置限制而抵消。在肺或胸膜的浅表病变活检过程中，不常规使用实时可视化。

18 或 20 口径针头适合细针抽吸。局部麻醉后，一旦进入病变部位，抽吸同时针呈扇形图案来回运动。然后释放吸力并拔出针。重要的是拔出针前释放吸力，以避免污染样本和样本进入抽吸的注射器。标本立即转移到显微镜的玻片上，同时风干或用酒精固定。流式细胞仪或细胞块切片准备也应该随时可用。

胸膜或肺病变活检的核心要求是使用切割针装置。标准的同轴切割针技术适用于此用途，有商业化的套件可用。该套件包含探针和弹簧切割针。切割针可用，并可调节。一般使用针的大小为 16～20 G，同时保留最大号的行胸膜活检。

通过超声验证穿刺点后，引导器组件先进入肋间隙。嘱患者屏住呼吸，同时导引器组件引导进入目标病变。进入病变时可能会遇到阻力。一旦达到所需的位置，引导器组件锁定到位。每当探针或活检针从引导器腔拔出，嘱患者屏住呼吸以防止空气进入。随引导器在位，探针拔出，充电的切割针进入和锁定，并立即放电。针的切割边总是朝向尾部避免损伤肋间脉管系统。基本的活检允许组织学诊断。通过转移到固定剂前在显微镜载玻片上轧制组织圆柱，现场细胞学检查可能确定标本是否合适。

活检很少有绝对的禁忌证。其中包括不合作的患者，患者不能在术中保持体位，及顽固性咳嗽。机械通气和严重肺动脉高压为相对禁忌证。活检的可行性应考虑个体情况。其他的相对禁忌证有凝血病，血小板减少（血小板计数＜50 K），尿毒症血小板功能障碍。一些异常可以在术前矫正。

对肺部病变穿刺活检的风险与经纤维支气管镜活检的风险相似。最常见的并发症是气胸，约有 3% 的发生率，典型的气胸与胸膜炎性胸痛相关。不幸的是，当气胸发生时，超声图像丢失，该手术必须中止。和 CT 引导相比，像这样需要在手术中停止是超声引导的一个缺点。显然，潜在的有肺部疾病或只有单肺患者将增加气胸并发症的危险。在这种情况下，气胸往往需要立即治疗。

活检后 10% 的患者可能会发生大咯血，但通常是自限性。大咯血可能发生，并导致预后不良。大咯血的管理与支气管活检引起的大咯血没有区别：支气管镜术、支气管球囊闭塞与选择性从对侧插管。咳嗽可能会引起胸膜撕裂和空气栓塞，不咳嗽也可能发生这些情况。相比 CT 引导，超声引导下空气栓塞的风险可能较小，因为超声可探及一些周围组织的病变。从封闭针之间的通路进行插管可以预防并发症。如果怀疑是空气栓塞，应将患者置于左侧卧位，给予 100% 纯氧。高压氧是一种治疗方案。其他风险包括穿刺到其他重要器官，但在经验丰富的操作者中非常罕见。

病变肺组织活检

超声引导下肺活检的一项要求是能够可视化。任何干预引起的肺充气都会使超声显像失败。通过严谨的胸部 CT 检查，可初步确定适合于超声引导的情况。相比 CT 引导，超声引导的优点之一是超声环境下可鉴别部分坏死病灶中的固体与液体成分。使用超声检查，可以更自信地将活检针通向固体。含有空气的空洞性病变需要单独考虑。慢性空洞或支气管扩张病变通常是高度血管化并且出血风险更高。近期研究表明，原发性肺癌分期的重要信息可以通过相对病变的胸壁与病变的肺部是否存在运动来反映出来。利用高频探头可见胸膜反射与未受波及的肋骨或胸壁的中断来描述这种现象。这些发现表明胸壁的浸润，并可能影响非小细胞肺癌的分期。

胸膜活检

超声引导下胸膜活检的适应证包括可疑胸膜恶性肿瘤，尤其胸腔积液细胞学阴性，可疑恶性间皮瘤和可疑结核性胸腔积液。超声检查可发现作为活检目标的异常胸膜区。与随机的胸膜样本相比，超声检查提高了区域检测。胸腔恶性胸膜间皮瘤，既需要显示侵袭性的组织样本，也需要将超声引导下穿刺活检视为初步诊断程序。在活检中也包括胸壁的一部分。使用活检芯时，显示的侵袭性也需要包含胸壁组织这可以由引导器装配部分退出并进入肋间隙，再进入放电前的切割装置而获得。针的切割方面指向的尾部应远离神经血管束。通过这种方式，恶性胸膜间皮瘤的活检，我们可从中取得 77% 的灵敏度和 88% 特异性。

前纵隔活检

前胸肋骨打开后，充气的肺完全移位，通过前胸肋骨超声窗，为前纵隔肿瘤超声引导下穿刺活检提供了可能。明确探针通路与乳腺导管和主动脉、肺动脉及心脏是必不可少的。本程序是在仰卧位进行仔细的胸部 CT 检查后进行的。一般情况下，活检是对于诊断前纵隔肿瘤是必要的，除非疑为转移癌，通过细针抽吸即可。

总　结

涉及胸膜的超声引导程序已成为常规，并拥有不错的安全记录。一旦了解了超声检查下的胸腔解剖，介入的技术很容易被医师掌握。在很多情况下，为避免危重患者的搬运，超声引导优选于 CT 引导。超声没有辐射，成本较低。操作人员必须熟悉本程序可能出现的所有并发症及其处理方式。需要了解胸腔超声检查，尤其是在干预中的作用。这种方式将越来越重要，并成为重症医师所需医疗设备的重要组成部分。

心包穿刺术

超声检查拥有安全性能。西沃德等证明其具有极低的并发症。超声引导下心包穿刺应完全取代透视。因为透视指导要求下探针在肝脏的位置是未知的，且探针和心肌的关系也是不明确的，因为是透视是一个 2D 工具。超声引导下心包穿刺明显优于透视引导。因此，危重监护超声医师应提高对超声的精通程度，以提高患者的安全性。

▶ 操作概述

超声引导下心包穿刺与胸腔穿刺及穿刺术有一些共同点。操作者应辨别积液，然后选择一个安全的位置和角度及进针深度。尽管原则是相同的，心包穿刺术也有不同之处，因其固有的危险。心肌损伤或冠状动脉破裂是极其严重的并发症。操作人员需要高度熟练图像采集和解释，以及非常精通硬件插入相关的技巧。心包穿刺术不适合入门级超声操作师。在程序过程中，老师必须密切地监督学生的操作过程。

▶ 设备要求

需要一台配备心脏换能器的超声机。不要求有多普勒性能。关于仪器的程序，有专门为心包穿刺设立的装备。另一种方法是使用通用的钢丝插入。中心静脉穿刺包可用于心包穿刺，也可以广泛用于腔隙引流系统。厂商也会售卖独立的材料，电线/导管组合。这些补充物品与适当的使用鉴于操作者的选择。无论选择什么设备，临床医师应为最初的心包穿刺选择最短可能的探针长度。一些工具箱提供了一个 20 cm 的针，这些都是操作者难以操作和使用的设备。一些医师倾向于插入穿刺针以进入腔隙，其次是导丝。另一些人倾向于使用通电探针。无论哪种方式，原则都是针被插入到最微小的深度来获得自由流动的液体，并可能用最短的时间。一旦导丝到位并且穿刺针取出，冠状动脉和心肌损伤的风险将不存在。无论什么硬件用于程序时，操作人员必须是完全熟练导线放置及在电线上的扩张和插入导管这些程序。本章不再讨论硬件方面的使用方法，但将集中于超声引导下程序的使用。

▶ 定位与准备

在透视的引导下，操作者受制于肋下通路，因有邻近的肝脏以及其他重要脏器，且进针路径不易确定(图 24-5 和视频 24-5)。运用超声成像，积液最多的地方即是进针的最佳位置，比如肋下，或前胸壁或侧胸壁胸壁上任意一点。多数情况下，可通过心尖四腔视角来定位侧胸壁的最佳进针点(图 24-6 和视频 24-6)。如果积液过多，可尝试胸骨旁进针法(图 24-7 和视频 24-7)。通常，渗液主要集中在后方。可通过改变患者体位，使积液流至其他更便于观察的地方。例如，半卧位会利于肋下进针图像的观

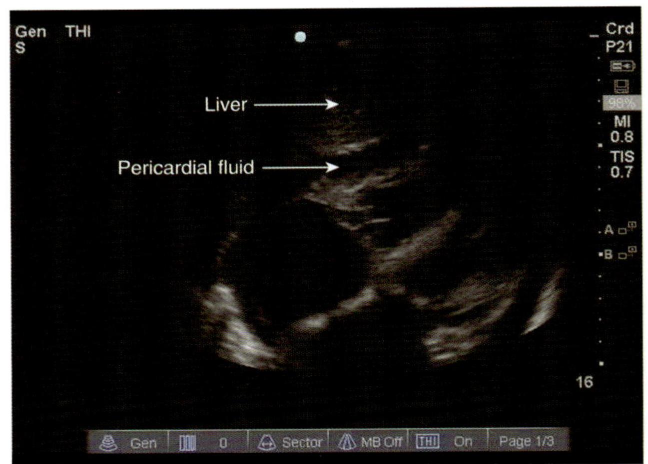

图 24-5 通过肋间隙下的心包积液

超声图像上同时有肝脏插入心脏和腹壁。这将使穿刺针插入的位置不当。3.5 MHz 的换能器定于剑突下以获取长轴肋下的心脏图像。

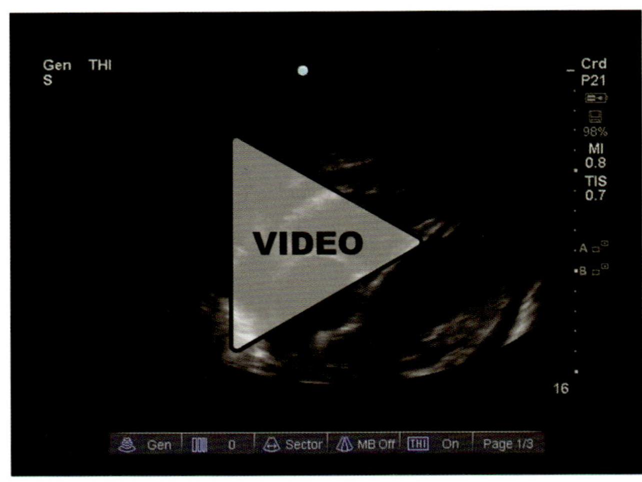

视频 24-5 通过肋间隙下的心包积液

超声图像上同时有肝脏插入心脏和腹壁。这将使穿刺针插入的位置不当。3.5 MHz 的换能器定于剑突下以获取长轴肋下的心脏图像。

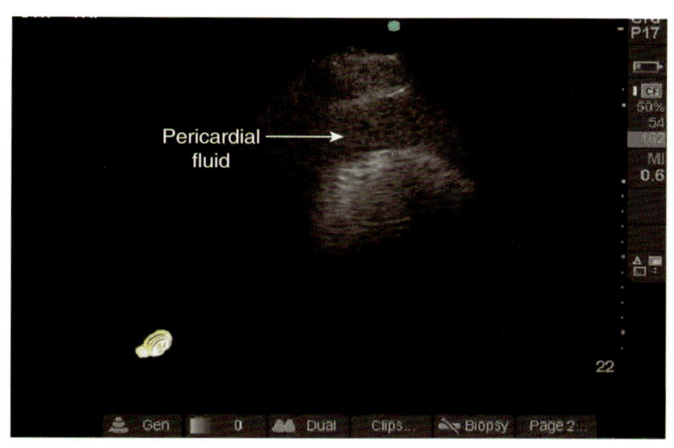

图 24-6 心尖窗下有足量液体的心包积液像，以允许安全的心包穿刺术

3.5 MHz 换能器处于心尖的位置以获得顶端四室的图像。

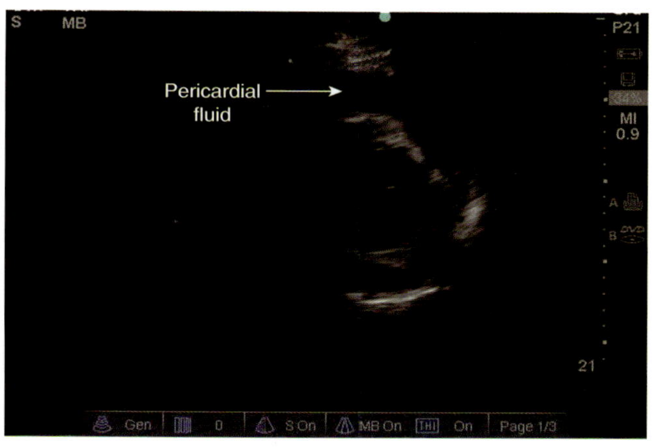

图 24-7 胸骨旁短轴窗口下的心包积液，有足量液体以行安全的心包穿刺术

3.5 MH 换能器位于胸骨旁，以观察胸骨旁短轴位置的心脏。

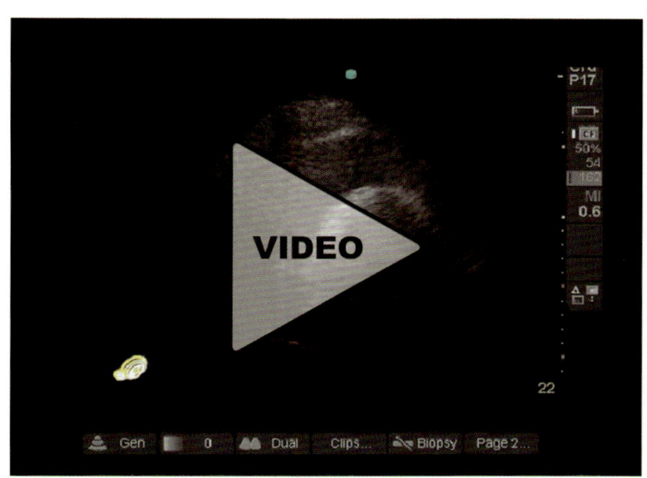

视频 24-6 心尖窗下有足量液体的心包积液像，以允许安全的心包穿刺术。

3.5 MHz 换能器处于心尖的位置以获得顶端四室的图像。

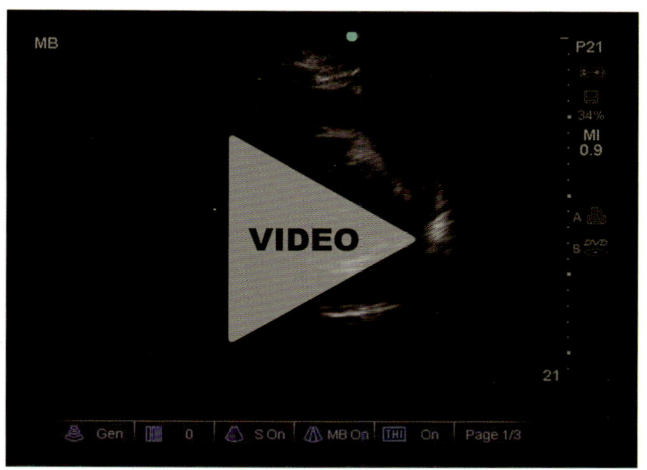

视频 24-7 胸骨旁短轴窗口下的心包积液，有足量液体以行安全的心包穿刺术。

3.5 MH 换能器位于胸骨旁，以观察胸骨旁短轴位置的心脏。

察。而左侧卧位有利于心尖图像的观察。心脏，一个高度活跃的器官，随着心动周期其大小也会改变。其易受呼吸作用的影响，在呼吸窘迫时尤为明显。心脏“摆动”在几种压塞中很常见，且心包压塞时其间隙距离可随心脏跳动迅速变化(图 24-8 和视频 24-8)。心包与心脏之间的间隙距离则是进针安全与否的主要决定因素(图 24-9，图 24-10 和视频 24-9，视频 24-10)，然而没有确切规定过安全积液量。算上心动周期和呼吸周期心包腔间隙的变化，一般针尖进入心包腔后和心脏表面至少保持 1 cm 的距离比较安全(图 24-11 和视频 24-11)。

安全定位的重点就是避免伤及邻近器官和组织，比如肺部。而充满气体的肺部是很好辨认，从而避开的(详见 19 章)。肝脏也是一样，肋弓下缘进针法时，也能很容易辨认并避开。当用胸骨旁进针法时，就要注意避开胸廓内动脉。必须配合彩色多普勒以避免伤及胸廓内血管。大量胸腔积液和心包积液同时存在时，可影响心包进针。这种情况下，最佳方式是待胸腔积液排尽后，再重新定位心包积液进针的位置。

进针的深度是心包穿刺安全性的一个关键元素。超声可精确测量进针深度。令人担心的问题是皮肤压缩的伪影。在一定力度下，传感器按到患者的皮肤上，以获得良好的图像质量。对于水肿或肥胖的个体，这种压缩形成的伪影可能深达几厘米。这导致在实际穿刺过程中会严重低估进针的深度。最后一个决定安全穿刺的因素在于确定最佳角度的方法。而这个角度可通过传感器获得。

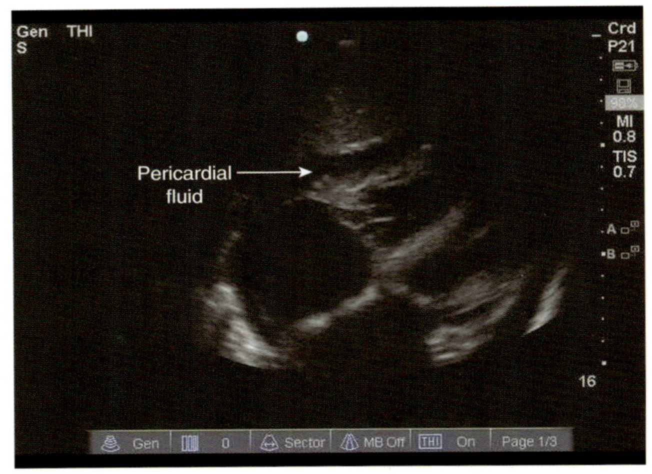

图 24-8 一个来自肋下窗的心包积液

其液体深度不足以安全地进行心包穿刺，这将禁止穿刺针从这个位置进去。3.5 MHz 换能器在剑突下，以观察长轴肋下的心脏。

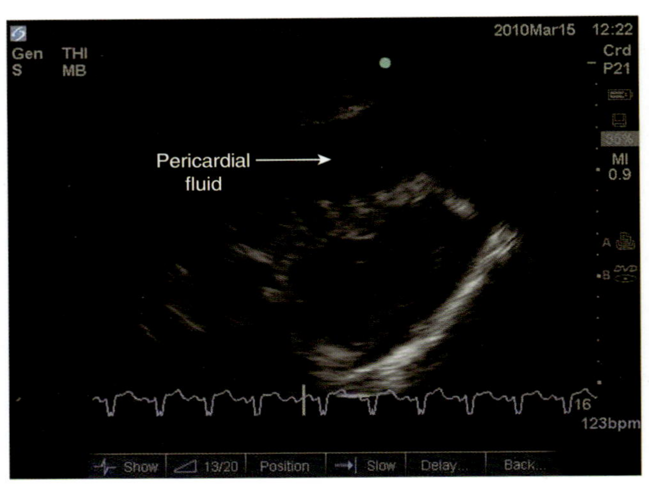

图 24-9 一个来自肋下窗的心包积液

有足够的液体深度，以保证心包穿刺的安全。3.5 MHz 换能器在剑突下，以观察长轴肋下的心脏。

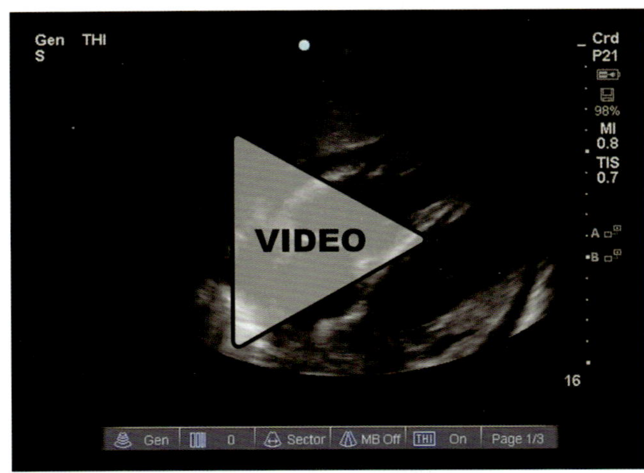

视频 24-8 一个来自肋下窗的心包积液

其液体深度不足以安全地进行心包穿刺，这将禁止穿刺针从这个位置进去。3.5 MHz 换能器在剑突下，以观察长轴肋下的心脏。

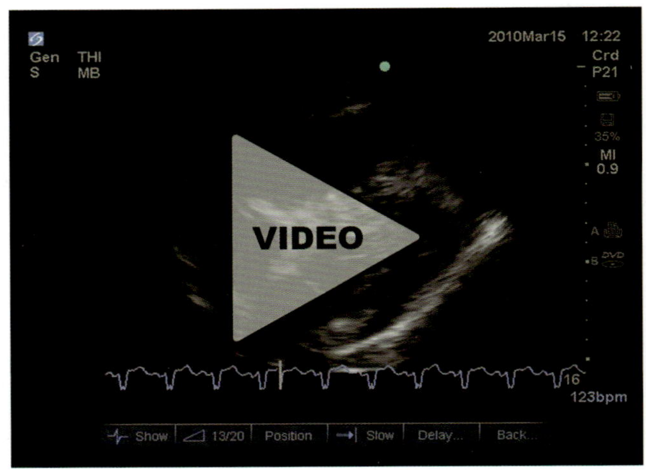

视频 24-9 一个来自肋下窗的心包积液

有足够的液体深度，以保证心包穿刺的安全。3.5 MHz 换能器在剑突下，以观察长轴肋下的心脏。

▶ 定位准备

由于定位和选择进针角度时将会在患者皮肤表面用笔或者针帽标记，所以请在皮肤消毒前先定好位。在测量可进针深度时须预估皮肤压缩厚度。定格超声图像以测量可进针深度后，消毒患者皮肤。消毒时建议全身铺巾，医护人员严格遵守无菌术操作原则（穿无菌衣，戴无菌帽、眼罩、口罩等），探头也应用无菌套包好。

在最后定位扫描之前，须完成所有准备工作，例如准备好利多卡因、针、线等，以最小化定位与进针之间的阶段。设置好所有设备仪器，做好准备后，操作者用消好毒的探头做定位和深度的再次确认，并记下探头角度。在“设备穿刺”过程中，“针头—注射器”按照探头的角度穿刺。操作者若使用“针—线”穿刺，则根据“导管穿侧”原则穿刺。通过 2D 超声成像，可肉眼确认线，导管穿刺情况。若对其所在的具体位置有疑问，则可根据通过导管注射几个 cc 的生理盐水使导管移动来确定导管位置（图 24-12 和视频 24-12）。恶性病变所导致血性心包积液的风险很高。医务人员要充分认识这一点，在此基础上用微气泡法来确定导管的位置。

同胸腔穿刺及腹腔穿刺相似，心包穿刺并不需实时的超声图像的引导。在这门学科最大的公开课上

后出血时间延长。需要输血及促红细胞生成素治疗来纠正这个问题。建议穿刺前评估贫血原因纠正失血。

高血压

推荐在肾脏活检前纠正难以控制的高血压，因为未控制的高血压会增加出血风险，多纳迪奥（Donadio）和布克索（Buxo）报道了高血压患者肾脏活检后出血的发病率更高。

不能配合的患者

对于不配合的患者操作禁忌，要求患者屏住呼吸使肾脏运动暂时停止。因呼吸时肾脏通常会移动，所以患者必须清醒且配合，镇静药可减轻患者焦虑，通常不使用全身麻醉。

带气管插管的患者通常给予全身麻醉，为完成活检，需在呼气末通过呼吸机进行屏气。采用对患者最好的选择，可选择经颈静脉活检或切开活检。

原来的操作一般是患者端坐在床缘，取右肾为肾活检部位，现在患者一般取俯卧位，选择左肾行肾活检。对于机械通气的患者行创造性定位没有禁忌证。有经验的超声医师通过实时引导及谨慎判断，就无须借助其他设备操作。

▶ 操作步骤

活检前准备

回顾患者病史及体格检查，停用抗凝剂，或纠正抗凝作用，控制血压，控制尿路感染。若是之前未做肾脏超声，可在操作时同时完成。检查是否有梗阻，肿块，多囊肾，肾结石，若有血尿应尽量找出原因，首先要排除肺肾综合征。通过 HCG 排除怀孕患者。需要做必要的检查，包括凝血酶原时间，部分凝血活酶时间，基础代谢率，全血细胞计数；红细胞压积类型。术前应纠正贫血，术前 30 分钟给予镇静药。

操作过程

患者一般采取俯卧位，这对带气管导管患者来说可能有些困难，为保障患者安全，需应用呼吸机及麻醉支持。对肾脏做好定位，证明双肾没有梗阻，肿块或者肿瘤等病理状态。在超声引导下，对吸气末时肾下极的皮肤进行标记，皮肤消毒，并用利多卡因进行浸润麻醉。用手术刀在皮肤上开一个小口以便穿刺针进入，通常直接按压止血。

用小号的腰椎穿刺针穿入经直视及超声定位过的皮肤（图 25－11 和图 25－12），当穿刺针到达肾脏上皮组织时，应偏向头侧，操作者的手不应该阻止穿刺针的移动，当穿刺针到达肾脏组织时，用 1%利多卡因对肾脏表面进行麻醉，穿刺针的深度应该标记，脊髓穿刺针应一边注射利多卡因，一边退出，操作者操作时应告诉患者停止呼吸，同时应注意患者的呼吸状况。因为在活检过程中患者可能因不舒服产生一次不完全的呼气。当患者在操作过程中呼吸时，可能会因此而使肾脏移动，而使穿刺针刺破肾组织。接着需退出腰椎穿刺针，同时插入活检穿刺针至同一深度，再次通过超声定位穿刺针在肾脏表面（图 25－11 和图 25－12），Tru-cut 针或者活检枪开始使用。活检时患者应屏住呼吸，穿刺针退出时，患者保持呼吸，操作过程中应询问患者，这是为了操作者评估疼痛及患者反应情况。组织取出后先在直视下观察，这时放大镜或者立体显微镜可能会有帮助。这个过程要不断重

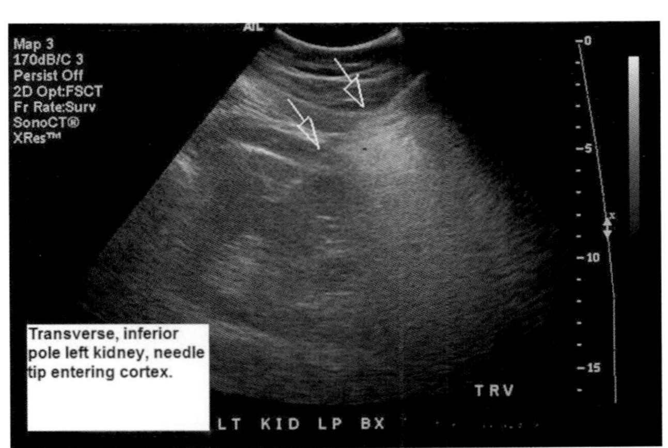

图 25－11　肾活检穿刺针进入肾皮质的位置

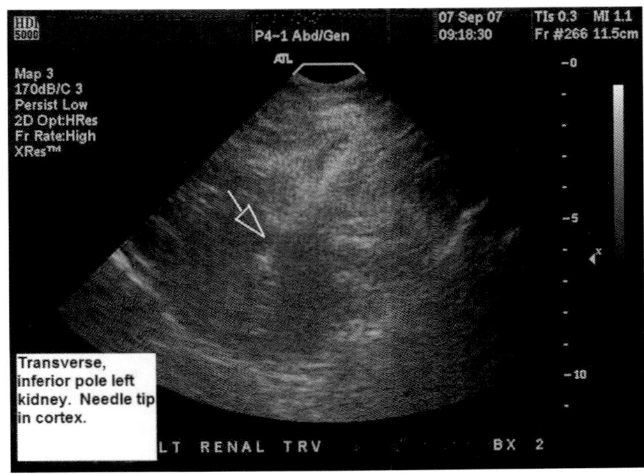

图 25－12　肾活检显示了穿刺针尖端进入肾皮质

复，直到取得的样本足够进行诊断。标本应提交给肾病科，在电子显微镜荧光染色，光学显微镜下进行观察。用光学显微镜观察时，样本应放在甲醛中，电子显微镜要用戊二醛，荧光染色应冰冻起来快速转移至冷藏库或放入麦氏固定剂中。

活检后的管理

活检后应该严密监测重要生命体征，如低血压，心动过速，以及内出血等征象。通过尿液分析检测血尿，及连续监测红细胞压积。大多数并发症在 8 小时内会出现症状，1/3 的并发症出现在首个 8 小时之后，因此应严密观察患者。大多数光学显微镜及荧光染色会在 24 小时内出结果，直接和病理科医师进行充分的交流。

▶ 软组织超声(皮肤及皮下结构)

软组织超声已被用于判断皮肤厚度及诊断软组织感染，检测到软组织内有气体可助发现早期坏疽性筋膜炎，及时用于筋膜切开术。超声引导能够帮助经皮抽吸软组织积液及确定手术位置。

总　结

总之，超声引导下的腹部或者软组织操作非常有价值，它对重症患者来说是一项理想的技术。这项技术不只提高了床旁操作的安全性及效率，同时使重症患者不需面临由病房送至放射科的风险。对于有经验的医师来说，这是一个有力的诊断工具。

参考文献

1. Shameem RN, Dewbre H, Miller AH. Ultrasound-assisted paracentesis performed by emergency physicians vs. the traditional technique: a prospective randomized study. *Am J Emerg Med*. 2005; 23: 363 - 367.
2. Thomsen TW, Shaffer RW, White B, et al. Paracentesis. *N Eng J Med*. 2006; 355: e21.
3. Mc Vay PA, Toy PT. Lack of increased bleeding after paracentesis and thoracentesis in patients with mild coagulation abnormalities. *Transfusion*. 1991; 31: 164 - 171.
4. Nicolaou S, Talsky A, Khashoggi K, et al. Ultrasound-guided interventional radiology in critical care. *Crit Care Med*. 2007; 35(Suppl 5): S186 - S197.
5. Sakai H, Sheer TA, Mendler MH, et al. Choosing the location for non-image guided abdominal paracentesis. *Liver Intern*. 2005; 25: 984 - 986.
6. Blavias M. Emergency diagnostic paracentesis to determine intraperiotneal fluid identity discovered on bedside ultrasound of unstable patients. *J Emerg Med*. 2005; 29: 461 - 465.
7. McGibbon A, Chen GI, Peltekian KM, et al. An evidence-based manual for abdominal paracentesis. *Dig Dis Sci*. 2007; 52: 3307 - 3325.
8. Mittal R, Dangoor A. Paracentesis in the management of ascites. *Br J Hosp Med*. 2007; 68(9): M162 - M165.
9. Lipsky MS, Sternbach MR. Evaluation and initial management of patients with ascites. *Am Fam Phys*. 1996; 15: 1327 - 1333.
10. Wong CL, Holroyd-Leduc J, Thorpe KE, Straus SE. Does this patient have bacterial peritonitis or portal hypertension? How do I perform a paracentesis and analyze the results? *JAMA*. 2008; 299(10): 1166 - 1178.
11. Mercaldi CJ, Lanes SF. Ultrasound guidance decreases complications and improves the cost of care among patients undergoing thoracentesis and paracentesis. *Chest*. 2013; 143(2): 532 - 538.
12. Webster ST, Brown KL, Lucey MR, et al. Hemorrhagic complications of large volume abdominal paracentesis. *Am J Gastroenterol*. 1996; 91: 366 - 368.
13. Lam EY, Mclafferty RB, Taylor LM, et al. Inferior epigastric artery pesudoaneurysm a complication of paracentesis. *J Vasc Sur*. 1998; 28: 566 - 569.

13a. Schouten J, Michielsen PP. Treatment of cirrhotic ascites. *Acta Gastroenterol Belg*. 2007; 70(2): 217 - 222.

14. Zakim B. *Hepatology*. 4th ed. Philadelphia: Saunders; 2003.
15. Rumack CM, Wilson SR, Charboneau JW. *Diagnostic Ultrasound*. 4th ed. Philadelphia: Elsevier Science; 2004.
16. Tibbles CD, Porcaro W. Procedural applications of ultrasound. *Emerg Med Clin N Am*. 2004; 22: 797 - 815.
17. Conard MR, Sanders RC, James E. The sonolucent "Light Bulb" sign of fluid collections. *J Clin Ultrasound*. 1976; 4: 409 - 415.
18. Nicolaou S, Talsky A, Khashoggi K, Venu V. Ultrasound-guided interventional radiology in critical care. *Crit Care Med*. 2007; 35(Suppl. 5): S186 - S197.
19. McGahan JP. Aspiration and drainage procedures in the intensive care unit: percutaneous sonographic guidance. *Radiology*. 1985; 154: 531 - 532.
20. Irwin RS, Rippe JM, Curley FJ, Heard SO. *Procedures and Techniques in Intensive Care Medicine*. 3rd ed. Philadelphia: Lippincott Williams & Wilkins; 2003.
21. Bravo AA, Sheth SG, Chopra S. Liver biopsy. *N Engl J Med*. 2001; 344: 495 - 500.
22. Polakow J, Ladny JR, Dzieciol J, et al. Ultrasound guided percutaneous fine-needle biopsy of the liver: efficacy of color Doppler sonography. *Hepatogastroenterology*. 1998; 45: 1829 - 1830.

23. Farrell RJ, Smiddy PF, Pilkington RM, et al. Guided versus blind liver biopsy for chronic hepatitis C: clinical benefits and cost. *J Hepatol*. 1999; 30: 580 – 587.
24. Duysburgh I, Michilesen P, Fierens H, et al. Fine needle trucut biopsy of focal liver lesions. *Dig Dis Sci*. 1997; 42: 2077 – 2081.
25. Shiffman AK. Percutaneous liver biopsy in clinical practice. *Liver Int*. 2007; 27: 1166 – 1173.
26. Caturelli E, Giacobbe A, Facciorusso D, et al. Percutaneous biopsy in diffuse liver disease: increasing diagnostic yield and decreasing complications rate by routine ultrasound assessment of puncture site. *Am J Gastroenterol*. 1996; 91: 1318 – 1320.
27. Terjung B, Lemnitzer I, Ludwig F, et al. Bleeding complications after percutaneous liver biopsy. *Digestion*. 2003; 67: 138 – 145.
28. Ahmed M, Riley T. Can one predict when ultrasound will be useful with percutaneous liver biopsy? *Am J Gastroenterol*. 2001; 96: 547 – 549.
29. Nobili V, Comparcola D, Sartorelli MR, et al. Blind and ultrasound-guided percutaneous liver biopsy in children. *Pediatr Radiol*. 2003; 33: 772 – 775.
30. Michielsen PP, Duysburgh IK, Francque SM, et al. Ultrasonically guided fine needle puncture of focal liver lesions: review and personal experience. *Acta Gastro-Enterologica Belgica*. 1998; 61: 158 – 163.
31. Chevallier P, Ruitort F, Denys A, et al. Influence of operator experience on performance of ultrasound-guided percutaneous liver biopsy. *Eur Radiol*. 2004; 14: 2086 – 2901.
32. Colombo M, Del Ninno E, De Franchis R, et al. Ultrasound-assisted percutaneous liver biopsy: superiority of the Tru-Cut over the Menghini needle for diagnosis of cirrhosis. *Gastroenterology*. 1988; 95: 487 – 489.
33. Lindor KD, Bru C, Jorgensen RA, et al. The role of ultrasonography and automatic-needle biopsy in outpatient percutaneous liver biopsy. *Hepatology*. 1996; 23: 1079 – 1083.
34. Riley T. How often does ultrasound making change the liver biopsy site? *Am J Gastroenterol*. 1999; 94: 3320 – 3322.
35. Sherlock S. Aspiration liver biopsy. *Lancet*. 1945; 29: 397 – 401.
36. Kowdley KV, Aggarwal AM, Sachs PB. Delayed hemorrhage after percutaneous liver biopsy. *J Clin Gastroenterol*. 1994; 19: 50 – 53.
37. Chopra S, Dodd GD III, Mumbower AL, et al. Treatment of acute cholecystitis in non-critically ill patient at his surgical risk: comparison of clinical outcomes after gallbladder aspiration and after percutaneous cholecystostomy. *AJR*. 2001; 176: 1025 – 1031.
38. Ralls PW, Colletti PM, Lapin SA, et al. Real-time sonography in suspected acute cholecystitis, prospective evaluation of primary and secondary signs. *Radiology*. 1985; 155: 767 – 771.
39. Wong S-R, Lee K, Kuo K-K, et al. Ultrasound-guided percutaneous transhepatic drainage of gallbladder followed by cholecystectomy for acute cholecystitis. 10 years' experience. *Kaohsiung J Med Sci*. 1998; 14: 19 – 24.
40. Hultman CS, Herbst CA. The efficacy of percutaneous cholecystostomy in critically ill patients. *Am Surg*. 1996; 62 (4): 263 – 269.
41. Kadir S. *Teaching Atlas of Interventional Radiology, Non-Vascular Interventional Procedures*. New York, NY: Thieme Medical Publishers; 2005.
42. Conlon PJ, Kovalik E, Schwab SJ. Percutaneous renal biopsy of ventilated intensive care unit patients. *Clin Nephrol*. 1995; 43: 309 – 311.
43. Falk RJ. ANCA – associated renal disease. *Kidney Int*. 1990; 38: 998 – 1010.
44. Urizar RE, Mcgoldrick D, Cerda J. Pulmonary renal syndrome its clinicopathologic approach in 1991. *NYS Med J Med*. 1991; 91: 212 – 221.
45. Parrish AE. Complications of percutaneous renal biopsy. *Clin Nephrol*. 1992; 38: 135 – 141.
46. Radford MG, Donadio JV, Holley KE, Bjornsson J, Grande JP. Renal biopsy in clinical practice. *Mayo Clin Proc*. 1994; 69: 983 – 984.
47. Rychlik I, Petrtyl J, Tesar V, StejskalováA, Zabka J, Br ha R. Transjugular renal biopsy. Our experience with 67 cases. *Kidney Blood Press Res*. 2001; 24: 207 – 212.
48. Voss DM, Lynn KL. Percutaneous renal biopsy: an audit of a 2 year experience with the Biopty gun. *New Zealand Med J*. 1995; 25(108): 8 – 10.
49. Sloand JA, Schiff MJ. Beneficial effect of low dose transdermal estrogen on bleeding time and clinical bleeding in uremia. *Am J Kidney Dis*. 1995; 26: 22 – 26.
50. Diaz-Buxo JA, Donadio JV. Complications of percutaneous renal biopsy: an analysis of 1000 consecutive biopsies. *Clin Nephrol*. 1975; 4: 223 – 227.
51. Whittier WL, Korbe SM. Renal biopsy update. *Curr Opinion Nephrol Hypertens*. 2003; 13: 661 – 665.

26

危重症的中枢和外周神经阻滞

桑塔纳姆·苏雷什

引　言

随着超声的使用，中枢及外周神经阻滞在ICU中的作用有了很大的提高，尽管在ICU可行的技术仍然很少。这章将提供一些ICU中超声引导下中枢及外周神经阻滞的实例及应用。

设　备

尽管设备的机制及使用在之前章节(第2章)已经描述过，一些特定操作中特殊探头的使用方法仍需讨论。线性探针可用于超声探查神经时的定位，在神经阻滞前一定要记得无菌处理。虽然无菌针套在紧急情况下很有用，无菌透气胶膜同样能覆盖住探头。在ICU中进行神经阻滞，神经可能出现无回声，低回声，高回声等状况。这取决于具体的神经束，不像血管结构总是呈现出低回声；同时，颜色并不能区分出神经。一个便携式B超可携带至患者床旁，来扫描并进行神经阻滞。尽管一些患者需要使用镇静药，如新生儿或者儿童，但是大多数患者仍只需进行皮下区域阻滞麻醉。超声的优势是能准确提供神经的走行，同时在进行阻滞麻醉时无须进行神经电刺激定位。在ICU中，神经阻滞有许多作用，如诊断病因，控制疼痛，管理血管功能障碍(表26-1)。

表26-1　超声在神经重症监护中的应用

诊断方法
腰椎穿刺术
疼痛控制
硬膜外镇痛
上肢神经阻滞
下肢神经阻滞
躯干阻滞
血管功能不全
硬膜外镇痛

区域阻滞麻醉剂

任何长效局部麻醉药，以酰胺类居多，用于镇痛，均能用于局部麻醉。尽管最常月的长效局部麻醉药布比卡因为是右旋体，与左旋体相比，它有更高的心血管毒性，但它仍大量应用于临床。小于4 mL/kg的用量能确保操作的安全，尽管吸入麻醉比注射麻醉要安全得多，超声能够使我们在注射前分辨出血管结构。最新的左旋体，如罗哌卡因和左旋丁哌卡因，虽然安全性有提高，仍不能完全避免心血管事件及神经毒性反应发生。详细的关于局部麻醉药及它的毒性反应描述，能够在许多药理学及麻醉学课本中找到。值得一提的是，已经由原来的肋间神经阻滞、骶管阻滞及硬膜下阻滞发展为现在的外周神经阻滞，从而使阻滞的毒性反应降低。局部麻醉药的毒性反应有惊厥、心血管功能衰竭。脂肪乳剂已成为治疗局部麻醉药中毒的新模式。在现在ICU中，当发生局部麻醉药误入血管所致的毒性反应时，应具备脂肪乳剂中毒急救的能力。

中枢神经阻滞

中枢神经阻滞常用于诊断及镇痛，在ICU中最常见的中枢阻滞是诊断性的腰穿，虽然这能够缓解许多患者的病情，但却难以判断从皮肤至硬膜下及硬脊膜的距离，尤其在年轻人群，如新生儿及小孩，以及肥胖的人，特别是在产科病房。使用超声评估儿童及成年人的皮肤至硬膜外及硬脊膜的深度很有帮助的。对老年人用曲线探针可能更有用，而横向探针可以进行更深层次(7 MHz)的扫描，这对小孩及婴儿更为有效。硬膜外和硬脑膜区可以进行深度扫描，一种横向轴面的方法和在矢状纵向平面扫描。一个基于尸体的超声影像学研究最近报道，可用于学习中枢神经影像学。需要注意的是，横向轴面能够用于分辨脊柱，纵向矢状面能用于认识脊突，关节以及其他横向结构，实时超声引导可应用于小孩的硬膜外置管。因它能避开钙化结构，以及能更清楚地看清结构。硬膜外镇痛一般用于术后镇痛，因它能提供交感阻滞，这项技术在ICU中也可应用于调节血管失调。在ICU中，硬膜外镇痛可用于血管镰状红细胞疾病的镇痛。

硬膜外镇痛方法见于图26-1。

▶ 轴向平面

1. 将超声探头放在棘突之间。
2. 判断出棘突及横突的位置。
3. 将探头向头侧或尾侧移动，直到能看到硬脊膜及硬膜下间隙。
4. 运用深度指示器来测量硬膜下间隙到皮肤的准确距离。

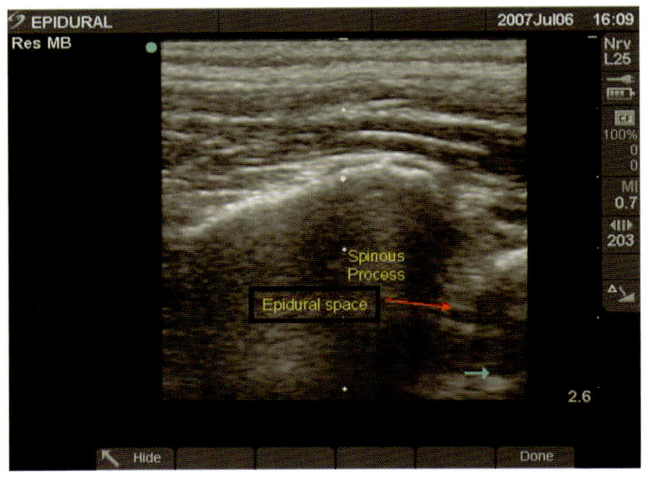

图26-1 硬膜外腔超声图像

5. 标记探针尾部两侧及中线。
6. 这两条线的交点可作为穿刺针的入口。
7. 操作者可明确到硬膜外间隙的具体深度。
8. 若用实时超声，便需尽量使用生理盐水或局部麻醉以减轻肌肉抵抗，确定具体深度。

上肢麻醉

臂丛神经束有支配上肢的痛觉神经，它是由C5，C6，C7，C8和T1神经发出的，掌握臂丛麻醉的不同方法用于不同手术是很重要的，这主要取决于操作的区域(表26-2)。这项技术可用于ICU重症创伤患者。可增加血液供应，以此来增加受压上肢血供。臂丛阻滞的入路有肌间沟入路，锁骨上入路，锁骨下入路，以及腋间入路(表26-2和表26-3)。如果要放置一个留置管以治疗创伤和血供不足，一般使用锁骨下入路。对于有严重上肢创伤的患者，锁骨上入路更好，因为它可减少阻滞过程中的胳膊移动。超声引导下的臂丛阻滞方式已经被报道过。更多情况是，操作者根据自己的偏爱决定使用哪种方式。对于骨折患者我们更倾向于锁骨上入路，一个大范围的保肢手术通常需要数天的镇痛，这时通过锁骨下置管更好。局部麻醉药用量取决于不同情况，多数情况，15 mL的局部麻醉药(0.2%罗哌卡因或者丁哌卡因)能提供足够的镇痛。对小孩来说，用0.2 mL/kg局部麻醉药。

表26-2 臂神经丛阻滞

肌间沟阻滞：用于肩痛
锁骨上阻滞：用于骨折，血管功能障碍止痛
锁骨下：用于缓解长期持续性的导管疼痛
腋神经：用于单次缓解即时疼痛和血管功能障碍

剂量：成人为15 mL，0.2%罗哌卡因或0.25%丁哌卡因
儿童为0.2 mL/kg，0.2%罗哌卡因或0.25%丁哌卡因

表26-3 臂丛神经阻滞探针和途径

腋神经阻滞线性探针平面方法
锁骨下线性探针平面方法
锁骨上线性探针平面或平面外方法
肌间沟线性探针平面方法

▶ 锁骨上入路

在ICU中，超声引导下行锁骨上入路阻滞是一种简单快速的阻滞方法。探头放于锁骨上，可看到神经在锁骨下动脉，可观察到局部麻醉药的注入及扩散的

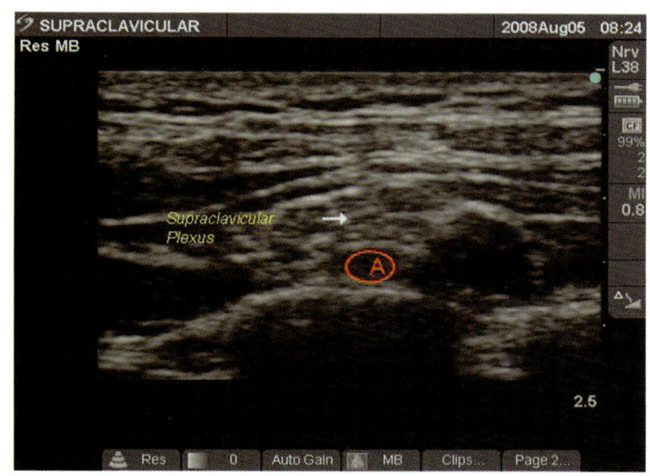

图 26－2 锁骨上神经丛

标注了箭头指向锁骨下动脉的周围神经丛。

过程。“圈环征”说明局部麻醉药包绕神经及暗示纠正局部麻醉药位置(图 26－2)。

▶ 锁骨下入路

锁骨下入路更适合放置导管来控制疼痛，超声探头一般放于锁骨下，同时在锁骨于肩峰交点的中线处，在锁骨下动脉周围可见围绕着的神经束，前、中、后神经束均能很清晰地看到(图 26－3)。必须穿过胸大肌和胸小肌才能到达臂丛神经束，如果这里要放置一根导管以能够持续地注入局部麻醉药，那么推荐使用 18－gtougy 穿刺针，穿刺针尾部接上一根导管，同时靠近臂丛神经的后支，如果持续注入局部麻醉药是为了术后，那么 3 mL/h 的速度便足够了，同时也能进行一次交感阻滞，以治疗血管

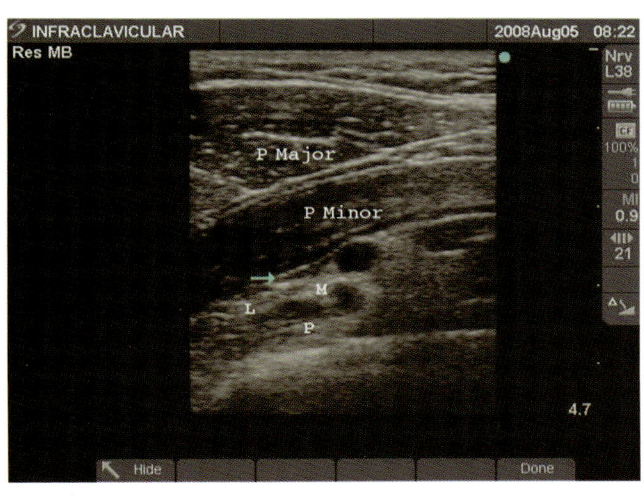

图 26－3 锁骨下神经丛

标记锁骨下动脉的侧面，中间及其后神经束。

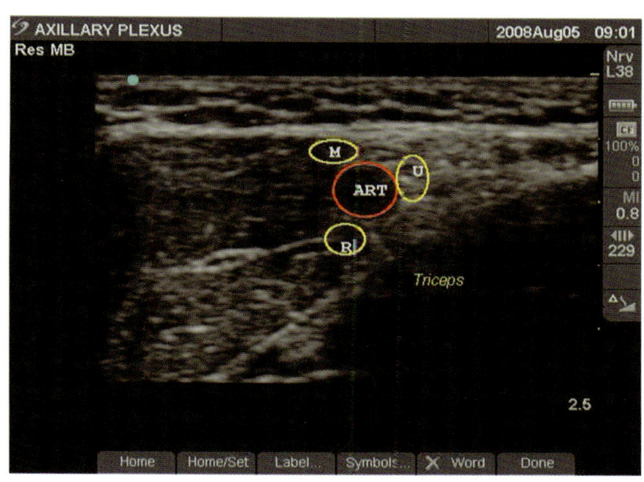

图 26－4 腋神经丛的超声影像

功能不全。

▶ 腋路阻滞

利用 linear 探针(较小的小孩或者婴幼儿用 slick 探针)腋路阻滞臂丛神经在大多数 ICU 患者身上都是易于进行的。探针放于腋窝正中，这里尺神经更靠近腋动脉(图 26－4)。即便是肥胖患者，臂丛神经仍在比较表浅的位置。如果怀疑这里的神经走行异常，可以用彩色多普勒来检查血管位置。大约总量为 15 mL 的局部麻醉溶液注射入动脉就可提供充分的镇痛作用。若是局部麻醉药完全环绕于神经周围，效力会增加。

▶ 臂丛神经阻滞的并发症

误入血管是一个常见问题，因为臂丛神经近邻重要大血管。当用锁骨上入路时，注入肋间动脉鞘内也会产生并发症。

▶ 下肢阻滞

L2～L4 里 S1～S3 神经提供了下肢的感觉及运动传导。所以认识下肢的局部麻醉方法是很重要的，尤其是在 ICU。同时了解它对于重大创伤，特别是股骨骨折，以及血管功能不全患者的功用也是很重要的。

▶ 股神经阻滞(表 26－4)

股神经位于股动脉后方，由股三角穿出，它主要控制大腿前侧，阻滞此神经可控制疼痛。神经刺激仪可定位此神经，引出一次“膝跳反射”表明股四头肌收缩。超声可用于帮助行该阻滞。

表 26-4 股神经阻滞

适应证：股骨骨折，血管功能障碍
方　法：平面内方法，线性探针
标　志：静脉，动脉，和由中间到侧方的神经，使用颜色证实血管结构
并发症：神经内注射，血管内注射

技术

将线性超声探头放于髂腹股沟韧带的折痕下方，确定股动脉。股神经位于股动脉外侧，此处能看到一个强回声结构(图 26-5)。微微倾斜探头可看到神经束。接着置入穿刺针，利用 in-plane 技术可阻断股神经，当看到神经束周围布满麻醉药时表明阻滞深度已经足够了。15 mL 0.2%罗哌卡因或 0.25%丁哌卡因能够提供足够的股神经阻滞。对大人或小孩的严重创伤所致的重度疼痛可留置导管来控制，这会降低阿片类药物的使用及它的不良反应：嗜睡、恶心、呕吐。

并发症

血管内置入穿刺针及导管，导致股神经损伤是由血管内注射药物。

▶ 坐骨神经阻滞

坐骨神经起源于低位腰椎神经及高位骶神经，能控制腿和脚的运动和感觉，在超声引导下易行坐骨神经阻滞。虽然在 ICU 中坐骨神经阻滞应用要少于股神经，但笔者曾为一个具有 ARDS 及血流动力学不稳的患儿进行骶神经阻滞，以行筋膜切开术来治疗股筋膜室综合征，阻滞一般在腘窝及臀肌间进行。

技术

腘窝阻滞。患者采取仰卧位还是俯卧位取决于他的血流动力学稳定性。直线探头放于腘窝位，这样就能确定腘动脉的位置，也就能确定股神经及腓总神经。此时将超声探头向头侧移动，直到看到两条神经分支交汇，置入导管，15～20 mL 局部麻醉药注入神经周围待其完全包绕神经(圆圈征，见图 26-6)。

臀肌入路。由臀肌到坐骨神经是另一种入路，在超声引导下是很简单的，若是有重大创伤还能留置导管以控制疼痛。超声探头放于臀肌褶皱处，这样能确定股二头肌和二间半腱肌的位置，在这个平面坐骨神经呈高回声(图 26-7)。通常，15～20 mL 局部麻醉

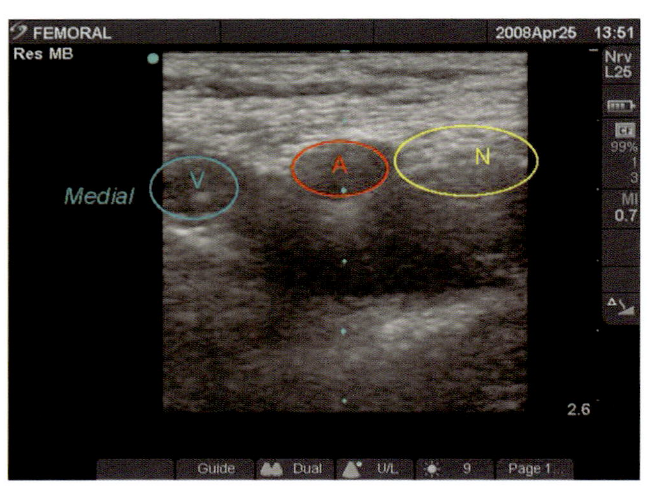

图 26-5 股神经超声图像

注意静脉，动脉和同一平面的神经。

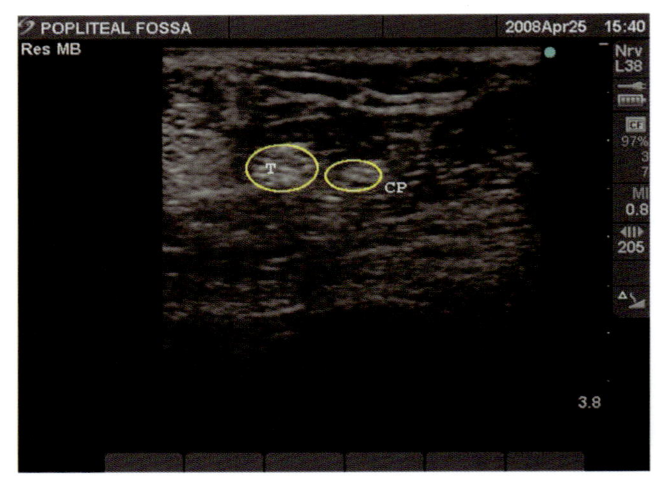

图 26-6 腘窝超声图像

注意腓总神经(CP)和胫神经(T)位于腘窝远端分叉点。

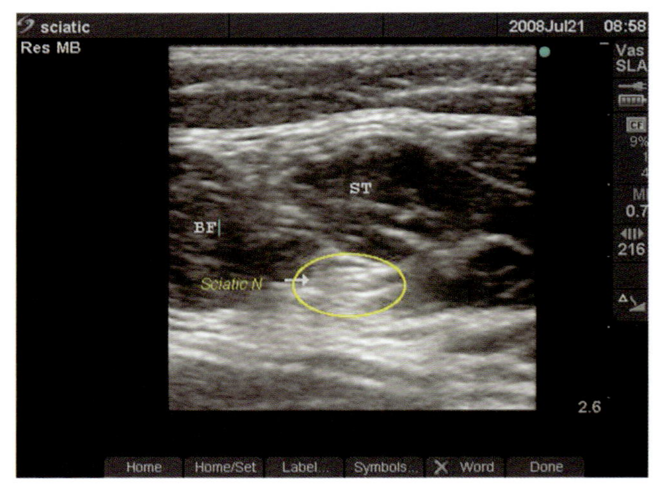

图 26-7 坐骨神经臀肌入路

注意股二头肌和半腱肌。箭头所指坐骨神经。

药能有效阻滞坐骨神经疼痛。

躯干阻滞

躯干阻滞对于因肋骨骨折所致的严重继发性疼痛的患者很有价值。实际上，应用这些阻滞可以提高患者深呼吸的能力，同时减少因呼吸减弱所致的肺不张。

▶ 肋间阻滞

解剖

肋间神经来源于 T1～T12 胸神经，这些神经由椎间孔发出，分成 4 个分支：

1. 第一个分支由交感神经节前穿过。
2. 第二个分支是皮后分支，主要支配相邻椎体间的肌肉和皮肤。
3. 第三支是皮旁支，此分支分为前支和后支，主要支配胸部和腹部的中间部位。
4. 腹支，就是肋间神经。

肋间神经具有感觉和运动纤维，由肋间膜后部穿入椎间孔并入肋下神经丛，与肋骨平行走行，它在胸部的走行处于顶骨胸膜及肋间内肌与肋间外肌之间。

指征

肋间神经阻滞可应用于由肋骨骨折、胸骨切除、上腹部手术(包括胆囊切除及阑尾切除)所致的严重创伤，以及控制乳腺手术后所致的疼痛。第 10 肋间神经也可用于阻滞脐疝修复术后的疼痛。运用破坏神经的肋间神经阻滞可用于管理慢性疼痛，如乳房切除术后疼痛，带状疱疹后疼痛，胸廓切开术后疼痛综合征。

方法

超声引导极大提升了阻滞方法的应用，虽然文献里没有详细的描述，但是医师对于肋间神经阻滞的兴趣正逐渐增长。我们更喜欢使用腋路进入肋间神经，将直线探头放于腋路周围两根肋骨处，可看到胸膜随呼吸运动，这样便可确定了肋间内肌的位置。应用一根 27 - gauge 穿刺针刺入肋间内肌，局部麻醉药注入后应关注患者呼吸以防局麻药误入血管(图 26 - 8)。

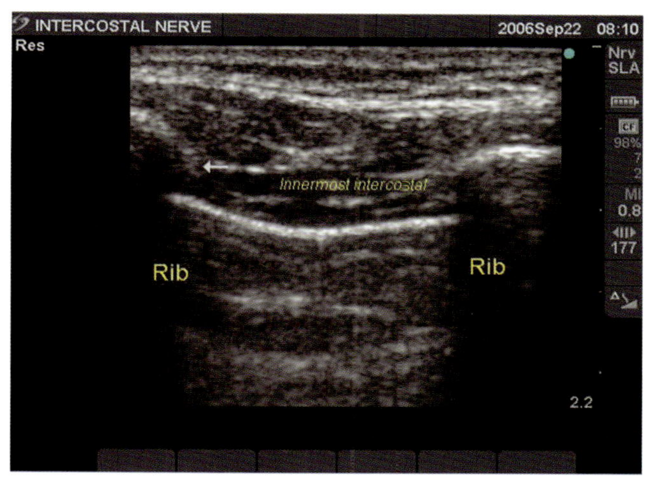

图 26 - 8 肋间隙

箭头指向最内侧的肋间肌，此处可见神经血管束。

并发症

主要的并发症是气胸，发生率小于 1%。重度气胸很罕见，需要置入胸腔导管以解除呼吸循环的压迫。局部麻醉药在肋间隙的吸收是很快的，这与其他阻滞相比有着更高的局部麻醉药中毒发生率。峰值血药浓度升高应考虑中毒反应，特别是联合用药或持续注入。稀释局部麻醉药，更小的用量，以及注射时患者保持较快频率的呼吸，也许能减少血管吸收所致毒性反应的概率。低位肋间神经阻滞时有刺破腹膜及内脏的危险，后路进行阻滞时可能会发生高位蛛网膜阻滞。

结　论

对于重症患者来说，利用超声进行神经阻滞以镇痛是一个安全和规范的方式。这项技术仍在发展，但是已展现出巨大潜力。控制变量的随机前瞻性研究能够确定这种神经阻滞对 ICU 重症患者的实际疗效。

参考文献

1. Mather LE, McCall P, McNicol PL. Bupivacaine enantiomer pharmacokinetics after intercostal neural blockade in liver transplantation patients. *Anesth Analg*. 1995; 80: 328 - 335.
2. Foster RH, Markham A. Levobupivacaine: a review of its pharmacology and use as a local anaesthetic. *Drugs*. 2000; 59: 551 - 579.
3. McClellan KJ, Faulds D. Ropivacaine: an update of its use in regional anaesthesia. *Drugs*. 2000; 60: 1065 - 1093.
4. Weinberg G. Lipid rescue resuscitation from local anaesthetic cardiac toxicity. *Toxicol Rev*. 2006; 25: 139 - 145.
5. Suresh S, Wheeler M. Practical pediatric regional anesthesia. *Anesthesiol Clin North Am*. 2002; 20: 83 - 113.

6. Arzola C, Davies S, Rofael A, Carvalho JC. Ultrasound using the transverse approach to the lumbar spine provides reliable landmarks for labor epidurals. *Anesth Analg*. 2007; 104: 1188 - 1192.
7. Willschke H, Bosenberg A, Marhofer P, et al. Epidural catheter placement in neonates: sonoanatomy and feasibility of ultrasonographic guidance in term and preterm neonates. *Reg Anesth Pain Med*. 2007; 32: 34 - 40.
8. Tsui B, Dillane D, Pillay J, Walji A. Ultrasound imaging in cadavers: training in imaging for regional blockade at the trunk. *Can J Anaesth*. 2008; 55: 105 - 111.
9. Chiafery MC, Stephany RA, Holliday KJ. Epidural sympathetic blockade to relieve vascular insufficiency in an infant with purpura fulminans. *Crit Care Nurse*. 1993; 13: 71 - 76.
10. Yaster M, Tobin JR, Billett C, et al. Epidural analgesia in the management of severe vaso-occlusive sickle cell crisis. *Pediatrics*. 1994; 93: 310 - 315.
11. Clark F, Gilbert HC. Regional analgesia in the intensive care unit. Principles and practice. *Crit Care Clin*. 2001; 17: 943 - 966.
12. Szili-Torok T, Paprika D, Peto Z, et al. Effect of axillary brachial plexus blockade on baroreflex-induced skin vasomotor responses: assessing the effectiveness of sympathetic blockade. *Acta Anaesthesiol Scand*. 2002; 46: 815 - 820.
13. Brull R, Perlas A, Chan VW. Ultrasound-guided peripheral nerve blockade. *Curr Pain Headache Rep*. 2007; 11: 25 - 32.
14. Perlas A, Chan VW, Simons M. Brachial plexus examination and localization using ultrasound and electrical stimulation: a volunteer study. *Anesthesiology*. 2003; 99: 429 - 435.
15. Sandhu NS, Manne JS, Medabalmi PK, Capan LM. Sonographically guided infraclavicular brachial plexus block in adults: a retrospective analysis of 1146 cases. *J Ultrasound Med*. 2006; 25: 1555 - 1561.
16. Ilfeld BM, Morey TE, Enneking FK. Continuous infraclavicular brachial plexus block for postoperative pain control at home: a randomized, double-blinded, placebo-controlled study. *Anesthesiology*. 2002; 96: 1297 - 1304.
17. Sandhu NS, Capan LM. Ultrasound-guided infraclavicular brachial plexus block. *Br J Anaesth*. 2002; 89: 254 - 259.
18. Burton AW, Eappen S. Regional anesthesia techniques for pain control in the intensive care unit. *Crit Care Clin*. 1999; 15: 77 - 88, vi.
19. Oberndorfer U, Marhofer P, Bosenberg A, et al. Ultrasono-graphic guidance for sciatic and femoral nerve blocks in children. *Br J Anaesth*. 2007; 98: 797 - 801.
20. Cook TM, Riley RH. Analgesia following thoracotomy: a survey of Australian practice. *Anaesth Intensive Care*. 1997; 25: 520 - 524.
21. de Jose Maria B, Gotzens V, Mabrok M. Ultrasound-guided umbilical nerve block in children: a brief description of a new approach. *Paediatr Anaesth*. 2007; 17: 44 - 50.
22. Doi K, Nikai T, Sakura S, Saito Y. Intercostal nerve block with 5% tetracaine for chronic pain syndromes. *J Clin Anesth*. 2002; 14: 39 - 41.
23. Moore DC, Bridenbaugh PO. Pneumothorax: its incidence following intercostal nerve block. *JAMA*. 1960; 174: 842.
24. Behnke H, Worthmann F, Cornelissen J, et al. Plasma concentration of ropivacaine after intercostal blocks for video-assisted thoracic surgery. *Br J Anaesth*. 2002; 89: 251 - 253.

27

超声引导下的血管穿刺

克里斯蒂安·H.布彻

扫描二维码
获取本章视频

引　言

血管穿刺程序，例如中心静脉和动脉置管，一般实施在一些急救的环境下。美国大约每年有 500 万根中心静脉导管运用于各种环境下，包括危重监护病房、急诊科、手术室和门诊。中心静脉置管术的适应证一般是监测血流动力学的，也是管理血管活性药物治疗的途径，如全肠外营养或者其他有血管刺激的药物。也可以作为采血的一种途径。另外，拯救脓毒血症指南中提倡在管理脓毒性休克中测量混合静脉血氧饱和度。这个最根本的就是加强利用氧饱和度来评估中心静脉导管。

在 ICU 的环境下，动脉置管是一个重要的技术，包括应对休克、严重高血压和其他情况，监测血压非常重要。由于多方面的原因，动脉置管在 ICU 中的作用越来越重要。首先，这是一个"最低限度创伤"的技术可用于测量心输出量，动脉置管对心衰患者更加重要。第二，动脉置管也可用于评估肺动脉高压患者的治疗效果。最近，越来越关注峰值动脉血压的呼吸变化作为评估休克状态下的液体反应性。

在可行外周穿刺中心静脉导管，外周静脉导管及可选择穿刺中心静脉导管的患者中，经外周静脉穿刺的中心静脉导管和外周静脉导管越来越普通。因为它们可以减少穿刺，使用寿命长和更低的早期并发症。它们将成为中心静脉穿刺设备中重要组成部分。外周静脉内的导管长期被超声医疗组织忽视，在超声下实行静脉置管将会有很高的成功率，即使是插管难度很大的患者。

血管穿刺引起严重并发症的概率很低，但是，提高对这些并发症的了解及它们为什么会产生，将会减少发生的风险，并发症的发生与血管穿刺的程序有很大的相关性，可以分为患者和操作者因素（表 27－1）。患者自身因素包括：体质、凝血功能和凝血因子。操作者因素包括：操作者水平、准备时间的分配情况和人为因素，如过度劳累和缺乏超声引导。中心静脉置管最常见的并发症包括：意外穿破动脉，置管失败，导管尖端位置不当，血肿，血气胸，发生率和导管位置也有关（表 27－2）。动脉置管穿刺并发症包括：穿破静脉，多处穿破动脉，大血肿和置管失败。外周静脉中等大静脉穿刺也会和动脉穿刺一样引起血肿。

表 27－1　患者和操作者相关中心静脉并发症危险因素

患者本身	操作者本身
身体体质	经验
凝血障碍	操作时间分配
血管解剖变异	疲劳程度
既往手术所致解剖变形	缺乏超声的使用

表 27－2　中心静脉置管最常见的并发症

	颈内静脉	锁骨下静脉	股静脉
气胸	0～1%	2%～3%	N/A
血胸	0	＜1%	N/A
穿破动脉	5%～10%	3%～5%	5%～15%
穿刺失败	15%～20%	5%～15%	15%～40%

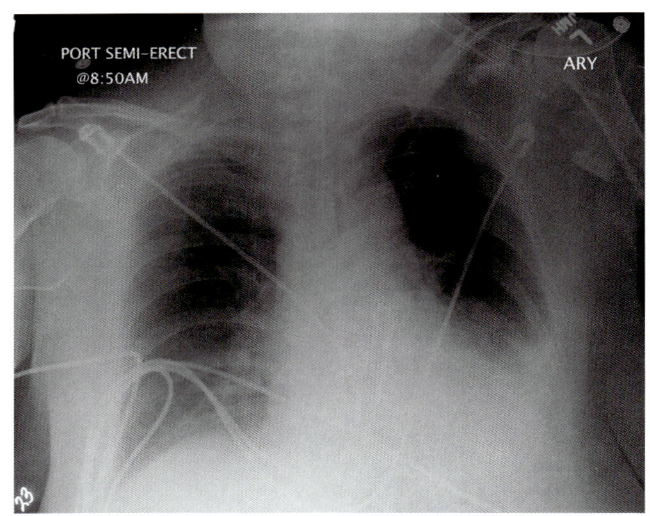

图 27－1 由外周静脉置入中心静脉的位置不正

图示导管位于同侧的颈内静脉。

外周静脉置管的一个常见并发症是置入同侧颈内静脉的位置不对，或者置入锁骨下静脉或胸支（比如胸背静脉）（图 27－1）。

这些操作产生的并发症将导致患者住院或者在 ICU 时间延长，导致直接花费增加及需要一些额外的操作，比如去治疗胸腔引流管或者血肿的引流等并发症。例如，一个单纯的医源性气胸可引起住院时间延长 3～4 天。间接的花费增多，如额外的治疗时间和增加患者的痛苦，这也是需要注意和考虑的问题。

超声在血管穿刺的应用

多项研究表明，超声对于提高血管穿刺的成功是有影响价值的。在 1984 年，Legler 等人发表一篇文章描述多普勒超声对于颈内静脉的定位。之后 3 个数据分析调查说明了超声对于中心静脉置管和透析导管放置的应用，一些综述文章、标准指南、大量病例和 SOAP－3 实验都有发表。更多的证据从这些研究表明，2D 超声的使用与传统的体表定位法比较，具有减少中心静脉穿刺并发症，减少操作次数，缩短操作时间和更少的失败操作等优点。卫生保健质量、研究代理和英国创立研究所发表声明：提倡使用超声于中心静脉置管。另外，国际循证机构也发表文章推荐超声应用于血管穿刺。

尽管有这些证据支持，但仍有供应商拒绝和使用超声，仅仅在可能存在困难置管的患者身上，比如肥胖或者置管失败的患者。不幸的是，很难预知哪个患者是困难置管，承认尝试失败，原因可能来自闭塞的血管。但是，仅仅从那些穿刺失败和出现不利影响的患者身上的回顾性诊断。中心静脉置管的一些并发症是可预防的医疗差错，它们是有可能预防的，或者是在入院时还没有存在的，为院内获得性医疗问题。虽然普遍的使用存在阻碍，如缺乏培训患者。超声是一个非侵袭性工具，可以帮助减少并发症，医师针对患者可取得最佳治疗方式，减少患者的不舒适和更少的风险。因此，超声的发展就是要克服这些障碍，在不同水平的地区和国家，值得花时间达到目标。应该注意，适度的培训计划都有可能增加它的成功率和减少并发症。因此，超声能提高所有中心静脉穿刺的安全性，这就是它被推荐的理由。

超声的回顾

▶ 传感器的选择

正如前面所描述（详见第 2 章），传感器有很多种频率，每种频率都对应着不同功能和临床应用。需要复习超声在中心静脉穿刺中的两个重要概念，它占有重要地位。第一，超声的频率和它的组织穿透深度存在反相关性，这意味着低频率超声（1～3 MHz）比高频率超声（7～10 MHz）能穿透更深的组织。第二，频率与图像细节或分辨率是正相关的，这意味着更低频率的超声比更高频率的超声对图像的分辨率更低。因此，高频率超声能提供一个非常清晰的表层结构图像。对于超过 5 cm 的深层组织就不能穿透了，两者只能选其一，低频率超声能穿透更深的结构，但是只能提供一个低像素的图像。这只是传感器的一个基础的关系选择。对于经皮血管穿刺，这个操作是一个表浅的，所以更高频率的传感器是一个理想的选择。

▶ 模式

A 型超声检查有很少的临床并发症，这里就不进一步讨论了。B 型超声可以产生可分辨的 2D 图像。当前使用的 B 超是最常用模式，在临床超声诊断中，M 型超声是从 B 型超声那获得的信息去创作图像的，用以动态观察（如图 27－2）。M 超最普通的应用是评估心脏超声中瓣膜的活动和室壁运动。

多普勒模式也有几种形式，最简单的模式没有图像，仅仅有能听到的信号，这里研究在组织结构的运动和速率的变化（如血流，图 27－3）。最近可利用的超声设备是联合多普勒和 B 超去产生一个图像，并给

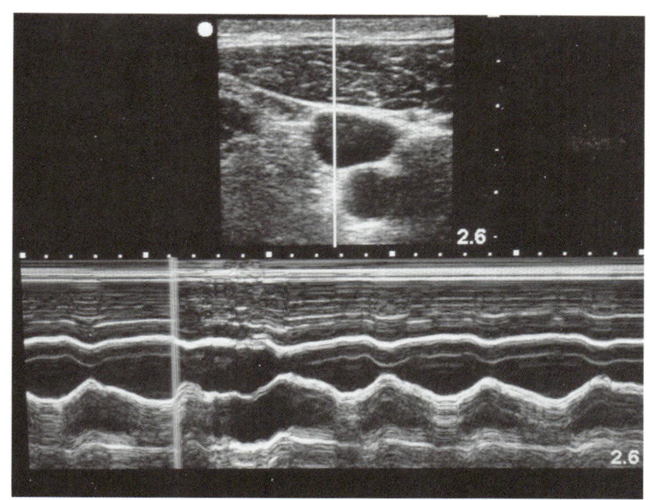

图 27－2 2D 图像通过颈内静脉横切面(IJ)

颈总动脉下方和向右(上)，M-mode 图像通过 IJ(见垂直直线在 2D 图像)显示血管直径与呼吸(底部)变化。IJ 指颈内静脉。

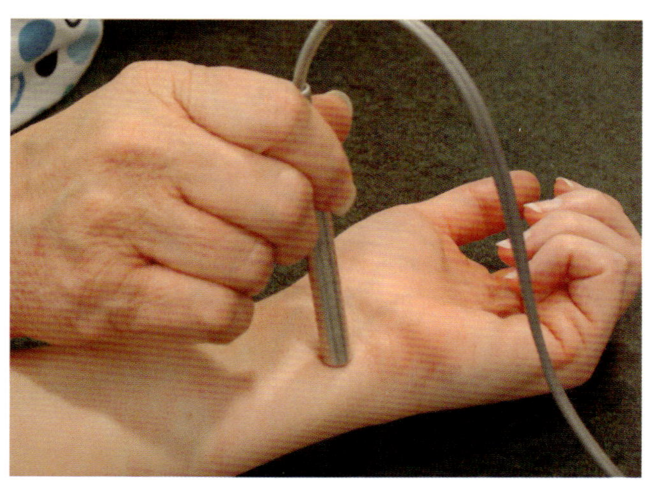

图 27－3 连续波多普勒“探头”在评估尺动脉

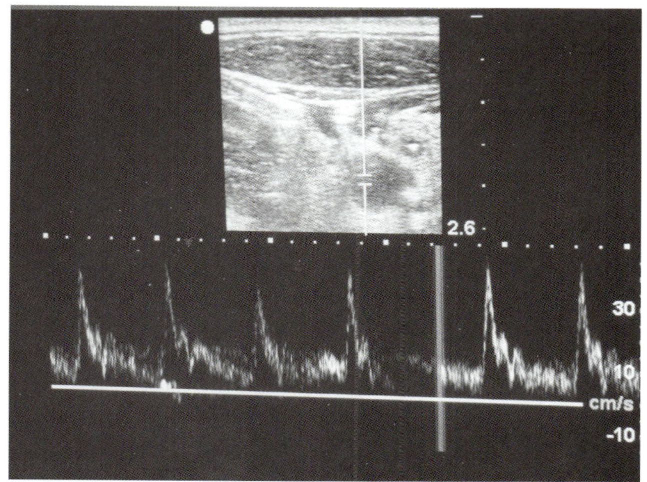

图 27－4 多普勒模式在颈总动脉的显示

底部的图像显示典型的动脉波形。

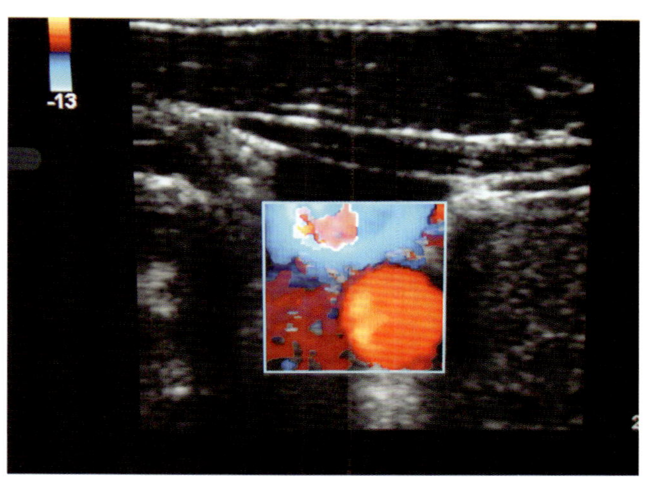

图 27－5 彩色多普勒显示右颈内静脉和颈总动脉横切面

静脉在动脉上，标记为蓝色。

出一个关于流速的信息(图 27－4)，彩色多普勒采集流速信息是通过多普勒的移动和应用颜色区分的，多普勒是重叠在 B 超的图像之后的(图 27－5)。彩超在血管方面的应用非常普遍，比如血管穿刺。多普勒信号的长度和目标组织的流速(如血流)及入射角有关。速率最接近的估计是一个接近 0°的入射角(图 27－6)。然而，如果相同的血管位于 90°时，传感器不管是接近或者远离都不会感应这血管的血流，并且多普勒的信息也将衰退。当传感器的入射角从一边逐渐转到 90°，再到另一边，这血流的颜色也将发生改变(从红到蓝)。这个具有重要意义，当一个初学者成为一个熟练的操作者前，行定位及选择穿刺血管是有可能犯错的地方。

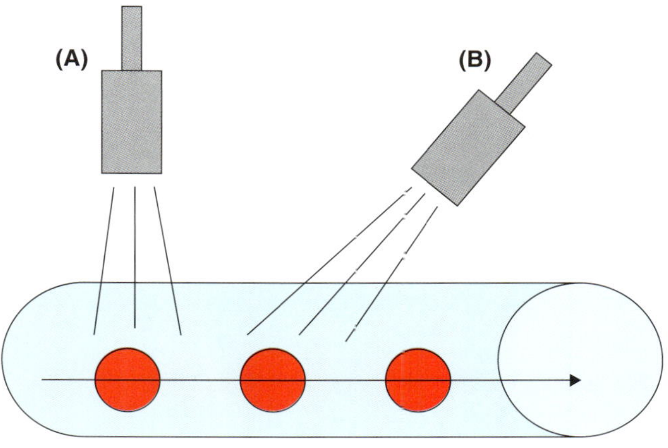

图 27－6 超声波束的入射角之间的关系和多普勒信号的强度

角度趋于零，信号强度最大化；角度趋于 90°，强度降低。

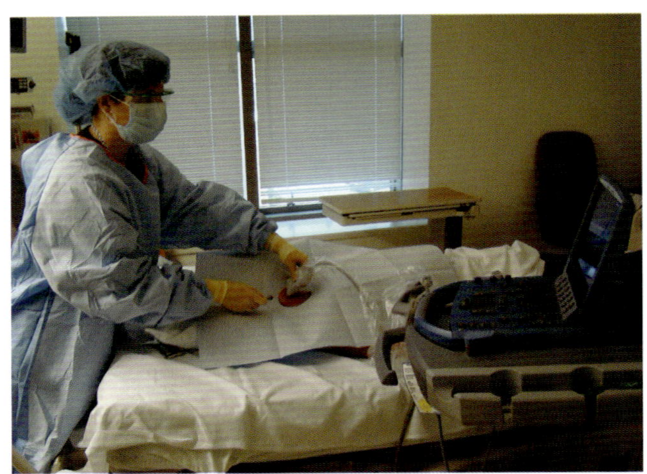

图 27－7 联合体表定位和超声技术

若特别重视超声波屏幕，忽视了患者，后果可能是灾难性的。

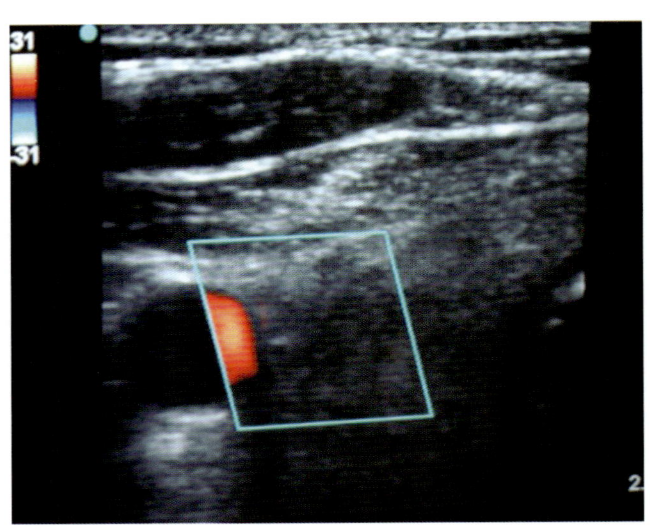

图 27－8 横向（短轴）视图的颈内静脉（左边的颈动脉和没有显示）

右颈动脉和右甲状腺叶可以看到。气管的侧壁可以看到最右边的图片。

▶ 超声引导技术

超声引导血管穿刺对于体表定位穿刺不是一个替代技术。往往一些初学者可能只关注屏幕上的图像，而忽略了探头在组织的标志和位置（图 27－7）。

超声引导操作可分为静态和动态的。静态的引导更像是使用超声在皮肤表面定位和标记一个位置，帮助之后的一些经皮操作，更像一个传统的体表定位。B 超或多普勒超声常常用于定位颈内静脉，评估它的开放，定位一个更合适的位置去做穿刺。穿刺本身的操作并不是在超声引导下进行的。动态引导便是在超声的实时引导下进行操作，在超声图像直视下穿刺针刺破血管壁。对于血管穿刺，静态引导下穿刺就比动态的差一些，但是比起体表定位更好。这是因为在静态引导下的标记和穿刺的时间间隔期间，患者可能会移动或者标志在皮肤表面会移动，这两个情况都将导致一些误差。表 27－3 表示了静态与动态引导的差异。动态引导更专业，因为它要求能眼-手协调完成。另一个区别是穿刺需要使用一只手或另一只手引导。最近一些数据表明，探头引导可以帮助保持穿刺针尖在视野范围内，理论上将可以减少临床并发症的风险。

表 27－3 中心静脉导管的位置在动态与静态超声引导的不同

动态引导	静态引导
超声波定位和指导下穿刺	超声波定位和标记的地标
更精确的和“实时”	穿刺不是图像引导
更加难以保持无菌	标记和穿刺之间的时间延迟
需要大量的手眼协调能力	更容易保持无菌
	更少的技术要求

▶ 切面和视图

对于我们的目标来说，有两个平面是需要考虑的：横断面和纵向面。对于超声传感器和图像，哪个更合适需要看血管的轴线。横断面的视图是一个横截面，提供给操作者关于这个结构邻近血管间的关系。例如，一个颈内静脉横断面可能清晰地看到邻近的颈动脉、迷走神经、甲状腺和气管。

一个纵向面视图可以看到血管前面或者其后的组织，也可能清晰地看到穿刺针进入血管中，但是不能同时清晰地看到血管侧面的结构（如图 27－9），所以普通的中心静脉和外周动脉定位都适用。

▶ 定位的方法

定位可能是成功过程最重要的一步。大多数传感器都有一个可识别的标志，在一侧称之为“凹口”。这对应于一个标志图像定位在哪一侧，可允许定位在右边或左边，或横向方向（图 27－10）。在极少数情况不能确定方向，一根手指可以擦在传感器表面的一侧产生一个图像并确认方向（图 27－11）。

定位的问题在很大程度上是可以防止的，在确保适当的患者，传感器，超声波控制台定位方面。操作员、传感器和控制台应安排在一条直线（图 27－11）。这样，血管插管和图像屏幕将在操作员的直线视线内。

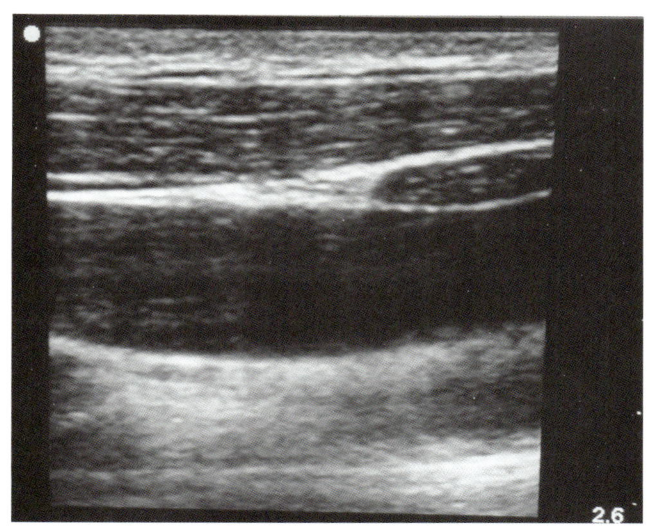

图 27－9 颈内静脉的纵向视图

周围结构与横向视图信息的位置相比是有限的。

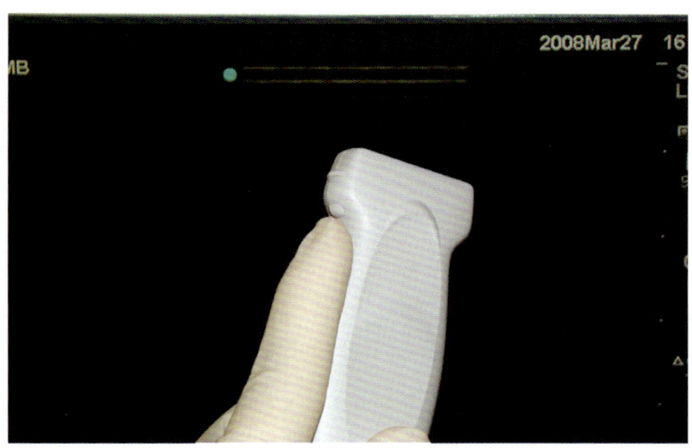

图 27－10 获得定位、传感器上的“凹口”(只是远指尖)

应该匹配屏幕上的“点”(蓝色的圆,上部左侧)。

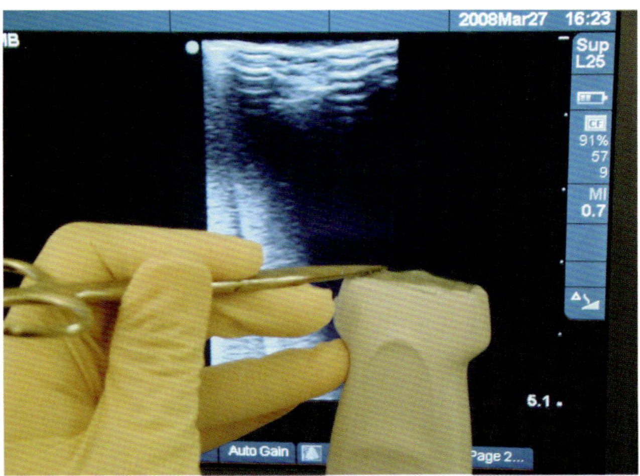

图 27－11 探针表面可以通过搓手指或工具来确定方向

在这种情况下,剪刀放在左边的探针,在屏幕上视为一个工件在左边,这也可以轻松完成探头在患侧。

穿刺颈内静脉时,控制台应对同一侧血管插管,通常在患者的水平位置,以确保传感器定位——超声的右侧,患者的右侧和图像的右侧对齐。插管锁骨下或腋静脉时,控制台应该在患者的对侧,然后视野在操作者的直线视线内。在这个模式中,传感器右侧对应于患者的下面,其他都是相同的。

一旦确定定位,需扫描这块区域,并且操作者需要去区分动脉和静脉,可以通过几种方式来区分。第一种也是最容易的一种方法是,评估血管被传感器压迫下引起的改变,可以用人眼观察到。静脉比动脉能承受一个更小的压力,除非有血凝块的存在(图 27－13)。第二种方法是评估呼吸频率对血管直径的影响,静脉通常比动脉更容易受到影响。第三种方法是通过标准的多普勒或彩色多普勒检查血管,通过听血管的声

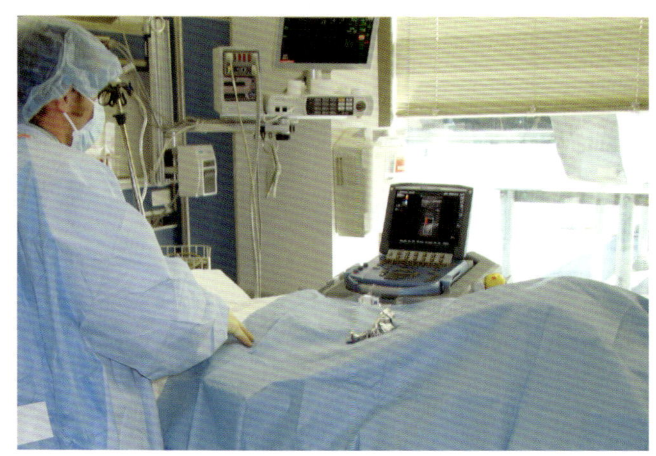

图 27－12 目标血管/探针

为使患者舒适,屏幕应该在操作者的视线,在手术过程中减少操作者的移动。

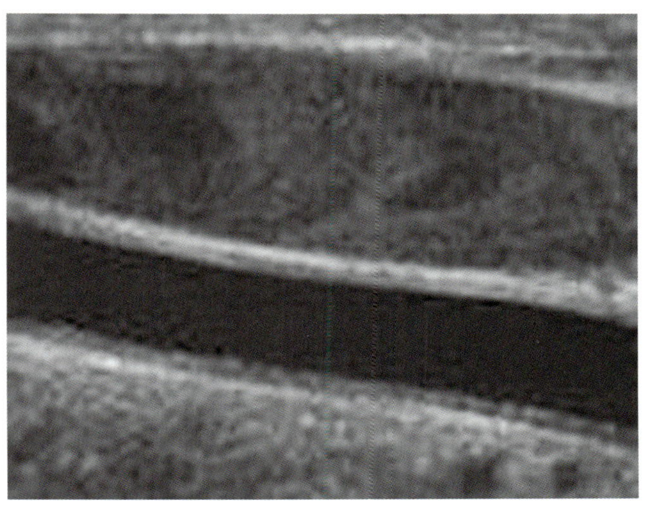

图 27－13 纵向视图通过颈内静脉(上)和颈动脉(底部)显示在颈内静脉血栓

音信号或观察"搏动"的颜色特点，两者都可以评估血流速率以确定目标血管。正如前面所说，血管中血流的颜色取决于传感器的位置。它是非常有用的，彩色多普勒的信号对于血管在整个区域，通过关注入射角，动脉血流很容易和静脉血流相区别。胸廓的一个迅猛的波动可以产生一个非常快的静脉血流，以致可以模拟一个动脉血流，此时可能就需要使用其他两种呼吸频率变化和压缩系数来帮助区分血管的类型。

有时，静脉可能看不见，这个现象最常见的原因是，血容量减少导致血管塌陷。可以使患者转为仰卧位，或采用咽鼓管充气法，或补充液体改善。其他比较少见的原因是血管发育不良，慢性闭塞，血管瘢痕形成，或有血栓形成，以致完全阻塞血管内腔。可能很难区分血栓来自周围组织还是出现在缺乏血管的地方。在这类病例中，最近端和最远端的血管应该被彻底的检查，进行有条理的多普勒超声评估深静脉血栓，优先考虑中心静脉穿刺。如果评估困难或血管开放不能确定，需行不同途径的穿刺置管。

怎样去实施超声引导下的穿刺

▶ 颈内静脉

颈内静脉穿刺成功的第一步是给患者摆好体位。患者的头应该轻微向后仰，使颈部充分暴露。应避免颈部和头部一起转动，这样可能会导致颈动脉和颈静脉的解剖部位变形，增加它们的重叠。患者应该仰卧在病床上，而且超声仪器应该放在同侧腰部的位置。

当没有超声时，最初是依靠人体的体表标志去选择一个穿刺部位的。这位置应该在超声下实施的原因有 2 个，它不仅可以即时反馈给操作者有关的体表位置，而且也可以教学体表位置和超声下位置的方法。在这个过程中，应该确定正确的方法，横截面和纵向图。目标血管及其周围结构也应该确认，血管通畅才能实施穿刺。

患者的皮肤应按常规方式备皮，并且应该铺巾以维持避免和减少导管相关性感染的发生。超声的使用引入了另一个设备进入了无菌区，保持区域无菌性是更困难的。正在学习中的医师应特别注意这个问题，是为了保持一个良好的习惯。最近，拉蒂夫等的一项研究表明，仿真系统训练用于无菌技术是有帮助的。当协助手握住超声传感器时，一个无菌超声防护套应该在无菌区域采用。

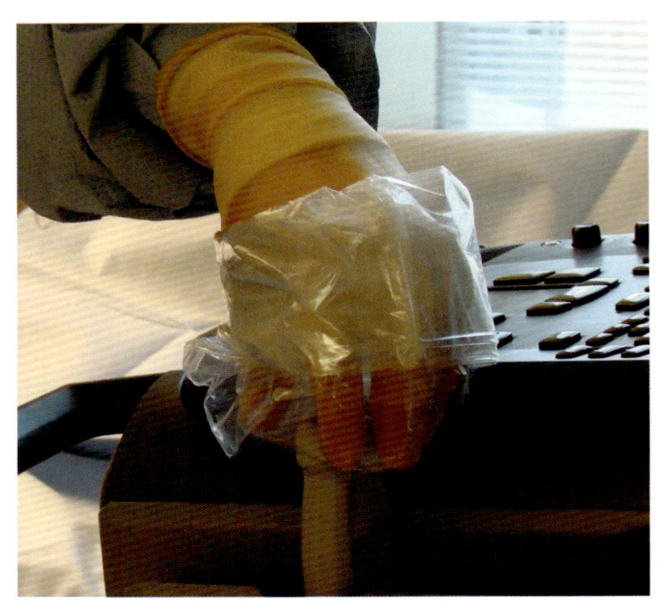

图 27 - 14 超声探针使用单手技术保持无菌，一旦覆盖，探头放在无菌区域

当患者准备好并完成铺巾之后，导管建立于常规通路，所有的端口应该应用无菌生理盐水，排出里面的空气，检测导管的封闭性——可能来自生产时的缺陷。导管置入时所需的组件包括穿刺针、导线、扩皮器、手术刀，并且应该按一定顺序，便于操作。协助手握着传感器的胶体手柄使用超声（可以是无菌的胶体），在一个如操作者可以同时使用传感器和一个无菌置管的位置（图 27 - 14），注意这不是利用助理。传感器可以被操作者所持，手握着在无菌套里面的传感器。无菌套完全覆盖传感器导线，无菌的橡胶手柄是用在安全的无菌套中。超声的第二个检查是用于确定内脏器官的位置，记住基本的位置，任何时间探查患者基本上都是一个确定的适当步骤。

当进行血管穿刺时，使用相同的穿入和进针轨迹，可能会利用靠近体表标志（横向或中间的）。如果在横截面上使用超声引导，可以在屏幕上确定血管的内腔，如果血管在屏幕中央，那么它就正好在传感器的头部中间。有时是使用执行一个"模拟穿刺"确认你想要穿刺血管位置相对于血管的底部（图 27 - 15）。这是通过针在皮肤表面然后使用传感器进行的。穿刺针所产生的影像应该是直接可以看见的，或者重叠在目标血管上（图 27 - 15）。皮肤穿刺靠近传感器 1 cm 左右，大量案例结果显示在可视的情况下，穿刺针的针尖进入血管之后没有必要去很大程度移动探针。如果穿刺针的针尖不能看见挤压进入血管上面的皮下组织或者血管本身，沿血管轴向移动探头且略

“搅拌”穿刺针，将会重新得到穿刺针或针尖的图像。穿刺针针尖直接穿过静脉上的皮下组织是形成“V”的原因(图 27－16)。确保穿刺针的针尖必须全程都在可见视野内，很容易把穿刺针的针杆部误解为针尖，在血管中轴前移探针，并维持针尖在图像中。如果做好上述步骤，应该可以看见穿刺针的尖端进入血管内腔，就像血管内注射一样。最近的数据表明，纵向引导或者被称为“结构内面”技术，可以减少不小心刺破动脉和刺破其后面的静脉。这个技术可以保护穿刺针针尖一直维持在可视范围内。描述了一个混合的方式(中间-倾斜)。

一旦血管穿刺成功，传感器可以撤离，之后的步骤是常规的导丝放置，位置可以用超声确定，并且可以保存文档在医疗记录上。缓慢地前行导丝，应该只有很小或者没有阻力。基于练习的经历，在正常人身上，穿刺点距离上腔静脉末端，不会超过 17～18 cm，

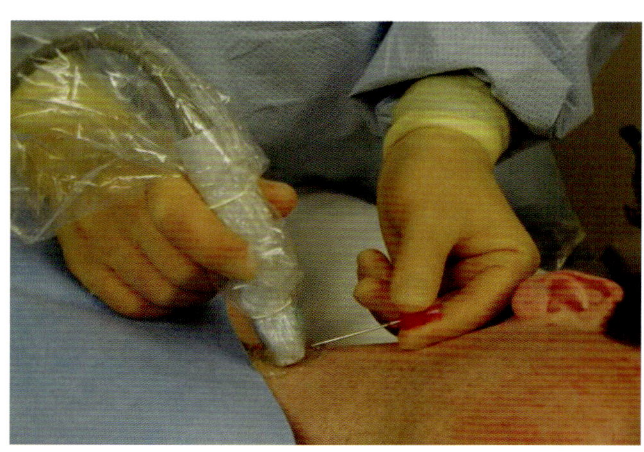

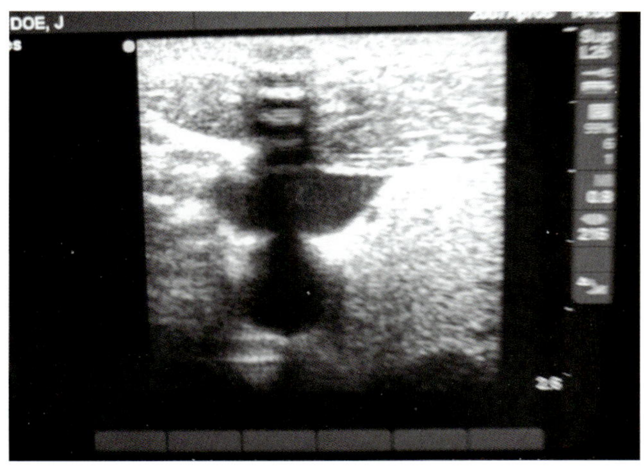

图 27－15 “模拟穿刺”技术方法

针放置在皮肤表面，然后用超声波成像(上)，穿刺针必将对底层结构形成声影。如果穿刺针直接覆盖静脉，声影将平分静脉(底部)。

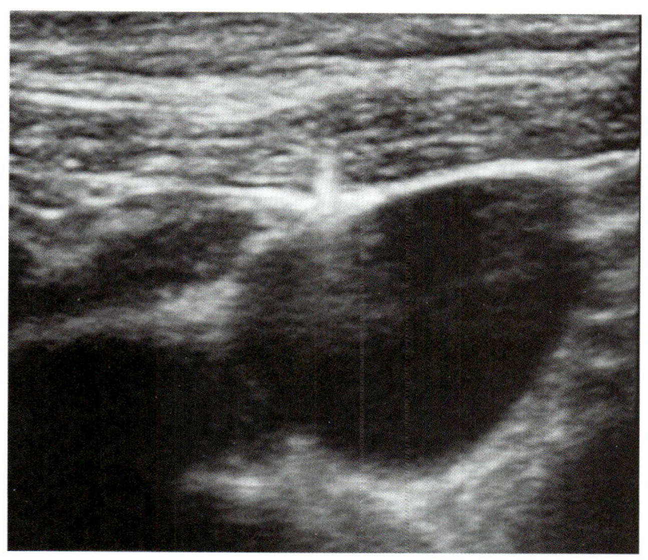

图 27－16 穿刺期间的颈内静脉的横向视图

针尖端(亮白色)被穿透颈内静脉在 11 点钟方向。注意探头通常是放置在穿刺针的末端约 1～2 厘米，以确保尖端仍将在超声波视图，探头可以移动近端或远端，保持针尖端在视野范围内。

因此，导丝不应该超过这个数值。当导丝的位置是适当的，那穿刺针可被移出，并且穿刺切口是通过导丝进入皮肤的那个点。然后扩皮，接下来扩皮器不能插入太深，因为可能导致血管穿孔。当导管进入想要到达的位置，通常不超过 17～18 cm。当确定导管是适当的，通畅的及有把握的。移除扩皮器，患者穿好衣服之后，应该快速做一个前胸壁的超声评估是否有气胸(详见 18 章和 19 章)。

在病案中应记载超声记录。通常，需记录关于超声如何定位，血管的开放，证明导丝或导管进入血管的影像，并且作为报账的依据。另外，需记录证明存在或无胸膜滑动的资料(视频 27－1)。

▶ 锁骨下静脉

通常，锁骨下静脉比颈内静脉、腋静脉甚至股静脉更难用超声形象的诊断。因为它位于锁骨下，这就需要更准确的测量角度和传感器的操作去获取有用的图像(图 27－17)。对于肥胖的患者，两个额外的挑战是很难从锁骨下观察静脉的图象，及不能从体表按压到静脉，也就很难去评估静脉血栓。然而，已有研究表明超声对于锁骨下静脉穿刺的有用性，例如减少并发症，增加成功率和减少操作时间。

以我们的经验看来，从纵向的视图来看锁骨下静脉更容易，锁骨上静脉需要的横向切面视图常常是一个技术挑战，尤其对肥胖的患者。然而，一些操作者却

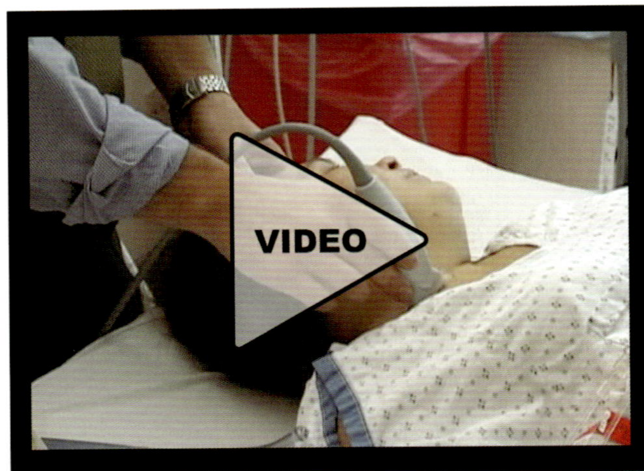

视频 27－1 超声引导颈静脉置管

时间范围：0：0—0：06 s：预先筛查目标血管的换能器位置；0：07—0：23 s：通过可压缩性确定颈静脉；0：24—0：43 s：通过彩色多普勒确定颈静脉；0：44 s：视频结束。在短轴切面上直接引导血管穿刺置管（注意穿刺针自上方进入血管）。

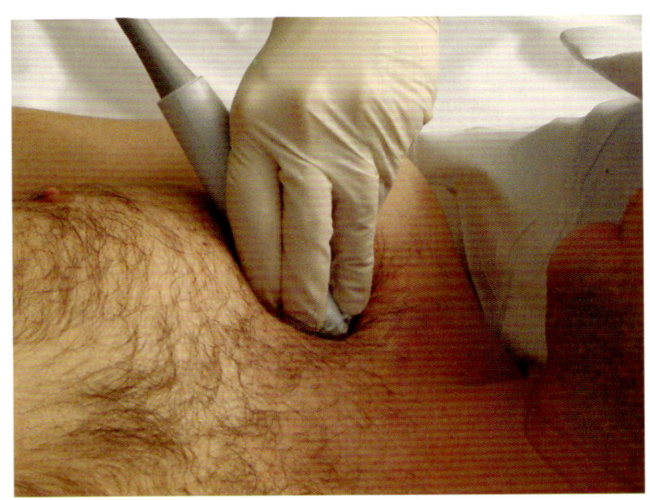

图 27－17 要求显示锁骨下静脉图像探针所在的位置

注意向头部的角度，在图像引导下穿刺需要获得一个好的视图是很烦琐的。

更喜欢锁骨上静脉穿刺，如果横截面的视图已经描述出来了，使用一个细小的足迹曲线可以在锁骨下有更好的入射角，将会提高静脉的视图。如图 27－17 所示，典型的传感器探测锁骨下动脉，图 27－18 提供的是它的超声图像。注意到患者很瘦，那么选择锁骨下窗口就可以了，除了锁骨下置管相当困难，其他的动态超声引导下和很长的“学习曲线”都和它相关。这些操作基本上和颈内静脉相同，除了使用纵向面的视角去描述。

▶ 腋下静脉

通过其他的途径知道使用腋下静脉作为中心静脉进行穿刺有很多独特的优势，但不是很好操作，因为它位于胸廓前面很深的位置。腋下静脉置管比锁骨下静脉置管有更低的相关风险。比起锁骨下静脉，腋下静脉发生并发症也更少，如血气胸、气胸和乳糜胸。腋静脉比锁骨下静脉更容易压缩和识别血凝块。然而，这可能会产生其他并发症，如导致臂丛受损，特别是从近外侧置管。明显的缺点是需要使用超声去确定腋静脉的位置及指导之后的置管。而其他中心静脉置管使用体表标志定位倒是没有太大影响。图 27－19 示，腋静脉横断面的视图时传感器的摆放位置，与颈内静脉和锁骨下静脉穿刺一样，应该要做个胸部的核心扫描去确定胸膜是否变化，从根本上减少气胸发生的可能。

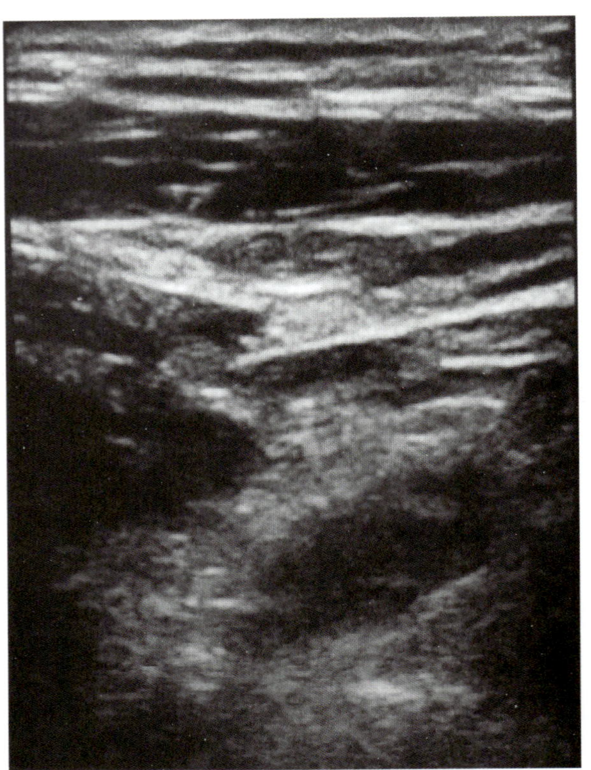

图 27－18 锁骨下静脉的纵向视图（黑暗，圆形结构远离开中心）

右下：锁骨下动脉

▶ 股静脉

股静脉穿刺一直是很受欢迎的方法，因为那些威胁到生命的并发症很少发生。除了有很多感染风险外，还有其他一些重要的临床并发症可能发生，值得注意。意外的（或者故意的）穿到股动脉，特别是凝血功能障碍的患者，可能会发生致命性腹股后出血或血肿。插管针无意中刺激股神经可引起剧烈疼痛。穿

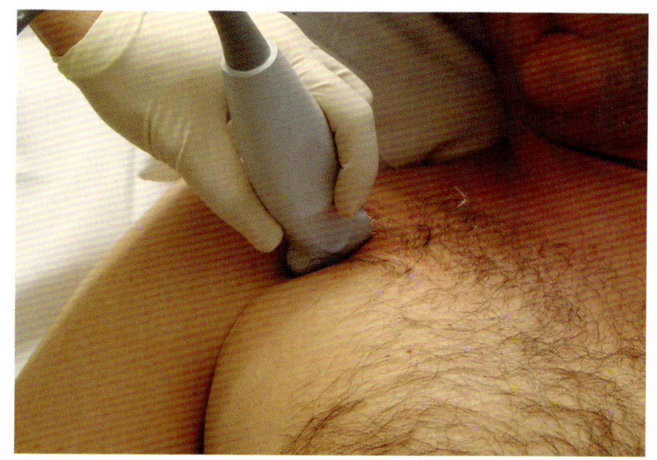

图 27－19 超声下看腋静脉时探头的位置

刺部位偏上也会无意中穿入腹腔结构。超声引导可以帮助避免这些严重并发症。

正如颈内、锁骨下、腋窝导管，实现正确定位是股动静脉通路成功的第一步。超声仪应放置在患者对侧，直接对着操作者。如果可能，应扫描整个区域，确定所有血管结构，包括股动脉，股总静脉和隐静脉或股部深静脉血管。一旦确定静脉，应评估血栓存在否。另外，深入探测腹股沟韧带下时，应该获得静脉长轴图像，韧带本身应标记在皮肤上(图 27－20)。这能确保不会穿刺入腹腔。

无论选择置管的部位如何，超声引导比基于解剖标记的技术有更多优点。包括评估并发症，如气胸和(或)血胸，甚至导管尖端异位。Zanobetti 等 2013 年显示，与胸片相比，超声在发现机械性并发症方面，敏感性 94%，特异性 89%，且耗时更短(5 分钟比 65 分钟)。

超声引导下动脉导管置入术

超声引导 CVC 置入的原理和技术能容易地运用于动脉导管留置。从超声引导的角度来看，两种手术方法非常相似。然而，有一些与动脉导管放置有关的因素值得特别考虑。

最常见的插管动脉包括桡动脉、腋动脉和股动脉途径。受欢迎程度上，桡动脉途径显著超过其他途径。其原因是手腕易于触及，手的双重循环(大多数患者)，以及手腕相对清洁。然而重要的是桡动脉置管并非无风险。

1929 年，Edgar van Nuys Allen 医师描述了一种手法，通过阻断桡动脉和尺动脉血流，然后释放尺侧或桡侧，以查看手掌循环是否恢复，是测试掌循环的

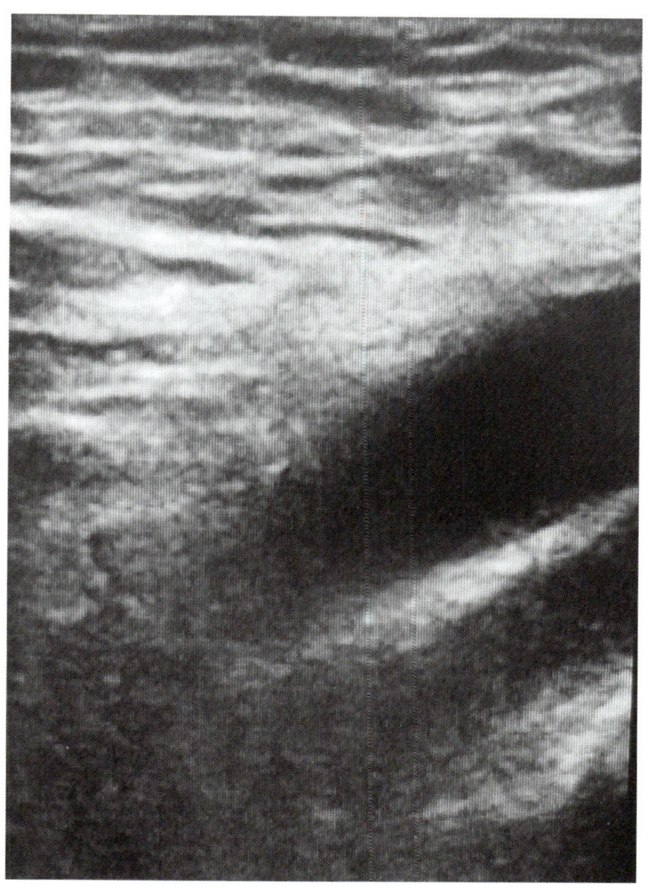

图 27－20 腹股沟韧带后方股静脉长轴切面

此患者动脉比静脉更显著，在侧高亮区可见腹股沟韧带。

方法。重复测试以评估两条动脉中一条的流量。这个测试的重要性在于确定循环的二重性，如果其中一个动脉受到阻塞(穿刺后血栓或痉挛)，掌循环不受影响。尽管对于艾伦试验预测手缺血风险方面的价值存在争议，但是检测仍将继续进行，尤其是在采集桡动脉行冠状动脉旁路移植的情况下。使用超声能提高艾伦试验的准确性，首先在 1973 年报道。该试验需要用多普勒超声定位手腕动脉，然后阻断桡动脉。如果能维持血流，则有足够的双重循环，这表明桡动脉插管或采集是安全的(图 27－21)。

桡动脉置管失败与血肿形成有关。虽然这通常不显著，没有临床后果，但是在触诊期间，血肿会掩盖动脉搏动而严重影响进一步尝试。作为结果，操作时间延长，疼痛增加，最终会失败。使用静态引导标记合适的穿刺部位或动态下引导，可减少不成功的尝试次数(图 27－22)，会增加首次成功率达 71%。如果超声监测时产生血肿，在 2D 成像上应用多普勒或彩色多普勒，动脉血流仍是稳定的，使随后的尝试成为可能。

有趣的是，Yokoyama 等显示：通过超声检查显

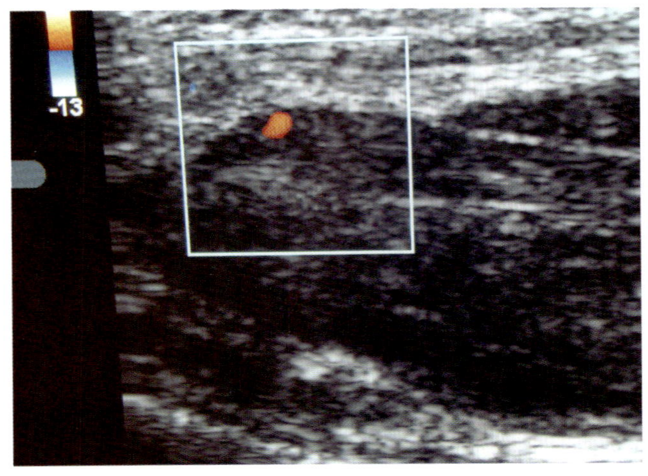

(A)

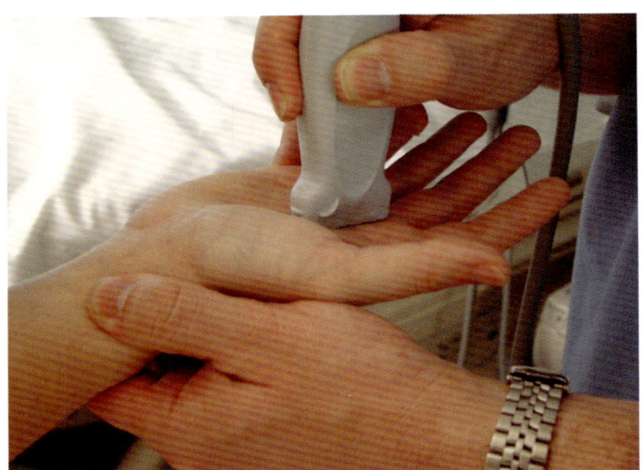

(B)

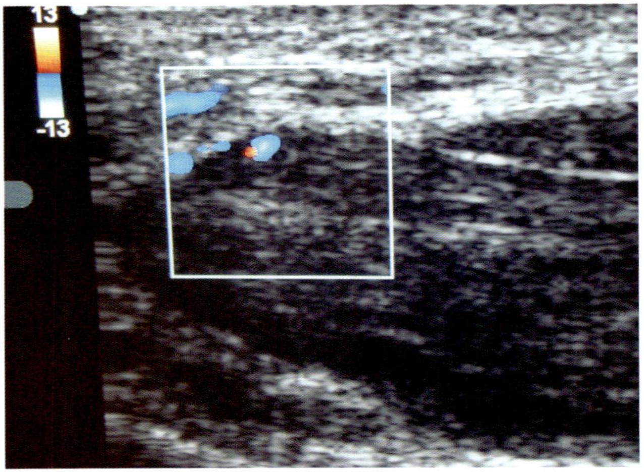

(C)

图 27－21 (A) 掌弓的彩色多普勒图像。(B) 掌弓影像显示桡动脉闭塞。(C) 桡动脉闭塞后掌弓血液逆流，提示血流靠尺动脉维持

示通过桡动脉途径行经皮冠状动脉介入的 115 名患者中有 11 名(2.6%)有桡动脉解剖变异。只有 3 例无法动脉置管。这些发现证实，即便存在解剖变异，超声引导仍能确定可完成操作的患者。

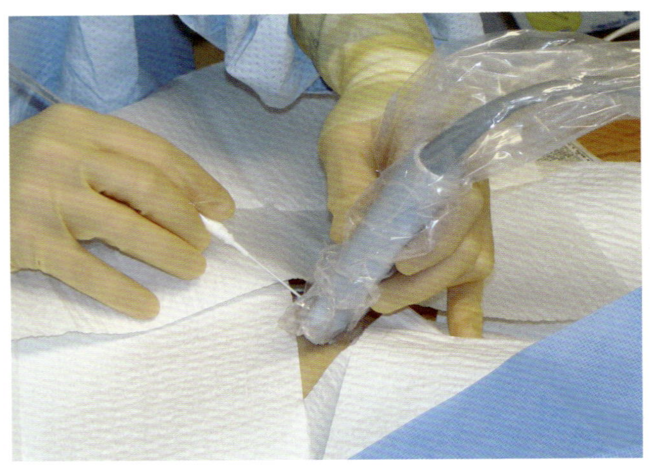

图 27－22 超声动态引导下桡动脉插管

PICC 管/中线导管

近年来，PICC 管已得到明显普及，可能是因为留置的并发症发生率低，与标准 CVC 相比，提高患者舒适度，门诊患者安全性和易护理，导管相关感染发生率相对低。首先将 PICC 描述为中心静脉导管置入颈内、锁骨下或股静脉的替代，将 PICC 置入上肢的外围静脉并“穿行”进入中心静脉系统(图 27－23)。

有相当数量的数据关于这些导管的长期并发症。最常见的并发症包括血栓形成，导管相关感染，导管尖端异位或移位，血管或心室穿孔，深静脉血栓形成和功能障碍。与血栓形成风险升高的相关因素包括导管尺寸较大，头静脉置入，“外周”置入(留置于腔静脉外)，导管置入持续时间，以及存在潜在的实体恶性肿瘤或高凝疾病。注意：最好的导管尖端位置在上腔静脉(SVC)右心房交界，SVC 内远端 1/3 处。这个位置会令导管尖端在腔内“漂浮”，与血栓形成率降低有关。此外，与腋静脉，锁骨下静脉或头臂静脉相比，SVC 有更高的流速，对输注腐蚀性物质而导致的血栓形成和血管损伤有价值。

PICC 导管相关感染风险大大低于 CVC，但仍是个重要问题。与感染率增高有关的因素为：使用除 2%氯己定以外的任何皮肤消毒剂，缺乏完备的屏障预防措施(帽子，面罩，手术衣，手套和大量覆盖物)，以及使用超过一个腔的导管(管腔越多，风险越高)。抗菌 PICC 管会降低这种风险，但这方面的证据尚未明确。

市场上有几种 PICC 管路套件。选择导管时，评

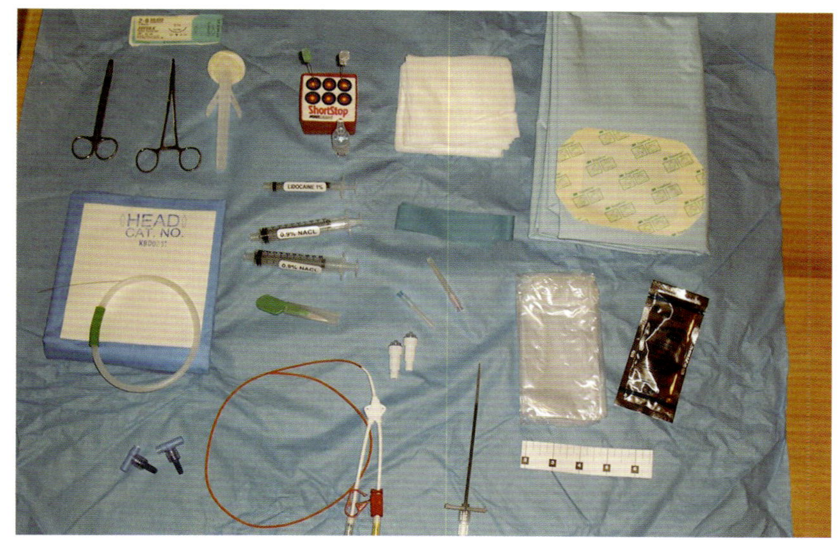

图 27 - 23 直插式套件

注意照片底部中心的导管。这是导向导丝导引器系统的示例(剥离导引器在右下方)。PICC 表示外周插入的中心静脉导管。

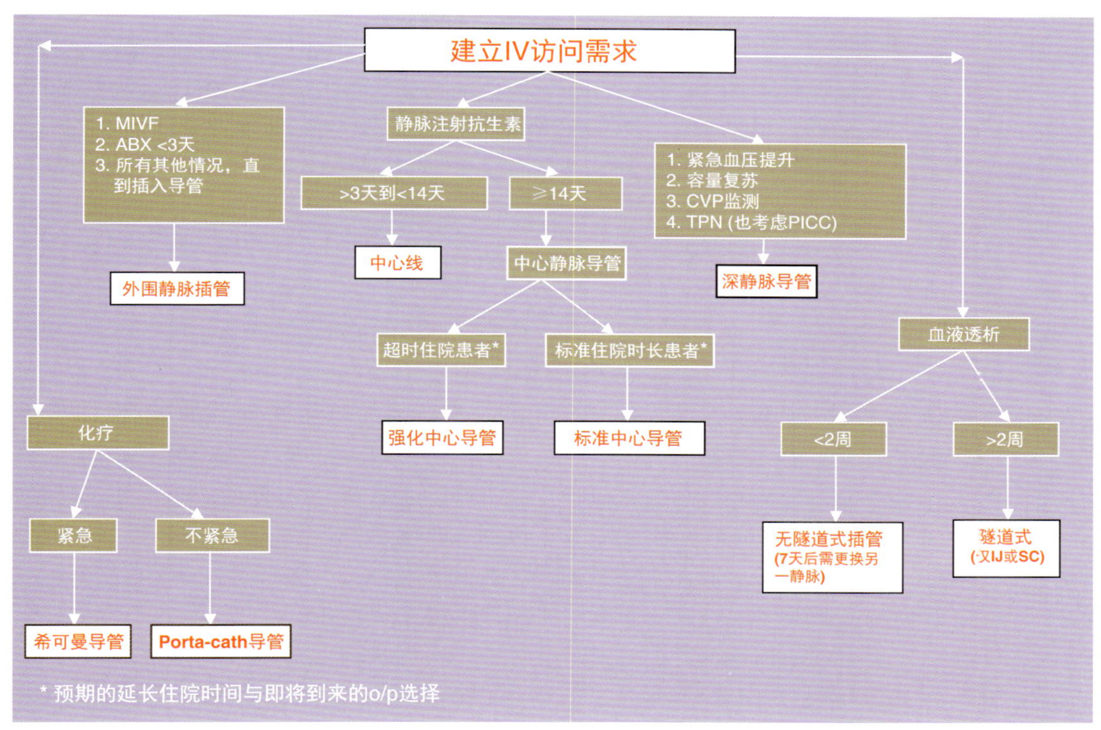

图 27 - 24 静脉注射流程图

估患者的特殊需求是很有必要的。例如可进行高压输液的“power PICC”，能静脉注射造影剂。PICC 也会带 1,2 或 3 个腔，这应根据患者需求来选。

有两种 PICC 放置的基本方法。首先为塞尔丁格技术——用穿刺针穿入血管，将导丝穿过针，随后退出针，然后置入扩皮器扩开组织，将 PICC 插入到适当位置，随后退出导丝。第二种方法需要使用类似于穿刺针的装置插管，血管由针头/导管组合插入，然后将导管前推入血管。通过导管置入 PICC，然后“撕掉”导管。这种方法更麻烦。

在确定血管导管装置的类型时，用已确定流程管理静脉置管。在决定血管通路装置时，要考虑适应症、患者因素和替代方案，可以避免过度和不适当的使用 PICC 管。一种方法如图 27 - 24 所示。

对于 PICC 管置入,用 2D 和彩色多普勒超声来"标识"导管末端。确定所有手臂远端的浅表血管结构,特别注意从静脉中区别出动脉,评估静脉大小。图 27-25 显示了典型的上肢静脉解剖结构。标记完成后,选择置管的候选静脉并标记。应通过确保可压缩性和静脉血流来评估通畅性。

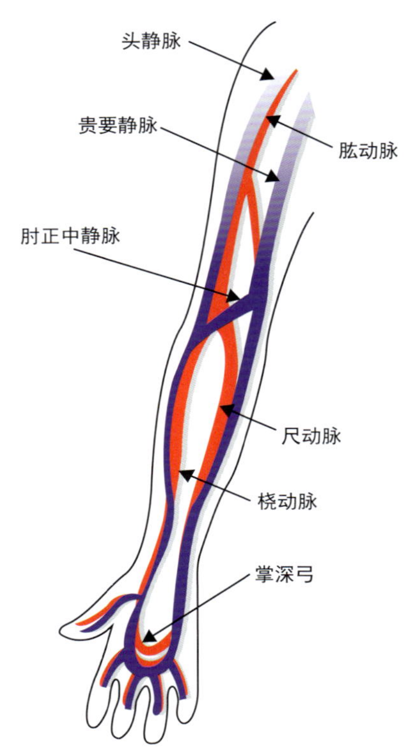

图 27-25 上肢静脉典型静脉图

一旦所有必要的设备到位,安置患者于无菌且稳固的平台。图 27-26 展示成功置管的理想体位。由于当置入左臂时,导管尖端异位发生率更高,所以优选右臂。注意手臂外展,并轻度外旋和固定;此姿势利于穿刺贵要静脉,并有助于从插入部位到中心静脉系统形成直线,以减少导管尖端异位。如果手臂仍贴近患者身侧,导管尖端必须转弯方进入锁骨下;这增加了导管进入同侧颈内静脉或盘卷在锁骨下的风险。没有关于 PICC 或中线导管留置空气栓塞风险的数据;风险可以忽略,或略同于外周静脉置管的风险。因此,不需要特伦德伦伯卧位。

接下来,打开所需的 PICC 套件,并准备管路本身。通常,这些导管有一个长的金属填塞物,在置管过程中能提供硬度,可以部分撤回以允许修剪导管。测量从打算置入的位置到肩关节的距离,加上肩关节与胸骨切迹的距离,再加约 6 cm 为导管在上腔静脉远端的恰当定位,用以预计导管留置长度。一旦确定了这个距离,应该修剪导管长度。不应该剪断填塞物,否则会产生刺穿血管的断端。

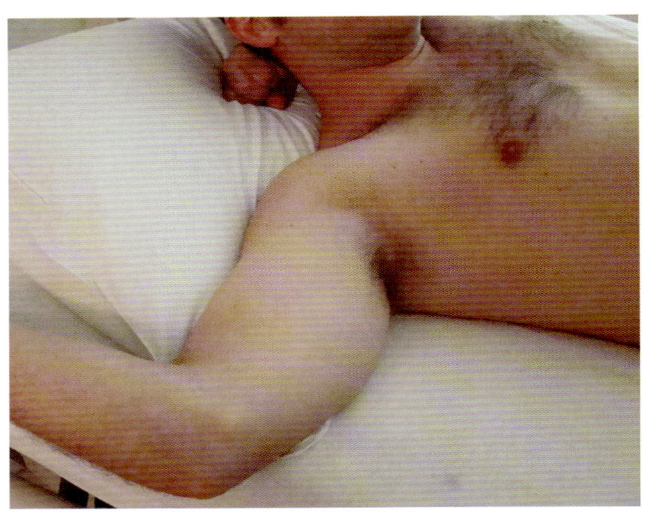

图 27-26 PICC 线插入期间的最佳臂位置

肩峰外旋,手臂弯曲 90°。这个动作暴露了贵要静脉。

重新扫描区域并确认目标静脉位置。按照 CVC 部分的描述,在动态引导下对血管进行置管。当穿刺到静脉时,取出任何可能存在于导引器上的扩张器,并缓慢推进导管到位置。迅速推进导管会增加导管异位的风险。通过减慢推进速度,导管变得更"顺流而动",进入正确位置。记住导管已经修剪到适当长度,所以推进底座将确保正确的尖端位置。当导管完全推进时,取下管芯或填塞物,连接一个注射器,以确保导管在血管内。如果可能,还可以通过超声扫描同侧颈内静脉和对侧锁骨下静脉,来评估导管尖端异位。然后可以通过缝合线或几种商业上可用的黏合装置中的一种来固定导管,并适当地修整。当然,应该用移动式胸部 X 射线片来确认正确位置。

外周静脉通路

使用 PICC 和中线设备的最常见原因之一是难以获得足够的外周血管通路。这可以部分地通过护理和供应人员用超声指导原理建立外周静脉通路来避免。多项研究表明:这一策略能够有效增加成功的外周置管,减少 PICC 和(或)中线导管使用。

总 结

超声波引导使创建血管通路更安全、更简单。不管执行的操作是什么,基本技术都相同。一旦掌握超声动态定位技术，它几乎可以用于任何操作。最近已出版（和发展）的实践指南提供了更多信息。不应该用超声来代替经典技术。而是应该用它来增加静脉系统和血管通路操作的知识。请记得在病历中适当记录超声的使用情况。

参考文献

1. McGee DC，Gould MK. Preventing complications of central venous catheterization. N Engl J Med. 2003；348：1123－1133.
2. Brennan JM，Blair JE，Hampole C，Goonewardena S. Radial artery pulse pressure variation correlates with brachial artery peak velocity variation in ventilated subjects when measured by internal medicine residents using hand-carried ultrasound devices. Chest. 2007；131：1301－1307.
3. Polderman KH，Girbes AJ. Central venous catheter use. Part 1：mechanical complications. Intensive Care Med. 2002；28：1－17.
4. Merrer J，De Jonghe B，Golliot F，et al. Complications of femoral and subclavian venous catheterization in critically ill patients：a randomized controlled trial. JAMA. 2001；286：700－707.
5. Mansfield PF，Hohn DC，Fornage BD. Complications and failures of subclavian vein catheterization. New Engl J Med. 1994；331：1735－1738.
6. Light RW. Pleural Diseases. 5th ed. Philadelphia，PA：Lippincott Williams & Wilkins；2007.
7. Legler D，Nugent M. Doppler localization of the internal jugular vein facilitates central venous cannulation. Anesthesiology. 1984；60：481－482.
8. Randolph AG，Cook DJ，Gonzales CA，et al. Ultrasound guidance for placement of central venous catheters：a metaanalysis of the literature. Crit Care Med. 1996；24：2053－2058.
9. Hind D，Calvert N，McWilliams SR，et al. Ultrasonic locating devices for central venous cannulation：metaanalysis. BMJ. 2003；327：361.
10. Rabindranath KS，Kumar E，Shail R，Vaux E. Use of real-time ultrasound guidance for the placement of hemodialysis catheters：a systematic review and metaanalysis of randomized controlled trials. Am J Kidney Dis. 2011；58：964－970.
11. Feller-Kopman D. Ultrasound-guided internal jugular access. Chest. 2007；132：302－309.
12. Maecken T，Grau T. Ultrasound imaging in vascular access. Crit Care Med. 2007；35：S178－S185.
13. Cavanna L，Civardi G，Vallisa D，et al. Ultrasound-guided central venous catheterization in cancer patients improves the success rate of cannulation and reduces mechanical complications：a prospective observational study of 1，978 consecutive catheterizations. World J SurgOncol. 2010；8：91.
14. Peris A，Zagli G，Bonizzoli M，et al. Implantation of 3951 long-term central venous catheters：performances，risk analysis，and patient comfort after ultrasound-guidance introduction. AnesthAnalg. 2010；111：1194－1201.
15. Milling TJ Jr，Rose J，Briggs WM，et al. Randomized，controlled clinical trial of point-of-care limited ultrasonography assistance of central venous cannulation：the third sonography outcomes assessment program（SOAP－3）trial. Crit Care Med. 2005；33：1764－1769.
16. NICE Guidelines. http：//www. nice. org. uk/nicemedia/pdf/ Ultrasound_49_GUIDANCE. pdf. Accessed March 3，2009.
17. Rothschild J. AHRQ evidence based practice. http：//www. ahrq. gov/clinic/ptsafety/pdf/chap21. pdf. Accessed March 3，2013.
18. Lamperti M，Bodenham AR，Pittiruti M，et al. International evidence-based recommendations on ultrasound-guided vascular access. Intensive Care Med. 2012；38(7)：1105－1117.
19. Muhm M. Ultrasound guided central venous access（letter）. BMJ. 2002；325：1374－1375.
20. Forauer A，Glockner J. Importance of US findings in access planning during jugular vein hemodialysis catheter placements. J VascIntervRadiol. 2000；11：233－238.
21. http：//www. cms. hhs. gov/HospitalAcqCond/Downloads/HACPOA-Listening12－17－2007. pdf. Accessed：March 19，2013.
22. Matera JT，Egerton-Warburton D，Meek R. Ultrasound guidance for central venous catheter placement in Australasian emergency departments：potential barriers to more widespread use. Emerg Med Australas. 2010；22(6)：514－523.
23. Dodge KL，Lynch CA，Moore CL，et al. Use of ultrasound guidance improves central venous catheter insertion success rates among junior residents. J Ultrasound Med. 2012；31(10)：1519－1526.
24. Sekiguchi H，Tokita JE，Minami T，et al. A prerotational，simulation-based workshop improves safety of central venous catheter insertion：results of a successful internal medicine house staff training program. Chest. 2011；140(3)：652－658.
25. Ball RD，Scouras NE，Orebaugh S，et al. Randomized，prospective，observational simulation study comparing residents' needle-guided vs. free-hand ultrasound techniques for central venous catheter access. Br J Anaesth. 2012；108(1)：72－79.
26. Mermel LA. Prevention of intravascular catheter-related infections. Ann Intern Med. 2000；132：391－402.
27. Latif RK，Bautista AF，Memon SB，et al. Teaching aseptic technique for central venous access under ultrasound guidance：a randomized trial comparing didactic training alone to didactic plus simulation-based training. AnesthAnalg.

2012; 114(3): 626 - 633.

28. Stone MB, Moon C, Sutijono D, Blaivas M. Needle tip visualization during ultrasound-guided vascular access: short axis vs. long axis approach. Am J Emerg Med. 2010; 28(3): 343 - 347.
29. Dilisio R, Mittnacht AJ. The "medial-oblique approach to ultrasound-guided central venous cannulation-maximize the view, minimize the risk. J CardiothoracVascAnesth. 2012; 26(6): 982 - 984.
30. Mayo PH, Doelken P. Pleural ultrasonography. Clin Chest Med. 2006; 27: 215 - 227.
31. Fragou M, Gravvanis A, Dimitriou V, et al. Real-time ultrasound-guided subclavian vein cannulation versus the landmark method in critical care patients: a prospective randomized study. Crit Care Med. 2011; 39(7): 1607 - 1612.
32. Sandhu NS. Transpectoral ultrasound-guided catheterization of the axillary vein: an alternative to standard catheterization of the subclavian vein. AnesthAnalg. 2004; 99: 183 - 187.
33. Mackey SP, Sinha S, Pusey J. Ultrasound imaging of the axillary vein-anatomical basis for central access (Letter). Br J Anaesth. 2003; 93: 598 - 599.
34. Galloway S, Bodenham A. Ultrasound imaging of the axillary vein-anatomical basis for central venous access. Br J Anaesth. 2003; 90: 589 - 595.
35. Sharma S, Bodenham AR, Mallick A. Ultrasound-guided infraclavicular axillary vein cannulation for central venous access. Br J Anaesth. 2004; 93: 188 - 192.
36. Uhlenkott MC, Sathishkumar S, Murray WB, et al. Realtime multimodal axillary vein imaging enhances the safety and efficacy of axillary vein catheterization in neurosurgical intensive care patients. J Neurosurg Anesthesiol. 2013; 25(1): 62 - 65.
37. Zanobetti M, Coppa A, Bulletti F, et al. Verification of correct central venous catheter placement in the emergency department: comparison between ultrasonography and chest radiography. Intern Emerg Med. 2013; 8(2): 173 - 180.
38. Mozersky DJ, Buckley CJ, Hagood CO Jr, et al. Ultrasonic evaluation of the palmar circulation. A useful adjunct to radial artery cannulation. Am J Surg. 1973; 126: 810 - 812.
39. Maher JJ, Dougherty JM. Radial artery cannulation guided by Doppler ultrasound. Am J Emerg Med. 1989; 7: 260 - 262.
40. Levin PD, Sheinin O, Gozal Y. Use of ultrasound guidance in the insertion of radial artery catheters. Crit Care Med. 2003; 31: 481 - 484.
41. Shiver S, Blaivas M, Lyon M. A prospective comparison of ultrasound-guided and blindly placed radial artery catheters. AcadEmerg Med. 2006; 13: 1275 - 1279.
42. Shiloh AL, Savel RH, Paulin LM, Eisen LA. Ultrasoundguided catheterization of the radial artery: a systematic review and meta-analysis of randomized controlled trials. Chest. 2011; 139(3): 524 - 529.
43. Yokoyama N, Takeshita S, Ochiai M, Koyama Y. Anatomic variations of the radial artery in patients undergoing transradial coronary intervention. Catheter CardiovascInterv. 2000; 49: 357 - 362.
44. Schmid MW. Risks and complications of peripherally and centrally inserted intravenous catheters. Crit Care NursClin North Am. 2000; 12: 165 - 174.
45. Maki DG, Kluger DM, Crnich CJ. The risk of bloodstream infection in adults with different intravascular access devices: a systematic review of 200 published prospective studies. Mayo Clin Proc. 2006; 81: 1159 - 1171.
46. National Association of Vascular Access Networks (NAVAN). Tip location of peripherally inserted central catheters. NAVAN position statement. JVAD. 1998; 3: 9 - 10.
47. Shokoohi H, Boniface K, McCarthy M, et al. Ultrasoundguided peripheral intravenous access program is associated with a marked reduction in central venous catheter use in noncritically ill emergency department patients. Ann Emerg Med. 2013; 61(2): 198 - 203.
48. Au AK, Rotte MJ, Grzybowski RJ, et al. Decrease in central venous catheter placement due to use of ultrasound guidance for peripheral intravenous catheters. Am J Emerg Med. 2012; 30(9): 1950 - 1954.
49. Troianos CA, Hartman GS, Glas KE, et al. Guidelines for performing ultrasound guided vascular cannulation: recommendations of the American Society of Echocardiography and the Society of Cardiovascular Anesthesiologists. J Am Soc Echocardiography. 2011; 24: 1291 - 1318.

28

眼部超声

戴维·埃文斯

扫描二维码
获取本章视频

引　言

在美国，近3%的急诊科就诊者是眼部疾病患者。床旁超声已成为创伤性和非创伤性眼部疾病诊断不可缺少的工具。虽然眼部超声不是一个新的概念，但是它在ICU的使用是比较新的。传统的眼底检查不仅难在急诊情况下的诊断困难，在急性创伤的情况下，它们是不可靠的。眼睛的物理检查需要可控的条件和适当的设备，在ICU不容易获得这些条件和设备。重症监护医师可以使用熟悉的超声设备开展有限的眼部检查，查明一些病理情况，这是一般体格检查不能发现的。眼睛本身是一个充满液体的结构，可以获得理想的超声成像。使用超声波让操作者能够获得一个详细的眼结构检查，而不需要患者睁开眼睛。这些有限的超声检查可以使医师对眼球运动，前房、后房，球后的空间，甚至颅内压对视神经鞘的影响都有效的评估。

眼部的超声解剖

眼睛及周围的眼眶可能是人体上能提供的最好声学反馈区域。周围的骨性眼眶能提供很强的后方声影。眶骨的前皮质应该是平整光滑，边缘清晰的，未显示不规则性，否则就是病理表现。眼球本身是圆的，完全无回声，除了显示前方结构和后方结构回声增强（图28－1）。前房充满了无回声的流体，而细薄的角膜所发出的强回声可以轻易地识别，角膜位于前房上方。前房下方是虹膜的强回声。在虹膜的正后方是椭圆形晶体。而晶体后面是大的无回声的后房。整个眼睛的后部是强回声，包括：视网膜、脉络膜丛和最外层巩膜。视神经和髓鞘向球后移行，在超声上可以看到一个长直的由强回声髓鞘包绕的无回声区域（图28－2）。

成像技术

眼睛是一个精细的结构，需要检查者具备精湛的技术。检查体位为半仰卧位，如果患者有明确的眼球破裂，检查则不应该在床边进行。使用一个高频率（7.5～15 MHz）的直型传感器进行检查。目前大多数超声机都有“眼部检查”的设置，但其他的预设，如小

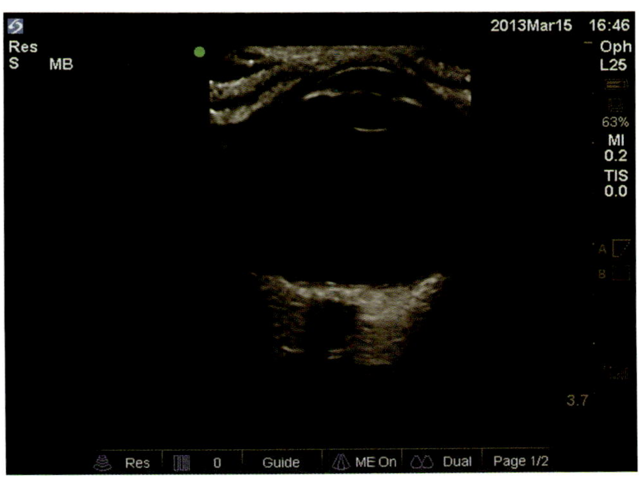

图28－1　正常眼睛

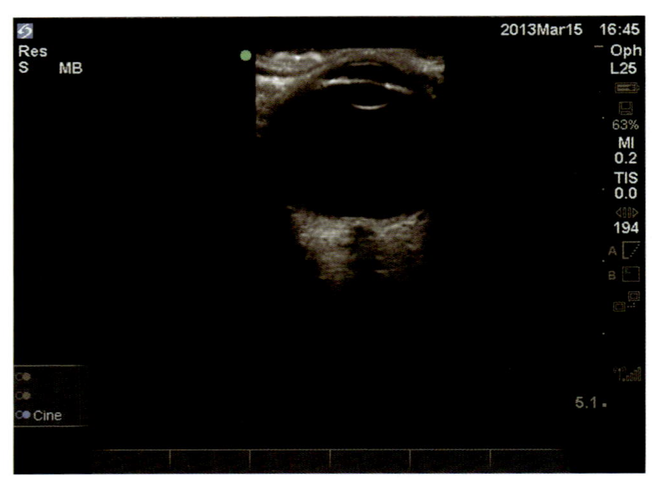

图 28－2 正常眼睛视神经鞘

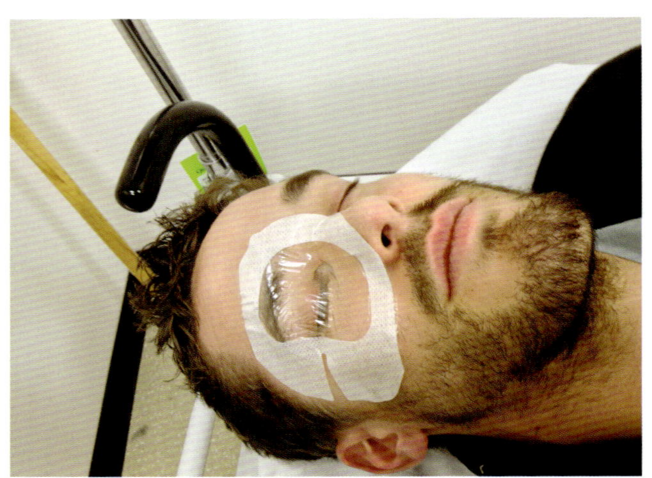

图 28－3 用于眼部超声的生物遮眼敷料

部位，肌肉骨骼，或皮肤浅表，都可以在降低输出功率的情况下使用（请向相应的超声系统制造商咨询以保证安全性）。检查时，应建议患者闭上眼睛。如果检查时患者很难闭上眼睛，可使用一个透明的第四代生物性遮眼敷料放置在患者的眼睛上（图 28－3）。大量的超声凝胶涂抹在眶前部区域（图 28－4）。高频直型超声探头应朝向患者头部的矢状面上（图 28－5）。应注意不要挤压眼内结构，而是使用凝胶丘作为探头和患者眼部的缓冲垫。检查者的手可以放在患者的鼻梁或眉眶上，以稳定图像和减轻手部疲劳。探头应该沿中间和侧面滑动以辨别出病变。完成全面的矢状面检查后，传感器应该旋转到左侧 90°的横向平面进一步检查。探头应该从头到尾进行探查以辨别病变。除此之外，让患者左、右、上、下凝视在某些时候有助于诊断（视频 28－1）。这些眼球运动有时有助于发现潜在的异常病变，如玻璃体后出血或视网膜脱离。检查时，有效地提高超声检查的作用是很重要的。

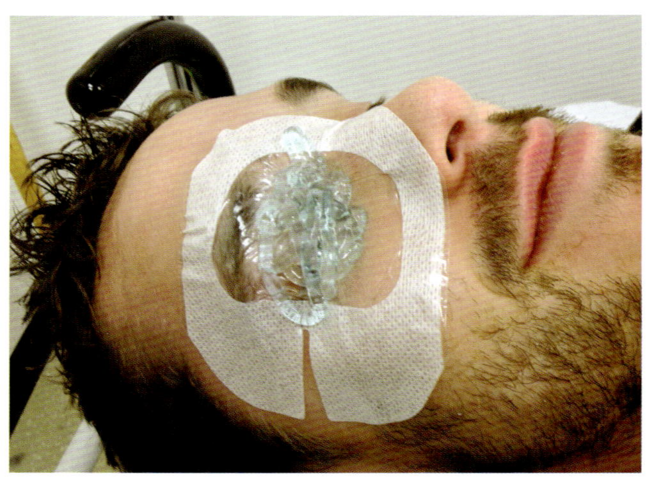

图 28－4 用于眼部超声检查的大量凝胶

临床应用

▶ 眼外伤

对于非眼科专业的医师来说，眼眶及周围结构的创伤往往是很难评估的。合并颅脑损伤和颅内压升高的情况下，通常不建议强行打开患者肿胀的眼睑并进行有限的眼部检查。因此，毫不奇怪，在多发伤并发眼损伤的情况下，大量的眼部损伤并不能得到及时的确诊。检查者用眼部超声进行快速检查，明确包括眼眶，眼球，眼球内部结构以及眼球后间隙的病变等，需要紧急联系眼科会诊的病情。

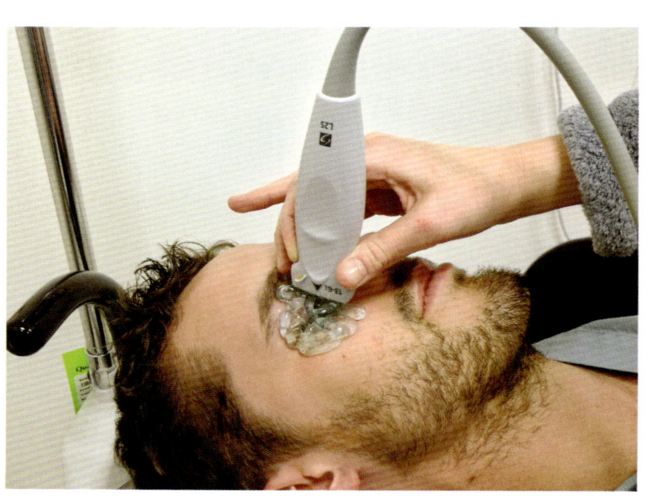

图 28－5 传感器呈矢状面

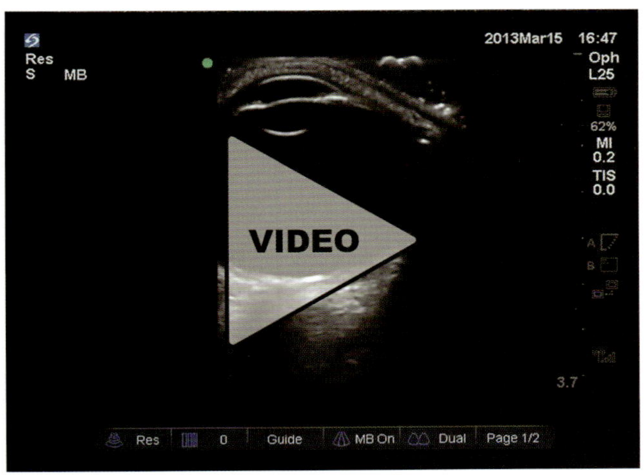

视频 28－1 正常的眼球运动

▶ 眶周外伤

CT 在眶周外伤的诊断上是非常有效的，但是，床旁超声诊断眼眶病变具有更大的优势。超声检查是实时详尽、非侵入性、廉价、安全、便携，且患者免于暴露于辐射中。CT 的使用往往受限于并发症，患者的体位和 CT 的可用性，所有的这些因素都有可能延误或阻碍严重眶壁缺损的诊断。

因此，眶周结构检查应该是任何外伤患者合并显著眶损伤的首要检查。眼眶骨折会表现为一个连续高回声层的突然中断（图 28－6）。如果有任何骨折端位移发生，则较靠前的骨折段将出现明显的后方回声增强。

▶ 玻璃体积血

玻璃体积血常出现在眼外伤和非外伤性的情况，如糖尿病视网膜病变、中央静脉阻塞。患者受伤后会出现典型的漂浮物和视力下降。超声检查图像上表现为后房的“蜘蛛网”区（图 28－7）。在这样的检查中使用增强检查是很重要的，可以可靠地识别任何出血。在动态运动时，出血的部分会在后房内有序翻转，这经常被描述为“洗衣机”式的运动（视频 28－2）。

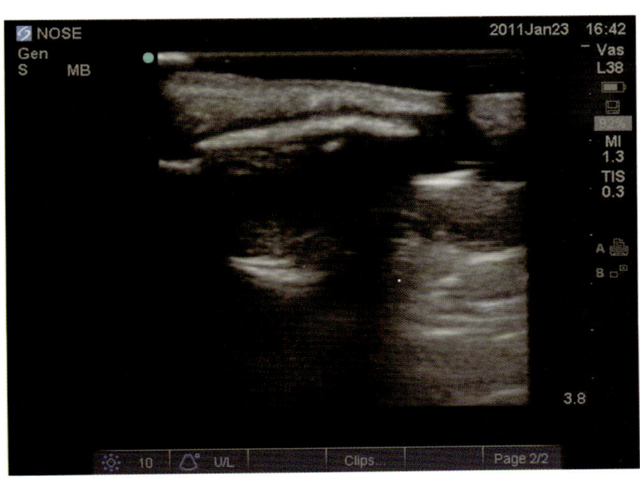

图 28－6 鼻骨骨折

▶ 眼球破裂

明显的眼球破裂通常是反对做超声检查的。如果考虑诊断为眼球破裂，在检查期间应小心不要对眼球本身施加任何压力。由于玻璃体减少，超声显示眼球失去了圆形结构，从而导致巩膜变形。通常情况下，在眼球破裂时会显示合并有一部分玻璃体积血（图 28－8）。

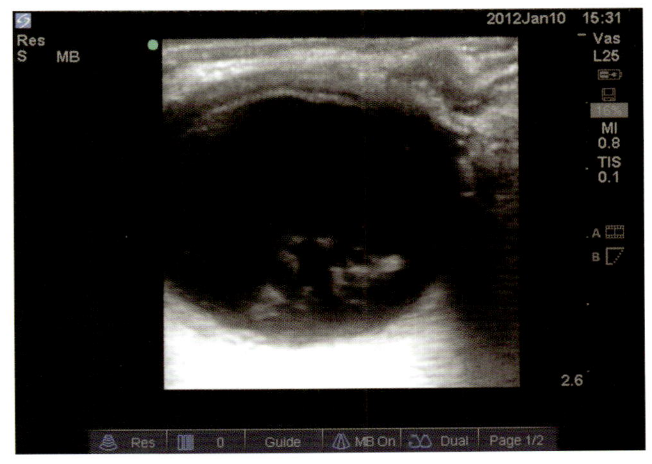

图 28－7 玻璃体后出血

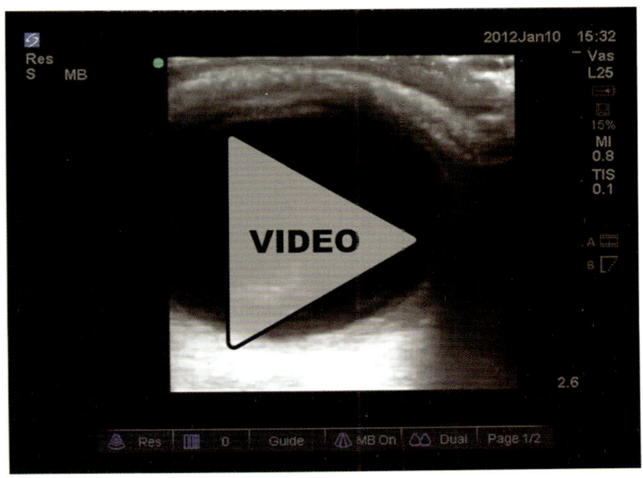

视频 28－2 玻璃体后出血

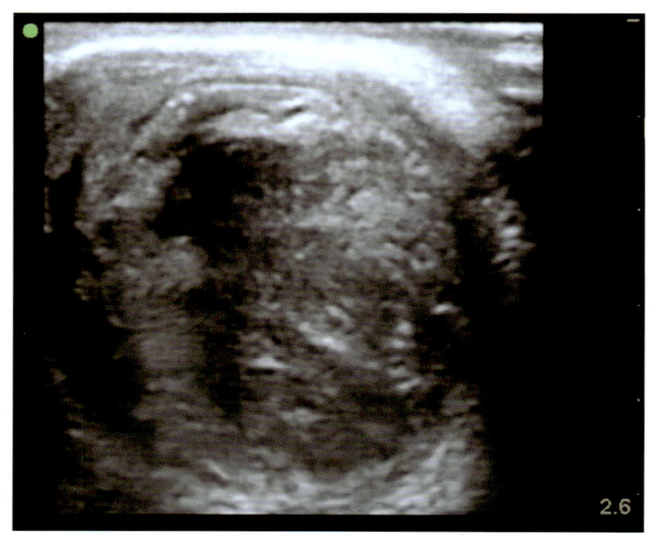

图 28-8 眼球破裂

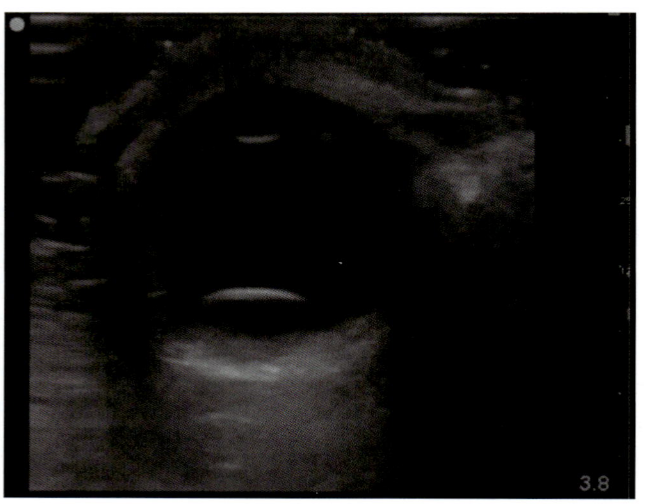

图 28-9 晶状体脱位

▶ 晶状体脱位

晶状体脱位的典型症状是受到直接打击后导致外伤性视力丧失。患者常会抱怨视力模糊并表现出瞳孔缺陷的症状。通过床旁超声，可以直接看到晶状体从正常位置发生的位移。晶状体脱位可表现为部分脱位或全部脱位。如果晶状体是完全脱位，那将可以在后房找到，眼球运动时晶体也会独立移动（图 28-9）。

▶ 眼内异物

眼内异物可使用床旁超声进行精确定位。异物实体通常会在后房表现出高回声影像，无论异物的结构及组成（图 28-10A 和 B）如何。如果异物是非常坚硬的，例如金属，则在异物后方表现为一个混响伪影。彩色多普勒应用于这一混响伪影时，将产生一个快速变化的红蓝"闪烁"效果，有利于识别异物。如果异物位于球后时很难辨别，因为容易混杂于球后脂肪的回声当中（视频 28-3）。

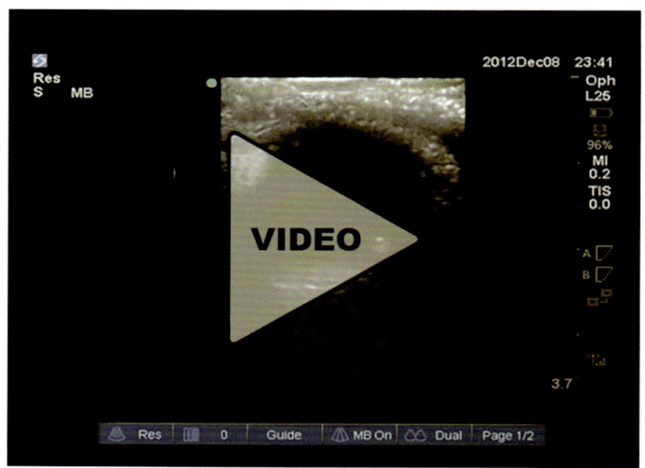

视频 28-3 眼内异物

急性视力丧失

急性视觉障碍是 ICU 中常遇到的一种情况。患者通常会抱怨闪电感，视力模糊，甚至完全失明。急性视力丧失的发生有多种原因，创伤性和非创伤性的情况下均有发生。非创伤性视力丧失往往是多因素的，因此很难诊断。对于重症监护医师来说，重要的是要能辨别真正的眼科急症，以便联系眼科专家紧急会诊。

▶ 视网膜脱离

视网膜脱离通常表现为闪电感和视力下降。视网膜脱离是指视网膜的感觉层与色素层分离，分为孔源性、牵引性和渗出性。孔源性视网膜脱离通常发生在玻璃体脱离时；牵引性视网膜脱离常见于糖尿病视网膜病变和老年患者中，在其他情况下也会发生，如镰状细胞贫血等；最后，渗出性视网膜脱离多是由炎症、感染、血管病变、变性、恶性病变或遗传导致的病理损伤。对于重症监护医师来说，准确的诊断视网膜脱离是至关重要的。未经治疗的视网膜脱离可进展为完全和永久性视力丧失。床旁超声有助于检查者快速识别视网膜脱离，并区别于其他原因引起的急性视觉障碍。视网膜脱离会在后房表现为一个

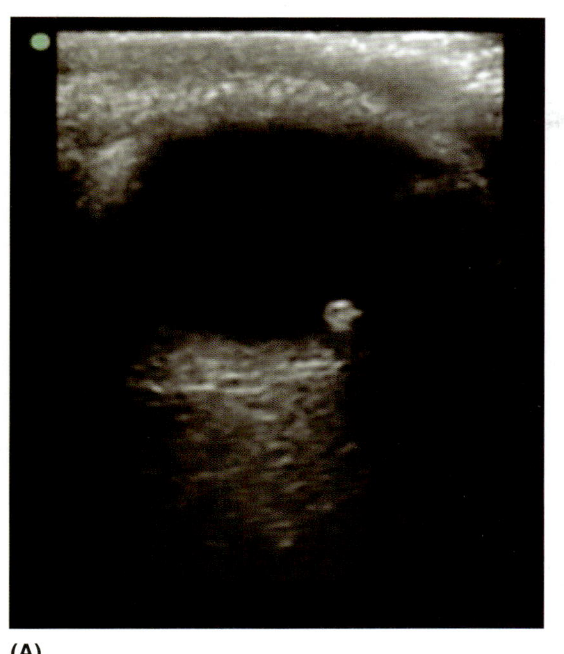

(A)

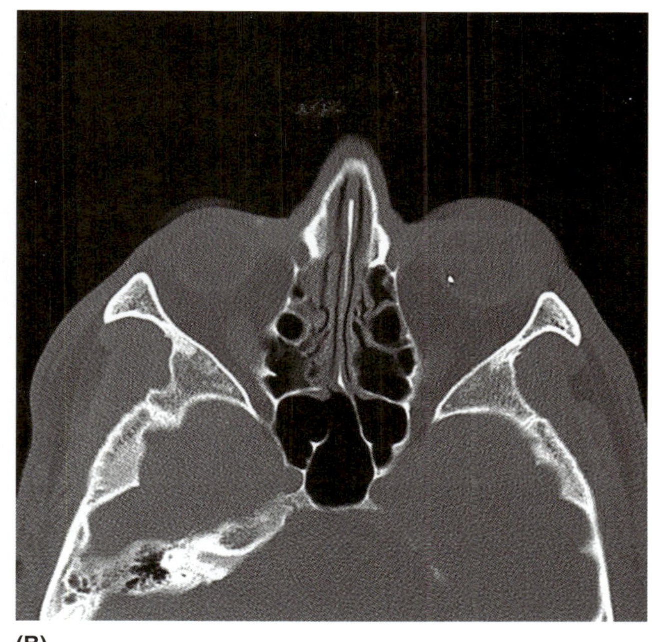

(B)

图 28－10 眼内异物超声影像

（A）眼内异物超声。（B）眼内异物 CT 成像

高回声线条图像（图 28－11）。动态运动时的强回声线将表现为系绳在视网膜上。当完全脱离时，它表现为一个 V 形，因为视网膜将保持与视神经乳头的连接（图 28－12）。在检查过程中，应慢慢增加增强检查，以正确识别视网膜脱离。

图 28－11 视网膜部分脱离

▶ 视网膜中央动脉/静脉阻塞

急性、突发、无痛性的视力丧失多是与视网膜中央动脉/静脉阻塞有关。这种情况可以通过使用床旁多普勒超声检查诊断。彩色多普勒识别的视神经应位于眼球的后部，作为眼球的后方标记。可以看到动

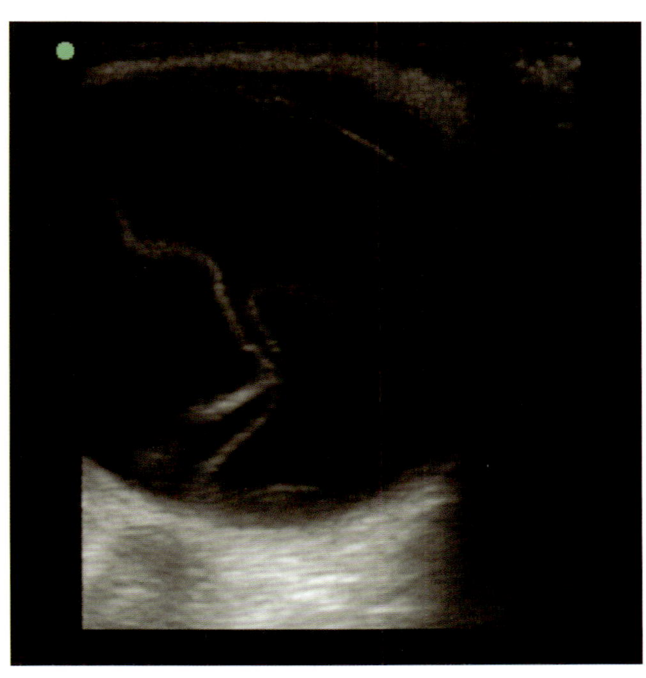

图 28－12 视网膜完全脱离

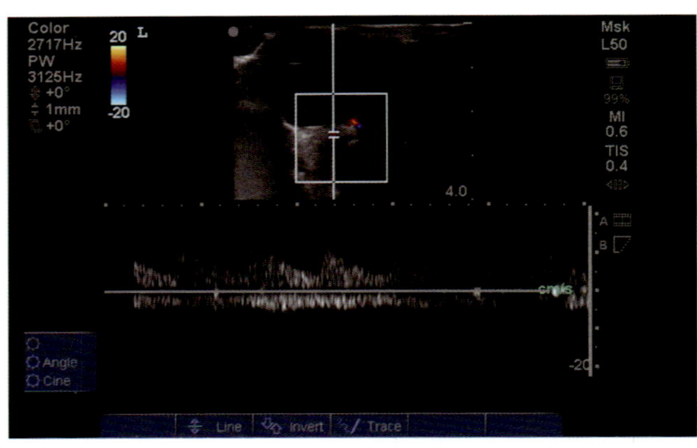

图 28－13 光谱多普勒显示的正常视网膜中央动脉血流

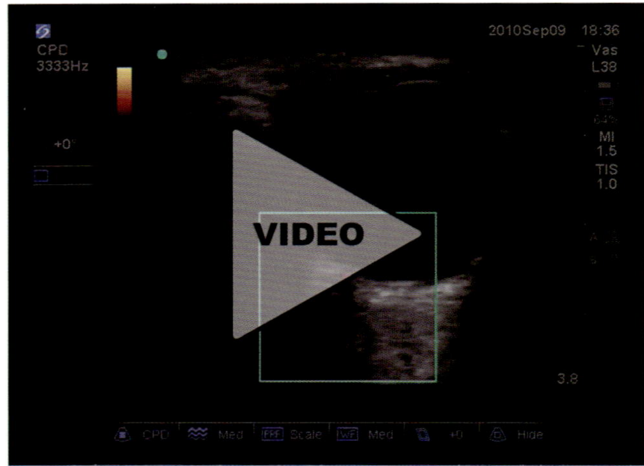

视频 28－4 能量多普勒显示的正常视网膜中央动脉血流

脉的搏动和静脉的连续血流（视频 28－4）。在熟练的超声医师手中，光谱多普勒可观察到动脉和静脉的流动模式（图 28－13）。无论是动脉或静脉血流中断均可明确表明，患者视力丧失是由血管性因素导致的。

颅内压力评估

对于重症监护医师来说，重点在于能够迅速、可靠地在床旁评估颅内压。虽然存在许多方式可以筛查患者是否存在颅内压增高，但它们没有一个是如同床旁超声一样，是容易、快速、可重复和安全的。CT 很昂贵，需要患者暴露于辐射下，并需要患者被反复的运送到放射科，这是不切实际的。腰椎穿刺在颅内压增高的情况下是很危险的。眼底检查在患者颅内压增高和精神状态改变时难以实现。颅内压增高的超声检查依赖于视鞘的标准测量。在颅内压增高的发作期内，脑脊液由蛛网膜下隙进入视鞘，引起视鞘

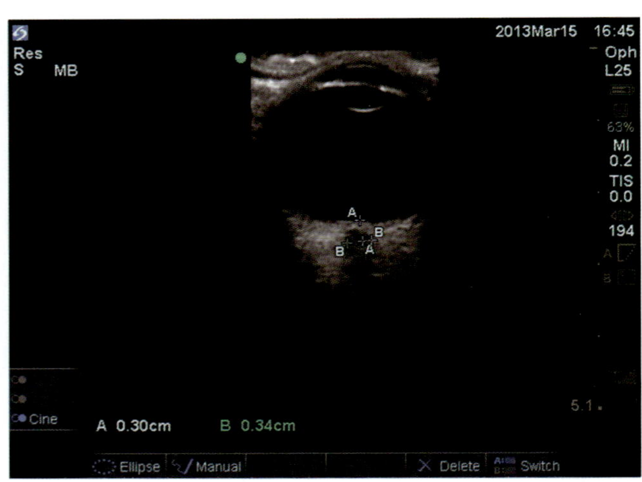

图 28－14 正常视神经髓鞘测量

的肿胀和扩大。

使用线性传感器，在 B 超下可以辨别视神经和髓鞘。必须注意确保可以得到最好的 B 超图像。一旦视神经被识别，图像被冻结，并测量视盘后部进入视神经的 3 mm 距离。在这一点上，视神经鞘宽度测量不应超过 5 mm（图 28－14）。应测量至少 2 个视鞘宽度以明确。如果存在问题，不能明确视鞘扩大是否存在，应要求患者转移视线侧向 30°，视鞘直径应该减少 10%。如果扩大确实是由于脑脊液进入导致的，这个检查将视鞘宽度变化的大小作为患者的颅内压升高的标准，测量 7.5 mm 左右为最大，相反则是颅内压减低，根据超声检查的视鞘大小变化是一种无创颅内压检测的方法。当颅内压剧烈升高时，可能会看到视神经的无回声“新月征”。

总 结

眼部急诊常常被忽视，是因为在 ICU，大多数重症监护医师缺乏必要的检查工具来正确地检查眼睛，而且大多数患者均无法配合眼部检查。此外，在复杂的紧急情况下，如多发伤，眼部损伤往往被忽视。眼部超声将成为重症监护医师手中有力的工具，它能够快速、可靠地评估眼科急症患者和在床旁实时监测颅内压增高患者。

建议阅读

Blavis M, Theodoro D, Sierzenski PR. A study of bedside ocular ultrasonography in the emergency department. *Acad Emerg Med*. 2002; 9(8): 791－799.

Byrne SF, Green RL. *Ultrasound of the Eye and Orbit*. 2nd ed. St. Louis, MO: Mosby Year Book; 2002.

Coleman DJ, Silverman RH, Lizzi FL, Rondeau MJ. *Ultrasonography of the Eye and Orbit*. 2nd ed. New York, NY: Lippincott Williams & Wilkins; 2006.

Geeraets T, Launey Y, Martin L, et al. Ultrasonography of the optic nerve sheath may be useful for detecting raised intracranial pressure after severe brain injury. *Intensive Care Med*. 2007; 33(10): 1704 - 1711.

Guthoff RF, Berger RW, Winkler P, Helmke K, Chumbley LC. Doppler ultrasonography of the ophthalmic and central retinal vessels. *Arch Ophthalmol*. 1991; 109(4): 532 - 536.

Shinar Z, Chan L, Orlinsky M. Use of ocular ultrasound for the evaluation of retinal detachment. *J Emerg Med*. 2011; 40(1): 53 - 57.

Yoonessi R, Hussain A, Jang TB. Bedside ocular ultrasound for the detection of retinal detachment in the emergency department. *Acad Emerg Med*. 2010; 17(9): 913 - 917.

附录 1

名词解释

吸收(absorption)
超声波能量转化为热。

有源元件(active element)
超声换能器的重要组成部分,也被称为晶体。它是由压电材料(锆钛酸铅或 PZT)将电能转换成超声,反之亦然。

声学变量(acoustic variables)
定义声波的参数,如压力、密度、频率。

AIUM
American Institute of Ultrasound in Medicine,美国超声医学研究所。

AIUM 100mm 测试(AIUM 100 mm test object)
用于质量保证的标准测试。

运动受限(akinetic)
应该可以活动的器官或部分,无法活动。

混叠(aliasing)
脉冲多普勒无法准确测量高流速采样的误差特性。

歧义(范围)[ambiguity (range)]
连续波多普勒无法描述确定样品位置的特性,由发射和接收波束之间的重叠引起。

A 型超声(A-mode ultrasound)
陈旧的用来描述一个反射面的位置以及振幅、回声强度的超声模式,在现代实践中很少使用。

放大(接收机增益)[amplification (receiver gain)]
在超声波系统的接收器中增加信号强度,因此提高图像的整体亮度。

振幅(amplitude)
声波持续时间内声学变量的平均值和它的最大值之间的差异,超声波的"响度"。

模拟图像(analog image)
在阴极射线管屏幕上投射的图像(电视屏幕),早于计算机图像处理。

无回声(anechoic)
区域不产生回波反射,在超声图像上呈黑色。

归档(archiving)
图像存储。

阵列换能器(array transducer)
具有多个有源元件的换能器,以一定的顺序排布。

伪影(artifact)
图像错误或图像异常,不同于真王解剖结构的反射面。可能由超声波系统的故障,超声波的物理限制或操作误差引起。

合理、可行、尽量低(ALARA)[as low as reasonably achievable (ALARA)]
美国超声医学研究所原则,尽量限制声辐射可能的生物效应。

衰减(attenuation)
超声波的振幅的降低,因为它通过介质传播时会逐渐减弱。

衰减系数(attenuation coefficient)
每 1 厘米的超声衰减。在软组织中,为 0.5 dB/cm·MHz^{-1}。

增强(augmentation)
远端压迫静脉时血流增加,静脉血管通畅的标志。

轴向分辨力(axial resolution)
沿直线平行于超声束的两个物体之间的最小距离,两者都可以被区分为单独的物体。定义纵向或深度的分辨力或两个反射面之间的距离,以毫米为单位,在该反射面仍然单独成像。作为半个超声脉冲长度,它常用于超声检查中的长度为 0.5～0.05 mm。

背衬材料(backing material)
衬垫也被称为阻尼材料,由浸渍有钨的环氧树脂构成,放置在超声波换能器的有源元件后面。它提高了轴向分辨力,降低了脉冲持续时间,就像一只手放在吉他弦上。

显带(banding)
回声区内高回声影,作为一个明亮的,水平的条纹出现。

声束(超声束)[beam (ultrasound beam)]
由换能器发射的声辐射束,由子波相互作用引成,形状像一个沙漏。

伯努利方程(简化)[Bernoulli equation (simplified)]
将最大流速转换成用于评估心脏瓣膜或血管狭窄程度的压力梯度方程。压力梯度(mmHg) = 4×[最大流速(m/s)]^2。

生物效应(bioeffects)
患者所受到的声辐射的影响。

双稳态图像(bistable image)
黑白图像,其特征是高对比度较窄的动态范围(见动态范围)。

B 型超声(B-mode ultrasound)
以对应于信号强度的点来表示的,点的回波构成图像的成像模式。虽然 2D 超声通常被称为 B 型,但这一术语在技术上是不正确的。

箱(case)
防止患者和操作者电伤的换能器的外壳。

空化(cavitation)
组织中气泡膨胀和破裂引起的超声对组织产生影响的生物学效应。

彩色多普勒(color Doppler)
将流速信息转换成彩色的脉冲的多普勒技术。彩色多普勒用于测量"平均"的运动反射面的速度。

彩色图(color map)
描述与探头方向的流动的方向和速度的差异(有时也是方差)。它是作为一个彩色条纹的图像表示的。温色表示流向传感器的速度,冷色表示远离传感器的速度。

补偿[也称为 TGC 或 DGC(距离或时间增益补偿)][compensation also known as TGC or DGC (time or distance gain compensation)]
图像处理技术,是用来选择性地放大因遥远的(更深)而较弱的回声,使所有类似的反射面看起来相同,并与深度无关。

压缩(compression)
图像处理技术,减少最强和最弱的回波信号之间的差异(最亮和最黑暗的部分的图像),通过减少动态范围以提高分辨力。

相长干涉(constructive interference)
两个声波中两种相位的叠加,形成更大振幅的波。

连续波多普勒(连续波)[continuous-wave Doppler (CW)]
用多普勒频移非图像超声模态测量流速。一个有源元件连续发射,另一个连续接收超声信号。连续波用于测量最大(峰值)流速,但不能测量速度在选定点的流量,是由于信号重叠导致的测量困难(范围模糊)。

凸(曲)阵换能器[convex (curved)-array transducer]
有源元件以弧形排列并以相同的方式被激活的换能器,如线阵换能器。曲面阵列换能器往往是用于较深的腹部,探头的特点是形成一个梯形或扇形图像。

串扰(crosstalk)
多普勒镜像伪影。

晶体(crystal)
超声换能器的有源元件。

居里点(温度)[Curie point (temperature)]
高温(360℃)使有源元件不可逆转地失去压电性能。因此,换能器不应该被暴露在高温下灭菌。

分贝(0.1 贝尔)[decibel dB (0.1 Bell)]
振幅或强度单位。在听得见的声音里,它被认为是声音的响度。分贝是声音大小的差异,3 dB 表示声音的强度是 1 dB 的 3 倍,而 10 dB 则是音量 10 倍的变化。

解调(demodulation)
使回波信号适合于屏幕显示的图像处理技术。

相消干涉(destructive interference)
两个反相声波叠加形成较小振幅的波。

衍射(diffraction)
声波在各向传播或多或少同心圆的能力。高频率声音(超声波)会发散较低的频率的声音。衍射听众能听到绕过拐角的声音。

数字转换器(digital converter)
将图像转换为数字格式,进行归档和显示。

显示(屏幕,透镜)[display (screen, glass)]
以图像的形式显示超声检查情况,是超声波系统的一部分。

发散(divergence)
超出聚焦点之外的超声波束,更高频的换能器可产生较少的发散。

多普勒效应(Doppler effect)
由运动物体产生的声音频率的变化。如果物体向波的接收器移动,频率增加(正多普勒频移);如果它反向移开,频率减小(负多普勒频移)。

多普勒脉冲组(整体)[Doppler packets (ensembles)]
彩色多普勒中的多脉冲序列。

多普勒换能器(Doppler transducer)
利用多普勒效应(发射和反射的超声波之间的频率差)来测量移动的反射物的速率。

剂量测定法(dosimetry)
声辐射的生物效应研究。

双功能成像(duplex imaging)
同时提供解剖图像和多普勒血流信息的方式。

占空系数(DF)[duty factor (DF)]
换能器发出超声时间的百分比(在成像和脉冲多普勒换能器中通常为 0.1%~1%)。如果 DF 为 0,系统关机;如果是 100%,是连续波多普勒。

dV/dP
心室顺应性。

动态频率调整(dynamic frequency tuning)
利用更高频率信号的成像技术,将浅表结构和低频信号可视化成更深层的结构。

动态范围(dynamic range)
超声系统中最强对最弱信号的比率(图像灰度级)。动态范围越窄,图像对比度越高。

运动障碍(dyskinetic)
器官或其部分的运动方向与预期的方向相反(例如动脉瘤样扩张收缩期)。

回声(echo)
任何反射声。

超声心动描记术(回声)[echocardiography (Echo)]
心脏的超声学研究,心脏病学家命名的以区分超声心脏检查的其他应用。

脑超声波检查(echoencephalography)
古老的 A 型超声技术,用于头部外伤检测中脑结构的位置。

能量(声学)[energy (acoustic)]
由声束进入组织传递能量,与超声辐射的生物学效应成比例。

增强(enhancement)
低衰减伪影产生了高回声(亮)图像以表达远端低回声结构。

五腔切面(five-chamber view)
心尖切面显示心房、心室、主动脉。用于测量每搏输出量和主动脉血流速率。

焦点或聚焦区(focus or focal zone)
沙漏形超声束的最窄处(腰部)。从技术上讲,焦点是在聚焦区中的一个单一点。聚焦越窄,图像的横向分辨力越好。

聚焦(focusing)
技术性的减小焦点的大小[单晶换能器的声透镜(固定焦点)或相控阵探头电子聚焦(可调焦点)]。聚焦可提高横向分辨力。

足迹(声学覆盖区域)[footprint (acoustic footprint)]
换能器与皮肤表面之间的接触区域。
弯曲的阵列探头,用于腹部超声,有最大的覆盖区域。

傅里叶变换(Fourier transform)
多普勒信号的光谱分析形式。

帧(frame)
机械或相控阵2D换能器一次完整的扫描,帧是运动反射物产生移动图像的基本组成部分。

帧率(frame rate)
单位时间超声系统所产生的帧的数量。以赫兹为单位,注意不要与超声波的频率混淆。帧频越高,运动更流畅和2D图像更"实时"。帧频越高时间分辨力越好。

夫琅和费区或远区(Fraunhofer or far zone)
有光束发散焦点的远端的超声束区域。

频率(frequency)
单位时间(1 s)内发生的声波振荡(周期)数。以赫兹(一个周期每秒)作为单位,是周期的倒数(频率×周期= 1)。声波频率大于20 000 Hz是超声波。超声诊断的频率在2 000 000和20 000 000 Hz之间(2~20 MHz)。频率小于20 Hz为次声波,次声波频率低于人可听声音频率。超声和次声人耳都无法听到。

菲涅尔区或近区(Fresnel or near zone)
换能器和焦点之间的光束的区域(光束会聚的地方)。

增益(接收机增益)gain (receiver gain)
由旋钮控制放大。更高的增益可增加屏幕亮度(见"放大")。

重影(ghosting)
由观察点相邻结构的运动而不是血液流动引起的多普勒伪影。

谐波成像(组织谐波,THI)[harmonic imaging (tissue harmonics, THI)]
高频率使用的回波技术,该频率是图像形成的发射信号的倍数。发出的声音的频率称为基频(F_f);因此,谐波频率是基波频率×2,×4,等(即,如果F_f = 2 MHz,然后这个图像将从4 MHz频率的回波的形成)。这个信号是在组织中产生的,消除了一些干扰并通常(但不总是)能够提高图像的整体质量。

异构(heterogeneous)
在图像或图像区域中显示不同的回波特征。

均匀(homogeneous)
在图像或图像区域中显示相同的回波特征。

惠更斯原理(Huygens' principle)
使用在波束内的单个小波的相长及相消干涉代数加用以解释超声波束的沙漏形状的形成。

强回声(hyperechoic)
更强的回声,比正常回声表现为一个更明亮的图像。

多动(hyperkinetic)
移动超过预期。

低回声(hyperkinetic)
更弱的回声,比正常回声表现为一个更灰暗的图像。

运动功能减退(hypokinetic)
运动比预期的少。

声阻抗(率)(impedance)
声阻抗=压力/传播速率,单位为Pa·s/m。声阻抗描述介质的声透射性和反射性。具有不同阻抗的两种介质之间的边界将产生反射,但相同阻抗的两种介质之间的边界将不会产生反射。阻抗的差值越大,边界的反射性越大。人体组织的声阻抗率通常为1 200 000~1 800 000 Pa·s/m。

声强(intensity)
每平方厘米组织所受能量(W/cm^2)。平均能量与生物效应有关。强度测量有多种方法,但平均时间空间峰值(SPTA)能最好的预测热能量转移,表示热所致生物效应。

水母征(jfellyfish sign)
胸部超声征象术语,描述了压缩肺可视化地漂浮在胸腔积液中,与呼吸周期共同起伏。

射流(jet)
由于心脏瓣膜或血管(动脉)狭窄导致的高速多普勒血流信号(高螺距和振幅)。

使用超声波仪器的特定知识(knobology)
一个超声波系统与另一个超声系统存在很大的不同,需要特定的培训,每一种设备都有特定的培训。

层(抛物线形)流[laminar (parabolic) flow]
为子弹形的流动形状,血液有序的流动通过一个容器时,容器中心处的血液流速快于外围,但运动是平行的。以一个较薄的外层线,以描绘一个清晰的空间或光谱窗频谱,用于区别于与阻塞性病变有关的湍流或变化。

横向分辨力(角或横向分辨力)[lateral resolution (angular or transverse resolution)]
沿垂直于超声波束的直线的两个物体之间的最小距离,两者都可以被区分为单独的物体。

线密度(line density)
每单位表面形成2D图像的超声束(线)。增加线密度提高了空间分辨力,但降低了时间分辨力。

线阵(linear array)
共同的换能器设计,使用一系列的压电元件排列成直线。相邻的元件同时被激发可产生彼此平行的独立扫描线。通常用于血管换能器,线性阵列通常是用高频探头设计的作用于相对较浅的结构。它们的特征是表现为一个正方形的图像。

波瓣(旁瓣和栅瓣)[lobes (side and grating)]
次要方向上超声波束回声所造成的伪影(主轴线外的其他方向)。

长轴切面(long-axis plane)
在超声心动图中,超声平面平行于左心室长轴(LV)。这是由线通过左心室心尖部和左心室的与主动脉瓣的中心与基础中心定义的(AOV)。在血管和一般的超声中,为平面平行的解剖结构中最长距离。

肺扑(lung flapping)
胸部超声术语,描述了压缩肺可视化漂浮在胸腔积液中,与呼吸周期起伏。

麦康奈尔征(McConnell sign)
右心室(RV)游离端活动的弥漫性减弱。它是一种提示肺栓塞的超声心动图检查。

镜像伪影(mirror-image artifact)
在2D成像中,弯曲的组织平面附近的一个对象被复制在另一侧的曲面的反射方向,最常见的相邻的室间隔或其他高反射性的边界(镜面)。在多普勒成像中,在基线的相对侧上有一个对称的来自真实信号的伪像(串扰)。

M型超声(M-mode)
诊断性超声的早期应用,使用单线超声讯问按时间展开反射物位置的信号扫描线。应用于高时间分辨力的快速移动的心脏结构(即瓣)。

调节带(moderator band)
正常右心室(RV)右束支结构,常被右心室壁血栓混淆。

奈奎斯特频率极限(Nyquist frequency limit)
脉冲波多普勒发生混叠的频率。奈奎斯特极限频率 = $P_{RF}/2$(kHz)。

振荡(oscillation)
可以产生一个波的周期性变化参数。

PACS
Picture Archiving and Communication System,图像存档与通信系统,以数字方式归档。

周期(period)
完成一个波周期所需的时间。此参数是频率的倒数(频率×周期 = 1)。诊断超声中的典型值是(1～5)× 10^{-7}s。

相控阵换能器(phased-array transducers)
换能器的一种设计,其中的图像结构是三角形的,聚焦和转向都使用电控方式。相对高频的相控阵换能器提供了良好的实时图像结构移动的表现。此类换能器有一个较小的声音足迹,所以它可以有效地通过肋间隙进行超声心动图检测。

像素(pixel)
构成数字图像或影片的最小元素。增加图像的像素密度可提高图像质量(空间分辨力)。

能量多普勒(Power doppler)
彩色多普勒用于检测血流,无论方向或速度(用于检测缺血器官的血流情况)。只有彩色多普勒模式不容易混淆。

处理(信号处理)[processing (signal processing)]
将超声信号转换成图像。

脉冲重复频率[pulse repetition frequency (PRF)]
辐射成像脉冲数或脉冲波(PW)每单位时间的数量(通常为1秒);单位为赫兹。不要与超声波的频率混淆。

脉冲波多普勒(PW)[Pulsed-wave Doppler (PW)]
提供范围分辨率的单晶体多普勒声波,但容易出现混淆。

距离方程(range equation)
边界距离(mm)=经过时间(μs)×0.77(mm/μs);用于在超声系统在屏幕上定位物体(13 μs的通过时间=1 cm深度)。

距离分辨力(range resolution)
识别脉冲波多普勒采样位置的能力。

瑞利散射(Rayleigh scattering)
当反射物明显小于超声波的波长时,在各个方向发生等反射。

反射(reflection)
超声束(能量)以回声的形式从反射界面返回到发射源。

折射(refraction)
当超声波束以一个角度穿过两个具有不同传播速度的物体边界时,在超声波束的方向上发生的变化,服从斯涅耳(Snell)定律。

折射伪影(refraction artifact)
解剖结构的并行复制。

局部室壁运动异常[regional wall motion abnormalities (RWMA)]
超声心动描记术术语,表示节段性室壁运动异常收缩功能障碍,常与冠状动脉疾病有关。

混响伪影(reverberation artifact)
多条平行间隔的强回声线("百叶窗"),垂直于超声波束的方向。由两个较强的相邻反射引起的(例如壁层和脏层胸膜)。

环晕(彗星尾)伪影[ring-doun (comet-tail) artifact]
固体的垂直强回声线(由强回声面构成)。

振铃(ringing)
在接收回波信号后有源元件仍有内部震动。振铃会恶化图像质量。在换能器中,"阻尼"材料可有效减弱振铃效应。

矢状面长轴(Sagittal view)

SAM Systolic Anterior motion (SAM)
二尖瓣小叶的收缩期期前运动(肥厚型心肌病的标志)。

散射(scattering)
全方位声音的反射。

扇区(sector)
2D研究中的成像区域。限制扇区大小以提高时间分辨力。

节段性多普勒,多普勒节段性压力(数字信号处理)分析[Segmental Doppler, Doppler Segmental Pressunes (DSP)]
在特定的地方通常用于研究检测动脉狭窄区域的血液流速。
斯涅耳(Snell)定律:适用于折射现象(见"折射")。[Snell's law: Groverns referaction (see Refraction) analysis]
sin(射角):sin(入射角)=传播速度A:传播速度B,其中A和B是边界两边的声速。

空间分辨力(spatial resolution)
更详细的显示图像的能力(见"像素")。

频谱波形分析(spectral waveform analysis)
流速相对时间的图形显示。

声速(speed of sound)
声音传播速度(软组织平均声速=1 540 m/s)。

阴影(shadowing)
低回声的垂直线性伪影,由超声波束遇到高衰减的反射引起(即,胆囊结石)。

短轴面(short-axis plane)
与长轴垂直的平面,也称为横截面或横断面。在超声心动描记术和血管超声检查中,成像的器官呈现为圆形。

经颅多普勒(TCD)[transcranial Doppler (TCD)]
多普勒研究旨在检测颅内动脉的血流速度(可用于诊断颅内外伤后血管痉挛或诊断脑死亡)。

透射(transmission)
超声波束在反射边界向前传播的无反射的部分。

横向切面(transverse view)
短轴面。

湍流(turbulent flow)
血管狭窄或瓣膜性心脏病所导致的血流的混沌无序流动。在彩色多普勒超声心动图中,湍流也被称为马赛克流模式。

2D 成像(2D)[two-dimensional imaging (2D)]
在被引导或连续激活的超声束的平面上提供灰度"切片"的 2D 图像的 2D 波束图。有时被称为 B 型成像,这在技术上是不对的。

2D 相控阵换能器(two-dimensional phased-array transducers)
用于形成 3D 实时(四维)图像。

速度(velocity)
定向速率。

旋涡脱落(vortex shed)
区域远端的层流受到干扰。

(VTI Velocity Time Integral)
速度时间积分。用于计算每搏输出量和心输出量。

波(wave)
能量通过介质规律性(以多种参数作为单位)的传播。

波长(wavelength)
波每周期的长度,以长度为单位(mm)。人体组织中典型波长(0.1～1 mm) = 1.54(mm)/频率(MHz)。

窗(声窗)[window (acoustic window)]
通过该超声图像得到的身体的一部分图像。

Z 变换(Z transform)
频谱分析算法。

区域(zone)
换能器的超声图像是有固定焦点的(近场 = 从换能器到焦点,远场 = 下或更深的焦点)。多聚焦换能器的焦点可移动。在大多数 B 超系统中,有两个独立的旋钮控制近场和远场增益。这些增益区域对应于近和远区域。

变焦(zoom)
为近景观察放大图像的结构的能力。通过预处理缩放增加每平方厘米像素数,并且不影响空间分辨力;后置处理也可缩放增加单个像素的大小,但是影响分辨力。

附录2

人体区域超声报告

包括放射科医师和心脏病专家在内，都可以判断出超声波检查医师的技术和诊断技能，如果出现失误和不良事件，将有可能出现在法庭上进行判定。超声报告是医师在收集数据记录时的一个重要工具，通过对这些数据的分析和诊断，可以获取相关信息，并且指导治疗，从而为患者带来利益。

超声报告应以如下方式对那些有兴趣了解手术患者病情的人提供必要的信息。报告的呈现不仅为文档，而是作为一个交流工具，从一个提供者到另一个或一组提供者。

这个附录包括几个报告模板，对不同的身体区域的ICU超声程序包含的相关信息的有益。最终，每个超声波检查医师会获得他自己的研究方法，而得到关于患者的家庭和其他医疗专业人员的研究图表。无论如何，下面的例子提供了一个合理的起点。

I. 颈部或喉部的超声

A. 一般信息

i. 规定检查目的[比如颈部映射前经皮气管造口术或气管内导管位置的评估(ETT)]。

ii. 提供患者基本信息(姓名，年龄，住院号)。

iii. 检查的开始和结束时间。

B. 特定信息

i. 报告你的发现。

ii. 开始全面地评估技术研究的质量。例如，可以获得所有视图吗？所有适当的结构可以可视化吗？该研究足以回答临床问题吗？

iii. 医师应特别注意检查的原因。检查细节描述应该包括解剖或生理的检查结果。例如，颈部映射前经皮气管造口术，用2D和彩色多普勒可以将桥接前颈静脉的第二气管软骨和中线甲状腺下动脉在横向和纵向视图可视化。而位于第二和第三气管环之间一个合适的穿刺部位，在皮肤是显而易见的。

iv. 映射颈部气管切开术之前，要注意气管本身的解剖学结构。如气管环的数量明显优于胸骨切口，在拟气管插管处的气管宽度可能会影响插入管的大小，并且气管插入的角度对皮肤表面可产生影响(如并行或者“潜水”)。

v. 检查覆盖的整个气管血管结构时，应特别重视任何异常的甲状腺血管或桥接颈静脉血管，注意气管距皮肤的深度。

vi. 应确认气管内管位置在气管内而不是在食道内。如果提示出现，注意其与环状软骨和胸骨切口的距离，通过行双侧胸膜检查来评估是否为滑动层胸膜。

vii. 在行其他检查时，请注意以下情况，例如，“颈部ETT位置检查。甲状腺、颈动脉、颈静脉的可视化部分是不明显的。没有凝血块出现在颈静脉”。

viii. 在一份报告中总结检查结果并报告图表。

II. 胸部超声检查

A. 一般信息

i. 规定检查目的(比如确定是否有异物的存在及其大小,以及气胸、胸腔积液的特点)。

ii. 提供患者基本信息(姓名,年龄,住院号)。

iii. 该检查开始及结束时间。

B. 特定信息

i. 报告你的发现。

ii. 开始全面评估技术研究的质量。例如,可以获得所有视图吗?所有适当的结构可以可视化吗?该研究足以回答临床问题吗?

iii. 检查时应该描述下细节,包括解剖或生理的发现。医师应特别注意行该检查的原因。例如,患者接受胸部超声时,在仰卧位沿着锁骨间和前腋窝线 X 至 X 肋间的空间是否存在,来明确有无气胸的存在。操作者应指出肺点下滑的变化。无回声的(规定超声描述)区域与胸膜液体的存在一致(定义解剖液体集合边界,也就是室间隔,肺不张,胸壁)。

iv. 陈述肺实质的状况(即部分或整个肺用肺泡填充时呈现的回声的状态)。

v. 描述其他重要的发现(如淋巴结,血管畸形)。

vi. 在最终报告总结你的发现。

vii. 制订计划(如进行胸腔穿刺术或胸管放置)。

III. 聚焦经胸壁的超声心动图报告

A. 一般信息

i. 声明该检查的目的(如评估容量状态,休克的鉴别诊断)。

ii. 提供患者基本信息(姓名,年龄,住院号)。

iii. 检查的开始和结束时间。

iv. 检查类型: 2D 的,彩色多普勒的,M 型超声。

B. 特定信息

i. 报告你的发现。

ii. 开始全面的评估技术研究的质量。例如,可以获得所有视图吗?所有适当的结构可以可视化吗?该研究足以回答临床问题吗?

iii. 检查应该描述下细节,包括解剖或生理发现。医师应该对检查结果的系统化的描述方式进行特别说明。例如,患者接受了一个 2D 的,多普勒的和 M-型超声检查(只描述该检查的执行和记录情况)。这项研究的技术质量就在于此(最优还是次优,技术是有限的,结果是无法解释的)。

iv. 如果 M-mode 超声用来测量心室尺寸和室壁厚度,可以呈现出数量和状态的任何异常(“即使左心房仅扩大 5 cm”)。

v. 将 2D 超声检查进行描述。一个 2D 超声可用于检查胸骨旁的,顶端,肋下,胸骨上的每个视图[对每个视图的技术质量和状态视图可以进行分析和解释(如“只有肋下视图可能是由于技术的局限性分析获得的”)](图 B-1)。

vi. 从左心室开始描述: 是否存在区域性室壁运动异常(RWMA)及其出现的具体位置,描述冠状动脉解剖形态和该区域血流量的分布异常是否有相关性(图 B-2)。例如:“RWMA 符合节段性疾病,包括左心室中央和顶端部分的游离壁和邻顶端心室内膈膜部分。”描述整个左心室功能,如果有必要,将它与前一节段进行关联(“说明 RWMA 导致左心室整体性能的减少”)。缺乏 RWMA 可能是一个重要的负担(“如果没有 RWMA,整个左心室功能是减少的”)。定义左心室射血分数(LVEF),写明数量是如何估计(缩短分数,双水平辛普森)。将它与前一节段进行比较(“估计左心室功能 LVEF 减少 45%”)。

vii. 通过描述左心室舒张维度来描述水化状态,如果可能的话,左心室将遵从该状态,例如,“左心室舒张直径是正常的(减少,增加),是舒张功能不全或舒张压降低”。

viii. 描述二尖瓣和主动脉瓣的可视化状态,包括主动脉瓣尖点的数量。二尖瓣装置恢复正常(钙化)好(减少)传单分离。如果脱垂,识别哪些小叶,并给出可能的解释。异常回声密度存在或没有?记住,任何异物的存在都是一个病理诊断。

ix. 描述右心室在同一系统的方式。该心室

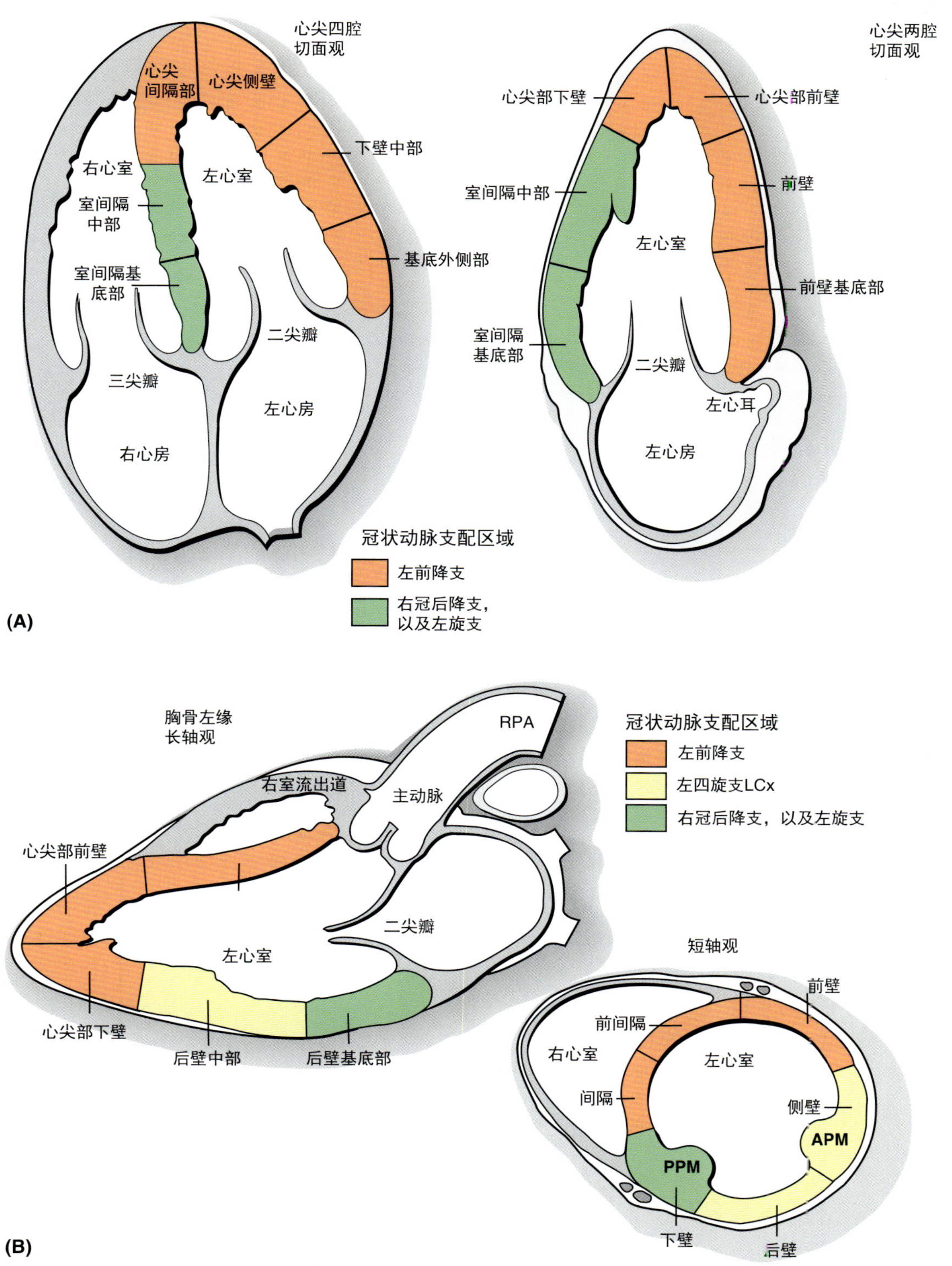

图 B-1 标准经胸壁超声切面和节段性室壁运动异常图

经耶鲁大学超声心动图实验室授权，可以登录其教育网站查看：http://www.med.yale.edu/intmed/cardio/echoatlas/contents/index.html.桔黄代表左前降支，浅黄代表左回旋支，绿色代表右冠状动脉。

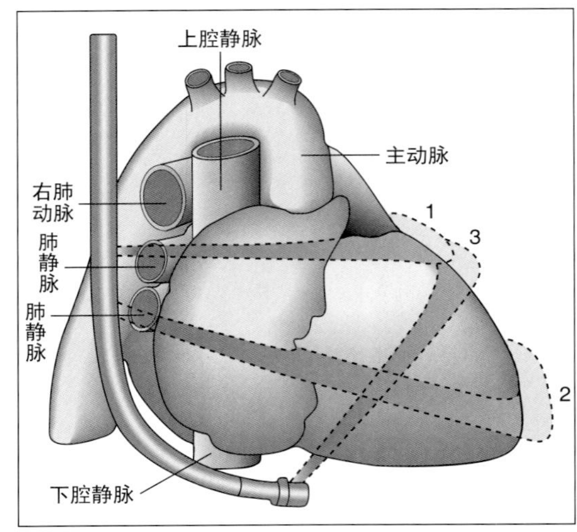

图 B-2 标准经食管超声心动图

和室间隔的状况对右心室压力(压平,矛盾的间隔运动)。如果继发右心衰竭可能,后续研究确定静脉肺栓塞的可能来源是必要的。

x. 描述等大血管的条件下,上腔静脉和动脉的视图。

xi. 心包积液存在吗? 确保你定义的原因是来自心包或胸膜。有没有发现心包填塞(如右心室舒张障碍)? 如果胸腔积液存在,应该考虑行胸部超声和胸腔穿刺术。

xii. 利用多普勒研究证实并将其链接到以前的研究结果。例如,多普勒研究表明中度二尖瓣反流与前所述异常出现的二尖瓣一致。你可能会允许一个假想的诊断(后瓣的二尖瓣流侧二尖瓣反流和异常回声密度的存在,使二尖瓣心内膜炎的诊断可能成立)。

xiii. 在最后的报告总结你的发现。开始回答的最直接的检查方式及最初的原因(例如,右心室和左心室舒张功能下降和收缩功能正常,与低血容量性休克或右心室扩张相符,右心室压力增加和右心室收缩功能下降除外顶端部分,可以解释肺栓塞患者的低血压)。

xiv. 定义未来的计划。记住,你不是试图执行一个明确的诊断研究,而是将检查纳入整个治疗计划(如将重新尝试使用 30 mL/kg 等渗液体或液体复苏评估心脏功能和水化状态,并将继续抗凝治疗和胸部 CT 血管造影)。可能会链接到一个过程或其他如前所述(如床旁超声检查或使用超声引导下穿刺,因为脓毒症致病菌高度怀疑来源于腹部,将遵循床旁腹部检查的结果来判定)的过程中。

IV. 经食管超声心动图(TEE)报告

A. 一般信息

i. 规定该检查的适应证(如容量状态评估,休克的鉴别诊断)。

ii. 提供患者的特定信息(姓名,年龄,住院号)。

iii. 检查的开始和结束时间。

iv. 人员:进行研究的医师。

v. 用于促进程序的药物(镇静催眠药,镇痛药)。

vi. TEE 使用的设备和方式:包括 2D 探头和系统成像,彩色血流多普勒。

vii. 明确的说明是否有并发症。

B. 特定信息

i. 报告你的发现。

ii. 开始全面评估研究质量。例如,在所有视图中得到(食管,胃)? 所有的适当的结构可以可视化(如大血管,心脏腔室,瓣膜)? 该研究可以充分回答临床问题?

iii. 应描述检查的细节,包括解剖或生理的结果。医师应特别注意检查的理由,描述研究在一个系统的方式。例如,患者行 2D 和 M 型超声多普勒(只描述该检查的执行和记录情况)。这项研究的技术质量就在于此(最优还是次优,技术是有限的,结果是无法解释的)。

iv. 程序信息应以左心室的评估开始。

a) 尺寸:(正常,减少,轻度扩张,中度扩张,严重扩张)。

b) 整体收缩功能:(正常、高动力,轻度减少中度降低,严重减少)。

c) 室壁运动异常:(存在或不存在,表现)。

v. 包括的可能多普勒发现。

a) 彩色多普勒:瓣膜反流可定性地描述以及基于可视化半定性(缺席/无,轻度反流,中度反流,重度反流)。

b) 光谱多普勒:有针对性的检查报告结果(例如肺静脉血流)。

vi. 总结相关研究结果并明确与研究相关的主要指示。包括一份关于心室大小，左心室存在或不存在的重大心脏瓣膜病。其他类别，如大血管和心包，包括记录下阳性结果。

V. 腹部和腹膜后的超声检查空间

A. 一般信息

i. 规定该检查的适应证（如疼痛的鉴别诊断，包括其位置或异常的实验室值或其他测试结果）。

ii. 提供患者的特定信息(姓名，年龄，住院号)。

iii. 检查的开始和结束时间。

iv. 人员：进行研究的医师。

v. 用于促进程序的药物（镇静催眠药，镇痛药）。

vi. 设备使用：进行扫描使用超声仪器和一个（　　）(MHz)的弯曲传感器。

B. 特定信息

i. 报告你的发现。

ii. 从技术的整体开始评估研究质量。例如，在所有图像中可以获得吗？所有的适当的结构可以可视化吗？这项研究能充分地回答临床问题吗？

iii.应描述下检查的细节，包括解剖或生理的结果。表 B-1，以一个表格的形式出现，而非描述性研究。这种方法增加了价值，确保检查的所有元素在模板中，并在一个给定的科室之间的不同的医师使用适当的描述符。医师应特别注意所述的检查的原因，以一种系统的方式来描述这一发现。这项研究的技术质量就在于此(最优还是次优，技术是有限的，结果是无法解释的)。

iv. 在最后报告中总结你的发现，如果有必要，建议重复检查。

表 B-1 ICU 腹部和盆腔超声的报告模板

结构	正常	异常	未见	注释
肝脏				
胆囊				□石头，□沉淀物，□壁厚 mm □CBD 扩大 - mm，其他
脾脏				
左肾				
左肾上腺				
左侧卵巢				
膀胱				
骨盆区				
右肾				
右肾上腺				
右侧卵巢				
下腔静脉/主动脉				
胰腺				
十二指肠				
心包膜				腹水□有□无
左肋膈角				
右肋膈角				
其他				
胆总管、下腔静脉				

CBD： IVC

VI. 四肢静脉 2D 检查

A. 一般信息

i. 规定检查的适应证（如在重度缺氧和可能发生肺栓塞的患者存在深静脉血栓形成的评估）。

ii. 提供患者基本信息(姓名，年龄，住院号)。

iii. 检查的开始时间和结束时间。

iv. 进行研究的医师人员。

v. 设备使用：进行扫描使用超声仪器和一个（　　）(MHz)的弯曲传感器。

B. 特定信息

i. 报告你的发现。

ii. 从技术的整体开始评估研究质量。例如，所有的视图都可发现吗？所有的适当结构可视化吗？这项研究能充分回答临床问题？

iii. 描述检查细节，包括解剖学和生理学结果。

iv. 左侧、右侧或双侧上下肢或躯干静脉系统进行双侧静脉检查，需要使用 2D 超声仪器和一个线性/曲线 MHz 的换能器。

v. 灰阶成像显示良好，而不完全压缩性的静脉称作异常血管。在静脉可以看到腔内回声材料。近端的管腔内材料是移动还是稳定。

vi. 波形分析随着呼吸损失或无血流信号而无法显示，提示血管流出梗阻。

vii. 彩色血流成像显示有无血管异常。

viii. 在最后报告中总结你的发现，如有必要，建议重复检查[如，双功能超声检查结果为(左/右)下肢静脉(四肢)深静脉血栓形成或无深静脉血栓形成提供证据]。

VII. 操作过程

A. 血管通路操作过程

i. 一般信息

a) 规定检查的适应证(如血管通路超声引导下导致休克)。

b) 提供患者基本信息(姓名，年龄，住院号)。

c) 检查开始和结束时间。

d) 进行研究的医师人员。

e) 设备使用：进行扫描使用超声仪器和一个(　　)(MHz)的弯曲传感器。

f) 并发症：清楚的说明有无并发症。

ii. 特定信息

a) 术前超声评估：评估患者静脉位置，例如，颈内静脉，股股深静脉四肢超声检查了解其是否通畅和位置，并标记。

b) 如果使用了静态指导，那就应该报告，并应将代表性图像保留为图表。

c) 如果使用动态指导，下面报告可能是有益的：患者放置在合理的位置上，准备在通常的方式，并置于无菌铺巾。超声探头放置到无菌鞘，使用无菌超声检查凝胶。命名的静脉是可以看见的(或者看不见)。直接超声造影下，针被定位到静脉，可以保证良好的血液返回。一个 j 型导丝很容易通过，随着导丝在静脉内的位置，可以证实超声检查。继续其余的改良 Seldinger 方法描述。

d) 记住，这可能与胸部超声有关，是否为腋窝、锁骨下或颈内静脉插管相关并发症(例如，气胸)，如果是，立即使用该线是非常可取的。

B. 胸腔穿刺，心包穿刺术

i. 一般信息

a) 规定检查适应证(如疑似脓胸或自发的腹膜炎)。

b) 提供患者基本信息(姓名，年龄，住院号)。

c) 检查开始和结束时间。

d) 进行研究的医师人员。

e) 设备使用：进行扫描使用超声仪器和一个(　　)(MHz)的弯曲传感器。

f) 并发症：清楚的说明有无并发症。

ii. 特定信息

a) 术前超声评估：患者被放置在合理位置。胸腔(腹腔)积液经超声(描述解剖学边界和超声液体特征和预估量)标明。回音图用于心包描述。

b) 如果使用的是静态的指导，这是应该报道，有代表性的图像应保留成图。

c) 如果使用动态指导，下面报告可能是有益的：患者放置在合理的位置上，准备在通常的方式，并置于无菌铺巾。超声探头放置到无菌鞘，使用无菌超声检查凝胶。一个流体收集充分(或者不是)可视化。直接超声可视化，将针插入收集液和确保良好的流体回吸。继续进行描述过程。如果一个猪尾导管或其他设备保留，请记住它的位置是否经超声证实。

附录3

缩略词

ACCP：美国胸科协会
ACGME：美国医学教育学院
ACP：急性肺源性心脏病
AHA：美国心脏协会
ALUM：美国超声医学研究所
APRV：气道减压通气
ARDS：急性呼吸窘迫综合征
ARF：肾功能衰竭急性加重
AR：急性排斥反应
AR：主动脉反流
ASE：美国超声心动图协会
AS：主动脉狭窄
ATN：急性肾小管坏死
AV：主动脉瓣
CCE：重症监护超声心动图
CCUS：重症超声培训
CDA：冠状动脉疾病
CMP：心肌病
CO：心输出量
CSA：横截面积
CVL：中心静脉置管
CVP：中心静脉压
CXR：胸部 X 射线
DGC：深度增益补偿
DVT：深静脉血栓形成
ECG：心电图
ECMO：体外膜肺氧合
EDV：舒张末期容积
EF：射血分数
EI：反常指数
EKG：心脏超声
ESICM：欧洲重症医学会
ESV：收缩末期容积
EV：经阴道超声检查
FAC：面积变化分数
FADE：心脏超声快速评估诊断
FAST：聚焦创伤超声评估
FDA：美国食品和药物管理局
GDE：目标导向的超声心动图
HFOV：高频振荡通气
ICP：颅内压增高
ICU：重症监护病房
IHI：健康机构
IUP：子宫内怀孕
IVC：下腔静脉
IVS：反射快速收缩
LAP：左心房压力
LBBB：左束支传导阻滞
LLQ：腹部的左下象限
LMA：喉罩位置
LVEDV：左心室舒张末期容积指数
LVEF：左心室射血分数
LVOT：左心室流出道
MPA：肺动脉主干

MPA：肺动脉主干
MRI：心脏磁共振成像
MR：二尖瓣关闭不全
MS：二尖瓣狭窄
PAOP：肺动脉闭塞压
PAPd：肺动脉舒张压
PAPm：平均肺动脉压
PAPs：肺动脉收缩压
PASP：肺动脉收缩压
PDT：经皮扩张气管切开术
PD：脉冲持续时间
PEEP：呼吸末正压通气
PE：肺栓塞
PHT：压力减半时间
PICU：儿科重症监护病房
PID：盆腔炎性疾病
PISA：近端等速表面积法
PLR：被动抬腿试验
PP：奇脉
PRF：脉冲重复频率
PRP：脉冲重复周期
PST：气管前软组织肿胀
PV：肺动脉瓣膜
RAP：右心房压力
RCA：右冠状动脉
RDS：呼吸窘迫综合征
RI：阻力指数
RPA：右肺动脉
RVEDV：右心室舒张末期容积指数
RVOT：右心室流出道
SBP：自发性细菌性腹膜炎
SCA：横面积
SCCM：重症医学学会
SPL：空间脉冲长度
SRLF：法语国家重症医学协会
SVC：短轴切面
SVC：上腔静脉
SV：主动脉搏出量
SV：卒中容量
TAPSE：三尖瓣瓣叶收缩期的位移
TAS：经腹盆腔超声检查
TCD：经颅超声
TDI：组织多普勒成像
TEE：经食管超声心动图
TGC：时间增益补偿
TOA：输卵管卵巢囊肿
TOC：输卵管卵巢复合体
TR：三尖瓣反流
TTE：经胸超声心动图
UTI：尿路感染
VPPI：脏壁胸膜界面
VTI：速度-时间积分
XGP：黄色肉芽肿肾盂肾炎

图书在版编目(CIP)数据

重症超声：第二版 /（美）亚历山大・B.莱维托夫，（美）保罗・H.梅奥，（美）安东尼・D.斯洛宁主编；钱传云，吴海鹰译. —上海：上海世界图书出版公司，2018.5 (2022.2重印)
ISBN 978-7-5192-4551-1

Ⅰ.①重… Ⅱ.①亚… ②保… ③安… ④钱… ⑤吴… Ⅲ.①险症—超声波诊断 Ⅳ.①R459.7

中国版本图书馆 CIP 数据核字(2018)第 077826 号

Alexander B.Levitov, Paul H.Mayo, Anthony D.Slonim
Critical Care Ultrasonography, Second Edition
978-0-07-179352-0

上海市版权局著作权合同登记号：09-2017-411

书　　名　重症超声(第二版)
　　　　　Zhongzheng Chaosheng (Di-er Ban)
主　　编　[美] 亚历山大・B.莱维托夫　[美] 保罗・H.梅奥　[美] 安东尼・D.斯洛宁
主　　译　钱传云　吴海鹰
责任编辑　胡　青
装帧设计　南京展望文化发展有限公司
出版发行　上海世界图书出版公司
地　　址　上海市广中路 88 号 9 - 10 楼
邮　　编　200083
网　　址　http:// www.wpcsh.com
经　　销　新华书店
印　　刷　江阴金马印刷有限公司
开　　本　889mm×1194mm　1/ 16
印　　张　21
字　　数　500 千字
版　　次　2018 年 5 月第 1 版　2022 年 2 月第 2 次印刷
版权登记　图字 09 - 2017 - 411 号
书　　号　ISBN 978-7-5192-4551-1/ R・444
定　　价　280.00 元